U0262757

李建生简介

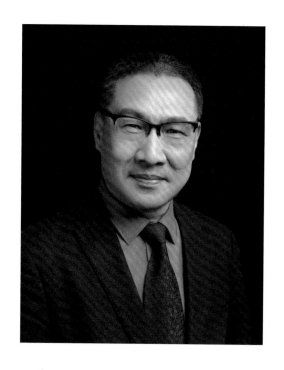

李建生，博士，教授、主任医师，博士生导师，博士后合作导师，河南中医药大学副校长、校学术委员会主任。国家"万人计划"——"百千万工程"领军人才，长江学者，岐黄工程首席科学家，国务院政府特殊津贴专家，全国创新争先奖、吴阶平医药创新奖、河南省杰出科学技术贡献奖获得者，第六、第七批全国老中医药专家学术经验指导老师。呼吸疾病中医药防治省部共建协同创新中心主任，呼吸疾病国家中医药传承创新团队带头人，慢性阻塞性肺疾病国家中医临床研究基地、国家区域中医（肺病）诊疗中心学术带头人，国家中医药管理局重点学科中医肺病学学科带头人等。兼任中国民族医药学会肺病分会会长，世界中医药学会联合会肺康复专业委员会会长，世界中医药学会联合会内科专业委员会副会长，中华中医药学会内科分会副主任委员、肺系病分会副主任委员等。

从事呼吸疾病、老年病的临床、教学和科研工作 40 余年，以慢性阻塞性肺疾病、老年人肺部感染、肺纤维化及相关疾病为主要研究领域，以中医药防治呼吸疾病临床与基础、方药配伍规律与物质基础为主要研究方向。主持"973"、国家科技支撑计划、国家自然科学基金重点项目、国家公益性行业科研专项等项目 19 项，主持获得国家科技进步二等奖 2 项、省级一等奖 6 项。主要成就为：一是提出证候标准的研究思路与方法，建立 11 项呼吸疾病证候诊断标准并通过学会发布推广；二是建立了 14 项诊疗方案、技术并转化推广；三是提出了病证结合疗效评价指标体系的模式，建立了社区获得性肺炎、慢性阻塞性肺疾病 5 个疗效评价工具；四是编制了 8 项呼吸疾病中医诊疗指南并通过学会发布推广；五是建立了系列呼吸疾病模型，优化了临床处方，成为医院内制剂 11 个并获得中药新药临床研究批件 2 项。培养研究生 150 余名。

伤寒杂病论类证论治

主编 李建生 谢忠礼

科学出版社

北京

内 容 简 介

本书是以《伤寒论》《金匮要略》内容为基础按证候分类编写，共总结归纳了 340 余条证候，突显了仲景临床辨证施治中"证"的核心理论和地位，贯穿了理论、治法、方药及应用的临床过程，较符合目前中医临证思维模式及诊疗方式，便于指导仲景学术的临床应用。全书共 14 大证类，分十四章，包括表证类、胸膈证类、肺证类、大肠证类、心证类、脾证类、胃证类、肝证类、胆（少阳）证类、肾证类、膀胱证类、经脉证类、血证类及其他证类。每一证类下又分若干证候，具体证候条目下分主症、病机、治法、方药、应用、病案选录，相似证候及治疗列表鉴别。

本书适合于中医、中西医结合临床医师在医疗、教学、研究中使用。

图书在版编目（CIP）数据

伤寒杂病论类证论治 / 李建生，谢忠礼主编. —北京：科学出版社，2022.9
ISBN 978-7-03-073174-6

Ⅰ.①伤…　Ⅱ.①李…　②谢…　Ⅲ.①《伤寒杂病论》–研究　Ⅳ.①R222.19

中国版本图书馆 CIP 数据核字(2022)第 168333 号

责任编辑：鲍　燕　李　媛 / 责任校对：刘　芳
责任印制：肖　兴 / 封面设计：陈　敬

科学出版社 出版
北京东黄城根北街 16 号
邮政编码：100717
http://www.sciencep.com
中国科学院印刷厂 印刷
科学出版社发行　各地新华书店经销
*
2022 年 9 月第 一 版　开本：787×1092　1/16
2022 年 9 月第一次印刷　印张：27 1/2　插页：1
字数：687 000
定价：168.00 元
（如有印装质量问题，我社负责调换）

编 委 会

主 编　李建生　谢忠礼

副主编　高卫平　苏　玲　陈丽平

编 委（按姓氏笔画排序）

代民涛　刘　飒　苏　玲　李建生

张　楠　张晓艳　陈丽平　高卫平

谢　苗　谢忠礼

序

《伤寒杂病论》是中医学之经典，更是中医临床医学的奠基之作。其集汉以前医学之大成，立中医临床医学万代之基业，具有重要的历史地位。《伤寒杂病论》成书传世，标志着中医学临床诊疗体系已趋完善。这一诊疗体系，在中华民族的生命健康、繁衍生息、卫生保健中发挥了重要的作用。

《伤寒杂病论》的学术传承，肇始于晋·王叔和整理编次《伤寒论》。自王叔和始，仲景学术研究者浩若星海，其著作汗牛充栋，代有传承，其成果泽被华夏，惠济苍生。至今，虽距《伤寒杂病论》的面世已逾1800余载，但对《伤寒杂病论》学术思想的整理传承和应用研究仍然是中医学研究的重要方向和热点。

在仲景学术研究和发展的历史长河中，围绕着《伤寒杂病论》的编次注解、研究方法、临床应用、六经本质等问题，产生了大量的学术著作。这些著作，大要可分为四类：其一是以编次为主的文献整理。这类著作自王叔和始，乃至于今，一直是传承仲景学术的重要支脉。至明清时期，针对《伤寒论》部分的编次顺序，还产生了错简重订和维护叔和旧论两大学术流派。其二是以原著释义为主的原文注解。不论是错简重订派抑或维护旧论派，原文注解是大多医家研究仲景之书的重要方法。这些注释之作，主要反映了研究者对原著的理解和学术观点，并产生了大量的注解性研究文献。其三是以归类研究为主的分类研究。主要对原著的内容按不同方法进行重新归类，并加以注解和释义。这类研究在历史上也产生了大量的著作，提供了研习原著的思路与方法。其中有以方类证者、有以法类证者、有以症类证者、有以因类证者、有分经审证者，从不同角度对仲景原文归纳整理，并阐述其学术理论。其四是以临床应用为主的原著发挥与补遗。主要对《伤寒杂病论》原著中未备的治法方药等进行补充和发挥，以扩大其临床应用。这些整理与研究《伤寒杂病论》学术思想的方法，基本是围绕仲景原文展开并有一定的发挥，都从不同角度反映了各个历史时期的研究水平与临床应用特点。

21世纪以来，仲景学术的研究与发展进入到了一个新的历史时期，对《伤寒杂病论》中所蕴含的中医学原创性辨证思维与方法的发掘以及对所载方药的临床有效性的拓展，更进一步彰显出其强大的生命力。近年来，围绕历代仲景学术的文献研究、临床应用研究和方药的作用原理研究等，均取得了较大的研究成果。但随着医学发展的不断变化和新时代的历史特点，继承和创新仲景学术思想显得尤其重要。在临床应用中，如何有效地传承与应用仲景学术理论,掌握《伤寒杂病论》临床辨证论治的理论精华,从而更好地服务于临床诊疗,提高临床疗效,既是亟待解决的基础理论问题,也是中医临床面对的现实问题。

由河南中医药大学李建生教授等编著的《伤寒杂病论类证论治》,着眼于仲景学术理论的临床应用,结合当今中医临床的基本特点,把《伤寒杂病论》的证治思想有机地融合到中医内科疾病的临床诊疗中,形成了以仲景临床诊疗范式为核心,全面覆盖中医内科临床各个层面,既有理论指导,又有临证应用、加减化裁,理论与临床紧密结合的体系。全书立足《伤寒杂病论》的临证诊疗思想,以临床常见证类为纲,以证候为目,以证统法释方,不仅对证候相似者加以解释辨别,并用大量临床治验以列举应用方法,这种编排体例,不仅切合中医临床诊治疾病的基本规律,又全面继承与发挥了仲景学术的精华,使《伤寒杂病论》的诊疗思想能更好地服务于当代临床。

该书辨证方法直接承继《伤寒杂病论》阴阳、表里、寒热、虚实、脏腑、气血、经络的基本框架,较系统地归纳并论述了仲景辨证论治、以证为核心的临床诊疗方法,既是仲景学术研究的创新,又是切合临床实际的承古利今的实践。

通观全篇,该书足以广仲景之学、强临床之用。欣喜之余,乐为之序。

国医大师

中华中医药学会仲景学说专业委员会原主任委员

北京中医药大学终身教授

2022 年 5 月 23 日

前　言

清·林珮琴言："司命之难也在识证，识证之难也在辨证，识其为阴为阳，为虚为实，为六淫，为七情，而不同揣合也。辨其在经在络，在腑在脏，在营卫，在筋骨，而非关臆度也。"是说治病之难在于识证，识证之难在于辨证，而辨证的重点则是辨阴阳虚实、经络脏腑、营卫筋骨、六淫七情等病因病机病位。《伤寒杂病论》是中医学发展史上现存最早的系统的理法方药完备、理论联系实际的临床医学专著。书中论述了多种外感热病和内伤杂病的诊治，开创了中医学辨证论治的先河，为后世临床各科奠定了坚实的中医理论基础。自传世以来，汉唐以降，原貌已不可窥。晋·王叔和整理《伤寒论》后，原著伤寒部分始得流传，杂病未见专篇。至宋·翰林学士王洙在馆阁日，于蠹简中发现《金匮玉函要略方论》三卷，上则辨伤寒，中则论杂病，下则载其方并疗妇人。后经林亿、孙奇等删除繁复，校定整理成《金匮要略》。至此，原著分为《伤寒论》和《金匮要略》两部流传于世。

唐·孙思邈《千金翼方》以"方证同条，比类相附"的方法，将《伤寒论》条文按方证归类以后，历代研究注解《伤寒论》者甚众，如韩祗和《伤寒微旨论》从脉证分辨、以脉为先；庞安时《伤寒总病论》着重病因、发病方面的阐发，倡寒毒、异气之说；朱肱《南阳活人书》提出三阳三阴的本质问题，倡经络学说；许叔微著《伤寒发微论》《伤寒百证歌》，从临床验证上探索；成无己全面注解《伤寒论》等，伤寒学派自此形成。自明·方有执提出《伤寒论》条文错简重订以来，在伤寒学派中，围绕《伤寒论》的编次注解、研究方法、六经本质等问题，展开了论争，从而形成了不同的伤寒学术流派，如以方有执、喻嘉言等为代表的错简重订派；以张自聪、陈修园等为代表的维护旧论派；以柯韵伯、尤在泾、沈金鳌等为代表的辨证论治派，如柯韵伯《伤寒来苏集》为代表的按方类证，以尤在泾《伤寒贯珠集》为代表的按法类证，以沈金鳌《伤寒论纲目》为代表的按症类证，以钱天来《伤寒溯源集》为代表的按因类证，以陈修园《伤寒医诀串解》为代表的分经审证等。而对《金匮要略》的研究，作注者较多，如赵以德《金匮方论衍义》、周扬俊补注《金匮玉函经二注》、尤在泾《金匮要略心典》等，对《金匮要略》的阐释有较高学术价值。

综观历代医家，对《伤寒论》《金匮要略》的研究，均具有较高的学术价值，对当代研究仲景学术理论与临床应用具有指导或借鉴意义。但《伤寒论》《金匮要略》成书年代久远,其理奥、义深。历代注家从不同角度研究应用仲景理论,与当代临床的诊疗体系不完全一致。从当下临床应用的角度言之,非深研大论者,不足以用其法;非深悟医理者,不足以用其方。故中青年临床医生在实践中具体应用《伤寒杂病论》的学术理论时有一定的难度,而保证中医临床疗效的灵魂是辨证论治,所以识证认证是中医临床诊疗的核心,故如何结合临床实际,加强仲景学术思想研学尤其是提高其临床应用能力及水平,是亟待解决的问题。因此,我们在较全面系统梳理《伤寒论》《金匮要略》中的证候并以其为纲进行辨证治疗的基础上,编写《伤寒杂病论类证论治》一书。本书以证类为纲,以证候为目,以证统方,重在识证辨证,理法方药一以贯之。其中证候的名称标准采用国家卫生健康委员会和国家中医药管理局出版的《中医临床诊疗术语 第 2 部分:证候》,部分证候由于上书中缺少相应名称,则根据《伤寒论》《金匮要略》的内容,参考上书进行提炼。经过证类梳理,本书共分为表证类、胸膈证类、肺证类、大肠证类、心证类、脾证类、胃证类、肝证类、胆(少阳)证类、肾证类、膀胱证类、经脉证类、血证类和其他证类,共 14 大证类。每一证类下又分若干证候,具体证候条目下分主症、病机、治法、方药、应用、病案选录,相似证候列表鉴别。本书以原著的内容为基础进行证候分类编写,以证为核心,突显了仲景临床辨证施治中"证"的核心理论和地位,如此较符合中医临证思维模式及诊疗方式,便于指导仲景学术的临床应用。

书中所及原文以明·赵开美复刻《仲景全书》为蓝本(2011 年中医古籍出版社影印出版),并参照刘渡舟等教授点校的《伤寒论校注》本和何任教授等点校的《金匮要略校注》本,《伤寒论》条文自《辨太阳病脉证并治上》至《辨阴阳易差后劳复病脉证并治》,《金匮要略》条文自《脏腑经络先后病脉证第一》至《妇人杂病脉证并治第二十二》。条文字句,仍依赵开美之旧,将原文中"右×味"改为"上×味"。因各版本条文序号不统一,故本书《伤寒论》条文号码依赵本顺序,起自《辨太阳病脉证并治上》"太阳之为病,脉浮,头项强痛而恶寒"为第 1 条,止于《辨阴阳易差后劳复病脉证并治》"病人脉已解,而日暮微烦,以新病差,人强与谷,脾胃气尚弱,不能消谷,故令微烦,损谷则愈"为第398 条。书中用"(1)(398)"表示。《金匮要略》条文按篇编码,起自《脏腑经络先后病脉证第一》,止于《妇人杂病脉证并治第二十二》,参考了五版教材《金匮要略讲义》序码(李克光,上海科学技术出版社),用汉字加数字表示,汉字代表篇,数字代表篇中条文顺序,如"(一·1)"为《脏腑经络先后病脉证第一》第 1 条。原著中有方无药者,部分据桂林古本《伤寒杂病论》补入,如禹余粮丸、黄连粉。

基于临床应用的视野,以证为核心,研究《伤寒论》《金匮要略》并编写《伤寒杂病论类证论治》,是前所未有的重要工作。对深入挖掘和系统研学仲景学术理论、传承仲景学术思想具有一定意义,尤其是对于提高中医临床医生应用《伤寒杂病论》的能力和水平起到积极的促进作用。本书适合于中医、中西医结合临床医师在医疗、教学中使用，对从事仲景学术研究亦有参考价值。

在编写过程中，虽然我们尽了最大努力，但由于水平有限，一定有诸多不足，恳请广大读者给予指正，以便今后修订提高。

李建生　谢忠礼

2022 年 5 月 23 日

目　录

第一章

表 证 类

表证类是由于外邪侵袭肌表、肺卫功能失常所引起的一类证候，多见于外感疾病的初期或有内伤疾病而又复感外邪者。表证多由外感风寒暑湿燥等病邪所致，以外邪袭表、肺卫功能失调、营卫不和、经气不利为基本病机，临床多以恶寒、发热、脉浮、舌苔薄白等为表现。根据《伤寒论》和《金匮要略》的基本内容以及引起表证的病邪属性，本章将表证分为风寒表证、风湿表证、寒湿表证、风水证、暑湿表证、水湿证和水寒证等七类证候，兼有其他证候但以表证为主者亦归于本章论述。表证类证候主要见于《伤寒论》太阳病、阳明病、太阴病、少阴病和厥阴病等疾病，亦可见于《金匮要略》痉湿暍病、水气病、妇人产后病等疾病。后世将表证分为风寒表证、风热表证、暑湿表证和正虚表证等类型，实源于此。但所述表证与《伤寒论》《金匮要略》表证又有所区别，并不能完整反映《伤寒论》与《金匮要略》对表证的辨证治疗思想。本章所述表证类系统总结了《伤寒论》《金匮要略》原著中有关表证辨证论治的学术思想，以期提高表证类病证的临床诊疗水平。

第一节 风 寒 表 证

风寒表证，又称风寒袭表证或风寒外袭证。因风寒外袭肌表、营卫失调所致，临床以恶风寒、头痛，或见发热，舌苔薄白，脉浮为基本表现。本证多见于《伤寒论》中太阳病初起、阳明病、太阴病、少阴病外感风寒以及霍乱病，或见于某些内伤杂病而又外感风寒。根据本证病初是否有汗出，将风寒表证分为表虚寒证和表实寒证两大类。

一、表 虚 寒 证

表虚寒证，是由于风寒袭表、营卫不和、腠理不固所致。临床以发热或不发热、恶风或恶风寒、舌苔薄白、脉浮缓或浮细无力为主症。本证在《伤寒论》太阳病中伴见汗出者，又称太阳中风证或太阳中风表虚证。在太阴病、少阴病、霍乱病、产后病或太阳伤寒等病证中，由于风寒束表，亦可表现为无汗，但因多种原因导致机体正气不足而又邪郁肌腠，故亦属表虚寒证。现代临床本证主要见于感冒（含时行感冒初期）、汗证、内伤发热等中医内科疾病。

主症　发热恶风寒，汗出或无汗，脉浮缓或细，舌淡苔薄白而润。

病机　风寒袭表、营卫失调、卫外不固、营阴外泄。

治法　解肌祛风、调和营卫。

方药　桂枝汤。

桂枝三两，去皮　芍药三两　甘草二两，炙　生姜三两，切　大枣十二枚，擘

上五味，㕮咀三味，以水七升，微火煮取三升，去滓，适寒温，服一升。服已，须臾，啜热稀粥一升余，以助药力。温覆令一时许，遍身漐漐，微似有汗者益佳，不可令如水流漓，病必不除。若一服汗出病差，停后服，不必尽剂；若不汗，更服依前法；又不汗，后服小促其间，半日许令三服尽；若病重者，一日一夜服，周时观之。服一剂尽，病证犹在者，更作服；若汗不出，乃服至二三剂。禁生冷、粘滑、肉面、五辛、酒酪、臭恶等物。

桂枝汤煎服法应注意原文所述五个方面：①药后啜热稀粥以助药力；②温覆微汗，不可过汗，即加盖衣被，保暖取汗；③获效停药，即"一服汗出病差，停后服"；④不效则守方继进，并缩短服药间隔时间，即"后服小促其间"；⑤药后忌口，即适当配合饮食疗法。

应用

1. 外感风寒初起，以风寒外袭、卫失固密、营阴外泄为病机，证属表虚寒者。临床以发热、恶风寒、汗出、舌苔薄白而润、脉浮为主要症状。本证在《伤寒论》中称为太阳病中风证。如"太阳病，发热，汗出，恶风，脉缓者，名为中风。（2）""太阳中风，阳浮而阴弱，阳浮者，热自发；阴弱者，汗自出。啬啬恶寒，淅淅恶风，翕翕发热，鼻鸣干呕者，桂枝汤主之。（12）"

2. 外感风寒病中，辨证为表虚寒者。以卫气浮盛于外、营阴失守于内为病机，临床以发热、汗出、头痛、恶风寒、脉浮弱等为主症。在《伤寒论》中见于太阳病或太阳病汗下后卫强营弱者。如"太阳病，头痛，发热，汗出，恶风，桂枝汤主之。（13）""太阳病，发热汗出者，此为荣弱卫强，故使汗出。欲救邪风者，宜桂枝汤。（95）""太阳病，外证未解，脉浮弱者，当以汗解，宜桂枝汤。（42）""太阳病，外证未解，不可下也，下之为逆。欲解外者，宜桂枝汤。（44）"

3. 外感风寒病中，服用桂枝汤后或表证误用下法后表证仍在者。临床以发热、恶风寒、汗出、心烦、舌淡苔薄白，或见脉洪大等症。在《伤寒论》中，见于太阳病汗不如法或误用下法后表证仍在的情况。治疗时有二种方法：一是可先针刺风池、风府二穴，以泄经脉郁滞之外邪，再以桂枝汤内服。如"太阳病，初服桂枝汤，反烦不解者，先刺风池、风府，却与桂枝汤则愈。（24）"二是直接使用桂枝汤内服。如"服桂枝汤，大汗出，脉洪大者，与桂枝汤如前法。（25）""太阳病，下之后，其气上冲者，可与桂枝汤，方用前法。（15）"

4. 外感风寒而兼有心下痞满不适而以风寒表证为主者。以风寒外束、营卫失调为病机，临床以脉浮、发热、恶风寒，或见无汗、心下痞等为症状特点。在《伤寒论》中见于太阳病伤寒证汗下后表证不解，或汗下后见心下痞塞不适而以风寒外束为主。如"太阳病，先发汗不解，而复下之，脉浮者不愈。浮为在外，而反下之，故令不愈。今脉浮，故在外，当须解外则愈，宜桂枝汤。（45）""伤寒大下后，复发汗，心下痞，恶寒者，表未解也，不可攻痞，当先解表，表解乃可攻痞。解表宜桂枝汤。（164）"

5. 里热或里寒不甚而以外感风寒表证为主者，急则治其表证。临床以微恶寒、汗出、脉

迟或浮虚为主症。在《伤寒论》中见于阳明病表证。如"阳明病，脉迟，汗出多，微恶寒者，表未解也，可发汗，宜桂枝汤。（234）""病人烦热，汗出则解，又如疟状，日晡所发热者，属阳明也。脉实者，宜下之；脉浮虚者，宜发汗。下之与大承气汤，发汗宜桂枝汤。（240）"

6. 素体中焦虚寒而又外感风寒，中焦虚寒较轻而以外感风寒为主者。临床以脉浮、恶风寒等为主症，而无腹泻、腹满呕吐、食纳不下等症。在《伤寒论》中见于太阴病中风证。如"太阴病，脉浮者，可发汗，宜桂枝汤。（276）"

7. 里虚寒证兼外感风寒且以外感风寒为主者，以急则治其标为原则，多见于里虚寒证改善后而风寒表证仍在者，可用桂枝汤解肌祛风、调和营卫。临床以身体疼痛不休、二便如常、恶风寒等为主症。在《伤寒论》和《金匮要略》中见于伤寒下后少阴里虚兼表证未解，或厥阴病里虚寒兼表证未解，或霍乱病吐利止而表证未解，或虚寒下利病阳回利止而表邪不解者。如"伤寒，医下之，续得下利，清谷不止，身疼痛者，急当救里；后身疼痛，清便自调者，急当救表。救里宜四逆汤，救表宜桂枝汤。（91）""下利，腹胀满，身体疼痛者，先温其里，乃攻其表。温里宜四逆汤，攻表宜桂枝汤。（372）""吐利止而身痛不休者，当消息和解其外，宜桂枝汤小和之。（387）""下利腹胀满，身体疼痛者，先温其里，乃攻其表。温里宜四逆汤，攻表宜桂枝汤。（十七·36）"

8. 自汗或发热属营卫不和者。临床以经常自汗出，或时发热自汗出为主症而内脏安和者。《伤寒论》中见于营卫失调的自汗症和发作性的时发热自汗症。如"病常自汗出者，此为荣气和，荣气和者外不谐，以卫气不共荣气谐和故尔。以荣行脉中，卫行脉外。复发其汗，荣卫和则愈。宜桂枝汤。（53）""病人脏无他病，时发热，自汗出而不愈者，此卫气不和也。先其时发汗则愈，宜桂枝汤。（54）"

9. 产后外感风寒，以风寒外束、营卫不和为病机。临床以恶风寒、头微痛、时时发热、汗出、心下闷、干呕等为症状特点。《金匮要略》中见于产后中风证。如"产后风，续之数十日不解，头微痛，恶寒，时时有热，心下闷，干呕汗出，虽久，阳旦证续在耳，可与阳旦汤。（二十一·1）"

病案选录

案一： 感冒低热。于某某，女，15 岁。1976 年 6 月 20 日诊。因前月患感冒，高热 38.5℃，经用解热镇痛和抗生素类药物，高热虽退，但其低热仍不减，每天都在 37.5℃左右，已 20 多天，经胸透、抗"O"试验、血常规、尿常规等检查，均未发现异常变化。某医投以清热解毒中药，服两剂仍无效。现症：时有头痛，微恶风，动则汗出，倦怠乏力，纳食不佳，二便正常，观其面容萎黄，精神颓靡，察其舌质淡红，苔薄白，诊其脉寸现浮缓尺脉微弱。此乃感冒之时，虽用解热消炎药物，高热已减，邪未尽解，邪热留恋肌腠，致使营卫不和而发热，治宜解肌退热法，投以张仲景桂枝汤治之。药用：桂枝 10g，白芍 15g，甘草 10g，生姜 6g，大枣 3 枚。水煎服两剂，服一剂后热退，两剂服完诸症悉除，追访未再复发。

柯利民. 低热的辨证施治[J]. 中医药学报，1979，2：23

案二： 夜间潮热症。赵某，男，35 岁。自觉夜间发热 10 余载，加重 5 月。10 余年来，每至夜晚 10 时许始感周身发热，体温不高，肌肤扪之微热，心烦不安，关节酸困不适，骨蒸烦热，彻夜难眠。寒冷之夜，床被稍厚即觉烦热加重，四肢伸出被外方感舒适。至凌晨 4 时左右，夜热缓解，肢体发凉，怕冷汗出，此时才可入睡。白天感头痛，头昏乏力。诊见面色黄白，舌质淡、苔薄白腻，脉浮缓而虚。曾多方求医，予以养阴透热，滋阴除湿，健脾除滞，清热利湿，凉血活血等法治疗，但终未能效。综观脉证，当属营卫不和所致，拟调和营卫，采用桂枝汤加减：桂枝、白芍各9g，生姜、甘草各6g，生龙骨、生牡蛎各20g，苍术10g，大枣3枚。服药6剂，夜间潮热缩短至1～2h，发热明显减轻，心烦好转，睡眠尚可。再进6剂，夜间发热基本治愈，无汗出恶风之感，守方10余剂，症状消失，痼疾遂愈。

魏超. 桂枝汤治验3则[J]. 陕西中医，1992，2（13）：77-78.

案三：自汗症。王子政医案：治一商人自汗症，达半年之久，延医服止涩收敛药龙牡之类，约数十帖之多，毫无寸进，乃请王治疗。询知病者无发热恶风症状，汗出不温，精神疲倦，脉象弱而不振，温剂收涩药已遍服无效。乃与桂枝汤，不加增减，服五帖而愈。

熊寥笙. 伤寒名案选新注[M]. 成都：四川人民出版社，1981.

二、表虚寒兼证

表虚寒兼证，是以表虚寒证为基础，兼夹有其他证候。病机以风寒袭表、营卫不和为基本病机，兼有其他病机。临床多以发热恶风寒、舌淡苔薄白为基本表现。表虚寒兼证主要包括太阳经气不利证、肺气上逆证、阳虚不固证、胸阳不振证、胸阳不足证、气营不足证、津液不足证和阳虚证等。在《伤寒论》《金匮要略》中，表虚寒兼证分别见于太阳病、柔痉病和妇女产后中风等疾病中。临床上，表虚寒兼证见于发热、咳嗽、喘证、哮证、汗证、心悸、胸痹、颈椎病、颈肩综合征等中医内科、骨伤科病证。

（一）兼经气不利证

主症　发热、恶风寒、汗出，项背强几几，脉浮缓、舌淡苔薄白而润。
病机　风寒袭表、卫强营弱、经输不利。
治法　解肌祛风、调和营卫、升津舒经。
方药　桂枝加葛根汤。

葛根四两　麻黄三两，去节　芍药二两　生姜三两，切　甘草二两，炙　大枣十二枚，擘
桂枝二两，去皮

上七味，以水一斗，先煮麻黄、葛根，减二升，去上沫，内诸药，煮取三升，去滓。温服一升。覆取微似汗，不须啜粥，余如桂枝法将息及禁忌。臣亿等谨按：仲景本论，太阳中风自汗用桂枝，伤寒无汗用麻黄。今证云汗出恶风，而方中有麻黄，恐非本意也。第三卷有葛根汤证，云无汗、恶风，正与此方同，是合用麻黄也。此云桂枝加葛根汤，恐是桂枝中但加葛根耳。

桂枝加葛根汤方中麻黄属原著流传过程中的误写，正如宋·林亿等校注《伤寒论》时所注，即"臣亿等谨按：……此云桂枝加葛根汤，恐是桂枝中但加葛根耳"。

应用　外感风寒病中，以风寒外袭、卫阳失固、营阴外泄、经气不利为病机，临床以发热、汗出、恶风寒、项背不适为主症。颈椎病、颈肩综合征等骨伤科病证中，以营卫不和、经气不利为病机，以舌质淡、苔薄白、项背不适为主症。在《伤寒论》中，本证属太阳中风兼太阳经气不舒证，以桂枝汤加葛根四两升津舒经，即为桂枝加葛根汤。如"太阳病，项背强几几，反

汗出恶风者，桂枝加葛根汤主之。（14）"

病案选录

案一： 颈椎增生症。雷某某，女，41岁。自述颈部不灵活，转动不自如已2～3月，伴上肢麻感，手臂举动不便，脉缓。X线摄片，确诊为颈椎增生症。予桂枝加葛根汤：桂枝3g，赤白芍各6g，生黄芪15g，秦艽10g，姜黄10g，葛根15g，生姜15g，大枣3枚，炙甘草5g。20剂后，颈部俯仰灵活，手足麻减轻，一年多，病未复发。

陈瑞春. 陈瑞春论伤寒[M]. 北京：中国中医药出版社，2012.

案二： 僵人综合征。王某，女，52岁。平素易出汗，近日感下肢抽搐疼痛，渐至颈项强，下肢僵直，不能下地，伴发作性呼吸困难，甚则窒息。经某医院诊断为僵人综合征。诊时头项强直，转侧不利，全身瘦弱，面色苍白，言语欠清，神情淡漠，眼内收外展受限，胸锁乳突肌、腹肌紧张，四肢张力高，反射活跃，双脚趾向足心拘挛，全身湿润有汗。舌质红，苔薄白，脉弦细。证属营卫不和，汗出伤津，筋脉失养，治以桂枝加葛根汤：葛根30g，桂枝、生姜各10g，白芍12g，甘草5g，大枣5枚。连服30剂，汗止，周身有柔和感，加全蝎3g，研末冲服。又服30剂，全身拘急缓解，肌肉松弛柔和，语言清晰，虽尚有脚趾拘紧，已能下地行走。

陈明，张印生. 伤寒名医验案精选[M]. 北京：学苑出版社，1998.

案三： 头痛。马某，女，34岁。头痛已半年，项强，遇风冷则痛剧，得汗则稍减，舌淡苔白，脉弦。证属风寒入侵，阻遏脉络，拟以桂枝加葛根汤加味。桂枝6g，芍药18g，炙甘草4.5g，葛根9g，川芎6g，细辛1.5g，生姜3片，大枣4枚。方3剂。按：本案头痛，遇风冷则痛剧，得汗则稍减，辨证为风寒入侵，阻遏脉络所致。用桂枝加葛根汤去风寒项强，辅以川芎、细辛治风寒头痛。果一剂痛减，三剂诸症悉除，无复发。

姜春华，戴克敏. 姜春华经方发挥与应用[M]. 北京：中国中医药出版社，2012.

（二）兼肺气上逆证

主症　发热、恶风寒、汗出，咳嗽，甚则喘息、胸闷，脉浮缓、舌淡苔薄白而润。

病机　风寒袭表、卫强营弱、肺寒气逆。

治法　解肌祛风、调和营卫、降气定喘。

方药　桂枝加厚朴杏子汤。

桂枝三两，去皮　甘草二两，炙　生姜三两，切　芍药三两　大枣十二枚，擘　厚朴二两，炙，去皮　杏仁五十枚，去皮尖

上七味，以水七升，微火煮取三升，去滓。温服一升，覆取微似汗。

应用　外感风寒病中，以外感风寒、卫阳不固、营阴外泄、肺气宣降失常为病机，以恶风寒、汗出、发热、咳喘气逆等为症状特点。内伤病中，以卫阳不固、肺寒气逆为病机，以汗出、咳喘气逆、痰白质稀、舌淡苔薄白为主症。在《伤寒论》中，本证属太阳中风兼肺失宣降而肺气上逆者，则加厚朴二两、杏仁五十枚以降气定喘，即为桂枝加厚朴杏子汤。如"喘家，作桂枝汤，加厚朴杏子佳。（18）""太阳病，下之微喘者，表未解故也，桂枝加厚朴杏子汤主之。（43）"

病案选录

案一：肺炎。李某，男，47岁。患者平素体质尚可，2周前因过于劳累，不慎感受风寒，出现恶寒发热、气喘咳嗽、咳痰等症，因病情急重，遂送往某医院住院治疗。白细胞总数 12×10^9/L，中性0.80，胸透报告右下肺有片状模糊阴影。按肺炎用中西药（不详）治疗10余日，疗效不佳，邀余诊治。查其面色苍暗，体温38.1℃，喘咳气急，胸闷，咳白色稀薄痰，身痛，恶风寒，汗出，舌淡红，苔薄白，脉浮细数。证属风寒束表，肺失宣降。治宜解肌祛寒，平喘止咳。投以桂枝加厚朴杏子汤原方：桂枝12g，白芍12g，炙甘草6g，杏仁10g，厚朴15g，生姜6g，大枣6枚。3剂。服上药后，寒热身痛消失，咳喘减轻，脉转浮弱，再以前方5剂巩固疗效。1周后患者家属来告，病已痊愈。

韦彦之. 桂枝加厚朴杏子汤治疗肺系疾病举隅[J]. 国医论坛，2001，16（5）：8

案二：咳喘。唐某，男，42岁。有气塞于胸中，上冲，即咳嗽气急有声，已三四年，近受风寒侵袭，喘咳大作，有汗，脉浮缓，舌质淡，苔白。桂枝9g，白芍9g，川朴9g，杏仁6g，枳实9g，生姜3片，甘草3g，大枣4枚。方7剂。病人主诉，服药后咳喘气急大为减轻，精神亦好。桂枝9g，白芍9g，枳实9g，川朴9g，杏仁9g，茯苓9g，生姜3片，大枣4枚。药服5剂，病愈。按：本案宿有喘咳，近受新感诱发宿疾，辨证为太阳中风兼有喘咳，故投以桂枝加厚朴杏子及枳实相须为用，药后患者症状大为减轻，二诊去甘草防其中满，加茯苓则更利于去痰湿。

姜春华，戴克敏. 姜春华经方发挥与应用[M]. 北京：中国中医药出版社，2012.

案三：外感引动宿喘。刘某某，男，42岁，手工业者。素有痰喘之疾，发作较频。春日伤风，时发热，自汗出，微恶风，头痛，且引动咳喘，发作甚于前，胸闷而胀，气喘倚息，痰白稠量多，咳喘之时则汗出更甚。不思食。舌苔白腻脉浮缓、关滑有力。此风邪伤表引动痰喘复发，外风挟痰浊壅滞胸脘，肺胃气逆不降所致。方用桂枝加厚朴杏子汤加味。处方：桂枝6g，白芍6g，生姜2片，炙甘草4.5g，厚朴9g，杏仁9g，麻黄1.5g，贝母9g，苏子9g，炒枳壳9g。连用3剂后，表证去，自汗止，痰喘亦平。

高德. 伤寒论方医案选编[M]. 长沙：湖南科学技术出版社，1981.

（三）兼阳虚不固证

主症　发热、恶风寒、漏汗不止、四肢微急、难以屈伸、小便少、脉浮弱、舌质淡苔薄白。

病机　风寒袭表、营卫失调、阳虚不固。

治法　解肌祛风、调和营卫、扶阳固表。

方药　桂枝加附子汤。

桂枝三两，去皮　　芍药三两　　甘草三两，炙　　生姜三两，切　　大枣十二枚，擘　　附子一枚，炮，去皮，破八片

上六味，以水七升，煮取三升，去滓。温服一升。本云桂枝汤，今加附子。将息如前法。

应用　外感风寒病中，以风寒外袭、卫阳不固、阳虚液损、筋脉失养为病机，临床以发热恶风寒、汗出不止、小便量少、四肢肌肉拘急不适、屈伸困难、舌质淡苔薄白为主症。内伤疾病中，本证以阳虚不固为病机特点，以身冷而汗出较多、四肢肌肉拘急、或关节疼痛、舌质淡

或暗、苔薄白等为主要症状。在《伤寒论》中，本证属于太阳中风证兼阳虚不固、阴液亦损，以漏汗不止为主症。用桂枝汤加附子一枚以扶阳固表，即为桂枝加附子汤。如"太阳病，发汗，遂漏不止，其人恶风，小便难，四肢微急，难于屈伸者，桂枝加附子汤主之。（20）"

▌病案选录

案一： 大汗亡阳。王某某，男，29 岁，农民。病史摘要：患者因慢性骨髓炎住院已 2 月余。一天下午感到怕冷，头痛。医者给予非那西丁 0.2g，匹拉米洞（氨基比林）0.2g，一次服下，约半时许，大汗不止，恶风，尿急而无尿液，急邀中医会诊。查体：形体消瘦，面色萎黄，表情惶恐，全身大汗淋漓，四肢拘急，坐卧不安，状甚危笃，脉沉微而数。诊断：大汗亡阳。处方：桂枝 10g，甘草 6g，白芍 10g，附子 10g，生姜 1 片，大枣 3 枚。水煎服。症状酷似《伤寒论》之"太阳病，发汗，遂漏不止，其人恶风，小便难，四肢微急，难于屈伸者，桂枝加附子汤主之。"当即配药煎服，服 1 剂汗止而愈。

于鹄忱. 大汗亡阳[J]. 山东中医学院学报，1979，（3）：59.

案二： 浮肿。赵某，女，67 岁。手脚浮肿，怕冷，醒后坐起自汗淋漓，乏力，下肢凹陷性浮肿，面色萎黄，头晕，脉细弦，舌少苔。治以桂枝加附子汤。附片 6g，桂枝 9g，白芍 9g，生姜 3 片，甘草 5g，大枣 12 枚。服药 7 剂，怕冷，自汗及浮肿症状改善，但仍乏力。上方加黄芪 9g，又服 7 剂而愈。按：本案辨证属阳虚自汗伴有浮肿，治法调和营卫，温阳固表。桂枝和白芍同用有汗能止，无汗能发，起到调和营卫作用。附子温阳固表，可治阳虚自汗，与桂枝同用能温通经脉，可用治肢冷脉微。因心脏衰弱时，血行缓慢，下肢每多浮肿，附子能加强心脏搏动，改善全身循环功能，消除浮肿。后加黄芪者，以芪附同用不仅能治虚汗，且有扶正之功效。

姜春华，戴克敏. 姜春华经方发挥与应用[M]. 北京：中国中医药出版社，2012.

案三： 盗汗。邯某某，女，41 岁。患者盗汗一年余，每于黎明之前胸部和背部即大汗出。曾化验，透视多次，均无异常发现，西医诊断为"植物神经功能失调"。常服谷维素、维生素 B$_1$ 等药，但未能获效。亦服用过固涩止汗类中药，效果不明显。近一月来，盗汗日益加重，每至下半夜 4 时左右即大汗出，汗水淋漓，内衣如洗，常浸湿被褥，醒后汗止，全身发凉，夜夜如此。并伴有心悸、气短、乏力倦怠。开始出汗部位在胸部，以后渐及背部，他处无汗。平素畏寒怕冷，纳食不多，失眠多梦。视其面色不华，舌质淡，苔薄白根微腻，脉沉细少力，脉证合参，证属阳气虚衰，表虚不固。治以扶阳固表，调和营卫，投桂枝加附子汤加味。处方：桂枝 12g，白芍 18g，炙甘草 10g，大枣 10g，生姜 10g，制附子 5g，炒白术 15g，党参 12g，五味子 10g，牡蛎 20g。服药六剂后，患者欣然告曰，盗汗已止，现已两天未发，气短乏力较前明显好转，精神亦佳，纳食基本恢复正常，惟饭后偶有腹胀，舌质淡、苔薄白，脉细。予前方减五味子、牡蛎，加枳实 10g，佛手 10g，再进三剂，药后诸症悉除。患者唯恐再发，要求服丸药巩固，又投以人参养荣丸善后调理。随访半年，盗汗未发。

杜长海. 桂枝加附子汤治愈顽固性盗汗[J]. 北京中医，1986，（4）：48.

（四）兼胸阳不振证

主症　发热、恶风寒、头痛、汗出、胸闷、脉促、舌淡苔薄白。

病机　表虚邪陷、胸阳不振。

治法　解肌祛风、温通胸阳。

方药　桂枝去芍药汤。

桂枝三两，去皮　甘草二两，炙　生姜三两，切　大枣十二枚，擘

上四味，以水七升，煮取三升，去滓。温服一升。本云桂枝汤，今去芍药。将息如前法。

应用　外感风寒病中，以风寒外束、营卫不和、胸阳不振为病机，临床以发热、恶风寒、汗出、胸闷、舌质淡、苔薄白为主症。内伤病中，以营卫不和、胸阳不振为病机，以汗出、胸闷不适、舌淡苔薄白为主要症状。在《伤寒论》中，本证属太阳病表邪欲陷而见胸阳不展者，以脉促胸满及表邪未解为主，则用桂枝汤去芍药，即为桂枝去芍药汤。如"太阳病，下之后，脉促胸满者，桂枝去芍药汤主之。（21）"

⊔ 病案选录

案一： 心肌炎胸闷。李某某，女，46 岁。因患心肌炎而住院治疗，每当入夜则胸中憋闷难忍，气短不足以息，必须靠吸氧气才能得以缓解。舌质淡苔白，脉弦而缓。辨为胸阳不振，阴气内阻之证。桂枝 10g，生姜 10g，大枣 12 枚，炙甘草 6g。服药 2 剂后症状减轻，原方加附子 6g，再服 3 剂后，症状消除。

刘渡舟，姜元安. 经方临证指南[M]. 天津：天津科学技术出版社，1993.

案二： 胸闷心悸症。史某某，女，40 岁。自诉胸闷气短，心悸怔忡已历半年，伴精神疲乏，夜寐不安，健忘头昏等症。视其面色少华，舌淡苔薄，诊脉微细数，间有结代。心电图检查提示："阵发性心动过速，偶见房性早搏"。证属心气虚而心阳不展，气血不和。俾得心阳振奋，方可闷消悸安，拟桂枝去芍药汤加味：川桂枝、炙甘草各 6g，大枣 5 枚，生姜 3 片，紫丹参 12g，全当归、枣仁各 10g。服药五剂，证情逐渐减轻，又连服十剂，胸闷解除，心悸已平，脉转和缓。随访半年，未见复发。

曹贵珠. 桂枝汤类方治案三例[J]. 江苏中医杂志，1985，（10）：32.

案三： 肺源性心脏病。赵某，男性，69 岁。患肺心病 15 年，20 天前因受寒出现剧烈咳喘，胸闷，呼吸困难，不能平卧，心下坚满，腹胀大，面色灰滞，小便不多，舌淡紫，苔白滑，脉沉细。查体：端坐位，口唇发绀，R 30 次/min，两肺满布干湿啰音，HR100 次/min、早搏约 10 次/min，颈静脉怒张，肝颈静脉回流征（+），下肢浮肿。辅助检查：血 WBC12.4×10^9/L，$PaCO_2$52.3mmHg，$PaO_2$70.5mmHg，pH 7.36，HCO_3 35mmol/L，BE^+ 4.5mmol/L；胸片示慢性支气管炎伴感染、肺气肿；心电图示频发房早，偶发室早，低电压，右房、右室肥大；B 超示肝淤血；心脏超声示肺心病。经积极改善通气功能、抗感染、强心、利尿、扩血管及止咳化痰平喘、活血利水中药治疗 1 周，无明显疗效，改用桂枝去芍药汤合麻黄附子细辛汤（桂枝 10g，生姜 10 片，甘草 5g，炙麻黄 6g，制附子 10g，细辛 5g，川芎 15g，郁金 30g，益母草 30g，葶苈子 30g，桑白皮 15g）。服药 5 剂，诸症缓解。续以温阳益气、调补心肾之剂善后。

包祖晓，管利民. 桂枝去芍药汤合麻黄附子细辛汤治验两则[J]. 中国中医急症，2003，（4）：294.

（五）兼胸阳不足证

主症　发热、恶风寒、头痛、汗出，胸闷，脉微、舌淡苔薄白。

病机 表虚邪陷、胸阳不足。

治法 解肌祛风、温复胸阳。

方药 桂枝去芍药加附子汤。

桂枝三两，去皮 甘草二两，炙 生姜三两，切 大枣十二枚，擘 附子一枚，炮，去皮，破八片

上五味，以水七升，煮取三升，去滓。温服一升。本云桂枝汤，今去芍药，加附子。将息如前法。

应用 外感风寒病中，以风寒外束、营卫不和、胸阳不足为病机，以发热恶风寒、汗出、胸闷、舌质淡、苔薄白、脉微弱为临床主症。内伤病中，以营卫不和、胸阳不足为病机，临床以汗出、胸闷、舌淡苔薄白、脉微弱为主症。在《伤寒论》中，本证属于太阳病表邪欲陷而见胸阳不足者，以胸闷、舌淡、脉微弱为特征。若太阳病症见脉微恶寒胸满者，则用桂枝汤去芍药加炮附子一枚以温经复阳。如"若微寒者，桂枝去芍药加附子汤主之。（22）"

病案选录

案一：胸痛。王某某，男，46 岁。多年来胸中发满，或疼痛，往往因气候变冷而加剧。伴有咳嗽、短气，手足发凉，小便清长等症。舌质淡嫩、苔白略滑，脉沉弦而缓。此乃胸阳不振，阳不胜阴，阴气窃踞胸中，气血运行不利。治疗当以温补心阳，以散阴寒为主。桂枝 9g，生姜 9g，大枣 12 枚，炙甘草 6g，附子 10g。连服 6 剂，症情逐渐减轻，多年的胸中闷痛，从此得以解除。

刘渡舟，姜元安. 经方临证指南[M]. 天津：天津科学技术出版社，1993.

案二：太阳表虚胸闷。高某，男，65 岁。患者素有阳虚，常四肢不温，背恶寒如冷水浇，近患感冒，头痛，恶风，汗出，胸闷，精神不振。脉浮弱，舌淡、苔白而润。投以桂枝加附子汤（当为桂枝去芍药加附子汤）。桂枝 9g，炙甘草 5g，生姜 5 片，大枣 4 枚，附片 6g。按：该案辨证为太阳表虚证，有汗理应用桂枝汤以调和营卫，因患者胸满闷，故去芍药。方中倍用生姜与大枣相配，亦能佐桂枝起调和营卫作用。因患者素有阳虚，故加附子以温阳固表，使汗不外泄。若脉沉细，反发热者，属于少阴证，用麻黄附子细辛汤，不可不辨。

姜春华，戴克敏. 姜春华经方发挥与应用[M]. 北京：中国中医药出版社，2012.

案三：外感寒邪内结腹痛。刘某某，30 余岁。冬月伤寒，误服泻药而成。身体恶寒，腹胀满痛，不大便者二日，脉浮大而缓。显系伤风寒中证，医家不察，误为阳明腑证，误用大黄芒硝等药下之，……以致寒气凝结，上下不通，故不能大便，腹胀大而痛更甚也。……用桂枝汤去芍药加附子以温行之，则所服硝黄得阳药运行，而反为我用也。处方：桂枝尖 3g，黑附子 3g，炙甘草 1.5g，生姜 3g，大枣 2 枚（去核）。服药后，未及 10 分钟，即大泻两次，恶寒腹胀痛均除而瘥。

高德. 伤寒论方医案选编[M]. 长沙：湖南科学技术出版社，1981.

（六）兼气营不足证

主症 发热、恶风寒、头痛、汗出，身疼痛、脉沉迟、舌淡苔薄白。

病机 风寒袭表、气营不足。

治法　解肌祛风、益气和营。

方药　桂枝加芍药生姜各一两人参三两新加汤。

桂枝三两，去皮　芍药四两　甘草二两，炙　人参三两　大枣十二枚，擘　生姜四两

上六味，以水一斗二升，煮取三升，去滓。温服一升。本云桂枝汤，今加芍药、生姜、人参。

应用　外感风寒病中，以风寒外袭、营卫失和、气营不足为病机，以发热恶风寒、汗出、身疼痛、脉沉迟无力等为主要症状。内伤疾病中，以气营不足、经脉失养为病机，以身体肌肉疼痛、汗出、脉沉迟无力、舌质淡或暗淡、苔薄白为临床主症。在《伤寒论》中，属于太阳病汗后表邪未解而气营不足者，以身疼痛、汗出、舌淡苔白、脉沉迟无力为特点。治疗则用桂枝汤加芍药、生姜各一两、人参三两以调和营卫、补益气营，即为桂枝新加汤。如"发汗后，身疼痛，脉沉迟者，桂枝加芍药生姜各一两人参三两新加汤主之。（62）"

病案选录

案一：阳虚感冒。朱某，中学教员。体羸弱，素有遗精病，又不自爱惜，喜酒多嗜好，复多斫丧。平日恶寒特甚，少劳则喘促气上，其阳气虚微肾元亏损也明甚。某日醉酒饱食，深夜始归，不免风寒侵袭。次日感觉不适，不恶寒，微热汗出，身胀，头隐痛。自煎服葱豉生姜汤，病未除，精神不振，口淡不思食。切脉微细乏力，参之前证，则属阳虚感冒，极似《伤寒论》太阳少阴两感证，其与麻黄附子细辛汤、麻黄附子甘草汤两方，殊不宜阳虚有汗之本证……遂改用桂枝加芍药生姜人参新加汤，又增附子，并损益分量，以期恰合证情：党参15g，桂枝、芍药、甘草各9g，生姜4.5g，大枣5枚，附子9g。嘱服三帖再治。复诊：诸症悉已，食亦略思，精神尚属委顿，脉仍微弱。阳气未复，犹宜温补，处以附子汤加巴戟、枸杞、鹿胶、芦巴补肾诸品，调理善后。

赵守真. 治验回忆录[M]. 北京：人民卫生出版社，1962.

案二：不安腿综合征。徐某某，男，48岁。患者于1989年12月患感冒后，双小腿肌肉出现灼痛、肿胀，触之痛甚，行走时及夜间加剧，3个月后出现夜间双小腿肌肉痉挛，心烦意乱，夜不能寐，痛苦不堪，四个多月内体重竟下降10公斤。经腰穿、椎管内造影、免疫及神经系统等检查，均未发现异常。曾服用抗风湿、激素等药物治疗不见好转，诊断为"不安腿综合征"。患者面色不华，神疲，汗出，纳少，舌质紫暗、苔薄白，脉弦细数。证属营卫不和，气滞血瘀，筋脉失养，用桂枝新加汤加减。处方：桂枝15g，白芍20g，大枣5枚，甘草6g，黄芪30g，当归20g，川芎20g，元胡20g，桃仁10g，汉防己12g。服药3剂后，疼痛减轻，余症缓解，夜间可以入睡。守原方再进9剂后症状及体征完全消失，随访1年未复发。

吕丽. 不安腿综合征治验举隅[J]. 中医杂志，1992，（5）：22.

案三：剖腹产后高热。蔡某某，女，29岁。因妊娠毒血症治疗无效行剖腹产手术。术后高热持续四天，虽用退热药，静滴葡萄糖、氯霉素等，热势不减，体温：39.4℃，苔薄白，脉浮数，发热，汗出，微恶寒，口不渴；病属手术后气血两伤，卫阳不固，营阴不守，风邪乘袭。治宜调和营卫。处方：红参10g，桂枝3g，白芍10g，炙草3g，生姜1片，大枣3枚，白薇10g，青蒿5g。按：服药头汁后，体温由39.4℃陡降至37.8℃，续服二剂告愈。

张圣德，时永华. 异病同治案三则[J]. 江苏医药（中医分册），1979，（1）：43.

（七）兼津液不足证

主症　发热、恶风寒、汗出，身体强、拘急不舒，脉沉迟、舌淡红少津、苔薄而干。
病机　风寒袭表、津液不足。
治法　调和营卫、生津舒筋。
方药　栝楼桂枝汤。

栝楼根二两　桂枝三两　芍药三两　甘草二两　生姜三两　大枣十二枚

上六味，以水九升，煮取三升，分温三服，取微汗。汗不出，食顷，啜热粥发之。

应用　外感病中，以风寒外袭、津液不足、筋脉失养为病机，以发热汗出、身体肌肉拘急不适为主要症状。内伤病中，以营卫不和、津伤筋脉失养为病机，以汗出、肌肉拘急不适、舌淡红少津为临床主症。在《金匮要略》中，本证见于太阳柔痉病，以风寒外束、津液不足、筋脉失养为病机要点，临证以身体强硬不适、脉沉迟、发热汗出、恶寒为特征。若症见身体强、几几然、脉反沉迟者，则以桂枝汤加栝楼根二两以生津舒筋，兼以清热，即为栝楼桂枝汤。如"太阳病，发热汗出而不恶寒者，名曰柔痉。（二·2）""太阳病，其证备，身体强，几几然，脉反沉迟，此为痉，栝楼桂枝汤主之。（二·11）"

病案选录

案一：柔痉。某壮年男性，初病太阳中风，3 日未解，其症为身热，汗出，尤以恶风为最。4 日后，则体强不适，四末微凉，角弓反张，口渴心烦，坐卧不安，舌苔薄黄微燥，六脉沉涩。病属柔痉兼热邪伤津证；治宜解肌祛邪，清热生津，舒缓筋脉；方用栝楼桂枝汤加味，并送服至宝丹。处方：栝楼根 30g，桂枝 10g，白芍 10g，生姜 10g，大枣 10 枚，秦艽 10g，生石膏 20g，炙甘草 7g，丹皮 10g，生地 30g。五剂，每剂煎成，分两次温服，并取每次药液之半冲服至宝丹半粒。二诊：5 剂药尽后，诸症顿挫。虽风去筋润，仍有血热阴伤未复，复以凉血清热生津之犀角地黄汤加减调理。处方：当归 10g，秦艽 10g，白芍 15g，丹皮 10g，生地 30g，天花粉 30g。嘱服 5 剂后，病愈康复。

吴禹鼎. 经方临证录[M]. 西安：陕西科学技术出版社，1994.

案二：柔痉（肌肉萎缩）。陈某某，男，56 岁。患病为肌肉萎缩，反映在后背与项下之肌肉，明显塌陷不充。尤为怪者，汗出口渴，肩背作痛，两臂与手只能紧贴两胁，不能张开，亦不能抬举，如果强行手臂内外活动，则筋骨疼痛难忍。切其脉弦细，视其舌质红，舌苔薄。刘老辨为脉细、舌红、口渴为阴伤津少之象；肩背作痛，肌肉萎缩，筋脉拘急不能伸开，则为太阳经脉感受风邪，日久不解，风阳化热伤及阴血所致。《金匮》云："太阳病，其证备，身体强，几几然，脉反沉迟，此为痉，栝楼桂枝汤主之。"桂枝 15g，白芍 15g，生姜 10g，炙甘草 10g，大枣 12 枚，栝楼根 30g。连服十余剂，诸症皆愈，肩背肌肉充盈，病家诩以为神。

陈明，刘燕华，李芳. 刘渡舟临证验案精选[M]. 北京：学苑出版社，1996.

（八）兼阳虚证

主症　发热、恶风、头痛，面赤、气喘，舌淡红、苔薄白。
病机　风邪外袭、阳气亏虚。
治法　疏风清热、益气扶阳。

方药 竹叶汤。

竹叶一把 葛根三两 防风 桔梗 桂枝 人参 甘草各一两 附子一枚,炮 大枣十五枚 生姜五两

上十味,以水一斗,煮取二升半,分温三服,温覆使汗出。颈项强,用大附子一枚,破之如豆大,煎药扬去沫。呕者,加半夏半升,洗。

应用

外感病中,以风邪侵袭、营卫不和、虚阳上浮为病机特点,临床以发热、面色红、气喘头痛等为主症。内科病中,以营卫不和、阳气上浮为病机;妇科病中,则见于产后感受风邪等。在《金匮要略》中,本证属于产后中风发热而又兼阳气亏虚,虚阳上浮。症见发热头痛、面赤而喘等,治宜扶正祛邪,用竹叶汤。如"产后中风,发热,面正赤,喘而头痛,竹叶汤主之。(二十一·9)"

若见颈项强,则有动风之象,重用附子以扶阳固阴、祛风防痉;恶心干呕者,则属于胃气上逆,则加半夏以降逆止呕。

病案选录

案一: 产后发热。邓某,女,40 岁。产后四五日,恶寒发热,头痛气喘,面赤如妆,大汗淋漓,语言迟钝,脉象虚浮而弦,舌苔淡白而润,饮食二便无异常。此产后中风,虚阳上浮之证,用《金匮要略》竹叶汤原方 1 剂:竹叶 9g,葛根 9g,桂枝 5g,防风 5g,桔梗 5g,西党参 9g,附片 6g,甘草 5g,生姜 3 片,大枣 5 枚,1 剂。翌日复诊,喘汗俱减,热亦渐退,仍以原方再进 1 剂。三诊病已痊愈。

刘俊士. 古妙方验案精选[M]. 北京:人民军医出版社,1992.

案二: 产后缺乳。王某,女,26 岁。患者分娩时失血较多,产后第 14 日,感冒风寒。自用地霉素、抗伤风胶囊等口服,2 日后觉乳汁明显减少。自服"下乳涌泉散"三剂而未效,遂邀余往诊。诊见:两乳微胀,泌乳甚少。发热,时有恶寒,汗少而不畅,头痛、咳嗽,舌淡、苔白,脉两寸浮紧,关尺无力。此系新产血虚,外感风寒,壅遏营卫所致,拟扶正解表法,方选《金匮》竹叶汤原方:竹叶、防风、桔梗、桂枝、生姜各 10g,葛根 30g,党参 15g,黑附片、炙甘草各 6g,大枣 8 枚。每日一剂水煎,二次分服。嘱药热饮,服后温覆。服药一剂,全身絷絷汗出,乳房时有"虫行感"。仍以上方再进二剂后,觉全身轻松,乳汁充足。

仝宗景. 《金匮》竹叶汤新用[J]. 新中医,1991,(11):41.

案三: 肺痿(痨)发热。刘某某,男,58 岁。患肺结核已十余年,以抗结核病药物对症治疗,病情时好时坏,服中药小柴胡汤、百合固金汤等方亦无明显效果,近日发热加重。证见:身体羸弱,面容虚浮,苍白无华,身困乏力,潮热盗汗,严重时衣被俱湿,发热恶寒,入夜尤甚,大便溏薄,小便清长,晨起微咳,舌质淡苔薄黄,边有齿印,脉浮大无力,查体温 38.2℃,胸透示双肺肺结核。此属久病正虚,卫表不固,风寒内侵,治宜:温阳益气,解表散寒。方用:竹叶、炮附片、生姜各 10g,葛根、柴胡各 15g,桂枝、桔梗、防风各 12g,甘草 6g,潞参 15g,黄芪 30g,川贝母 10g,大枣 7 枚。服药三剂,汗出大减,体温降至 37.4℃,继服上方 15 剂,临床症状基本消失。体温降至正常范围。

许保华,唐丽. 唐祖宣老师运用竹叶汤的经验[J]. 中原医刊,1989,(3):36.

（九）兼脾肾阳虚证

主症　头昏重眩、痛苦难忍，胃脘不适、不知食味，四肢关节疼痛，汗出、恶风寒，舌质淡、苔薄白、脉浮弱而涩。

病机　风寒束表、脾肾阳虚、兼夹湿邪。

治法　调和营卫、温肾和中。

方药　《近效方》术附汤。

白术二两　附子一枚半，炮，去皮　甘草一两，炙

上三味，剉，每五钱匕，姜五片，枣一枚，水盏半，煎七分，去滓。温服。

应用　脾肾阳气不足而又兼感风寒湿邪的头眩证，亦可用于阳气不足、风寒湿邪痹着肌肉筋骨的风寒湿痹证。本证应用以外感风寒湿邪，内有脾肾阳虚为主要病机，临床以头重眩、痛苦难忍、不知食味、四肢关节疼痛、畏恶风寒等为主症，则用本方调和营卫、温肾和中。如《金匮要略》"治风虚头重眩，苦极，不知食味，暖肌补中，益精气。（五）"

病案选录

案一：眩晕。陈某某，男性，年35岁，眩晕已一年，为阵发性，每周约二三发，病常突然而来，荡漾如坐舟中，开目则恍同天地旋转，屋舍如倾，卧床闭目，则头难少动，未敢翻身。继之恶心、冷汗随之而至，约持续一刻钟左右，方可渐缓。每发一次，数日不能起床。平素体弱，时易感冒，失眠纳减，不梦自遗，大便不实，腰痛足跟酸痛诸症，颇为苦恼。在我院先后经内科、脑系科、耳鼻喉科诊治，概称为神经官能症、眩晕综合症。曾用过谷维素、清晕合剂、安定等，也曾用过甘油磷酸钠，而病依然。所服中药多为滋阴潜阳息风化痰之剂。偶与苓桂术甘汤，症减少。余参与会诊，取脉沉细而微结，尺部微不应指，舌淡苔薄腻而滑，总察病情始末及前药之反应，显属脾肾阳虚，浊阴不化，上干清阳所致，乃试投《近效方》术附汤加味。处方为：川附片二钱，白术一两，生姜三钱，茯苓四钱，大枣六枚，生龙牡各一两，磁石六钱。上方服数剂，每周只小发作一次。效不更方，继服三十余剂，眩晕不复发作。

魏龙骧. 医话四则[J]. 新医药学杂志，1978，（4）：10.

案二：寒凝喉痹。吕某，男，36岁。自述咽喉肿痛25天。患者于25天前出现咽喉肿痛不适，不发热无恶寒。经西医不断采用抗菌消炎治疗，未见明显疗效，遂转请中医治疗。刻诊：咽喉肿痛，似有物梗阻，但吞咽正常，背恶寒，心烦不安。舌质略带青紫色，苔白腻，脉沉细。咽部检查：双侧扁桃体Ⅱ度肿大，色淡红，未见脓点。舌质淡，苔白，脉沉迟。此阳虚寒凝之喉痹证。治以温阳补虚，散寒宣痹。方用术附汤合麻辛附子汤加味。药用：炮附子（先煎）15g，白术15g，桂枝15g，茯苓15g，麻黄6g，细辛6g，干姜6g，肉桂3g，防风15g，大枣15g，桔梗15g。服此方2剂，症状减轻，乃去干姜，加甘草10g，连续服药半月而愈。

姚旭，夏绩恩. 验案4则[J]. 成都中医学院学报，1993，16（3）：33.

案三：寒湿致汗。柳某，男，30岁。自汗、盗汗3年，进餐饮水即有汗出，入睡汗湿衣被，精神日衰。前医投桂枝汤或当归六黄汤、牡蛎散治之，均罔效。故而急延余诊。刻见：畏寒卧床不起，面色萎黄，心悸，气短懒言，腰以下厥冷，汗后畏冷，舌淡苔滑，脉浮数。证属阴盛格阳之寒厥证，治拟《金匮》术附汤：白术30g，制附片20g（先煎15分钟），炙甘草6g，煨姜10g，大枣12枚。每日1剂，水煎分2次服。服药5剂，患者汗止。后以六味回阳

饮善后收功。

金素娟，柳育泉. 汗证辨治三则[J]. 湖北中医杂志，2004，26（6）：27.

三、表 实 寒 证

表实寒证，是由于风寒侵袭、客于肌腠、皮肤腠理闭塞、营卫不和、卫阳郁遏、经脉不利所致。临床以发热或不发热、恶风寒较重、无汗、头痛、颈项不适，肌肉、筋骨拘急疼痛，鼻塞，舌质暗淡、苔薄白、脉浮紧或弦为主症。本证又称寒邪犯表证或寒邪束表证。在《伤寒论》太阳病中，又称太阳伤寒证或伤寒表实证。其主要临床特征是恶风寒较重，伴无汗、身体肌肉筋骨疼痛等卫阳郁遏、玄府闭塞、经气不利的症状。现代临床本证主要见于感冒（含时行感冒初期）、咳嗽、喘证等中医内科疾病。

主症　发热恶风寒、无汗，头痛、鼻塞，颈项不适、肌肉筋骨疼痛，舌暗淡苔薄白而润、脉浮紧或弦。

病机　风寒袭表、营卫失调、卫阳郁遏、营阴郁滞。

治法　辛温发汗、宣肺平喘。

方药　麻黄汤。

麻黄三两，去节　桂枝二两，去皮　甘草一两，炙　杏仁七十个，去皮尖

上四味，以水九升，先煮麻黄，减二升，去上沫，内诸药，煮取二升半，去滓。温服八合。覆取微似汗，不须啜粥，余如桂枝法将息。

麻黄汤煎煮时应注意先煮麻黄，服药方法和桂枝汤相同，即服药后需要加盖衣被保暖取汗，汗出程度以微似汗出为佳。与桂枝汤服法不同之处在于服麻黄汤后不需要喝热粥。另外，麻黄汤服药后会出现一些反应，常见的有心烦、畏光、鼻衄等，属服药后正常现象。如"服药已微除，其人发烦目瞑，剧者必衄，衄乃解。（46）"

应用

1. 外感风寒初起，以风寒外袭、卫阳郁遏、营阴郁滞、经气不利为病机，证属表实寒者。临床以发热、恶风寒、颈项不适、无汗、咳喘、头痛、腰痛、身体肌肉疼痛、关节疼痛、舌苔薄白而润、脉浮或浮紧为主要症状。本证在《伤寒论》中称为太阳病伤寒证或太阳伤寒表实证。如"太阳病，或已发热，或未发热，必恶寒，体痛，呕逆，脉阴阳俱紧者，名为伤寒。（3）""太阳病，头痛发热，身疼腰痛，骨节疼痛，恶风无汗而喘者，麻黄汤主之。（35）""脉浮者，病在表，可发汗，宜麻黄汤。（51）""脉浮而数者，可发汗，宜麻黄汤。（54）""伤寒，脉浮紧，不发汗，因致衄者，麻黄汤主之。（55）"

2. 外感风寒迁延多日，风寒表证仍在，以卫阳郁遏、经气不利为病机，临床以发热、恶风寒、无汗、头身疼痛、舌苔薄白而润、脉浮或浮紧等为主要症状。如"太阳病，十日以去，脉浮细而嗜卧者，外已解也。设胸满胁痛者，与小柴胡汤。脉但浮者，与麻黄汤。（37）""太阳病，脉浮紧，无汗，发热，身疼痛，八九日不解，表证仍在，此当发其汗。服药已微除，其人发烦目瞑，剧者必衄，衄乃解。所以然者，阳气重故也。麻黄汤主之。（46）"

3. 外感风寒未解，兼阳明气机郁滞，且以风寒束表为主者。本证在《伤寒论》中见于太阳阳明合病或阳明病，临床以发热、恶风寒、无汗、胸闷、咳喘、脉浮等为主症。如"太阳与

阳明合病，喘而胸满者，不可下，宜麻黄汤。（36）""脉但浮，无余证者，与麻黄汤。若不尿，腹满加哕者，不治。（232）""阳明病，脉浮，无汗而喘者，发汗则愈，宜麻黄汤。（235）"

病案选录

案一：伤寒。予友沈镜芙之房客某君，十二月起，即患伤寒。因贫无力延医，延至一月之久。沈先生伤其遇，乃代延余义务诊治。察其脉，浮紧，头痛，恶寒，发热不甚，据云初得病时即如是。因予：麻黄二钱，桂枝二钱，杏仁三钱，甘草一钱。又因其病久胃气弱也，嘱自加生姜三片，红枣两枚，急煎热服，盖被而卧。果一刻后，其疾若失。

曹颖甫. 经方实验录[M]. 上海：上海科学技术出版社，1979.

案二：喘证。胡某，女，46岁。胸闷窒塞，呼吸不利，不能平卧，喉间作水鸡声，稍有咳，无痰，苔白，脉软。麻黄6g，桂枝6g，川朴9g，枳实9g，杏仁9g，甘草6g。方2剂。药后咳喘减轻。麻黄9g，桂枝9g，枳实9g，杏仁6g，陈皮3g，甘草3g。方3剂。按：病者所患寒喘，胸闷窒塞，呼吸不利，不能平卧，喉间作水鸡声，主要有痰饮在肺，不易咳出，故用麻黄汤宣肺平喘，以厚朴、枳实下气去满。二诊去厚朴加陈皮，以健脾和胃。

姜春华，戴克敏. 姜春华经方发挥与应用[M]. 北京：中国中医药出版社，2012.

案三：风水。萧某，男，12岁。面目浮肿，气促，伴有恶寒发热，已有一个星期。自诉寒热，时头痛甚剧，午后寒热稍减，始终未见汗出。胃纳略差，大便如常，小便量少，舌色正常，苔薄白，脉略浮紧。此是风寒外束，使肺气不宣，导致水道通调失职。方用麻黄汤加桑白皮、大腹皮、生姜皮。服一剂得微汗，浮肿、气促和外感症状减轻，继用前方去桂枝加苏叶，服两剂，各症基本消除。后用五苓散加减调理而愈。

聂惠民. 伤寒论与临证[M]. 广州：广东科技出版社，1993.

四、表实寒兼证

表实寒兼证，是以表实寒证为基础，又兼夹有其他证候。病机以风寒袭表、卫阳郁遏、营阴郁滞为基本病机，同时又兼有其他病机。临床多以发热恶风寒、无汗、舌淡苔薄白为基本表现。表实寒兼证主要包括兼经气不利证、兼胃气上逆证、兼寒饮证、兼郁热证、兼里热证、兼肾阳虚证（太少两感证）等。在《伤寒论》《金匮要略》中，表实寒兼证分别见于太阳病、少阴病、痰饮病和呕吐等疾病中。现代临床上，表实寒兼证可见于感冒（包括时行感冒）、发热、咳嗽、喘证、哮证、痰饮、呕吐、颈椎病、颈肩综合征等中医内科、骨伤科病证。

（一）兼经气不利证

主症　发热、恶风寒、无汗、项背强几几，或口噤、小便少，脉浮紧、舌淡苔薄白而润。
病机　风寒袭表、卫阳郁遏、营阴郁滞、经气不利。
治法　发汗解表、升津舒经。
方药　葛根汤。
葛根四两　麻黄三两，去节　桂枝二两，去皮　生姜三两，切　甘草二两，炙　芍药二两

大枣十二枚，擘

上七味，以水一斗，先煮麻黄、葛根，减二升，去白沫，内诸药，煮取三升，去滓。温服一升。覆取微似汗，余如桂枝法将息及禁忌。诸汤皆仿此。

本方煎煮时应注意要先煎麻黄和葛根。

应用

1. 外感风寒。以风寒束表、卫闭营郁、经气不利为病机，临床以发热、恶风寒、无汗、颈项背部强硬不适、脉浮紧、舌淡苔薄白为主要症状表现。在颈椎病、颈肩综合征等骨伤科病证中，以卫气闭郁、经气不利为病机，以舌质淡、苔薄白、项背及肩臂麻木不适为主症。在《伤寒论》中，本证属太阳伤寒兼经气不利证，以桂枝汤加葛根四两升津舒经，加麻黄三两发散风寒，即为葛根汤。如"太阳病，项背强几几，无汗恶风，葛根汤主之。(31)"

2. 痉病欲作。以风寒束表、卫闭营郁、经气不利、筋脉失养为病机，临床以发热恶寒、无汗、口噤、小便少等为主症。则用葛根汤辛温发散、解肌舒筋。如"太阳病，发热无汗，反恶寒者，名曰刚痉。(二·1)""太阳病，无汗而小便反少，气上冲胸，口噤不得语，欲作刚痉，葛根汤主之。(二·12)"

3. 下利。用于外感风寒所致的下利证，以风寒束表、内迫阳明、大肠传导功能失常为病机。临床以发热、恶风寒、头痛、无汗、脉浮或浮紧为主，伴见下利清稀，间或伴有肠鸣腹胀。本证风寒表证与下利并见，为表里同病，但其病机重在表寒束闭，故治以辛温发汗以除表邪，更以升清止利以治下利。如"太阳与阳明合病，必自下利，葛根汤主之。(32)"清·喻嘉言所称治下利的"逆流挽舟"法，实源于此。

▌ 病案选录

案一：曹颖甫医案。封姓缝匠，病恶寒，遍身无汗，循背脊之筋骨疼痛不能转侧，脉浮紧。余诊之曰：此外邪袭于皮毛，故恶寒无汗，况脉浮紧，证属麻黄，而项背强痛，因邪气已侵及背俞经络，比之麻黄证更进一层，宜治以葛根汤。葛根五钱、麻黄三钱、桂枝二钱、白芍三钱、甘草二钱、生姜四片、红枣四枚。方意系借葛根之升提，达水液至皮肤，更佐麻黄之力推运至毛孔之外。两解肌表，虽与桂枝二麻黄一汤同意，而用却不同。服后顷刻，觉背内微热，再服，背汗遂出，次及周身，安睡一宵，病遂告瘳。

曹颖甫. 经方实验录[M]. 上海：上海科学技术出版社，1979.

案二：泄泻（慢性结肠炎）。孙某某，女，42岁。腹痛、腹泻，大便带血已五年，每天大便七八次，经常腹痛。乙状结肠镜检查发现：降结肠有散在黏膜溃疡，呈岛屿状，黏膜充血。曾服中西药无效。现仍项强，无汗恶风，两上肢有时发麻。脉浮紧，苔白舌边有齿痕。印象：泄泻。辨证：两阳合病，风寒犯表，邪伤肠道。治则：解肌和里，升阳止泻。处方：葛根12g，麻黄9g，桂枝6g，白芍6g，生姜6g，甘草6g，大枣3个，地榆炭15g。服三剂后，便血止，腹痛止，便次减少至每日二三次，脉同前。处方：在前方中加诃子12g。服六剂后临床治愈。治疗后三月，作乙状结肠镜检查：降结肠黏膜无异常发现，无症状复发。

刘景祺. 经方验[M]. 呼和浩特：内蒙古人民出版社，1987.

案三：痉病（《庄云庐医案》）。素体强壮多痰，己巳二月廿二日，晨起感冒，即头痛发热，头痛如劈不能俯，角弓反张，两足痉挛，苔白滑，脉弦迟，瞳神弛纵，项强颈直，确系风邪挟湿，侵犯项背督脉经道，亟以葛根汤先解其项背之邪。葛根 12g（先煎），麻黄 9g（先煎），桂枝 6g，白芍 6g，生姜 9g，红枣 6 枚，炙甘草 6g。服葛根汤后，周身得汗，头痛减轻，项强瘥，拟下方以减背部压力，采大承气汤：枳实 6g，炙厚朴 9g，大黄 9g，玄明粉 9g。服大承气汤，得下 3 次，足挛得展，背痉亦松。

南京中医学院金匮教研组. 金匮要略译释[M]. 南京：江苏人民出版社，1959.

（二）兼胃气上逆证

主症　发热、恶风寒、无汗，恶心、呕而不渴，脉浮紧、舌淡苔薄白而润。
病机　风寒袭表、内迫阳明、胃气上逆。
治法　发汗解表、降逆止呕。
方药　葛根加半夏汤。

葛根四两　半夏半升，洗　大枣十二枚，擘　桂枝，去皮，二两　芍药二两　甘草二两，炙　麻黄三两，去节　生姜三两。

上八味，以水一斗，先煮葛根、麻黄，减二升，去上沫，内诸药，煮取三升，去滓。温服一升，覆取微似汗。

应用　外感风寒邪气，既有风寒在表之邪、又有胃气失和之证，以风寒袭表、胃气上逆为病机，症见发热、恶风寒、无汗、呕逆者，于葛根汤中加半夏半升以和胃降逆止呕，即为葛根加半夏汤。如"太阳与阳明合病，不下利但呕者，葛根加半夏汤主之。（33）"

> **病案选录**

案一：感冒（胡希恕医案）。 任某，女，21 岁。昨日感冒，头痛头晕，身疼腰痛，恶心呕吐，恶寒，并素有腹痛大便溏泄，脉浮数，苔白。证属太阳阳明合病，为葛根加半夏汤适应证。葛根 12g，麻黄 10g，桂枝 10g，生姜 10g，白芍 10g，大枣 4 枚，炙甘草 6g，半夏 12g。服 1 剂证大减，2 剂证已。

冯世纶. 经方传真[M]. 北京：中国中医药出版社，1994.

案二：发热。 某女，32 岁，感受风寒后出现发热，恶寒，无汗，体温 38.6℃，头痛，咽痛，恶心，干呕，食欲不佳，面色红赤，舌红苔白，脉浮。证属太阳阳明合病，予葛根加半夏汤：葛根 12g，麻黄 9g，桂枝 9g，白芍 9g，半夏 9g，生姜 3 片，大枣 5 枚，炙甘草 6g，服 3 剂，汗出热退，饮食正常。

杨宝辉. 运用经方治疗发热验案[J]. 河南中医，2013，33（10）：1636.

案三：下利。 藏某某，女，22 岁。下利伴恶心 1 天。昨晚着凉，今晨起至今下利 5 次，清稀如水，腹痛不显。下利很畅快无不爽感觉，伴恶心欲呕，无明显恶寒发热。舌淡红苔薄白，脉浮。思考：符合《伤寒论》"太阳与阳明合病，必自下利，葛根汤主之""太阳与阳明合病，不下利但呕者，葛根加半夏汤主之"。方药：葛根加半夏汤。葛根 45g，麻黄 10g，桂枝 20g，白芍 20g，生姜 20g，炙甘草 10g，大枣 10 枚，半夏 20g，一付，水煎分两次服，服后愈。

王惠君. 践行经方之医案四则[J]. 第十三届中国科协年会第 4 分会场-中医药发展国际论坛论文集，2011.

鉴别　葛根加半夏汤、葛根汤、桂枝加葛根汤（见风寒表虚兼证）三证均有风寒侵袭肌表、太阳经气不利的病机，三方均以桂枝汤为基础，但葛根加半夏汤主要用于风寒袭表而见呕者；

葛根汤主要用于风寒袭表而见项背强硬不适及下利者；桂枝加葛根汤主要用于风寒袭表、卫失固密、经气不利而见汗出、项背强不适者。三方区别如表 1-1。

表 1-1   桂枝加葛根汤、葛根汤、葛根加半夏汤鉴别

	桂枝加葛根汤	葛根汤	葛根加半夏汤
病证	汗出、项背强几几之风寒表虚兼证	无汗、项背强几几之风寒表实兼证；太阳与阳明合病之下利	太阳与阳明合病之呕逆证
病机	风寒束表、卫强营弱、经气不利	风寒束表、卫闭营郁、经气不利，或内迫阳明大肠	风寒束表、卫闭营郁、内迫阳明、胃气上逆
治法	解肌祛风、调和营卫、升津舒经	发汗解表、升津舒经，兼升清止利	发汗解表、降逆止呕
药物	葛根四两、芍药二两、生姜三两、炙甘草二两、大枣十二枚、桂枝二两	桂枝加葛根汤加麻黄三两	桂枝加葛根汤加麻黄三两、半夏半升
用法	先煮葛根，温服一升，覆取微似汗	先煮麻黄，葛根，温服一升，覆取微似汗	先煮麻黄，葛根，温服一升，覆取微似汗

（三）兼寒饮证

主症   发热、恶风寒、无汗，干呕、咳嗽、微喘，脉浮紧、舌暗淡苔薄白；或见发热恶寒、无汗、身体疼痛沉重、身形如肿、气短、咳喘痰多质稀、胸闷脘痞，或吐涎沫，脉弦紧或弦滑、舌苔白滑。

病机   风寒袭表、卫闭营郁、寒饮内停。

治法   发汗解表、温化寒饮。

方药   小青龙汤。

麻黄，去节 芍药 细辛 干姜 甘草炙 桂枝各三两，去皮 五味子半升 半夏半升，洗

上八味，以水一斗，先煮麻黄，减二升，去上沫，内诸药，煮取三升，去滓。温服一升。若渴，去半夏，加栝楼根三两；若微利，去麻黄，加荛花，如一鸡子，熬令赤色；若噎者，去麻黄，加附子一枚，炮；若小便不利，少腹满者，去麻黄，加茯苓四两；若喘，去麻黄，加杏仁半升，去皮尖。且荛花不治利，麻黄主喘，今此语反之，疑非仲景意。臣亿等谨按：小青龙汤，大要治水。又按《本草》：荛花下十二水。若水去，利则止也。又按《千金》：形肿者应内麻黄，乃内杏仁者，以麻黄发其阳故也。以此证之，岂非仲景意也。

应用

1. 外感风寒咳嗽。以风寒外束、卫阳郁遏、营阴郁滞、水气内停为病机，临床以发热恶寒、无汗、咳嗽喘息为主症。咳嗽中，以水寒阻肺为病机，以咳嗽遇寒加重、痰白清稀、舌质暗淡、苔白为主要症状。在《伤寒论》中，本证属于太阳伤寒而见水饮内停证，证候属于外风寒内水饮证，以发热干呕而咳为主症。如："伤寒表不解，心下有水气，干呕，发热而咳，或渴，或利，或噎，或小便不利，少腹满，或喘者，小青龙汤主之。（40）""伤寒，心下有水气，咳而微喘，发热不渴，服汤已渴者，此寒去欲解也，小青龙汤主之。（41）"

2. 溢饮。以风寒外束、肺气郁闭、水饮内停为基本病机，临床以身体沉重疼痛，甚则肢体浮肿、恶寒无汗，甚则咳喘、痰多白沫、胸闷，舌质暗淡，苔白水滑，脉弦而紧等为主症。《金匮要略》中，用于饮溢四肢肌表的溢饮病，症见无汗、身重疼痛等。如："饮水流行，归于

四肢，当汗出而不汗出，身体疼重，谓之溢饮。（十二·2）"病溢饮者，当发其汗，大青龙汤主之，小青龙汤亦主之。（十二·23）"

3. 支饮。以饮邪犯肺为基本病机，可由受寒饮冷等因素诱发。临床以咳喘不能卧而受寒加重、痰白量多，甚或面浮肢肿，舌质暗淡、苔白滑为主症。《金匮要略》中，用于外寒引动内饮的支饮病。主症主要为咳逆喘息、不能平卧。如"咳逆倚息，短气不得卧，其形如肿，谓之支饮。（十二·2）""咳逆倚息，不得卧，小青龙汤主之。（十二·35）"

4. 其他疾病。以水饮阻于中焦为基本病机特点，临床以吐涎沫为主症，兼舌苔水滑。如"妇人吐涎沫，医反下之，心下即痞，当先治其吐涎沫，小青龙汤主之；涎沫止，乃治痞，泻心汤主之。（二十二·7）"

5. 应用注意：表寒里饮证多兼夹，风寒走动，水饮为患，变动不一，故临床或然证较多。如《伤寒论》小青龙汤方后所述，"若渴，去半夏，加栝楼根三两"，则为饮邪郁热、津液不足，故去半夏之燥，加栝楼根清热生津；"若微利，去麻黄，加荛花，如一鸡子，熬令赤色"，则为饮走肠道，故去麻黄之辛温，加荛花以利水；"若噎者，去麻黄，加附子一枚，炮"，则为水阻气道，咽喉部气逆阻塞，故去麻黄之辛散，加附子温阳化饮；"若小便不利，少腹满者，去麻黄，加茯苓四两"，则为饮停下焦、气化不利，故去麻黄之辛散，加茯苓以淡渗利水；"若喘，去麻黄，加杏仁半升，去皮尖"，则为肺气不降，则去麻黄之辛散，加杏仁以降气定喘。

病案选录

案一： 感冒风寒咳嗽。朱阜山医案。治一孩，6岁，11月下旬，夜间随祖父捕鱼，感冒风寒，咳嗽痰黏，前医投旋覆代赭石汤，咳嗽陡止，声音嘶哑，涎壅痰鸣，气急鼻扇，肩息胸高，烦躁不安，大小不利。脉右伏，左弦细，乃小青龙汤原方。桂枝3g，白芍15g，半夏15g，干姜3g，北细辛3g，炙麻黄3g，炙甘草3g，五味子3g。1剂而喘平，再剂咳爽而咳痰便利矣。

熊寥笙. 伤寒名案选新注[M]. 成都：四川人民出版社，1981.

案二： 慢性支气管炎。柴某某，男，53岁。患咳喘10余年，冬重夏轻，西医诊为"慢性支气管炎"，或"慢支并发肺气肿"。就诊时，患者气喘憋闷，耸肩提肚，咳吐稀白之痰，每到夜晚则加重，不能平卧，晨起则吐痰盈杯盈碗，背部恶寒。视其面色黧黑，舌苔水滑，切其脉弦，寸有滑象。断为寒饮内伏，上射于肺之证，为书小青龙汤内温肺胃以散水寒。麻黄9g，桂枝10g，白芍9g，细辛6g，干姜9g，炙甘草10g，五味子9g，半夏14g，服7剂咳喘大减，吐痰减少，夜能卧寐，胸中觉畅，后以《金匮》桂苓五味甘草汤加杏仁、半夏、干姜正邪并顾之法治疗而愈。

陈明，刘燕华等. 刘渡舟临证验案精选[M]. 北京：学苑出版社，1996.

案三： 哮喘性支气管炎。屠某，男，44岁。67年开始患支气管炎，逢冬必发，至翌年春来，才见好转。近年来发作愈加频繁，时间也延长。病程每年约7个月。面色晦暗，形寒怕冷，气急，痰清稀，色白，咳时胸胁痛。舌胖、湿润、苔薄白，脉弦滑。西医诊断为哮喘性支气管炎，一直吃氨茶碱等治疗未见效。辨证为肺寒伏饮，拟小青龙汤以温肺化饮。麻黄6g，桂枝6g，白芍9g，细辛2.4g，五味子6g，干姜6g，半夏9g，炙甘草6g。方5剂。服药3剂后，即感痰减、喘平。拟以左、右归九各120g。每次各服6g。日服2次，以防其发作。

姜春华，戴克敏. 姜春华经方发挥与应用[M]. 北京：中国中医药出版社，2012.

鉴别　小青龙汤与桂枝加厚朴杏子汤的主治病证均与风寒外袭、肺气上逆有关，两方均有外散风寒、宣肺降气之功，临证均可用于咳喘证。但小青龙汤主要为风寒外袭、卫闭营郁、寒饮内停所致；而桂枝加厚朴杏子汤则为风寒外袭、卫阳失固、肺气上逆所致。小青龙汤重在外散风寒、温化水饮；而桂枝加厚朴杏子汤重在解肌祛风、降气平喘。二者区别如表1-2。

表1-2　小青龙汤与桂枝加厚朴杏子汤鉴别

	小青龙汤	桂枝加厚朴杏子汤
病证	发热恶风寒、无汗之卫闭营郁之外寒内饮咳喘证、溢饮、支饮	发热恶风寒、汗出之卫强营弱、肺气上逆之咳喘证
病机	风寒袭表、卫闭营郁、寒饮内停	风寒袭表、卫强营弱、肺寒气逆
治法	发汗解表、温化寒饮	解肌祛风、调和营卫、降气定喘
药物	麻黄、芍药、细辛、干姜、炙甘草、桂枝各三两、五味子半升、半夏半升	桂枝三两、炙甘草二两、生姜三两、芍药三两、大枣十二枚、炙厚朴二两、杏仁五十枚
用法	先煮麻黄，后下诸药，煮取三升，温服一升	微火煮取三升，温服一升

（四）兼郁热轻证

主症　发热恶风寒如疟状、发热较重而恶风寒较轻、无汗，兼见口微渴、心微烦，脉浮、舌微红苔薄白。

病机　风寒郁表、郁热内生。

治法　微发其汗、兼清郁热。

方药　桂枝二越婢一汤。

桂枝，去皮　芍药　麻黄　甘草各十八铢，炙　大枣四枚，擘　生姜一两二铢，切　石膏二十四铢，碎，绵裹

上七味，以水五升，煮麻黄一二沸，去上沫，内诸药，煮取二升，去滓。温服一升。本云当裁为越婢汤、桂枝汤合之，饮一升。今合为一方，桂枝汤二分，越婢汤一分。臣亿等谨按：桂枝汤方，桂枝、芍药、生姜各三两，甘草二两，大枣十二枚。越婢汤方，麻黄二两，生姜三两，甘草二两，石膏半斤，大枣十五枚。今以算法约之，桂枝汤取四分之一，即得桂枝、芍药、生姜各十八铢，甘草十二铢，大枣三枚。越婢汤取八分之一，即得麻黄十八铢，生姜九铢，甘草六铢，石膏二十四铢，大枣一枚八分之七，弃之。二汤所取相合，即共得桂枝、芍药、甘草、麻黄各十八铢，生姜一两三铢，石膏二十四铢，大枣四枚。合方，旧云桂枝三，今取四分之一，即当云桂枝二也。越婢汤方见仲景杂方中，《外台秘要》一云起脾汤。

应用　外感风寒表证，以风寒外袭、卫阳郁遏、营阴郁滞、里有郁热为病机，临床以阵发性发热恶风寒为主，且以发热较重而恶寒较轻为特点，伴无汗、口微渴、心微烦等郁热见症。故以桂枝汤原方的四分之一量与越婢汤原方的八分之一量组方，既可微发其汗，散在表之风寒微邪，又可兼清在里之郁热。本方外散内清相结合，外散邪气而不助里热，有助于郁热外发。桂枝汤小量与越婢汤微量，实为解表清里之轻剂。如"太阳病，发热恶寒，热多寒少。脉微弱者，此无阳也，不可发汗。宜桂枝二越婢一汤。（27）"

病案选录

案一： 类疟。刘某，女，10 岁。深秋感受寒凉之气，发热恶寒，每日发作好几次，拖延数月未愈。脉浮无力，舌质红苔薄白。饮食及大小便基本正常。此种情况属于风寒郁表，日久不解，寒将化热的轻证。治用桂枝二越婢一汤。麻黄 3g，桂枝 5g，芍药 5g，生姜 3g，大枣 4枚，生石膏 6g，炙甘草 3g，玉竹 3g。共服两剂，得微汗出而解。

刘渡舟，姜元安. 经方临证指南[M]. 天津：天津科学技术出版社，1993.

案二： 头痛。王某，女，20 岁。三日前因接触冷水，当时即有寒意。昨日上午开始头痛，恶寒发热，寒多热少，伴发咳嗽，咳痰白黏。今晨仍头痛发热（体温 38.2℃），虽得微汗出，但尚恶风，喜着厚衣。咳嗽，痰色转赭色。咽痛而干，口渴而不多饮。胃纳欠佳，腰背酸痛（据云今年二月分娩后因不慎闪挫，以致腰痛至今），二便自调。形体较瘦，神色尚无异常，舌质无变，苔薄黄而滑，手足欠温但未至厥冷，六脉滑数。患者分娩之后闪伤腰痛已八个月，元气受戕可知。病发于暮秋入冬之际，天气骤冷，风寒有机可乘。唯其体虚形瘦，应虑秋令燥气早伏；更因冒寒触冷，邪由皮毛袭肺。寒邪与燥气相搏，营卫失调，故恶寒发热。卫失捍卫之权，遂恶风而喜厚衣，营不流畅，故手足欠温。寒邪滞于经络，故头痛背疼。燥气早伏，故咽痛而干，咳嗽痰赭。见症始两日，不烦不呕，二便自调，应作伤寒太阳证治例，但燥气内伏，又当稍变其制。诊断为伤寒挟燥，即俗所谓"寒包火"之证。拟桂枝二越婢一、麻杏石甘汤两方并用，以散寒疏卫，和营清热。处方：桂枝三钱，白芍三钱，麻黄二钱，杏仁二钱，甘草二钱，生姜二钱，生石膏一两六钱，红枣三枚。仅服一剂，除因闪伤腰痛宿疾外，诸症悉除。继以自创"忍冬路通汤"专治其腰痛。

俞长荣. 伤寒论汇要分析[M]. 福州：福建科学技术出版社，1985.

案三： 感冒。许某，男，35 岁。病史：因劳动过剧，内蓄郁热，新寒外束，病初自觉发热恶寒，头痛，心烦热，体痛，有时汗出，口干舌燥，面红耳赤，脉象紧而数。曾服辛凉解表剂加味银翘散，汗未出，病不解，而寒热加剧。证属：表邪未解，内有郁热。治宜：散表邪，宣郁热。处方：生石膏 15g，连翘 12g，白芍 10g，麻黄 8g，生姜 6g，甘草 6g，桂枝 5g。服药 2 剂后，遍身蒸蒸汗出，发热恶寒已解，身觉轻松，头已不痛，惟心中仍觉烦热，身倦食少。后以清热和胃疏解之品，连进 2 剂，诸症霍然而解。

邢锡波. 邢锡波医案集[M]. 北京：人民军医出版社，1991.

（五）兼郁热重证

主症 发热、恶风寒、无汗，身疼痛，或身重时有轻时，烦躁，脉浮紧或缓、舌红苔薄白。

病机 风寒束表、卫闭营郁、阳郁化热。

治法 发散风寒、清解郁热。

方药 大青龙汤。

麻黄六两，去节　桂枝二两，去皮　甘草二两，炙　杏仁四十枚，去皮尖　生姜三两，切大枣十枚，擘　石膏如鸡子大，碎

上七味，以水九升，先煮麻黄，减二升，去上沫，内诸药，煮取三升，去滓。温服一升，取微似汗。汗出多者，温粉粉之。一服汗者，停后服。若复服，汗多亡阳遂虚，恶风烦躁，不得眠也。

大青龙汤为辛温峻猛发汗之剂，服药后取微似汗者最好，汗出停服，不可尽剂。若汗出多，则用温粉止汗。若服之过多，则可能致汗多亡阳的变证，临证使用时宜注意。

应用

1. 外感风寒。以风寒外束、卫阳郁遏、营阴郁滞、阳热内郁为基本病机，临床以发热恶风寒、无汗、身疼痛，或身重，烦躁，脉浮紧或缓为主症，在《伤寒论》中用于太阳中风或伤寒表闭较重而阳郁化热者。如"太阳中风，脉浮紧，发热恶寒，身疼痛，不汗出而烦躁者，大青龙汤主之。若脉微弱，汗出恶风者，不可服之，服之则厥逆，筋惕肉瞤，此为逆也。（38）""伤寒脉浮缓，身不疼，但重，乍有轻时，无少阴证者，大青龙汤发之。（39）"

2. 溢饮。以风寒外束、卫阳营郁、饮溢四肢为基本病机，临床以发热恶寒无汗、身体四肢沉重疼痛，甚则肢体浮肿、烦躁、口渴、脉浮紧或缓或脉弦紧等为主症。在《金匮要略》中，用于饮溢四肢肌表的溢饮病，症见无汗、发热恶寒、身重疼痛等。如"饮水流行，归于四肢，当汗出而不汗出，身体疼重，谓之溢饮。（十二·2）""病溢饮者，当发其汗，大青龙汤主之，小青龙汤亦主之。（十二·23）"

3. 应用注意：大青龙汤发汗之力胜于麻黄汤，临床用之宜把握好证候与病机，掌握好用药的剂量，服药后以微似有汗者佳。据《伤寒论》原文，服大青龙汤后一般出现三种情况：一是微汗出表寒内热均解，此为取效之佳象；二是汗出过多者，用"温粉粉之"以止汗；三是一服汗者，停后服。如果服之过多，会导致"汗多亡阳遂虚，恶风烦躁，不得眠"的变证。另外，本方是辛温峻汗之剂，临证用于风寒束表较重而郁阳已化热者。若见"脉微弱，汗出恶风者"，则为表里阳气俱不足，则不可使用本方。若用之，则会出现"厥逆，筋惕肉瞤"的变证。

病案选录

案一：发热（伤寒化燥）。邓左，男。身体素壮，时值夏令酷热，晚间当门而卧，迎风纳凉，午夜梦酣，渐转凉爽，夜深觉寒而醒，入室裹毯再寝。俄尔寒热大作，热多寒少，头痛如劈，百节如被杖，壮热无汗，渐至烦躁不安，目赤，口干，气急而喘。脉洪大而浮紧。此夏令伤寒已化烦躁之大青龙一证，为书大青龙一方治之。生麻黄四钱，川桂枝四钱，生石膏四两，杏仁泥四钱，炙甘草三钱，生姜三钱，鲜竹叶五钱。服后汗出甚畅，湿及衣被，约半小时，渐渐汗少，高热已退，诸症爽然若失。又为处一清理余邪之方，兼通大便，其病果瘥。

余瀛鳌. 射水余无言医案[J]. 江苏中医，1959，（5）：16-17.

案二：发热（上呼吸道感染）。陈某，男，26岁。西医诊断为上呼吸道感染，发热至38.9℃已2天，主诉恶寒，头痛，浑身酸疼，不汗出，觉室内狭隘，烦躁，脉浮紧有力，舌红苔白。麻黄12g，桂枝9g，杏仁6g，甘草6g，生姜3片，大枣7枚，生石膏30g。嘱病人一服若得汗解，即莫再服。按：此案为表寒里热证，大青龙汤证悉具。表寒为恶寒、头痛、发热、不汗出，脉浮紧。见里热为觉室内狭隘，烦躁、舌红，发热甚高。服大青龙汤表里双解，风热两除，果一剂即得汗解。

姜春华，戴克敏. 姜春华经方发挥与应用[M]. 北京：中国中医药出版社，2012.

案三：溢饮（神经炎）。吕某，男，46岁。四肢肿胀酸痛已十余日，仰手诊脉为之吃力。西医诊为神经炎，注射维生素无效。视其人身体魁梧，面色鲜泽，舌红而苔腻，脉浮且大，按其手足有凹陷，自称身上经常出汗，惟手足不出。辨证：脉浮为表，大为阳郁。《金匮要略》

云："饮水流行，归于四肢，当汗出而不汗出，身体疼重，谓之溢饮。"又说："病溢饮者，当发其汗，大青龙汤主之。"此证四肢肿胀，脉又浮大，为"溢饮"无疑。遂用大青龙汤加薏米、茯苓皮，服 2 剂而瘳。

刘渡舟，苏宝刚，庞鹤. 金匮要略诠解[M]. 天津：天津科技出版社，1984.

鉴别　桂枝二越婢一汤和大青龙汤均可用于表实寒证兼郁热证。所不同者，桂枝二越婢一汤为日久邪微、郁闭于表、内有阳郁化热，大青龙汤为风寒郁闭较甚、郁热亦较重，且病程较急，故二者有程度轻重之别、病程久暂之分。另外，大青龙汤和小青龙汤均可用于溢饮的治疗，但二者在病机上有内有郁热和内停水饮的区别。三方区别如表 1-3。

表 1-3　大青龙汤、小青龙汤、桂枝二越婢一汤鉴别

	大青龙汤	小青龙汤	桂枝二越婢一汤
病证	发热恶风寒、无汗，烦躁而渴，脉浮紧之外寒里热证、溢饮	发热恶风寒、无汗，干呕、咳喘之外寒内饮证、溢饮、支饮	发热恶寒如疟状，发热重恶寒轻、无汗、口微渴、心微烦之表微寒兼郁热证
病机	风寒束表、卫闭营郁、阳郁化热	风寒袭表、卫闭营郁、寒饮内停	风寒郁表、郁热内生
治法	发散风寒、清解郁热	发汗解表、温化寒饮	微发其汗、兼清郁热
药物	麻黄六两、桂枝二两、炙甘草二两、杏仁四十枚、生姜三两、大枣十枚、石膏如鸡子大	麻黄、芍药、细辛、干姜、炙甘草、桂枝各三两、五味子半升、半夏半升	桂枝、芍药、麻黄、炙甘草各十八铢、大枣四枚、生姜一两二铢、石膏二十四铢
用法	先煮麻黄，后下诸药，煮取三升，温服一升	先煮麻黄，后下诸药，煮取三升，温服一升	先煮麻黄一二沸，后下诸药，煮取二升，温服一升

（六）兼里热证

主症　发热、恶风寒、无汗、头痛、脉紧，口渴贪饮、舌红苔薄少津。

病机　风寒束表、里有伏热。

治法　发散风寒、清解里热。

方药　文蛤汤。

文蛤五两　麻黄三两　甘草三两　生姜三两　石膏五两　杏仁五十枚　大枣十二枚

上七味，以水六升，煮取二升，温服一升，汗出即愈。

应用　外感风寒兼里热证，且有里热伤津之机。本证以风寒束表、里热伤津为基本病机，临床以发热恶风寒、无汗、头痛、口渴饮水、舌红少津苔薄等为主症。文蛤汤系大青龙汤去桂枝加文蛤而成，为发散祛邪、清热止渴之剂，有外散内清之功。在《金匮要略》中主要用于吐后口渴贪饮之外寒内热证，如："吐后，渴欲得水而贪饮者，文蛤汤主之。兼主微风，脉紧，头痛。（十七·19）"

> **病案选录**

案一　消渴（糖尿病）。朱某某，男，50 岁。1979 年 2 月 6 日初诊。患者患糖尿病半年余，口渴多饮，咽干舌燥，心烦不安，饥而欲食，但食而不多，全身乏力，两眼视物模糊，舌尖红，苔薄黄而干，脉偏数。血糖测定：空腹血糖 210mg/dl，尿糖定性（3+）。眼底检查：早期白内障。此肺胃热盛，耗伤津液所致，治以清热解渴，宣肺布津。方用文蛤汤加减：文蛤

20g，麻黄 3g，生姜一片，生石膏 60g，杏仁 6g，大枣二枚，鲜石斛 3g，麦冬 10g。上方共服二十剂，上述诸症基本消失。化验检查，空腹血糖 80mg/dl，尿糖（−）。以上方加用补肾之品，以巩固疗效。处方：文蛤 20g，麻黄 3g，生姜一片，生石膏 60g，杏仁 6g，大枣二枚，鲜石斛 30g，麦冬 10g，熟地 30g，女贞子 10g，山萸肉 15g，山药 20g。又服三十剂，体力和精神完全恢复正常，长驱步行十多里不觉疲累。1980 年 5 月复查：血糖 100mg/dl，尿糖（−）。1981 年 4 月份随访，患者一切均好。

金学仁. 文蛤汤加减治疗糖尿病[J]. 河南中医，1982，（2）：34.

案二：瘾疹。袁某某，男，37 岁。遍身皮肤瘙痒发风疹块，以头面上肢为甚，反复发作一月余不愈，曾用西药抗过敏、镇静、注射葡萄糖酸钙以及中药疏风凉血等均不奏效。其疹形突起皮肤，时隐时发，成块大小不等，其痛痒不堪，入夜为甚，尤以遇风和入冷水之后发作突出，被暖痒可减退，皮肤稍觉热感。终日为之所苦，夜不得眠，纳食不香，烦躁不已，舌质偏红、苔白，脉浮。诊为瘾疹，乃风寒之邪外客肌表，久郁而化热。拟文蛤散治之：麻黄、杏仁各 10g，炙甘草、生姜、红枣各 6g，生石膏、五倍子各 20g，共煎水冷服之。一剂后当晚即停止发新疹，三剂皮疹即完全隐退。原方加减继服二剂巩固疗效而瘥。随访二年未发。

谢胜臣. 经方验案[J]. 新中医，1984，（4）：25.

鉴别　文蛤汤与大青龙汤病机有相似之处，二者均为外有风寒邪气而内有郁热。但文蛤汤外邪束表较轻而里热较重，且有里热伤津之象。而大青龙汤风寒郁闭较重，虽有郁热但无伤津之机。文蛤汤重在清热生津止渴，兼散外邪。而大青龙汤重在辛温发汗散邪，兼清郁热。二者区别如表 1-4。

表 1-4　文蛤汤与大青龙汤鉴别

	文蛤汤	大青龙汤
病证	发热恶风寒、无汗、头痛、脉紧、口渴贪饮之外寒里热津伤证	发热恶风寒、无汗、烦躁而渴、脉浮紧之外寒里热证、溢饮
病机	风寒束表、里有伏热	风寒束表、卫闭营郁、阳郁化热
治法	发散祛邪、清热止渴	发散风寒、清解郁热
药物	文蛤五两、麻黄三两、甘草三两、生姜三两、石膏五两、杏仁五十枚、大枣十二枚	麻黄六两、桂枝二两、炙甘草二两、杏仁四十枚、生姜三两、大枣十枚、石膏如鸡子大
用法	煮取二升，温服一升，汗出即愈	先煮麻黄，后下诸药，煮取三升，温服一升

（七）兼肾阳虚证（急证）

主症　发热、恶寒、无汗、身痛，神疲、脉沉无力、舌淡苔薄白。

病机　风寒束表、肾阳不足。

治法　散寒解表、温经助阳。

方药　麻黄细辛附子汤。

麻黄二两，去节　细辛二两　附子一枚，炮，去皮，破八片

上三味，以水一斗，先煮麻黄，减二升，去上沫，内诸药，煮取三升，去滓。温服一升，日三服。

本方先煮麻黄，后下诸药，煮取三升，温服一升，日服三次。

应用 外感风寒，少阴肾阳不足，证势较急者。以风寒束表、少阴肾阳不足为基本病机。适用于平素肾阳不足而又外感风寒者，病初即表现为发热恶风寒、无汗、头身疼痛而脉沉无力等症。本证在临床上证势较急，故用麻黄细辛附子汤温经解表，急散其邪。在《伤寒论》中，本证属少阴里虚兼表证，如"少阴病，始得之，反发热，脉沉者，麻黄细辛附子汤主之。（301）"

病案选录

案一：太少两感（慢性肾炎急性发作）。鞠某某，女，55岁，工人，1982年2月16日初诊。患"慢性肾炎"已十余年，时轻时重，反复发作。十年前患感冒，咽喉痛，后全身浮肿，腰痛，当时诊断为"急性肾炎"。近来浮肿较剧，胸腹膨起憋胀，气短，手背、眼睑及小腿均有凹陷性浮肿，纳呆，全身无力，腰痛，怕冷以背部为甚，下午低烧37.5℃。尿常规化验：蛋白（3+），白细胞（+），红细胞（+）。舌淡，苔薄白，脉沉紧。印象：水肿。辨证：太少两感。治则：温阳发散，表里同治。处方：麻黄9g，炮附子3g，细辛3g。服三剂，全身浮肿消退，胸腹膨胀消退，气短大减，尿常规：蛋白（+），白细胞（-），红细胞（-）。又服六剂，尿常规化验正常，追访半年无复发。

刘景祺. 经方验[M]. 呼和浩特：内蒙古人民出版社，1987.

案二：哮喘。薛某，男，53岁。形寒畏冷，哮喘已廿多年，现热天亦发，咳嗽，痰不多，舌淡、苔粉白带蓝，脉沉。麻黄9g，附片6g，细辛2.4g，桂枝9g，款冬9g，紫菀9g。方5剂。按：本案哮喘廿多年，为沉痼之病，缠绵反复，正气溃散，精气内伤，症状错综出现，但毕竟寒痰阴凝于内，用附子偕麻黄、细辛，俾离照当空，阴霾自化，能使喘平痰减。本案辅以桂枝解表，佐以款冬及紫菀治久咳气逆。

姜春华，戴克敏. 姜春华经方发挥与应用[M]. 北京：中国中医药出版社，2012.

案三：头痛。武某，男，34岁。头痛数载，每10～15天必发一二次。痛作则面浮，腰酸。苔薄，脉沉小。治用温阳法。生麻黄3g，熟附块3g，细辛1.5g，茯苓9g。四剂。患者仅诊一次，未再复诊。1973年3月来信，述服药后头痛宿恙，显见好转，痛转轻，面肿退。惟开春以来，头痛又作二三次。因在外地，要求转方。又与原方四剂。

上海市卫生局编. 上海老中医经验选编[M]. 上海：上海科学技术出版社，1980.

（八）兼肾阳虚证（缓证）

主症 发热、恶寒、无汗、身痛，神疲、脉沉无力、舌淡苔薄白。
病机 风寒束表、肾阳不足。
治法 散寒解表、温经助阳。
方药 麻黄附子甘草汤。
麻黄二两，去节　甘草二两，炙　附子一枚，炮，去皮，破八片
上三味，以水七升，先煮麻黄一两沸，去上沫，内诸药，煮取三升，去滓。温服一升，日三服。
本方先煮麻黄一两沸，再下诸药，煮取三升，温服一升，日服三次。
应用 外感风寒，少阴肾阳不足，证势较缓者。本证以风寒束表、少阴肾阳不足为基本病

机。适用于平素肾阳不足而又外感风寒者，症状表现为发热恶风寒、无汗、头身疼痛、神疲体虚、脉沉无力等。本证证势较缓，故与麻黄附子甘草汤温经解表，缓散其邪。在《伤寒论》中，本证属少阴里虚兼表证，如"少阴病，得之二三日，麻黄附子甘草汤微发汗。以二三日无证，故微发汗也。（302）"

病案选录

案一： 哮喘。俞某，女，19岁。哮喘3年，感寒易发，咳剧痰多，胸闷气窒，形神疲乏，易寐，舌淡有齿印，苔白，脉弦滑。麻黄9g，附片6g，枳实9g，川朴9g，前胡9g，款冬9g，甘草6g。方4剂。按：本案辨证为少阴寒喘，故用麻黄附子甘草汤加味，麻黄配前胡宣肺豁痰，辅枳、朴下气，佐款冬止咳，果服药后诸症减，续方3剂，终获缓解。

姜春华，戴克敏. 姜春华经方发挥与应用[M]. 北京：中国中医药出版社，2012.

案二： 头痛。许某，男性，47岁。右头痛两天，自感无精神，两手逆冷，恶寒无汗，口中和，不思饮，舌质淡，苔薄白，脉沉细，咽红，多滤泡增生。此属虚寒表证，治以温阳解表，与麻黄附子甘草汤加味。麻黄10g，制附子10g，炙甘草6g，川芎10g。结果：上药服一煎，微汗出，头痛解，未再服药，调养两日，精神如常。

冯世纶. 经方传真[M]. 北京：中国中医药出版社，1994.

案三： 感冒。唐叟，古稀之年，偶患外感，头痛发热，流清涕，周身为之不适。自服银翘解毒丸无效。诊脉时侧头欲睡，脉不浮而反沉。此少阴之伤寒证。为书：附子四钱，炙甘草二钱，麻黄二钱。服一剂汗出表解，转以保元汤进退获安。

刘渡舟，聂惠民，傅世垣. 伤寒挈要[M]. 北京：人民卫生出版社，1983.

五、风寒郁表证

风寒郁表证，是由于风寒袭表、日久不愈、卫阳郁遏较轻、营阴郁滞不重，邪气不能深入、正气亦不能驱邪外出、邪正持续交争于表的证候。临床以发热恶风寒呈阵发性发作、发无定时、无汗、身痒、面色微红、舌苔薄白、脉浮等为主症。在《伤寒论》中，本证又称表郁轻证，根据证候的轻重和邪气郁表的程度，又分为邪轻证和邪微证，以示同属风寒郁表，但证候又有轻重的不同，从而选方用药亦有所区别。本证在现代临床主要见于感冒（含时行感冒）、发热、瘾疹等病证。

（一）邪轻证

主症　发热恶寒呈阵发性、一日多次发作、无汗、面热微红、身痒、脉浮、舌淡红苔薄白。
病机　风寒束表、表郁日久、邪轻证轻。
治法　辛温解表、小发其汗。
方药　桂枝麻黄各半汤。

桂枝一两十六铢，去皮　芍药　生姜切　甘草炙　麻黄各一两，去节　大枣四枚，擘　杏仁二十四枚，汤浸，去皮尖及两仁者

上七味，以水五升，先煮麻黄一二沸，去上沫，内诸药，煮取一升八合，去滓。温服六合。

本云桂枝汤三合、麻黄汤三合，并为六合，顿服。将息如上法。臣亿等谨按：桂枝汤方，桂枝、芍药、生姜各三两，甘草二两，大枣十二枚。麻黄汤方，麻黄三两，桂枝二两，甘草一两，杏仁七十个。今以算法约之，二汤各取三分之一，即得桂枝一两十六铢，芍药、生姜、甘草各一两、大枣四枚，杏仁二十三个零三分枚之一，收之得二十四个，合方。详此方乃三分之一，非各半也，宜云合半汤。

本方煎煮有两种方法，一是先煮麻黄一二沸，后下诸药，煮取一升八合，温服六合。另一种方法桂枝汤煮三合、麻黄汤煮三合，合并为六合，一次顿服。

应用 外感风寒表证，迁延多日不解，或感邪较轻者。本证以风寒郁表多日不解、风寒持续交争于表、邪较轻而证候亦较轻为主要病机特点。临床以发热恶寒呈阵发性、且发热的时间长于恶寒的时间、无汗、面热带红、身痒为主症。以桂枝汤与麻黄汤原方的三分之一量，合而同煎，或将两方煎液各三合合并用之，以辛温轻解，小发其汗为治。如"太阳病，得之八九日，如疟状，发热恶寒，热多寒少，其人不呕，清便欲自可，一日二三度发。脉微缓者，为欲愈也；脉微而恶寒者，此阴阳俱虚，不可更发汗，更下，更吐也；面色反有热色者，未欲解也，以其不能得小汗出，身必痒，宜桂枝麻黄各半汤。（23）"

病案选录

案一： 感冒。孙果亚，脉紧舌淡，恶寒头痛。伤寒之轻证者，尚在太阳。桂枝 4.5g，麻黄 3g，白芍 6g，甘草 3g，杏仁 9g，生姜 4.5g，红枣 6 枚。服四剂而愈。

浙江省中医研究所，浙江省宁波市中医学会. 近代名医学术经验选编·范文甫专辑[M]. 北京：人民卫生出版社，1986.

案二： 瘾疹。王某某，男，41 岁，农民。劳作不休，体力疲倦。前几天淋雨受寒，自行喝生姜汤，身体亦无明显不适，继续工作。昨因洗冷水澡后，全身起疙瘩，瘙痒渐次加重，搔破后皮肤出现一条条红色痕迹，自觉皮下烧灼，郁热不舒，微汗不多，烦躁不安。脉浮数有力，舌苔薄白而润。其他无明显体征。拟用桂枝麻黄各半汤加味：桂枝 6g，麻黄 6g，杏仁 10g，赤白芍各 5g，防风 10g，僵蚕 10g，路路通 15g，炙甘草 5g，生姜 3 片，大枣 3 枚，桑白皮 15g。每日一剂，水煎分两次服。服前方两剂，瘙痒明显好转，搔破后皮肤痕迹减轻，皮下郁热感亦显著减轻，二便通畅，饮食正常，脉缓有力，舌苔白润，嘱再服两剂，以资巩固。半月后偶遇，询其身痒是否痊愈时，病者告谓，服 4 剂药后，一切正常，未复发病。

陈瑞春. 伤寒实践论[M]. 北京：人民卫生出版社，2003.

案三： 痛痹证。龚某，男，70 岁。主诉：右上肢疼痛，伴麻木半个月。4 月 30 日上午伏案工作时，突觉右上肢疼痛，活动不便。一周后，疼痛阵发性加剧，胳臂及手指时感麻木，如触电样，拿物则痛不可忍。日夜不能上床平卧入睡，仅能背靠竹椅悬肘假眠。自服蠲痹汤数剂，无效。又因复感风邪，全身啬啬恶寒，低热无汗。诊查：舌质淡，苔薄白，脉浮缓。辨证：风邪束表，寒滞经络。治法：疏风散寒，温通经络。处方：桂枝 15g，麻黄 8g，白芍 15g，杏仁 10g，甘草 10g，生姜 15g，大枣 5 枚，关白附 12g，秦艽 15g，黄芩 15g，连翘 15g，知母 15g。两剂。二诊：服上方药后，不但表证解除，且右上肢疼痛麻木明显减轻，甚慰。上方不变，又连服药六剂而愈。

董建华，王永炎. 中国现代名中医医案精华·五[M]. 北京：北京出版社，2002.

（二）邪微证

主症 发热恶寒呈阵发性、日一二次发作、无汗、面热、身痒、脉浮、舌淡红苔薄白。

病机 风寒束表、表郁日久、邪微证微。

治法 辛温轻剂、微发其汗。

方药 桂枝二麻黄一汤。

桂枝一两十七铢，去皮 芍药一两六铢 麻黄十六铢，去节 生姜一两六铢，切 杏仁十六个，去皮尖 甘草一两二铢，炙大枣五枚，擘

上七味，以水五升，先煮麻黄一二沸，去上沫，内诸药，煮取二升，去滓。温服一升，日再服。本云桂枝汤二分，麻黄汤一分，合为二升，分再服。今合为一方，将息如前法。臣亿等谨按：桂枝汤方，桂枝、芍药、生姜各三两，甘草二两，大枣十二枚。麻黄汤方，麻黄三两，桂枝二两，甘草一两，杏仁七十个。今以算法约之，桂枝汤取十二分之五，即得桂枝、芍药、生姜各一两六铢，甘草二十铢，大枣五枚。麻黄汤取九分之二，即得麻黄十六铢，桂枝十铢三分铢之二，收之得十一铢，甘草五铢三分铢之一，收之得六铢，杏仁十五个九分枚之四，收之得十六个。二汤所取相合，即共得桂枝一两十七铢，麻黄十六铢，生姜、芍药各一两六铢，甘草一两二铢，大枣五枚，杏仁十六个，合方。

应用 外感风寒表证，迁延多日不解，邪气与证候较桂枝麻黄各半汤更轻者。本证以风寒郁表多日不解、风寒持续交争于表、邪微而证候亦微为主要病机特点。临床以发热恶寒呈阵发性，且发作次数较少，伴无汗、面热、身痒等症。以桂枝汤原方的十二分之五与麻黄汤原方的九分之二组成，二者的比例约为 2：1，合而同煎，或将两方煎液以 2：1 合并用之，以辛温轻解，微发其汗为治。如"服桂枝汤，大汗出，脉洪大者，与桂枝汤如前法。若形似疟，一日再发者，汗出必解，宜桂枝二麻黄一汤。（25）"

病案选录

案一： 发热。李某，49 岁。恶寒战栗，发热，热后汗出身凉，日发 1 次，已病 3 日。伴见头痛、肢楚、腰痛、咳嗽痰少、食欲不振，二便自调，脉浮紧，舌苔白厚而滑。治宜辛温解表轻剂，与桂枝二麻黄一汤。处方：桂枝 9g，白芍 9g，杏仁 6g，炙甘草 6g，生姜 6g，麻黄 4.5g，大枣 3 枚。3 日后复诊，药后寒热已除，诸症悉减，现唯心悸少气，昨起腹中微痛而喜按，大便正常，脉转弦缓。此因外邪初解，营血不足，气滞使然。遂与小建中汤，1 剂而安。

俞长荣. 伤寒论汇要分析[M]. 福州：福建人民出版社，1964.

案二： 伤寒汗后。吴某，女，62 岁。病史：患太阳伤寒，服麻黄汤 3 剂病势轻减，而冷热时有发作，病仍迁延不解。症现发热恶寒，头眩自汗，脉浮而软。病势虽不甚重，而 1 日发作 3 次，历时约 40 分钟。当发热恶寒时，身便瑟然无汗，而脉象亦由浮变为浮数无力。因其发作有时，知其邪已欲解，故与桂枝二麻黄一汤治之。证属：汗出不彻，风邪在表。治宜：调和营卫，小发其汗。处方：桂枝 6g，白芍 5g，甘草 4g，生姜 3 片，麻黄 3g，杏仁 3g，大枣 5枚。1 剂后诸症大减，2 剂则症已霍然。

邢锡波. 邢锡波医案集[M]. 北京：人民军医出版社，1991.

鉴别 桂枝二麻黄一汤和桂枝麻黄各半汤药味相同，但桂枝二麻黄一汤药量更轻，既可再解其肌，微开其表，又寓发汗于和营之中，从而发汗作用更微。与桂枝二越婢一汤（见表实寒

兼郁热轻证）相比较，前者为风寒外束，而后者兼有郁热。三方区别如表 1-5。

表 1-5　桂枝麻黄各半汤、桂枝二麻黄一汤、桂枝二越婢一汤鉴别

	桂枝麻黄各半汤	桂枝二麻黄一汤	桂枝二越婢一汤
病证	发热恶寒呈阵发性、一日二三度发、无汗、面热、身痒之表郁轻证	发热恶寒呈阵发性、一日再发、无汗、面热、身痒之表郁微证	发热恶寒如疟状、发热重恶寒轻、无汗、口微渴、心微烦之表微寒兼郁热证
病机	风寒束表、表郁日久、邪轻证轻	风寒束表、表郁日久、邪微证微	表郁邪轻、外寒内热
治法	辛温解表、小发其汗	辛温轻剂、微发其汗	微发其汗、兼清郁热
药物	桂枝一两十六铢、芍药、生姜、炙甘草、麻黄各一两、大枣四枚、杏仁二十四枚	桂枝一两十七铢、芍药一两六铢、麻黄十六铢、生姜一两六铢、杏仁十六个、炙甘草一两二铢、大枣五枚	桂枝、芍药、麻黄、炙甘草各十八铢、大枣四枚、生姜一两二铢、石膏二十四铢
用法	先煮麻黄一二沸，后下诸药，煮取一升八合，温服六合	先煮麻黄一二沸，后下诸药，煮取二升，温服一升，日服 2 次	先煮麻黄一两沸，后下诸药，煮取二升，温服一升

第二节　风 湿 表 证

风湿表证，又称风湿袭表证、风湿犯表证、风湿滞表证、卫分风湿证、卫表风湿证。是因风湿外邪侵袭肌表、阻遏卫气所致。临床以发热、汗出不解，全身肌肉及肢体关节酸楚困重、头晕胀痛而沉重如裹、舌苔薄白滑或腻、脉浮缓或濡缓等为特征的证候。本证多见于《伤寒论》风湿证和《金匮要略》湿病初起以及黄汗病中。

一、风湿袭表证

风湿袭表证，是因风湿外邪侵袭肌表、阻遏卫气、营卫失调所致。临床以发热、汗出不解，身体疼痛、午后加重，舌苔白腻或滑等为主要特征，在《金匮要略》中，本证名为风湿。现代临床本证主要见于感冒（含时行感冒）、发热、痹证等中医内科病证。

主症　发热、汗出热不解，身体肌肉疼痛酸困、午后较重，舌苔白腻或滑、脉濡缓。

病机　风湿袭表、郁阻络脉。

治法　宣肺解表、通络化湿。

方药　麻黄杏仁薏苡甘草汤。

麻黄，去节，半两，汤泡　甘草一两，炙　薏苡仁半两　杏仁十个，去皮尖，炒

上锉麻豆大，每服四钱匕，水盏半，煮八分，去滓，温服。有微汗，避风。

本方煎煮方法：煮散法，即原方锉成粗粉，每次取四钱匕，水煎服。

应用　外感风湿袭表证，以风湿袭表、络脉不和为基本病机，且风湿有化热趋向者。临床以发热汗出不解、午后加剧、身体肌肉疼痛沉重为主症。本证多见于感受风湿邪气，或汗出当风、久处湿地所致。如《金匮要略》："病者一身尽疼，发热，日晡所剧者，名风湿。此病伤于汗出当风，或久伤取冷所致也。可与麻黄杏仁薏苡甘草汤。（二·21）"

病案选录

案一：风湿感冒例。李某，男，36岁。1975年因汗出风吹，以致汗郁皮下成湿，湿郁化热，今发热已十余日不解，每日下午热势增重，全身痛重。伴有咽痛而红肿，咳嗽痰白而黏稠，无汗。自用辛凉解表药，更增恶寒，舌苔白腻，脉濡缓略浮。遂议为风湿性感冒症，因风湿郁闭，湿阻气机，气机不畅而出现各证，劝其试服麻杏薏甘汤。处方：麻黄、杏仁各10g，薏苡仁30g，甘草7g，更加秦艽10g，波蔻7g。仅服一剂，果然热退身安，咽已不痛，咳嗽亦舒，劝其更服二剂，以巩固疗效。其咽痛与咳嗽非为里热，皆因表气郁而里气郁，今风湿去后，表气通和，里气通畅，各证亦随之而愈。

诸葛连祥.《金匮要略》论外湿的临床意义[J]. 云南中医学院学报，1978，（3）：14.

案二：痹证（坐骨神经痛）。王某某，男，56岁，干部，1984年8月20日初诊。左腿痛已三年。自臀部向下串痛，步行不过百米，即出现剧烈腿痛，必须蹲下休息片刻，方能起立行走，但骑车不痛。舌苔薄白，脉浮紧。中医诊断：痹证。辨证：风湿伤于下肢，治则：祛风散邪，除湿蠲痹。处方：麻黄9g，炒杏仁9g，薏苡仁30g，甘草9g，白芍24g，川芎9g，川牛膝15g，威灵仙15g。服八剂。4月4日复诊：步行三十里未出现腿痛。又服二十一剂，临床治愈。追访一年无复发。

刘景祺. 经方验[M]. 呼和浩特：内蒙古人民出版社，1987.

二、风湿袭表兼证

风湿袭表兼证，是以风湿袭表证为基础，兼夹其他证候。病机以风湿袭表、阻遏卫气为基本病机，同时兼有其他病机。临床多以发热、汗出不解、身体疼痛、舌苔白腻为基本症状。风湿袭表兼夹证包括兼卫气虚证、兼表阳虚证、兼表里阳气俱虚证等证候。在《伤寒论》《金匮要略》中，风湿袭表兼证分别见于太阳病、湿病、水气病、黄汗等疾病中。在临床上，风湿袭表兼证多见于感冒、发热、痹证、水肿等中医内科疾病中。

（一）兼卫气虚证

主症　脉浮、身重、汗出、恶风、身体关节疼痛肿重。

病机　风湿袭表、卫气虚弱。

治法　益气固表、祛风除湿。

方药　防己黄芪汤。

防己一两　甘草半两，炒　白术七钱半　黄芪一两一分，去芦

上锉麻豆大，每抄五钱匕，生姜四片，大枣一枚，水盏半，煎八分，去滓，温服，良久再服。喘者，加麻黄半两；胃中不和者，加芍药三分；气上冲者，加桂枝三分；下有陈寒者，加细辛三分。服后当如虫行皮中，从腰下如冰，后坐被上，又以一被绕腰以下，温令微汗，差。

本方煎煮方法：煮散法，即原方锉成粗粉，每次取五钱匕，用生姜四片、大枣一枚，水煎取八分，温服。

护理注意：本方服后身体肌肤觉有"当如虫行皮中，从腰下如冰"之感，当加用衣被取暖，以助微汗取效。如原文："后坐被上，又以一被绕腰以下，温令微汗，差。"

应用

1. 风湿。为风湿袭表兼气虚不固证，多见于素体肌腠疏松、卫气虚弱之人感受风湿者，病机为卫气虚弱而不固外、又感风湿之邪。临床以脉浮、身重、汗出、恶风为主症，可兼有身体关节疼痛肿胀沉重等症。《金匮要略》中，本证既可见于湿病之风湿，又可见于水气病之风水。如"风湿，脉浮身重，汗出恶风者，防己黄芪汤主之。（二·22）""风水，脉浮身重，汗出恶风者，防己黄芪汤主之。腹痛加芍药。（十四·22）"

2. 风水。（见风水表虚证）

3. 应用注意：风湿袭表兼气虚证临床兼症较多，使用时注意加减。如原方后所述："喘者加麻黄半两"，为风湿袭表、肺卫失宣，故加麻黄以宣肺平喘；"胃中不和者，加芍药三分"，为邪气迫胃，则加芍药调和胃气；"气上冲者，加桂枝三分"，为气逆上冲，则加桂枝平冲降逆；"下有陈寒者，加细辛三分"，为下焦有陈寒痼冷，则加细辛内散寒邪。

病案选录

案一：风湿痹证（风湿性关节炎）。王某，女，25岁。患急性风湿病已月余，肘膝关节肿痛，西医用青霉素、维生素B$_1$、阿司匹林等药。关节肿痛减轻，但汗出不止，身重恶风，舌苔白滑，脉象浮缓。此卫阳不固，汗出太多，风邪虽去，湿气仍在之故。故宜益卫蠲痹，用防己黄芪汤：防己12g，白术10g，黄芪15g，甘草3g，生姜3片，大枣1枚，加防风10g，桂枝6g，酒芍10g。服5剂，汗出恶风遂去，关节肿痛亦有好转。

谭日强. 金匮要略浅述[M]. 北京：人民卫生出版社，1981.

案二：湿痹（风湿性关节炎）。梁某，男，45岁。面色苍白，形体虚肿，右大腿两侧疼痛，下肢关节疼痛重着，肢体麻木，活动不便，肌肤常有麻木感，口淡不渴，畏寒，舌苔白腻，脉濡细，西医诊断为风湿性关节炎。辨证为湿邪留滞，阻闭气血，以防己黄芪及当归四逆汤加减：黄芪15g，防己9g，苍术9g，当归9g，桂枝9g，黄附块12g，木通6g，细辛3g，薏苡仁15g，秦艽9g。方14剂。按：本案为湿痹，方用黄芪防己汤合当归四逆汤以祛湿通络。重用黄芪益气，加防己、苍术、薏苡仁祛湿，相使为用，益气利湿作用加强；当归与桂枝、木通、细辛相配，活血通络，养血荣筋；术、附同用可逐在里之湿邪。患者服上方2个月后，病情显著进步，肢体能活动，下肢疼痛重着感减轻，辅以体育锻炼，最后终获痊愈。

姜春华，戴克敏. 姜春华经方发挥与应用[M]. 北京：中国中医药出版社，2012.

（二）兼表阳虚证

主症　身体疼痛、难以转侧、脉浮虚而涩。

病机　风湿袭表、表阳虚弱。

治法　祛风除湿、温阳止痛。

方药　桂枝附子汤；去桂加白术汤（即白术附子汤）。

桂枝附子汤方

桂枝四两，去皮　附子三枚，炮，去皮，破　生姜三两，切　大枣十二枚，擘　甘草二两，炙

上五味，以水六升，煮取二升，去滓。分温三服。

去桂加白术汤方

附子三枚，炮，去皮，破　白术四两　生姜三两，切　甘草二两，炙　大枣十二枚，擘

上五味，以水六升，煮取二升，去滓。分温三服。初一服，其人身如痹，半日许复服之，三服都尽，其人如冒状，勿怪，此以附子、术，并走皮内，逐水气未得除，故使之耳。法当加桂四两，此本一方二法，以大便硬，小便自利，去桂也；以大便不硬，小便不利，当加桂。附子三枚恐多也，虚弱家及产妇，宜减服之。

《金匮要略》中，白术附子汤是《伤寒论》去桂加白术汤的一半量，但《伤寒论》是水六升，煮取二升，分温三服。《金匮要略》中是水三升，煮取一升，分温三服。故《金匮要略》中白术附子汤用量小于《伤寒论》中的用量。另外，白术附子汤服药后会出现"其人如冒状"，即瞑眩反应。原著解释为"此为附子、术，并走皮内，逐水气未得除"而致，临床可供参考。

应用　风湿外袭、兼夹寒邪痹着肌表、阻滞营卫、阳虚失于温煦、经络气血不利之证，临床以身体疼痛、难以转侧、脉浮虚而涩为主症。若见大便溏、小便不利者，则为湿邪困脾、脾阳不足、运化失司所致，当用桂枝附子汤以祛风散寒除湿、温阳止痛。若症见大便硬、小便自利者，则为湿邪较甚而脾虚不运，则去桂枝、加白术脾健燥湿，即为去桂加白术汤，即《金匮要略》白术附子汤。如"伤寒八九日，风湿相搏，身体疼烦，不能自转侧，不呕，不渴，脉浮虚而涩者，桂枝附子汤主之。若其人大便硬，小便自利者，去桂加白术汤主之。（174，二·23）"

病案选录

案一：关节痛。黄某某，女，24岁。下肢关节疼痛已年余，曾经中西医治疗，效果不显。现关节疼痛，尤以右膝关节为甚，伸屈痛剧，行走困难，遇阴雨天则疼痛难忍。胃纳尚好，大便时结时溏，面色㿠白，苔白润滑。脉弦紧，重按无力。诊为寒湿痹证。处方：桂枝尖一两，炮附子八钱，生姜六钱，炙甘草四钱，大枣四枚，三剂。复诊，服药后痛减半，精神、食欲转佳。处方：桂枝尖一两，炮附子一两，生姜八钱，炙甘草六钱，大枣六枚，连服十剂，疼痛完全消失。

毛海云. 程祖培医案[J]. 广东医学，1964（6）：40.

案二：风湿性关节炎。安某，男51岁。患风湿性关节炎已12年，近时发作颇剧，两膝关节肿痛尤甚，形寒怕冷，腰亦酸痛，行走需扶杖，大便溏薄，纳差，易感冒，苔白润，脉沉弱。投以桂枝附子汤加味。桂枝12g，附子12g，杜仲15g，桑寄生30g，黄芪24g，防己9g，防风9g，当归9g，生姜3片，炙甘草6g，大枣4枚。方7剂。初服7剂后，腰腿疼痛大减，续方14剂后，可以去杖行走，辅以体育锻炼，终获痊愈，上班工作。

姜春华，戴克敏. 姜春华经方发挥与应用[M]. 北京：中国中医药出版社，2012.

案三：关节痛。刘某某，女，71岁，退休职工，1982年7月22日诊。全身关节痛，阴雨天较重，不能转侧，自汗，小便利，大便干一年，屡治未愈。舌苔薄白，脉寸关浮。印象：风湿痹。辨证：阳气不足，湿邪留着。治则：助阳散湿，祛风温经。处方：白术12g，炮附子9g，生姜9g，甘草9g，大枣8个。三剂。服后全身关节疼痛大减，大便已通畅，自汗止，又服三剂，症状消失。

刘景祺. 经方验[M]. 呼和浩特：内蒙古人民出版社，1987.

（三）兼表里阳虚证

主症 骨节疼痛剧烈、屈伸困难、小便不利、汗出、短气、恶风、畏寒、身微肿。

病机 风寒湿邪结于关节、痹阻经脉、阳气不足。

治法 温阳散寒、除湿止痛。

方药 甘草附子汤。

甘草二两，炙 附子二枚，炮，去皮，破 白术二两 桂枝四两，去皮

上四味，以水六升，煮取三升，去滓。温服一升，日三服。初服得微汗则解，能食，汗止复烦者，将服五合。恐一升多者，宜服六七合为妙。

应用 风寒湿三气杂至、外袭肌肉关节、痹阻经脉、阳气不足、气血运行受阻，临床以风寒湿邪结于关节、痹阻经脉、表里阳气俱不足为病机，以骨节疼痛、屈伸困难、拒按、汗出短气、恶风畏寒为特征。则用甘草附子汤温阳散寒，除湿止痛。如"风湿相抟，骨节疼烦，掣痛不得屈伸，近之则痛剧，汗出短气，小便不利，恶风，不欲去衣，或身微肿者，甘草附子汤主之。（175，二·24）"

病案选录

案一：寒湿脚气。金某，女39岁。两足，行走不便已半年，怕冷，两腿麻木不仁，舌淡苔白腻，脉滑。此证寒湿脚气，以甘草附子汤加味：炮附块6g，白术6g，细辛4.5g，炙甘草9g，桂枝12g，当归9g，苡仁15g。方7剂。药后浮肿减轻，症状好转，续方图治。按：据《本经》记载附子治寒湿痿躄证。本证为湿脚气而寒湿偏盛，用附子逐寒湿为主药，佐以白术、苡仁以温阳祛湿，又行走不便以桂枝加当归活血通络。

姜春华，戴克敏. 姜春华经方发挥与应用[M]. 北京：中国中医药出版社，2012.

案二：风寒湿痹。汤某，女，37岁。1964年自觉经常头晕，乏力，周身关节疼痛。1965年10月30日晚，突觉肢体沉重疼痛，不能转侧，手不能握物，足不能移步，衣食住行均需他人料理，次日急送某医院。诊断为"风湿"。经针灸治疗十余日，效果不显，遂来就诊。初诊：由两个人搀扶前来就诊。全身关节剧痛似鸡啄，游窜不定。头晕，耳鸣，四肢不温，畏寒恶风，口干少津，不欲饮。舌质偏淡，舌体胖大，边缘有齿痕，苔薄白，寸关脉浮虚，尺微沉。此为太阳证，风寒湿邪郁久而痹，法宜温经逐寒，除湿止痛，以甘草附子汤加味主之。处方：炙甘草30g，制附子60g（久煎），白术12g，桂枝18g，生姜30g。2剂。附片先煎1.5小时，再加其他味药同煎约0.5小时，日三服，忌食生冷。复诊：上方服两剂后，关节疼痛减轻，稍可转侧行动。上方加麻黄、辽细辛，以增强祛风散寒、开闭止痛之效，续进5剂。再诊：自挂拐杖前来就诊。关节疼痛及全身窜痛著减。头晕、耳鸣、畏寒恶风明显好转。上方加茯苓以渗湿，续服5剂。又诊：全身活动已较自如，精神好转，但腰腿尚觉疼痛、沉重。今虽初效，毕竟一时难收全功。须培补脾肾，通窍除湿，以清余邪，以理中丸加味善后，连服3个月，基本痊愈，恢复工作。1979年追访，十余年来，虽关节偶有轻微疼痛，但行动自如，一切较好。

范中林. 范中林六经辨证医案选[M]. 沈阳：辽宁科学技术出版社，1984.

鉴别 桂枝附子汤、白术附子汤、甘草附子汤、《近效方》术附汤四方都有附子，都可用于治疗风寒湿痹兼阳气虚者，但各有侧重，且白术附子汤和《近效方》术附汤组成相同而主治有别。桂枝附子汤和白术附子汤治疗表阳虚的风湿病证，但桂枝附子汤用于风重于湿，偏于风

邪在表者，见大便溏而小便较少者，故用桂枝化气利湿而无白术；白术附子汤湿重于风，偏于湿邪在里者，见大便坚而小便较多，故用白术健脾燥湿。甘草附子汤用于表里阳气俱虚的风湿病证，且风湿并重。而《近效方》术附汤用于阳虚兼感风寒湿邪的头眩证，以外感风寒湿邪，而又脾肾阳虚为主，有调和营卫，温肾和中之功。四方区别如表1-6。

表1-6　桂枝附子汤、白术附子汤、甘草附子汤、《近效方》术附汤鉴别

	桂枝附子汤	白术附子汤	甘草附子汤	《近效方》术附汤
病证	身体疼痛、难以转侧、脉浮虚而涩、大便偏稀之风湿证	身体疼痛、难以转侧、脉浮虚而涩、大便偏干之风湿证	骨节疼痛拒按、屈伸困难、汗出、恶风、畏寒之风湿证	风虚头重眩、痛苦难忍、不知食味之风湿痹证
病机	风湿侵袭、偏于风邪在表、兼表阳虚	风湿侵袭、偏于湿邪在里、兼表阳虚	风湿侵袭关节、风湿俱盛、表里阳虚	风寒束表、脾肾阳虚
治法	祛风除湿、温阳止痛	祛风除湿、温阳止痛	温阳散寒、除湿止痛	调和营卫、温肾和中
药物	桂枝四两、附子三枚、生姜三两、大枣十二枚、炙甘草二两	附子三枚、白术四两、生姜三两、炙甘草二两、大枣十二枚	炙甘草二两、附子二枚、白术二两、桂枝四两	白术二两、附子一枚半、炙甘草一两、姜五片、枣一枚
用法	水六升，煮取二升，分温三服	水六升，煮取二升，分温三服	水六升，煮取三升，温服一升，日三服	煮散法。每五钱匕，姜五片、枣一枚，水盏半，煎七分，温服

第三节　寒湿表证

寒湿表证，又称寒湿犯表证。因寒湿外侵、邪客肌表所致。临床以头痛、头重如裹、肢体困重、骨节酸痛、舌苔白滑、脉浮弦或弦紧，伴见恶寒、发热等为特征。本证见于《金匮要略》湿病初起，以寒湿中于头者，称寒湿中头证。以寒湿在表者，称寒湿犯表证。

一、寒湿犯表证

寒湿犯表证，即寒湿表证。是由于寒湿侵犯肌表、营卫不和、经脉阻滞所致。临床以身疼、发热恶寒、无汗、头痛，苔白腻、脉弦紧等为主症。本证在《金匮要略》中属湿病，因感受风寒湿邪、卫阳郁遏、营阴郁滞、经络不和所致。在现代临床中，本证主要见于感冒（含时行感冒）、痹证等中医内科病证。

主症　身体疼痛而烦、发热恶寒、无汗、苔白腻、脉弦紧或沉细。

病机　寒湿犯表、卫闭营郁、经络不和。

治法　辛温解表、祛湿散寒、微发其汗。

方药　麻黄加术汤。

麻黄二两，去节　桂枝二两，去皮　甘草一两，炙　杏仁七十个，去皮尖　白术四两

上五味，以水九升，先煮麻黄，减二升，去上沫，内诸药，煮取二升半，去滓，温取八合，

覆取微似汗。

本方煎煮时宜先煮麻黄，后下诸药，温服八合，保暖取微似汗出为佳。

应用　风寒湿邪在表，痹着关节经络，而成湿痹之候者，或外感寒湿初起。以寒湿犯表、卫气郁遏、营阴郁滞、经络不和为病机，临床以身体疼痛而烦、发热、恶寒、无汗为症状特点，伴有背部僵硬、关节疼痛不适等。治宜麻黄加术汤辛温解表、祛湿散寒。如《金匮要略》所述："太阳病，关节疼痛而烦，脉沉而细者，此名湿痹。（二·14）""湿家，其人但头汗出，背强，欲得被覆向火。（二·16）""湿家身烦疼，可与麻黄加术汤，发其汗为宜，慎不可以火攻之。（二·20）"

病案选录

案一：痹证（风湿性关节炎）。项某，男，51 岁。一年前受风寒雨淋，发为痹证，下肢关节疼痛，阴雨天疼痛尤剧，并见肿重，舌质淡、苔薄白，脉濡弦。西医诊断为风湿性关节炎。证属风湿阻遏经络，以麻黄加术汤合当归。麻黄 9g，桂枝 9g，杏仁 6g，甘草 3g，苍术 12g，当归 12g。方 7 剂。药后痛减，续方 14 剂后病愈。按：本案痹证，证属风湿阻遏经络，治宜解表祛湿，温经通络。用麻黄加术汤以驱在表之风湿。又麻、桂与当归同用可温经通络，本"血行风自灭"之意。

姜春华，戴克敏. 姜春华经方发挥与应用[M]. 北京：中国中医药出版社，2012.

案二：身痛。曹某，男，28 岁。冬月，患者发寒热，头项强痛，周身疼痛难忍。一医认为感冒，服药、打针，治疗三天，症状毫无减轻。患者热多寒少，皮肤触之有灼热感觉，而且疼痛剧烈，稍有转动即呼号难忍，不似外感之轻微疼痛。口干欲饮，小便短赤，气粗微喘。脉滑数有力，舌质红，苔薄白。诊为风湿相搏，湿有化热之趋势，给予麻黄加术汤加减。麻黄 10g，桂枝 6g，甘草 10g，杏仁 12g，白术 12g，石膏 30g，黄柏 15g。服一剂后，汗出津津，疼痛虽未明显好转，但发热大为减轻。宗上方加减服二剂，疼痛、发热减十分之八九，又以上方加减再服二剂痊愈。

赵明锐. 经方发挥[M]. 太原：山西人民出版社，1982.

案三：感邪寒湿。叶某，女，19 岁。郊游遇暴雨，未能躲避，冒雨行走 0.5 小时以上，衣衫尽透。昨夜身热形寒，无汗，周身酸痛，头重鼻塞，宜先解寒湿之邪。麻黄 6g，桂枝 9g，杏仁 9g，苡仁 12g，生草 6g，白术 12g，带皮生姜 3 片。三剂。按：《金匮要略》麻黄加术汤治寒湿身体烦疼无汗，恶寒发热者，试用多效。本案又复入麻杏苡甘汤，通过服药后，覆被取汗，疗效更好。经随访，一剂而寒热除，鼻塞通，三剂而愈。可见古方用之得当，用之合法，确有一定疗效。

何任. 何任临床经验辑要[M]. 北京：中国医药科技出版社，1998.

鉴别　麻黄加术汤与麻黄杏仁薏苡甘草汤均可用于湿病，可治疗湿在肌表，但两者治疗有所侧重。麻黄加术汤用治寒湿在表的表实湿病，故用麻黄与温散之桂枝相配；麻黄杏仁薏苡甘草汤用治风湿在表伴有化热的湿病，故用麻黄与清化淡渗的薏苡仁相伍。在剂量上，麻黄加术汤中麻黄为三两，且重用白术四两，意在以微汗行表里之湿，而麻黄杏仁薏苡甘草汤中麻黄仅用半两，配合薏苡仁，意在疏风宣肺、化湿通络。二方区别见表 1-7。

表 1-7   麻黄加术汤与麻黄杏仁薏苡甘草汤鉴别

	麻黄加术汤	麻黄杏仁薏苡甘草汤
病证	寒湿之身体疼烦、无汗、恶寒发热者	湿重之一身尽疼、发热日晡所剧者
病机	寒湿犯表、卫闭营郁、经络不和。寒重	风湿袭表、郁阻络脉、有化热象。湿重
治法	辛温祛湿解表、微发其汗	宣肺解表、通络化湿
药物	麻黄二两、桂枝二两、炙甘草一两、杏仁七十个、白术四两	麻黄半两、炙甘草一两、薏苡仁半两、杏仁十个
用法	先煮麻黄，后下诸药，煮取二升半，温取八合，覆取微似汗	煮粗散法。每服四钱匕，煮八分，温服。有微汗，避风

二、寒湿中头证

寒湿中头证，又称头中寒湿证。是由于寒湿侵袭于头面、清窍不利所致。临床以身疼、发热、面黄而喘、头痛、鼻塞而烦、苔薄白而腻、脉大等为主症。本证在《金匮要略》中亦属湿病，因感受风寒湿邪、阻于头面所致。本证在现代临床中主要见于感冒、鼻鼽等中医内科和五官科病证。

主症   身疼、发热、面黄而喘、头痛、鼻塞而烦、饮食如常。苔薄白而腻、脉大。

病机   寒湿中头、留滞鼻窍。

治法   宣泄寒湿、通利肺气、辛香通窍。

方药   外治：纳药鼻中。

《金匮要略》未出方剂。后世医家认为可用瓜蒂散吹鼻或搐鼻。亦有用辛夷散（辛夷、细辛、藁本、白芷、川芎、升麻、防风、甘草、木通）吹鼻者，临证可参考。

应用   风寒湿阻于头面、清窍不利者。以鼻塞为主症，兼身疼发热、面黄而喘、头痛等症状。治疗以宣泄上焦寒湿、通利肺气、辛香通窍为法。鼻中外用辛温芳香之品以开宣肺气，使气化则寒湿亦化，是临床治疗寒湿阻于上焦头面的常用外治之法。如《金匮要略》所述："湿家病身疼发热，面黄而喘，头痛鼻塞而烦，其脉大，自能饮食，腹中和无病，病在头中寒湿，故鼻塞，内药鼻中则愈。（二·19）"药物可用辛夷散等芳香走窜之品。

第四节   风袭水停证

风袭水停证，又称风水证。指因外感风邪、肺卫失宣、痹阻水道、水湿泛溢所引起的一类证候。临床主要有两大证型。一是风水相搏证，也称风水犯肺证，因外感风邪、肺失通调、风遏水阻、泛溢肌肤所致。临床以突发眼睑浮肿、状如卧蚕、手足肿胀、舌苔薄白或微腻、脉浮弦，伴见发热、微恶风寒、小便短少等为特征。二是风水泛滥证，也称风袭水泛证，因风水相搏、痹阻水道、水湿泛溢所致。临床以骤然眼睑、颜面浮肿，继而全身浮肿、小便短少或闭、舌苔白或腻、脉浮弦或沉细，可伴见发热、恶风等为特征。临床上，风水证有偏于风寒与风热的不同。本证在《金匮要略》中见于历节、水气病等病证。

一、风水夹热证

风水夹热证，因风邪夹热袭表、肺失宣降、不能通调水道、下输膀胱、水道痹阻所致，证属风水相搏偏于风热者。临床以眼睑浮肿，继则四肢及全身肿胀，伴恶寒、发热、肢节酸楚、小便不利，或见咽喉红肿疼痛、舌质红、脉浮滑数等为主症。在《金匮要略》中，本证主要见于风水、历节等病证。现代临床中，主要见于中医内科水肿、风湿热痹等病证。

主症　发热、恶风、眼睑浮肿、一身悉肿、骨节疼痛、自汗出、口渴、脉浮。

病机　风邪袭表、肺失通调、郁热内生。

治法　发越水气、散风清热、宣肺行水。

方药　越婢汤；越婢加术汤。

越婢汤方

麻黄六两　石膏半斤　生姜三两　大枣十五枚　甘草二两

上五味，以水六升，先煮麻黄，去上沫，内诸药，煮取三升，分温三服。恶风者，加附子一枚，炮。风水加术四两。(《古今录验》)

越婢加术汤方

麻黄六两　石膏半斤　生姜三两　甘草二两　白术四两　大枣十五枚

上六味，以水六升，先煮麻黄，去上沫，内诸药，煮取三升，分温三服。恶风加附子一枚，炮。

应用

1. 风水证。风水犯表、兼有郁热，或风邪夹热犯表、肺失宣降、水道痹阻者。以风水相搏、郁热内生为基本病机，临床以发热恶风、身肿、眼睑浮肿、汗出、口渴、脉浮为主症。如《金匮要略》所述："风水，其脉自浮，外证骨节疼痛，恶风。(十四·1)""风气相击，身体洪肿，汗出乃愈，恶风则虚，此为风水。(十四·2)""寸口脉沉滑者，中有水气，面目肿大，有热，名曰风水。视人之目窠上微拥，如蚕新卧起状，其颈脉动，时时咳，按其手足上，陷而不起者，风水。(十四·3)""太阳病，脉浮而紧，法当骨节疼痛，反不疼，身体反重而酸，其人不渴，汗出即愈，此为风水。恶寒者，此为极虚，发汗得之。(十四·4)""风水恶风，一身悉肿，脉浮不渴(《心典》作"脉浮而渴")，续自汗出，无大热，越婢汤主之。(十四·23)"

2. 皮水证。以肺失通调、水停皮下、郁而生热为病机。临床以脉浮、不恶风、四肢肿、按之凹陷、其腹如鼓为主症，因水郁皮下肌表、郁而生热，故用越婢汤发汗散水，兼清郁热，配白术以加强除水湿之功，即为越婢加术汤。如《金匮要略》所述："皮水，其脉亦浮，外证胕肿，按之没指，不恶风，其腹如鼓，不渴，当发其汗。(十四·1)""渴而不恶寒者，此为皮水。(十四·4)""里水者，一身面目黄肿，其脉沉，小便不利，故令病水。假如小便自利，此亡津液，故令渴也，越婢加术汤主之。(十四·5)""里水，越婢加术汤主之。(十四·25)"

3. 历风。以风湿水邪痹阻肌肉关节、经脉郁阻、郁而化热为病机，临床以下肢关节肿胀疼痛、肌肉痿弱困怠、汗出、发热、恶风等为主症。如《金匮要略》："《千金方》越婢加术汤，治肉极，热则身体津脱，腠理开，汗大泄，历风气，下焦脚弱。(五)"

4. 应用注意：若阳气不足，卫表失固而见恶风明显者，加炮附子一枚，温补下焦肾中阳气，以固卫表。

病案选录

案一：风水（急性肾炎）。丁某，女，13岁。目窠如卧蚕状，其肿先见于面部，今两足、腹部亦肿，恶风发热，时咳，苔薄白，脉浮。西医检查为急性肾炎，辨证为风水，拟以越婢汤加减。麻黄9g，生石膏24g（先煎），白术9g，生姜3片，大枣4枚，甘草6g。方4剂。按：《金匮要略》："视人之目窠上微拥，如蚕新卧起状，其颈脉动，时时咳，按其手足上，陷而不起者，风水。"本案辨证为风水，故用越婢汤加白术，发表除湿，果药后浮肿全退，诸症悉愈。

姜春华，戴克敏. 姜春华经方发挥与应用[M]. 北京：中国中医药出版社，2012.

案二：皮水（肾病综合征）。赵某某，男，27岁，工人，1979年8月20日初诊。患慢性肾炎已十余年，近一年多症状加剧，胸憋气短，全身浮肿。曾在某医院住院七个月，未见好转，乃来就诊。血压220/150mmHg，尿蛋白（3+），透明管型（+），颗粒管型（+），面部、眼睑、腹壁、小腿及脚均浮肿，两踝已被掩盖，为凹陷性水肿。腹壁膨起，心界扩大，二尖瓣区有收缩期杂音。舌质淡，边有齿印，苔薄白，脉浮。中医印象：皮水。辨证：外有水气，内挟热邪。治则：发越水气。处方：麻黄9g，石膏24g，生姜9g，甘草6g，大枣3个，白术12g，竹叶12g，白茅根30g。三剂。8月24日复诊：服一剂后，小便增多，浮肿消退大半，服三剂后，浮肿消失，腹胀亦消失。尿蛋白（+），管型（-），红细胞0~3个，白细胞0~3个，血压200/150mmHg。现胃脘憋闷，纳呆，口干，脉关滑。处方：枳实9g，黄连须6g，黄芩9g，半夏9g，党参15g，干姜6g，甘草6g，大枣3个，炒谷芽30g。服十剂。1980年3月6日三诊：上班一月，浮肿未复发，尿蛋白（+），其余未见异常，血压190/150mmHg。

刘景祺. 经方验[M]. 呼和浩特：内蒙古人民出版社，1987.

案三：下肢水肿足弱。韩某某，女，32岁。患者生产第三胎后不久，即出现两下肢浮肿，肿势并不严重，故未引起足够重视。一二年来，时轻时重，虽然断续治疗，也未治愈。突然于去年春天两下肢软弱不任使用，步履艰难，逐渐加重。以后每行三五步也需别人扶持。虽在农村服用中西药及经针灸治疗，无显效。患者面容消瘦，精神倦怠，口渴能饮，食欲尚好，动则易汗，两下肢浮肿，按有指凹，触之冰冷，自己站立不稳，摇摇欲仆，凡抬脚迈步，悉需别人帮助。脉大而数，舌红苔腻。投以越婢加术汤加减。麻黄10g，石膏15g，甘草10g，白术15g，茯苓30g，防己15g，生姜6g，大枣5个。水煎温服，嘱服五剂。服药后，尿量增多，下肢浮肿有明显好转，而行动也比以前有了转机。宗原方再服五剂后，下肢浮肿已将近消失，步履虽然仅能缓慢地行走二三十步，但已不需人扶持。以后又改服调补气血、强壮筋脉之剂，缓缓收功。

赵明锐. 经方发挥[M]. 太原：山西人民出版社，1982.

二、风水表虚证

风水表虚证，是因风邪袭表、水气泛溢肌肤、卫表气虚、腠理不固所致。临床以脉浮、身重、汗出、恶风、一身面目肿、按之凹陷不起为主症。本证在《金匮要略》中主要见于风水。现代临床中，主要见于中医内科水肿病。

主症 脉浮、身重、汗出、恶风、一身面目肿、按之凹陷不起。

病机 风邪袭表、卫气虚弱。

治法 益气固表、利水除湿。

方药 防己黄芪汤（见风湿袭表证兼卫气虚证）。

应用

1. 风水。为风水表虚之证。多见于卫气虚弱之人，又感受风邪。病机为风邪袭表、卫气虚弱、水泛肌表。临床以脉浮、身重、汗出、恶风、一身面目肿、按之凹陷不起为主症。《金匮要略》中，本证既可见于风水，又可见于风湿。如"风水，脉浮身重，汗出恶风者，防己黄芪汤主之。腹痛加芍药。（十四·22）""《外台》防己黄芪汤：治风水，脉浮为在表，其人或头汗出，表无他病，病者但下重，从腰以上为和，腰以下当肿及阴，难以屈伸。（十四）"

2. 风湿（见风湿袭表证兼卫气虚证）。如"风湿，脉浮身重，汗出恶风者，防己黄芪汤主之。（二·22）"

3. 应用注意：若症见腹痛，为水阻气机，脾络不和，加芍药活血通络利水，缓急止痛。

病案选录

案一： 气虚水肿。李某，女，60岁，家庭妇女，住文庙街。素患风心病，近来晨间面目浮肿，下午足肿更甚。伴有心悸，行动更甚，短气，纳少，小便少，舌淡，舌边有齿印，脉象濡弱。于1977年6月来诊。诊断为心气已虚，脾阳不运，水湿不化，用补气益脾行湿法，防己黄芪汤加味。处方：生黄芪、潞党参、桂枝、白术、防己、泽泻各12g，甘草3g，生姜3片，大枣4个。自服此方后，水肿逐日减少，尿量增加，各证随之日减，因服本方时并无不良反应，遂按方一日一剂，曾服至20剂，肿势全消，中间仅在不得眠时加用枣仁。

诸葛连祥.《金匮要略》论外湿的临床意义[J]. 云南中医学院学报，1978，（3）：15.

案二： 浮肿。李某某，女32岁。周身浮肿已一年多，两腿按之凹陷成坑。小便不利，食欲不振，神疲体乏。望其面色黄白虚浮。舌质淡而体胖，脉沉缓无力。初用五苓散加苍术，附子，服二剂后略有所效。改用防己黄芪汤治疗。黄芪30g，防己10g，白术60g，生姜10g，炙甘草10g，泽泻15g，茯苓15g，肉桂6g，车前子18g，大枣7枚。用六大碗水，煎药成二大碗，分温4次服完。再煎时，用三大碗水，煎成两碗，分温三次服，二剂药后，小便畅利而肿消。

刘渡舟，姜元安. 经方临证指南[M]. 天津：天津科学技术出版社，1993.

案三： 半身凉。景某，男，44岁。患者自感右半身冰凉沉重一年余，曾多方治疗无效而来兰诊治。经西医检查，未能作出明确诊断。脉浮而疲缓。辨为湿邪为患。方用本方治疗。防己15g，黄芪15g，白术12g，生姜6g，炙草8g，大枣2枚。水煎分二次服。三剂。二诊：服上方后自感冰凉沉重有所好转，但脉象仍同上。再用上方三剂。三诊：又服上方三剂后，患者自感半身冰凉大减，脉浮而转和缓。再继服三剂。四诊：服药后患者自感右半身转温，沉重感亦消失，脉已平和。再服上方三剂，以巩固疗效。

权依经.古方新用[M]. 兰州：甘肃人民出版社，1981.

鉴别　防己黄芪汤和越婢汤皆可用于风水证治，临床表现均可见脉浮、汗出、恶风等，但越婢汤可用于治疗风水、皮水，亦可用于历风。防己黄芪汤主要用于风湿和风水，二者在病机、治法、用药上有很大不同，区别如表1-8。

表1-8　越婢汤与防己黄芪汤鉴别

	越婢汤	防己黄芪汤
病证	一身悉肿、汗出、口渴之风水证，汗出为热迫汗液外泄	脉浮、身重、汗出、恶风、关节疼痛之风湿，或身肿之风水证，汗出为表虚不固
病机	风邪袭表、肺失通调、郁热内生	风邪袭表、肺失通调、卫虚不固
治法	发汗利水、兼清郁热	益气固表、利水祛湿
药物	麻黄六两、石膏半斤、生姜三两、大枣十五枚、甘草二两	防己一两、炙甘草半两、白术七钱半、黄芪一两一分、生姜四片、大枣一枚
用法	先煮麻黄，后下诸药，煮取三升，分温三服	煮散法。即原方锉成粗粉，取五钱匕，用生姜四片、大枣一枚，水煎取八分，温服

三、水停阳虚证

水停阳虚证，是因阳气不足、水气内停、外溢肌肤、肌表失和所致。临床以身肿、按之凹陷、无汗而喘、舌淡苔水滑、脉沉小为主症。本证在《金匮要略》中见于正水。现代临床中，主要见于中医内科水肿病。

主症　身肿而喘、按之凹陷、无汗、舌质淡、苔水滑、脉沉小。

病机　阳虚水停、风邪束表。

治法　温经助阳、发汗利水。

方药　麻黄附子汤。

麻黄三两　甘草二两　附子一枚，炮

上三味，以水七升，先煮麻黄，去上沫，内诸药，煮取二升半，温服八分，日三服。

应用　水气病正水。本证为少阴肾阳不足、不能化气行水，导致水气内停、水泛肌表，同时兼风邪外束、肺气不利。其临床以水肿而喘、按之凹陷、无汗、脉沉等为主症。本证在《金匮要略》中见于水气病。如原著所述："正水，其脉沉迟，外证自喘。""水之为病，其脉沉小，属少阴；浮者为风；无水虚胀者为气；水，发其汗即已。脉沉者宜麻黄附子汤；浮者宜杏子汤。（十四·26）"

病案选录

正水（急性肾炎）。张某某，女，23岁，铁路工人，1975年6月16日初诊。全身浮肿、尿少已五日。半月前感冒，咽喉痛，发热恶寒，近五日来尿少，腰痛，眼睑及两脚浮肿，日渐加重，纳呆。尿常规：蛋白（4+），白细胞（2+），红细胞（2+），管型（+）。查体：两脚极度浮肿，内外踝看不见，皮肤发亮，皮肤皱纹消失，不能穿鞋，眼睑浮肿。舌淡，边有齿印，苔白滑，脉关滑，尺沉紧。印象：正水。辨证：少阴太阳两感。治则：解表温里，化气行水。

处方：麻黄9g，炮附子3g，炙甘草6g。服头剂后，夜间小便一痰盂，小腿和足部浮肿消去大半。服三剂后，浮肿全部消退，纳增，尿常规化验正常。追访一年无复发。

刘景祺. 经方验[M]. 呼和浩特：内蒙古人民出版社，1987.

鉴别　麻黄附子汤与麻黄附子甘草汤药物组成相同，唯麻黄用量有异。二者病机虽相同，但主治病证不同。麻黄附子汤主治水气病之正水，而麻黄附子甘草汤治疗少阴阳虚兼外感风寒。二方区别如表1-9。

表1-9　麻黄附子汤与麻黄附子甘草汤鉴别

	麻黄附子汤	麻黄附子甘草汤
病证	身肿，无汗而喘，脉沉之正水	发热恶寒，无汗，身痛，神疲、脉沉之少阴肾阳虚兼风寒表证
病机	阳虚水停，风邪束表	风寒束表，肾阳不足
治法	温经助阳，发汗利水	散寒解表，温经助阳
药物	麻黄三两、甘草二两、炮附子一枚	麻黄二两、炙甘草二两、炮附子一枚
用法	先煮麻黄，后下诸药，煮取二升半，温服八分，日三服	先煮麻黄一两沸，后下诸药，煮取三升，温服一升，日三服

四、风水郁热证

风水郁热证，是因为风邪外袭、肺失通调、宣降失司、水气郁表、内生郁热所致。临床以身肿按之凹陷、喘促、无汗、脉浮等为主症。本证病机与风水夹热证有共同之处，故临证治疗可互参。本证在《金匮要略》中见于风水证。现代临床中，主要见于中医内科水肿病。

主症　身肿而喘、按之凹陷、无汗、脉浮。

病机　水气郁表、肺气失宣。

治法　宣肺利水、解表散邪。

方药　杏子汤（佚）。

杏子汤方未见，后世医家有疑为麻杏石甘汤或甘草麻黄汤加杏子（即三拗汤）者，前者可用于内有郁热之证，后者则用于内无郁热之证，临证可参考。

第五节　暑湿表证

暑湿表证，又称暑湿袭表证。是因暑湿时邪侵袭肌表、卫气失调所致。临床以身热、微恶风寒、汗少或无汗、头晕昏重胀痛，或肌肉关节酸痛、鼻塞流涕、咳嗽痰黏、心烦、口微渴，或口中黏腻、渴不多饮、胸闷、恶心、小便短赤、舌质红、苔薄黄而腻、脉濡数为特征。本证在《金匮要略》中称为暍病，又称太阳中暍。本证与暑湿感冒证或暑湿在卫证在症状表现上基本一致，临床多见于中医内科感冒（含时行感冒）、温病暑湿初起等病证。

主症　发热、微恶风寒、汗少或无汗、口微渴、头晕昏重胀痛、舌质红、苔薄黄腻、脉濡数。

病机　暑湿袭表、卫气失调。

治法　清暑化湿、宣肺解表。

方药　一物瓜蒂汤。

瓜蒂二十个

上锉，以水一升，煮取五合，去滓，顿服。

本方用顿服的方法，以集中药力，快速起效。

应用

1. 暑湿袭表证。以暑湿伤表，卫气失和为病机，临床以身热、微恶风寒、汗少或无汗、头身困重疼痛为主症。如《金匮要略》所述："太阳中暍，发热恶寒，身重而疼痛，其脉弦细芤迟。小便已，洒洒然毛耸，手足逆冷，小有劳，身即热，口开，前板齿燥。（二·25）""太阳中暍，身热疼重，而脉微弱，此以夏月伤冷水，水行皮中所致也。一物瓜蒂汤主之。（二·27）"

对于暑湿袭表证，临床上使用瓜蒂汤治疗的较为少见。《医宗金鉴》提出当用大顺散或香薷饮发汗治疗，有一定临床价值。现代可用《温病条辨》新加香薷饮治疗更为确当。

2. 黄疸病。瓜蒂有祛湿除黄的作用，古书记载有治疗黄疸的作用。如"瓜蒂汤，治诸黄。（十五）"

黄疸病的治疗临床以阴阳为纲，阳黄属湿热证而阴黄属寒湿证。阳黄的治疗临证以清热利湿为原则，多用茵陈蒿汤等方加减。阴黄以温阳散寒除湿为主，多用茵陈术附汤，或茵陈理中汤等方。

第六节　水湿表证

水湿表证，又称水湿郁表证。是因卫表不固、水湿停于肌腠、营卫郁滞、湿郁化热、湿热交蒸所致。临床以发热、身肿、骨节疼痛、汗出色黄沾衣、脉沉迟等为主症。本证见于《金匮要略》黄汗病，属水气病的一种。根据本证是否兼有郁热，《金匮要略》中黄汗病有两大证候，即水湿郁表湿热证和水湿郁表阳郁证。

一、水湿郁表湿热证

水湿郁表湿热证，是因卫表不固、汗出水湿侵袭肌表，致水湿内郁、营卫郁滞、湿郁化热、湿热交蒸所致。临床以发热、汗出而渴、色黄沾衣、四肢头面及身体肿、苔黄薄腻、脉沉为主症。临床中，本证主要见于黄疸、黄汗等中医内科病证。

主症　发热、汗出而渴、汗沾衣、色正黄如柏汁、四肢头面肿胀、身肿、脉沉、舌苔薄黄腻。

病机　水湿郁表、营卫失调、湿郁化热。

治法　益气固表、调和营卫、祛湿泻热。

方药　黄芪芍药桂枝苦酒汤。

黄芪五两　芍药三两　桂枝三两

上三味，以苦酒一升，水七升，相和，煮取三升，温服一升，当心烦，服至六七日乃解。若心烦不止者，以苦酒阻故也（一方用美酒醯代苦酒）。

苦酒，即醋。本方以苦酒和水（1∶7）共煎。取三升，温服一升。服药后会出现心烦的表现，临证宜注意。

应用 水湿郁表兼湿热阻遏的黄汗病。以卫表不固、水湿郁滞肌表、营卫郁滞、湿热阻遏为病机，临床以汗出色黄沾衣、身肿、发热、骨节疼痛为主要症状，治以益气固表、调和营卫、宣散水湿、清泻湿热为法，选黄芪芍药桂枝苦酒汤。如《金匮要略》所言："黄汗，其脉沉迟，身发热，胸满，四肢头面肿，久不愈，必致痈脓。（十四·1）""问曰：黄汗之为病，身体肿（一作重），发热汗出而渴，状如风水，汗沾衣，色正黄如柏汁，脉自沉，何从得之？师曰：以汗出入水中浴，水从汗孔入得之，宜芪芍桂酒汤主之。（十四·28）"

病案选录

案一：黄汗。王某某，女，38岁。主诉：汗出色黄染衣，两月有余。患者素体不健，至麦收大忙，劳则汗出，衣衫冷湿，又贪凉取快，冷水沐之，随致汗出色黄，白衣皆染成黄色，两腋下尤甚，渐渐加重，曾服清热利湿退黄药未效。初诊：形体消瘦，精神不振，面色萎黄，全身皮肤轻度黄染，其色鲜明，汗出染衣，目睛不黄，倦怠身重，气短少言，不欲饮食，恶心欲吐，小便不黄，带下量多色白。舌质淡、苔薄白，脉细弱。体检：心肺无异常，肝脾均未触及。辅检：总胆红素0.8mg，黄疸指数、锌浊度、麝浊度、谷丙转氨酶均正常，乙型肝炎表面抗原阴性。证属：素体卫气不足，水气内侵，营卫不调，脾不运湿。治当调和营卫，祛除水湿，健脾助运，方选黄芪芍药桂枝苦酒汤加味：北黄芪30g，桂枝尖、炒白芍各18g，炒白术15g，米醋一酒盅。水煎服，每日一剂。嘱其内易白色衫衣，以观药效。二诊：药进四剂，黄汗略减，饮食渐增，惟倦怠身重不除。原方加薏苡仁、绵茵陈各30g。三诊：上方又服四剂，黄汗已除，虽活动汗出，白衣亦不发黄，惟仍倦怠乏力，食入难化，拟香砂六君汤加薏苡仁三剂善后。三月后来云，黄汗未见复作。

魏嘉毅. 黄汗病治验二例[J]. 江苏中医，1989，（2）：48.

案二：黄汗。丁某某，女，55岁，农民。1980年8月8日初诊。患者素体尚健，夏月参加田间劳动，经常汗出入水中，以贪图一时之快。于求诊前一周发现汗出色黄如山栀子色，整件白衬衫均黄染成黄衬衫。汗出时用毛巾擦之亦同样黄染。因汗出色黄，持续不愈，恐患黄疸病（指黄疸型肝炎之类）而来院求治。

据诉：自出黄汗以来，自觉全身骨节酸痛，尤以腰背为甚。容易烦躁无故发怒，胸闷烦热，而风吹之又觉畏寒，伴头晕目眩，心悸怔忡，口淡无味，纳谷不馨。脉细带数，舌淡红少苔。查其衣衫汗渍，色正黄如黄柏汁。检尿双胆阴性。查白细胞5.2×10⁹/L，中性72%，淋巴28%。血压120/72mmHg。肝脾未及，心肺正常。按中医辨证，为气阴两亏伴湿热内蕴，属《金匮》黄汗证。选用芪芍桂酒汤加味：黄芪30g，白芍20g，桂枝10g，黄酒1匙（冲）、牡蛎30g，青蒿10g。5剂。药完随访，汗出已无黄染，至今未再发。

董汉良. 黄汗治验案[J]. 上海中医杂志，1984，（1）：6.

鉴别 黄汗病因水湿留滞于肌表而见身肿，营卫不和而见发热，气不化津而见口渴，与风水证有相似之处，但黄汗与风水在病因病机、病证表现及治疗方面均有区别。二者区别如表1-10。

表 1-10　黄汗与风水鉴别

	黄汗	风水
病证	汗出入水中，水从汗孔入，见汗出色黄沾衣，身肿，发热，骨节疼痛，汗出而渴，不恶风，脉沉迟	风邪袭表，见脉浮，恶风，骨节疼痛，头面肿迅及全身，四肢肿而凹陷不起
病机	卫表不固，水湿滞于肌腠，湿郁化热，湿热交蒸	风邪犯表，肺失通调，水气泛溢
治法	益气固表，调和营卫，宣散水湿，兼泄郁热	发汗宣肺利水；益气固表利水
方剂	黄芪芍药桂枝苦酒汤	越婢汤、越婢加术汤；防己黄芪汤

二、水湿郁表阳郁证

水湿郁表阳郁证，是由于卫表不固、汗出水湿内侵肌表、营卫郁遏、阳气不能通达所致。临床以发热、汗出色黄、身疼重、两胫发凉、腰以上汗出、肌表皮肤不适等为主症。现代临床中，本证主要见于黄汗病、汗证、皮肤病等病证。

主症　发热、汗出色黄、身疼重、两胫冷、腰以上汗出、下无汗、腰髋松弛、不能食、脉浮。

病机　水湿停滞、阳气被郁、营卫失调。

治法　调和营卫、通阳固表散湿。

方药　桂枝加黄芪汤。

桂枝三两　芍药三两　甘草二两　生姜三两　大枣十二枚　黄芪二两

上六味，以水八升，煮取三升，温服一升，须臾饮热稀粥一升余，以助药力，温服取微汗；若不汗，更服。

本方煎服时，注意温服取微汗，以散邪外出。药后须臾，当饮热稀粥一升余，以助药力，助正达邪。

应用

1. 水湿郁表，营卫不和之黄汗病。病机为卫表不固、水湿郁表、营卫郁遏、阳气不通。临床以汗出黄染、身疼重、两胫发冷、腰以上有汗、腰髋松弛、脉浮为主症。但应注意与历节等病的区别。如《金匮要略》所述："黄汗之病，两胫自冷；假令发热，此属历节。食已汗出，又身常暮卧盗汗出者，此劳气也，若汗出已，反发热者，久久其身必甲错。发热不止者，必生恶疮。若身重，汗出已辄轻者，久久必身瞤。瞤即胸中痛，又从腰以上必汗出，下无汗，腰髋弛痛，如有物在皮中状，剧者不能食，身疼重，烦躁，小便不利，此为黄汗，桂枝加黄芪汤主之。（十四·29）"

2. 水湿郁表，卫气不固之黄疸病。以水湿郁阻、卫气不足、表虚不固为病机，临床以发热恶寒、身体肌肤发黄、自汗脉浮等为主症，以桂枝汤调和营卫，加黄芪扶正利湿固表，即桂枝加黄芪汤。如《金匮要略》所述："诸病黄家，但利其小便；假令脉浮，当以汗解之，宜桂枝加黄芪汤主之。（十五·16）"

▊▊ 病案选录

案一：黄汗。患者甲，女，67 岁。2017 年 10 月 18 日初诊，主诉：汗出色黄染衣 10 余年。患者10余年前无明显诱因出现汗出色黄染衣症状，当时并未重视，此后常反复发作，此十余年间并未予特殊处理。3天前患者再次出现衣物色黄，为求中医药治疗前来门诊求治。刻下症见：汗出色黄，手掌、前额、鼻唇沟、腋下等汗腺、皮脂腺分布丰富的部位黄汗明显，用纸巾擦拭可见黄色汗液。巩膜及皮肤黏膜未见黄染，无皮肤瘙痒等不适。汗出症状以白天为重，活动后明显，汗出后周身无不适症状。汗液可将所穿浅色衣物染黄，以腋下尤甚。伴见口苦、咽干，脚后跟凉，平素畏冷、容易感冒。纳可，寐安。小便尚可，大便日一次。舌质淡，苔薄，脉弦细。辨为表卫失固、肾阴不足之证，方选桂枝加黄芪汤合牡蛎散加味。处方：桂枝10g，白芍15g，炙甘草10g，大枣15g，浮小麦50g，煅牡蛎15g，黄芪20g，山茱萸30g，熟地黄30g，黄柏10g，茵陈30g，制附片9g。14剂，水煎服。2017年11月8日二诊：患者诉仍有活动后汗出，但较前明显减少，且染衣色黄症状有所减轻，纸巾擦拭手掌、前额、鼻唇沟等部位的汗液可见黄色较前变浅。口苦亦减，仍伴有脚冷之症。纳可，寐安，二便调。舌质淡，苔薄，脉细。予前方加夏枯草20g，制附片加至15g，煅牡蛎加至20g。14剂，水煎服。2017年11月29日三诊：患者自诉上述症状基本好转，活动后可有少量汗出，见于前额、鼻唇沟、腋下、胸背部等部位，纸巾擦拭未见黄色汗液。偶有口苦，无脚冷，感冒次数较前明显减少。未诉其他不适，纳可，眠安，二便调。予前方继进，共14剂。2个月后随访，患者诉未再出现染衣色黄症状，诸症悉除。

雷超芳，翟昌明，任北大等. 王庆国教授运用桂枝加黄芪汤治疗黄汗病一则[J]. 中医临床研究，2019，11（10）：89-90.

案二：黄汗。张某某，男，50岁，1985年9月12日初诊。患者近半年来，汗出沾衣，色黄常染衣。诊见身微发热，中脘满闷，身疲乏力，纳差欲呕，苔薄黄，脉浮无力。此乃营卫不调，湿郁肌表而致黄汗。治宜调和营卫，和中除湿。方用桂枝加黄芪汤加味：桂枝10g，白芍15g，甘草5g，生姜3g，大枣15g，黄芪20g，厚朴15g，黄柏15g，杏仁10g，茯苓15g。3剂后，黄汗减少，诸症减轻。效不更方，仍以上方5剂而愈。追访至今未复发。

刘立华. 经方治验举隅[J]. 江西中医药，1995，26（3）：35.

案三：慢性荨麻疹。杨某某，男，19岁。1982年夏天外出游玩，周身被雨淋透，2个多小时才赶回家更衣。当晚即觉背部作痒，用手搔之，不时即出铜钱大扁平风团数枚，用热水袋外敷后消失。第二天晚间前胸后背同时作痒，随即布满风团，大者似手掌，瘙痒难忍。当晚急诊，静脉推注葡萄糖酸钙1支，疹即消失。此后疹起周身，尤以胸背为甚，昼轻夜重。1983年10月16日住我院皮肤科用奴佛卡因静脉滴注及赛庚啶、硫代硫酸钠等药治疗一个月，疹全消后出院。一周后又复发如前，再次入院用前法治疗，因未能控制而加用强的松每日15mg治疗半月，仍未控制，于1955年12月25日转中医科治疗。舌苔薄白、舌尖略红，脉浮。辨证：风湿袭表，营卫不和。治则：调和营卫，祛风除湿。处方：桂枝10g，白芍10g，生姜20g，大枣6枚，生甘草6g，生黄芪15g，皂角刺15g，地肤子20g，蝉衣10g。水煎，每日一剂，分两次温服。药进4剂，疹消大半，又进5剂而全消。再进5剂以巩固疗效。随访2年，未见复发。

李双喜. 桂枝加黄芪汤在皮肤科的应用[J]. 中医杂志，1987，（9）：19.

鉴别　黄芪芍药桂枝苦酒汤与桂枝加黄芪汤是治疗黄汗的方剂，方中均有桂枝、芍药、黄芪，二方均有调和营卫，固表祛湿作用，二方证治，同中有异，区别如表1-11。

表 1-11　黄芪芍药桂枝苦酒汤与桂枝加黄芪汤鉴别

	黄芪芍药桂枝苦酒汤	桂枝加黄芪汤
病证	汗沾衣、色正黄如柏汁、身肿、发热、汗出而渴	身疼重、腰以上汗出、下无汗、腰髋弛痛、不能食
病机	表虚而湿滞、热郁于肌腠	营卫失调、阳郁而水湿停滞
治法	益气固表、调和营卫、宣散水湿、兼泻郁热，属正治法	调和营卫、通阳散湿，属变治法
药物	黄芪五两、芍药三两、桂枝三两、苦酒一升	桂枝三两、芍药三两、甘草二两、生姜三两、大枣十二枚、黄芪二两
用法	苦酒一升，水七升，煮取三升，温服一升	煮取三升，温服一升，须臾饮热稀粥一升余，温服取微汗

第七节　水寒表证

水寒表证，又称水寒郁表证。是因水寒之气停于肌腠、郁遏卫阳、营卫失调所致。临床以发热、无汗、皮肤起粟样小粒、心烦、欲饮水而又不渴为主症。本证见于《伤寒论》太阳病表证当用汗法而不汗，反以冷水灌喷之后，非但表邪不解，反使在表的阳气郁遏，腠理更加闭遏而营卫失调，属于太阳表证误治之后出现的证候。在现代临床中，多见于中医内科感冒、消渴等病证。

主症　发热、无汗、皮肤起粟样小粒、心烦、意欲饮水而口又不渴、舌质淡红、苔薄白、脉浮或浮紧。

病机　水寒郁表、卫阳郁滞。

治法　渗散水寒、以和营卫。

方药　文蛤散。

文蛤五两。

上一味为散。以沸汤和一方寸匕服，汤用五合。

应用

1. 外感风寒之邪不解，腠理闭塞之水寒郁表证。病机为水寒之邪束表、在表阳气郁遏、腠理闭塞、营卫不调。以发热、无汗、皮肤起粟样小粒、心烦、舌苔薄白、脉浮或紧为主症。以文蛤一味，即文蛤散，味咸质燥以渗散水气，肌表之水寒得解，则被遏之阳得以伸展而心烦等症随除。如《伤寒论》所述："病在阳，应以汗解之，反以冷水潠之，若灌之，其热被劫不得去，弥更益烦，肉上粟起，意欲饮水，反不渴者，服文蛤散；若不差者，与五苓散。（141）"

文蛤散所主病证为水寒郁遏表阳，表寒不甚，虽有心烦，但无里热，烦为表不得解，热不得去所致。若文蛤散服后未效，可用五苓散温阳化气，利水和表。

2. 津伤而燥之口渴证。以津液不足、燥热内生为基本病机，临床以口渴饮水不止、舌红苔少为主症。见于《金匮要略》消渴病中，以文蛤散生津润燥止渴，益水制火。如《金匮要略》所述："渴欲饮水不止者，文蛤散主之。（十三·6）"

临床上使用文蛤散治疗水寒在表、卫表失和的较为少见，多数医家认为使用《金匮要略》文蛤汤更为确当，从药物的组成来看，文蛤汤解表清里，兼可生津止渴，对于外有表邪、内有郁热兼有津伤者更为合拍，临证可作参考。

病案选录

消渴。顾某，男，67 岁，2009 年 10 月 3 日诊。患糖尿病 11 年余，现症：口干渴喜冷饮，日饮水达 2～3 热水瓶，汗出，多尿，腰膝酸软，头晕多梦，五心烦热，舌红少苔，脉细数，查空腹血糖 16.3mmol/L。诊断：消渴病（肺胃肾燥热内盛，虚火内燔津伤）。治宜清热益气，生津止渴。处方：白虎加人参汤合文蛤散化裁，药用：生石膏（先煎）100g，知母 15g，天花粉、粳米各 30g，甘草 10g，党参 15g，黄连 10g，海蛤粉 60g，生地黄 30g，天冬 30g，玄参30g，石斛 15g。日 1 剂，水煎服。10 月 10 日二诊：上方服 7 剂，口干舌燥、渴欲饮水明显减轻，效不更方，继服 7 剂。后以原方随证加减，共服 30 余剂，血糖接近正常，嘱常服六味地黄丸以善其后。

王忠山.《金匮要略》杂疗方在消渴病证中的运用[J]. 四川中医，2012，30（2）：45.

鉴别　文蛤散与文蛤汤原著中均可用于表证而兼口渴，且以文蛤为主药。但文蛤散主治病证有二，既可用于水寒郁表的水寒表证，又可用于津伤口渴的消渴。文蛤汤则用于伏热津伤，风寒束表的口渴证。二方鉴别如表 1-12。

表 1-12　文蛤散与文蛤汤鉴别

	文蛤散	文蛤汤
病证	发热、无汗、心烦、皮肤起粟样小粒之水寒郁表证，或口渴饮水不止的消渴证	发热恶风寒、无汗、头痛、脉紧、口渴贪饮之外寒里热津伤证
病机	水寒郁表、卫阳郁滞	风寒束表、里有伏热
治法	渗散水寒、调和营卫	发散祛邪、清热止渴
药物	文蛤五两	文蛤五两、麻黄三两、甘草三两、生姜三两、石膏五两、杏仁五十枚、大枣十二枚
用法	开水冲服一方寸匕，或煎汤服五合	煮取二升，温服一升，汗出即愈

第二章

胸膈证类

胸膈证类是由于邪入胸膈，以胸膈气机不利为主的一类证候，多见于外感疾病的中期或内伤疾病过程中。胸膈证多继发于表证类疾病误下或里证类疾病下之不当之后，或外邪直入胸膈所致。致病因素有热、寒、饮、痰的不同，胸膈类证候以胸膈气机失调为基本病机，临床多以心烦，或心中痛，心下痞塞，胸膈不舒，闷胀及心下胃脘不舒为主症。根据《伤寒论》和《金匮要略》的基本内容和所述胸膈证的基本证候特点以及引起胸膈证的病邪属性有寒热虚实的不同和水湿痰饮的差异，将胸膈证类分为热郁胸膈证、痰热结胸证、胸膈痰实证、热实结胸证、寒实结胸证、痰饮留膈证、胸胃寒饮证和饮停胸胁证等八类证候，兼有其他证候但以胸膈证为主者亦归于本章论述。胸膈类证候主要见于《伤寒论》太阳病、阳明病和厥阴病等疾病，亦可见于《金匮要略》痰饮咳嗽病、腹满寒疝宿食病、黄疸病、呕吐哕下利病等疾病中。后世所述胸膈证与《伤寒论》《金匮要略》所述胸膈证有所不同，温病学理论认为除了外邪入里可留于胸膈之外，温热之邪直入胸膈气分也会导致胸膈气机不畅，出现相应胸膈病证，从而发展了《伤寒论》《金匮要略》胸膈证的辨证治疗思想。本章将《伤寒论》《金匮要略》原著中有关胸膈证辨证论治的内容单独成章，以供临床辨证参考。

第一节　热郁胸膈证

热郁胸膈证，又称热扰胸膈证或热入胸膈证。是指多种因素导致无形邪热郁扰胸膈，以胸膈气机不利为主要病机特点的一类证候。临床以心烦，失眠，卧起不安，心下痞塞不适等胸膈气机异常表现为基本特征。热郁胸膈证主要见于《伤寒论》太阳病汗、吐、下后导致的热证、阳明病下后所致热证、厥阴病下利后所致热证、阴阳易差后劳复病、《金匮要略》呕吐哕下利病、黄疸病等，其证候的核心是以胸膈气机不利为主要病机，症状以心中烦闷不舒为主。兼有热伤中气而致少气、胃气上逆而致呕、气滞而致腹满、中焦虚寒而致下利、湿热阻滞而致黄疸等病证。本节根据《伤寒论》《金匮要略》的内容，所述热郁胸膈证主要包括热郁胸膈证、热郁胸膈兼少气证、热郁胸膈兼胃气上逆证、热郁胸膈兼气滞证、热郁胸膈兼中焦虚寒证、热郁胸膈兼湿热阻滞证等证候。

一、热郁胸膈证

热郁胸膈证指无形热邪郁扰胸膈所致的证候。多因邪热郁于胸膈，胸膈气机不利所致，临床以虚烦不得眠或反复颠倒，心中懊憹或烦热，胸中窒或身热不去，心中结痛为基本表现，病情有轻重程度的不同。本证见于《伤寒论》中太阳病误用汗、吐、下法后，致邪热内陷，留扰胸膈；或阳明病大下之后，余热未尽，侵扰胸膈；或厥阴病热利止后，余热未尽，扰及胸膈。《金匮要略》中，本证见于呕吐哕下利病，为下利后无形邪热与有形之痰水互结而成胸膈不利之证。现代中医临床病证中，热郁胸膈证多见于咳嗽、心悸、不寐、胃脘痛、郁证、癫狂、脏躁等中医内科疾病中。

主症 身热心烦，虚烦不得眠，或心中懊憹，反复颠倒，或心中窒，或心中结痛，舌红苔微黄，脉数。

病机 无形邪热郁于胸膈。

治法 轻宣郁热。

方药 栀子豉汤。

栀子十四个，擘 香豉四合，绵裹

上二味，以水四升，先煮栀子得二升半，内豉，煮取一升半，去滓。分为二服，温进一服。得吐者，止后服。

应用

1. 外感热病中，因发汗、涌吐、攻下等治疗后，有形之邪已去，无形邪热留扰胸膈者。临床以虚烦不得眠，甚则反复颠倒，心中懊憹，或者心中烦热，胸中窒闷疼痛等为主症。本证在《伤寒论》中见于太阳病发汗吐下后，邪热扰于胸膈者。如"发汗后，水药不得入口为逆，若更发汗，必吐下不止。发汗吐下后，虚烦不得眠，若剧者，必反复颠倒，必中懊憹，栀子豉汤主之。（76）""发汗，若下之，而烦热胸中窒者，栀子豉汤主之。（77）"

2. 外感风寒表里同病，大下之后，有形实邪已去，见身热仍在，外邪化热入里，邪气结聚胸膈，波及心中，气机运行不利者。临床以身热不去，心中结痛为主要表现。在《伤寒论》中见于伤寒五六日大下后气机不利者。如"伤寒五六日，大下之后，身热不去，心中结痛者，未欲解也，栀子豉汤主之。（78）"

3. 阳明病无形邪热证，误用下法之后邪热未尽而无形邪热留扰胸膈者。临床以发热，心中懊憹，心烦郁闷而无可奈何，舌苔薄黄或黄白相兼为主要表现。在《伤寒论》中，见于阳明病下后邪热未除，留扰胸膈。如"阳明病，脉浮而紧，咽燥，口苦，腹满而喘，发热汗出，不恶寒，反恶热，身重。若发汗则躁，心愦愦，反谵语。若加温针，必怵惕，烦躁不得眠。若下之，则胃中空虚，客气动膈，心中懊憹，舌上胎者，栀子豉汤主之。（221）"

4. 外感风寒，入里化热后，腑实尚未形成而早用下法，或有形燥屎虽去而无形邪热却随攻下之势入里，郁于胸膈者。临床以心中懊憹，饥不能食，但头汗出，舌苔薄黄为主要症状。在《伤寒论》中见于阳明病下后表热不解，手足尚温，心烦，饥不能食，但头汗出的情况。如"阳明病，下之，其外有热，手足温，不结胸，心中懊憹，饥不能食，但头汗出者，栀子豉汤主之。（228）"

5. 外感病中，下利之后利虽止，无形邪热留扰胸膈。临床以虚烦，口渴，舌红少苔，脉细数等为主要表现。在《伤寒论》中见于厥阴病呕吐下利病。如"下利后更烦，按之心下濡者，为虚烦也，宜栀子豉汤。（375）"

6. 下利病中，下利后无形邪热尚未与有形之痰水互结成实者。临床以虚烦，按之心下濡，舌黄，脉数为主症。在《金匮要略》中见于呕吐哕下利病，见下利后更烦，心下濡者。如"下利后，更烦，按之心下濡者，为虚烦也，栀子豉汤主之。（十七·44）"

病案选录

案一： 虚烦案。刘渡舟医案：王某，男，28岁。病证始于外感，数日后，心中烦郁之极，整日坐卧不安，懊𢙓难眠，辗转反侧。家人走近与其交谈则挥手斥去，喜独居而寡言，全家人为之惶惶不安。询知大便不秘，但小便色黄，脉数而舌苔薄黄。这种情况张仲景称之为"虚烦"，治当清宣郁火。生山栀9g，淡豆豉9g。服药后不久，心胸烦乱反而更加严重，继而气机涌逆而作呕吐，伴随全身汗出。家人惟恐服药有误，派人前来询问。被告知服药后得吐而汗出，乃是气机调畅，郁热得以宣透的好现象，其病将愈，不用惊慌。果如所言。

刘渡舟，王庆国，刘燕华. 经方临证指南[M]. 北京：人民卫生出版社，2013.

案二： 心悸。魏蓬春医案：陈某某，男，13岁，1983年11月5日初诊。一周前感冒发热，家长给服感冒药后好转（药名不清），五天前晚上发热又起，仍给服前药，但热不退，且见心烦、心悸、寐差。经某医院西医检查：体温37.8℃，心率132次/分，心律整齐，第一心音稍弱，各瓣膜区未闻及杂音，心界未见增大。心电图检查：Ⅰ度房室传导阻滞，T波低平。诊断为"病毒性心肌炎"。因家属不同意住院，门诊医生给予青霉素等抗生素、维生素C、三磷酸腺苷、乙酰辅酶A等治疗三天，症状无改变而前来就诊。现症：见发热，心中烦闷，心悸，寐差纳呆，恶心呕吐，二便正常，舌苔薄黄，脉稍数。证属邪热内羁，热扰心神，治宜清宣邪热，宁心除烦。处方：山栀子10g，淡豆豉15g，淡生姜3片，姜竹茹6g。3剂。3日后来诊，药后心烦、心悸、恶心、呕吐等症状见减，仍见纳差，苔薄黄，脉稍数，守上方加鸡内金6g，怀山药15g。再进2剂。2日后续诊：心烦、心悸、恶心、呕吐等诸羌皆平止，饮食渐增。复查心电图：窦性心律。予一味薯蓣饮调理善后。

陈明. 伤寒名医验案精选[M]. 北京：学苑出版社，1998.

案三： 心烦症。袁某，男，24岁。患伤寒恶寒，发热，头痛，无汗，予麻黄汤一剂，不增减药味，服后汗出即瘥。历大半日许，患者即感心烦，渐渐增剧，自言心中似有万虑纠缠，意难摒弃，有时闷乱不堪，神若无主，辗转床褥，不得安眠。其妻仓惶，恐生恶变，乃复迎余，同往诊视。见其神情急躁，面容怫郁。脉微浮带数，两寸尤显，舌尖红，苔白，身无寒热，以手按其胸腹，柔软而无所苦，询其病情，曰，心乱如麻，言难表述。余曰无妨，此余热扰乱心神之候。乃予栀子豉汤一剂：栀子9g，淡豆豉9g。先煎栀子，后纳豆豉。一服烦稍安，再服病若失。

陈明. 伤寒名医验案精选[M]. 北京：学苑出版社，1998.

案四： 小儿夜啼。魏蓬春医案：龙某某，男，11个月，1983年10月4日就诊。患儿入夜则躁动不安、啼哭一周余。曾经他医用导赤散等治疗无效，因而来诊。小儿除上述症状外，伴有纳减，大便正常，小便赤而异臊，舌质红、苔薄黄，指纹紫红。此属热扰胸膈证，治宜清热除烦。处方：山栀子 4g，淡豆豉 8 枚。2 剂，诸症消失。

陈明. 伤寒名医验案精选[M]. 北京：学苑出版社，1998.

案五： 不寐。黎庇留医案：九江大圩山货店陈鹏俦，不寐者月余，延余诊其脉，心肾不交，与栀豉汤，一服即能寐。栀子折心火以下交于肾，淡豆豉起肾水以上交于心。心肾交，即能寐矣。

黎庇留. 黎庇留经方医案（述评版）[M]. 北京：人民军医出版社，2008.

二、热郁胸膈兼证

热郁胸膈兼证，是以热郁胸膈证证候表现为基础，兼有其他证候。以汗吐下后，无形邪热郁扰胸膈，胸膈气机不利为基本病机，兼有其他病机。临床多以心烦，卧起不安，脉数为基本表现，伴随其他临床表现。热郁胸膈兼证主要包括兼少气证、兼胃气上逆证、兼气滞证、兼中焦虚寒证、兼湿热阻滞证等。在《伤寒论》《金匮要略》中，热郁胸膈兼证分别见于太阳病、黄疸病和阴阳易差后劳复病等疾病中。临床上，热郁胸膈兼证广泛见于发热、咳嗽、失眠、郁证、心悸、噎膈、呃逆、呕吐、胁痛、黄疸、胃脘痛、腹胀、胆石症等中医内、外科病证中。

（一）兼少气证

主症 虚烦不得眠，心中懊恼，少气，舌苔薄黄，脉数。

病机 火热郁胸、热伤中气。

治法 清宣胸膈郁热、益气和中。

方药 栀子甘草豉汤。

栀子十四个，擘　甘草二两，炙　香豉四合，绵裹

上三味，以水四升，先煮栀子、甘草取二升半，内豉，煮取一升半，去滓。分二服，温进一服。得吐者，止后服。

应用 外感病中，因发汗、涌吐、攻下等因素，有形之邪虽已去，无形余热留扰胸膈，热伤中气，临床以心烦懊恼，卧起不安，短气为主症。内科病中，可见于胃痛吐酸病证属肝胃不和，瘀积化热而致胃气上逆者，或无论因热汤烫伤或吞咽烧酒引起胸膈气机不利者，临床以心烦，气息不足或反酸，烧心，胸痛为主症。在《伤寒论》中，本证属太阳病误治后变证，以栀子豉汤清宣郁热，加甘草益气和中，即为栀子甘草豉汤。如"若少气者，栀子甘草豉汤主之。（76）"

> **病案选录**

案一： 不寐。钱某，女，37 岁。中风表解后由于热邪未清，滞于胸膈，心烦不得眠，口干不欲饮，食少，神倦，舌苔淡黄，脉象虚数。因拟栀子豉汤与之。连服 2 剂，心烦减，而仍不能眠，自觉气短不足以息，精神困顿，大便微溏。此乃患者平素中气虚弱，经过发汗之后，中气已伤，而再以苦寒之栀子豉汤与之，更伤胃气，所以出现气短，神疲之症。此时本可用补气健脾安神之剂，因邪热未净，温补之药恐增其烦，故以加味栀子甘草豉汤与之，清热益气和中。处方：生栀子 10g，淡豆豉 10g，粉甘草 12g，丹参 10g，肥玉竹 12g，杭寸冬 10g，生山

药 12g，茯苓 10g，琥珀 1.5g（冲），连服 4 剂，则气短愈，而心烦宁。后以养脾阴清虚热之剂，调理而愈。

邢锡波. 伤寒论临床实验录[M]. 北京：中医古籍出版社，2004.

案二： 产后失血。某女，产后血过多，忽唇舌色白，气陷如眠，脉若有若无，殆将死，乃以栀子甘草豉汤加川芎苦酒与之，半时许，尽五六帖，忽大寐而寤。

陆渊雷. 伤寒论今释[M]. 北京：学苑出版社，2011.

案三： 肛周瘙痒。某患者，男，57 岁，连续做过 3 次痔核手术，肛门周围发痒。医师给予药膏外涂无效，夜间因瘙痒而不能入眠，无蛲虫，肛周带青色，干燥，给服栀子甘草豉汤 3 周，基本治愈。

佚名. 伤寒论方古今临床[M]. 杭州：浙江科学技术出版社，1983.

（二）兼胃气上逆证

主症　心烦懊憹，卧起不安，欲呕，舌红苔微黄，脉数。

病机　热扰胸膈、胃气上逆。

治法　清宣胸膈郁热、降逆和胃止呕。

方药　栀子生姜豉汤。

栀子十四个，擘　生姜五两，切　香豉四合，绵裹

上三味，以水四升，先煮栀子、生姜取两升半，内豉，煮取一升半，去滓。分二服，温进一服。得吐者，止后服。

应用　外感病中，因发汗、涌吐、攻下等因素，有形之邪虽已去除，无形余热留扰胸膈，流窜胃腑，胃气上逆，临床以心烦懊憹，卧起不安，欲呕或胃脘疼痛为主症。内科病中，各种原因引起邪热内郁胸膈，胃气上逆，出现身有低热，或不热，心中烦闷，虚烦不寐，呕吐，舌红，脉细数者。在《伤寒论》中，本证属太阳病误治后变证，发汗吐下后，虚烦，呕吐或胃脘痛者，以栀子豉汤清宣郁热，加生姜和胃降逆止呕，即为栀子生姜豉汤。如："若呕者，栀子生姜豉汤主之。（76）"

▏ 病案选录

案一： 胃痛烦呕。俞长荣医案：郑某，胃脘疼痛，医治之，痛不减，反增大便秘结，胸中满闷不舒，懊憹欲呕，辗转难卧，食少神疲，历七八日。适我下乡防疫初返，过其门，遂邀诊视。按其脉沉弦而滑，验其舌黄腻而浊，检其方多桂附、香砂之属。此本系宿食为用，初只须消导之品，或可获愈，今迁延多日，酿成"夹食致虚"之胃脘痛，补之固不可，下之亦不宜。乃针对"心中懊憹""欲呕"二症，投以栀子生姜豉汤：栀子 9g，生姜 9g，香豉 15g。分温作二服，若一服吐，便止后服。服后，并无呕吐，且觉胸舒痛减，遂尽剂。翌日，病家来谢，称服药尽剂后，诸症均瘥，昨夜安然入睡，今晨大便已下，并能进食少许。

俞长荣. 伤寒论汇要分析[M]. 福州：福建科学技术出版社，1984.

案二： 心悸。刘某某，男，15 岁。主诉：心悸眠差 3 天。患者一周前感冒发热，服感冒药后好转。3 天前自觉发热又起，继服前药，热未退，反觉得心悸眠差。刻诊：患者体温 37.8℃，心烦闷，心悸眠差，纳呆，恶心呕吐，二便正常，舌红苔薄黄，脉弦数。诊断为心悸。证属郁

火内羁，热扰心神。治宜清宣郁热，降逆和胃以安心神。方用栀子生姜豉汤加味：山栀子 10g，淡豆豉 15g，生姜 2 片，竹茹 8g。服药 3 剂后体温正常，心悸眠差大减，但仍纳差，舌脉同前。上方加鸡内金 8g，神曲 10g。再进 3 剂后诸症悉除，故获愈。

陈文桂，杜少雄."火郁发之"验案三则[J]. 光明中医，2009，（24）：3.

（三）兼气滞证

主症　心烦，腹满，卧起不安；心中懊憹，胸膈痞满，食少纳呆，舌苔薄黄略腻，脉滑数。

病机　邪热留扰胸膈，气机阻滞于腹；余热复聚，热郁胸膈，气机痞塞。

治法　清热除烦、宽中消满；清热除烦、宽中行气。

方药　栀子厚朴汤；枳实栀子豉汤。

栀子厚朴汤

栀子十四个，擘　厚朴四两，炙，去皮　枳实四枚，水浸，炙令黄

上三味，以水三升半，煮取一升半，去滓。分二服，温进一服。得吐者，止后服。

枳实栀子豉汤

枳实三枚，炙　栀子十四个，擘　香豉一升，绵裹

上三味，以清浆水七升，空煮取四升，内枳实、栀子，煮取二升，下豉，更煮五六沸，去滓。温分再服，覆令微似汗。若有宿食者，内大黄如博棋子大五六枚，服之愈。

枳实栀子豉汤用清浆水煎药，清浆水，即酸浆水，其性微凉善走，可调中开胃助运，以利大病瘥后脾胃运化恢复。若有食积不化者，可加大黄以导滞消积。

应用

1. 外感病中，下后腹满者。以伤寒使用下法之后，表邪内陷，燥结已去，余热未净，留扰胸膈，胸腹气机壅滞为基本病机。临床表现以心烦，腹部胀满，烦满难耐，卧起不安为主症。内伤病中，以各种原因所致热扰胸膈，向下连及脘腹为基本病机，临床上以心烦，失眠，卧起不安，脘腹胀满，呕恶纳呆为主要症状。在《伤寒论》中，本证属于太阳病误下后，余热未除，邪热搏结胸腹所致，临床表现为心烦，腹满，卧起不安，用栀子豉汤去豆豉清热除烦，加厚朴、枳实理气宽中除满而成，即为栀子厚朴汤。如"伤寒下后，心烦，腹满，卧起不安者，栀子厚朴汤主之。（20）"

2. 外感病中，大病初愈，余热复聚者。以大病瘥后，顾护失调，余热复聚，热郁胸膈而致气机痞塞为主要病机，临床以心中懊憹，胸膈痞满，食少纳呆，舌苔薄黄略腻，脉滑数为主症。内伤病中，也可见于疾病愈后，起居不慎，调护失职，饮食失调，食积化热，邪热复聚而致胸膈气机室塞为主要病机，以心烦痞满，食少纳呆，恶心呕吐为主要临床表现。在《伤寒论》中，本证属于外感病瘥后，过劳而复发，余热复聚，郁扰胸膈所致，用栀子豉汤清宣郁热加枳实理气消痞而成，即为枳实栀子汤。如"大病差后，劳复者，枳实栀子豉汤主之。（393）"

3. 应用注意：本证临床多有兼夹，若属于胸膈郁热兼饮食积滞内停者，可伴见口臭，腹胀满，大便干或黏滞不爽，可在枳实栀子豉汤的基础上加大黄泄热导滞消积。如"若有宿食者，内大黄如博棋子大五六枚，服之愈。"

病案选录

案一： 郁证。刘渡舟医案：曹某某，女，72 岁，1995 年 10 月 26 日初诊。心烦懊恼持续 2 年，近有逐渐加重之势。西医诊断为神经官能症，给服镇静安神药，未见好转，转请中医治疗。刻下：心烦，苦不堪言，家人体恤其情，谨慎扶持，亦不能称其心，反遭斥呵。烦躁不宁，焦虑不安，烦急时欲用棍棒捶打胸腹方略觉舒畅。脐部筑动上冲于心，筑则心烦愈重，并有脘腹胀满如物阻塞之感。伴失眠，惊惕不安，呕恶纳呆，大便不调，溺黄。舌尖红，苔腻，脉弦滑。辨证：火郁胸膈，下迫胃肠。立法：宣郁清热，下气除满。拟栀子厚朴汤：栀子 14g，枳实 10g，厚朴 15g。7 剂药后，心烦减半，心胸霍然畅通，性情渐趋平稳安静，夜能寐，食渐增，获此殊效，病家称奇，又自进 7 剂。复诊时仍有睡眠多梦，口舌干燥，口苦太息，小便黄赤等热未全解之症。转方用柴芩温胆汤合栀子厚朴场，清化痰热，治疗月余而病除。

吕志杰. 仲景方药古今应用[M]. 北京：中医古籍出版社，2000.

案二： 虚烦腹满。刘渡舟医案：董某，女，37 岁。证见心中懊恼不能自控，昼轻夜重，甚则奔出野外空旷之处，方觉稍安。并有脘腹胀满如物阻塞之感，小便色黄，但大便不秘，舌尖红绛，舌根有腻苔，脉弦数。此属心火内盛而有下移之势，然未与肠中糟粕相结。生山栀 9g，厚朴 9g，枳实 9g。服药一剂而愈。

刘渡舟，王庆国，刘燕华. 经方临证指南[M]. 北京：人民卫生出版社，2013.

案三： 黄疸。萧美珍医案：李某，男，27 岁，1986 年 2 月 27 日初诊。近 1 月来脘腹胀满，右胁下隐痛，心烦失眠，卧起不安，经常自服安眠药，才能入睡。一星期前，恶心呕吐，口苦口渴，厌油腻，小便短黄，大便秘结。在某医院肝功能检查异常，诊为"急性黄疸肝炎"，查眼白睛及全身皮肤轻度黄染，舌质红，苔黄腻，脉滑数。诊为黄疸阳黄，湿热熏蒸，热重于湿。治宜清热利湿除烦，行气宽中消满。方药：生山栀 15g，枳实 10g，厚朴 10g，茵陈蒿 30g。水煎，日服 1 剂。服药 7 剂后，口苦及腹满减轻，纳可，心情舒畅，安卧如常。继以原方及甘露消毒丹加减交替服用 2 月余而愈。一年后随访，曾在某医院多次复查肝功能正常，至今体健。

陈明. 伤寒名医验案精选[M]. 北京：学苑出版社，1998.

案四： 食复。许某，女，28 岁。患春温证，治疗将近月余，病体才得以恢复正常。初愈后，终觉腹空而索食，家人因遵循医师告诫，始终给容易消化之食物。后因想食水饺，家人认为病愈近旬，脾胃已恢复而与食。由于患者贪食不节，下午发生胃脘膨闷，噫气不除，入夜心烦不寐，身现发烧（38℃），头部眩晕，不思饮食，脉象浮大，此次家人恐慌，认为气血虚弱至此，而宿疾复发。追余诊后，知此证由于饮食不节，停食化热，食热壅滞则心烦，食滞不化则发热。脉证相参，如为食复，宜与枳实栀子豉汤，以消滞清热。因书加味枳实栀子豉汤与之。处方：枳实 10g，生栀子 10g，淡豆豉 15g，神曲 10g，生姜 3g，广郁金 6g，生山药 10g，甘草 3g。1 剂后，热退而烦满大减。连服 2 剂，诸症消失。后以养阴清热和胃之剂调理而愈。

邢锡波. 伤寒论临床实验录[M]. 北京：中医古籍出版社，2004.

鉴别　　栀子厚朴汤与枳实栀子豉汤主治病证均与热郁胸膈兼气滞有关，二方均可用于心烦，卧起不安，腹胀等的治疗，方中均用枳实宽中行气，破结消痞，栀子清热除烦，但栀子厚朴汤病机侧重于气机滞留于腹，病位偏中，故加苦温之厚朴，走中焦而行气除满；而枳实栀子豉汤病机偏重于气机郁结在心下，病位偏上，故用辛香之豆豉宣透邪气，并用清浆水煎药，取其性凉善走，调中开胃以助消化。二者区别如表 2-1。

表 2-1 栀子厚朴汤与枳实栀子豉汤鉴别

	栀子厚朴汤	枳实栀子豉汤
病证	心烦，腹满，卧起不安	心中懊憹，胸膈痞满，食少纳呆
病机	邪热留扰胸膈、气机阻滞于腹	余热复聚、热郁胸膈、气机痞塞
治法	清热除烦、宽中消满	清热除烦，宽中行气
药物	栀子十四个 厚朴四两，炙 枳实四枚	枳实三枚，炙 栀子十四个，香豉一升
用法	水煎，煮取一升半，去滓。分二服，温进一服	以清浆水七升，空煮取四升，内枳实、栀子，煮取二升，下豉，更煮五六沸，去滓。温分再服，覆令微似汗

（四）兼中焦虚寒证

主症 身热不去，微烦，或有腹满时痛，食少，大便溏或下利。

病机 胸膈有热、中焦有寒。

治法 清上热、温中寒。

方药 栀子干姜汤。

栀子十四个，擘 干姜二两

上二味，以水三升半，煮取一升半，去滓。分二服，温进一服。得吐者，止后服。

应用 外感病中，伤寒误下，而致中焦虚寒，胸膈有热者。以上焦有邪热郁扰胸膈，中焦有脾胃虚寒为主要病机，以身热不去，微烦或腹满时痛，食少下利为主要临床症状。内伤病中，以失治误治导致上有邪热入里，中有脾阳受损，水湿不化，阻遏气机为主要病机，以身有微热，心中微烦，腹满下利或大便溏薄为主要症状。在《伤寒论》中，本证属太阳病伤寒证，误用丸药大下之后，脾阳受损，而下后外邪乘机内陷，留扰胸膈而形成上焦有热，中焦有寒之证，用栀子清除上焦烦热，干姜温散中焦脾寒，即为栀子干姜汤。如"伤寒，医以丸药大下之，身热不去，微烦者，栀子干姜汤主之。（80）"

病案选录

案一： 腹痛泄泻。李某，男，42 岁，2001 年 5 月 13 日就诊。10 日前因食不洁海鲜，发生严重恶心呕吐、腹痛泄泻。经西医应用输液疗法，给服黄连素、氟哌酸等治疗 5 日后，症状明显好转，但大便仍溏泄，且感胃中寒冷隐痛不止。近 5 日来常感心中烦热不安，胃中寒冷隐痛，大便溏泄，日 3～4 次。舌质淡红，苔白微腻，脉弦细。胸部 X 线摄片及心电图均属正常，大便常规为白细胞少许。辨证为上热中寒。治宜清上温中。方用栀子干姜汤：生栀子 15g，淡干姜 10g。日 1 剂，以水 350mL，煎取 150mL，去渣，分早、中、晚 3 次服完，每次饭前半小时温服 50mL。上方连服 3 日，患者即感心中烦热去，胃中冷痛止，大便也成形。

顾文忠. 栀子干姜汤治验一则[J]. 实用中医药杂志，2002，（6）：43.

案二： 噎塞（食管憩室）。卢某，女，55 岁。胸憋，呃逆，吞咽噎塞由偶作至频发，由轻微至明显，业已 3 月。作 X 线造影，显示食管憩室 2 处，钡剂充盈 1 厘米左右，建议手术治疗。彼不愿手术，求诊于余。询知胸部发热，口苦口干，胃纳可，吞咽时胸部有压迫、窒塞感，甚则汗出心烦。心下沉重，烧灼，时恶心。大便溏而不畅，一两日一行。食水果、油腻即肠鸣泄泻。神疲乏力，上午尤甚。舌尖红，苔薄白，诊得脉沉滑，腹软无压痛。中医无食管憩室一说，从脉证观之，此脾胃虚弱，上热下寒证也。热郁胸膈，是以口苦心烦，寒邪留中，故而肠鸣泄泻。中虚而上热下寒，为黄连汤、半夏泻心汤之证，然黄连汤以腹痛欲呕为标的，半夏泻心汤以心下痞作靶眼，本案胸中窒塞，心烦下利，显宜栀子干姜汤。拟：栀子10g，干姜10g，炙甘草10g，五剂。五日后来诊：噎塞明显减轻，仍口苦便溏，舌脉如前，守方续服。上方已服30剂，噎塞偶见，大便成形，时恶心，原方加半夏15g。后来诊随症加减，烦热加豆豉，恶心加半夏，神疲加党参。噎膈、灼心、便溏遂依次消失。治疗3月余，共服60剂，复作X线检查，病灶处微有钡影，憩室几至不见。

案三：胃痛。肖某，工人，壮年体健，秋初患胃脘剧痛，先服中药无效，后住西医院，诊断为急性胃炎，经注射镇静、镇痛药及配合针灸治疗，三日夜痛不稍止，诊其脉象弦数有力，舌赤苔黄，心烦、口苦、时欲呕，脘中剧痛不可按，此火郁中脘，胃气失和，法当清降。拟方：栀子仁、川楝子各五钱，炮姜一钱，水煎服。午后三时许进药，黄昏痛减，午夜痛全止。二剂获痊愈。

陈松筠. 加味栀子干姜汤治郁火胃痛的经验[J]. 中医杂志, 1966, (3): 24-25.

案四：肝热脾寒。孙溥泉医案：黄某，男，成人。1977年夏，病泄泻，服抗生素后，利止而腹胀，食则更甚，且时作呕，口苦，舌绛苔微黄，却不渴，胸腹痞胀，发热烦躁，大便正常，小便清利。分析病情，乃由泄泻伤脾胃，使寒湿积中，造成食入则胸腹胀；舌绛，口苦，苔微黄，乃肝胆之热上扰胸膈，而发热烦躁致呕。根据《伤寒论》第80条"伤寒，医以丸药大下之，身热不去，微烦者，栀子干姜汤主之"，栀子9g，干姜9g。水煎服。服3剂后诸症减轻，又服6剂而愈。

李心机. 伤寒论通释[M]. 北京：人民卫生出版社, 2004: 132.

（五）兼湿热阻滞证

主症　心中懊憹或热痛，胸腹痞满或便秘，不能食，时欲吐，身黄、目黄、小便黄，舌红苔黄或微腻，脉滑数。

病机　酒毒内阻、湿热熏蒸、气机失调。

治法　清心除烦、泄热退黄。

方药　栀子大黄汤。

栀大十四枚　大黄一两　枳实五枚　豉一升

上四味，以水六升，煮取二升，分温三服。

应用　酒疸。外感病中，伤寒疾病愈后，调护不当，饮食劳复，瘀结发黄。以心烦，腹满，食少，便秘，身黄为主要临床表现。内伤病中，以饮食不节、饮酒过度导致湿热内蒸脾胃，气机升降失调为主要病机，临床以心中烦闷，腹胀，身目发黄，小便黄为主症。在《金匮要略》中，本证属于黄疸病之酒黄疸，以脾色必黄，瘀热以行为病机重心，以心中懊憹而热，腹满欲吐，身黄为特征。如"寸口脉浮而缓，浮则为风，缓则为痹。痹非中风。四肢苦烦，脾色必黄，瘀热以行。（十五·2）""心中懊憹而热，不能食，时欲吐，名曰酒疸。（十五·4）""夫病酒黄疸，必小便不利，其候心中热，足下热，是其证也。酒黄疸者，或无热，靖言了了，腹满欲吐，鼻燥，其脉浮者先吐之，沉弦者先下之。（十五·6）""酒黄疸，心中懊憹或热痛，栀子大黄汤主之。（十五·15）"

病案选录

案一：食复。 某女，90 岁。外感发热，发汗后热更甚，他医视其年迈气虚以小建中汤甘温除热，热益盛，诊其脉弦细数，苔白而干，与小柴胡加石膏汤 1 剂，热退。第 3 天因过食厚味而复高热，心烦，口渴，腹胀，大便干，苔白而干，脉细数。此证为阳明余热与新邪相加，属栀子大黄汤的适应证：淡豆豉 18g，大黄 6g，枳实 10g，栀子 10g。结果：上药服 1 剂而愈，嘱慎饮食，未再复发。

冯世纶. 经方传真（修订版）：胡希恕经方理论与实践[M]. 北京：中国中医药出版社，2008：148.

案二：黄疸。 海崇熙医案：陈某某，男，42 岁，农民，1986 年 9 月 26 日诊。患者 1985 年春患急性黄疸型肝炎，于当地医院临床治愈。同年 7 月病情复发，后屡经治疗，病情时轻时重，淹缠不愈。刻诊：精神尚可，面色熏黄，巩膜黄染中等，周身肌肤瘙痒、发黄，胸胁胀闷，右上腹压痛明显，食欲欠佳，厌油腻食物，小溲黄赤，大便多呈灰白色，肝肋缘下 2.5cm，脾未触及，脉弦滑，舌红苔白。查肝功能：II38U，TTT8U，TFT（++），ZnTT14U，GPT96U（赖氏法，下同），AKP（金氏法）20U，HBsAg 阴性。辨属肝失条达，胆失疏泄，治宜疏肝泄胆，启上夺下。方药：①瓜蒂散（甜瓜蒂，赤小豆等分，研末）3g，每次取 1 克，吸入两鼻腔内，约 30 分钟左右，由鼻孔滴出黄水。每五天行一次。②栀子大黄汤（栀子、枳实各 12g，豆豉、大黄各 10g）煎服，每日一剂。上瓜蒂散三次，以第 2 次滴出黄水最多，约 150mL，黄水滴出后，黄疸顿减，胸胁爽快，饮食倍增。汤剂先服 15 剂，黄疸尽除，诸症悉退，复查肝功能各项均达正常值。停药观察一年，未见反复。

陈明. 金匮名医验案精选[M]. 北京：学苑出版社，1999.

案三：酒疸。 秦书礼医案：吴某某，男，45 岁，工人。1971 年 8 月 5 日就诊。病者心中懊恼，发热身黄已二周。自述 25 年来嗜酒成癖，酒后多少食或不食。上月中旬，酒后心中烦扰热闷，小便不爽。次日身热瘙痒，腹满，恶心，继而发现全身微黄，经市医院诊断为急性传染性肝炎（黄疸期）。因西药过敏而求助中药治疗。现症：巩膜、周身皮肤黄染如橘子色，大便秘结，小便不利，舌红苔黄腻，脉沉弦。体温 38.2℃，血压 160/110mmHg。血检：白细胞 $2.1 \times 10^9/L$，肝功能和黄疸指数均有明显改变。据证诊为酒疸。治以清泄实热，方用栀子大黄汤加味：栀子 15g，大黄 10g，枳实 15g，豆豉 10g，黄芩 15g，葛花 5g。服上方 17 剂，大便通，小便利，热降黄退，思食神安。继以上方加减服用 35 剂，诸症悉除，肝功能基本恢复正常。嘱其断酒自养。

陈明. 金匮名医验案精选[M]. 北京：学苑出版社，1999.

案四：复发性口腔溃疡。 张某，女，51 岁。1997 年 7 月 5 日初诊。3 年前患口腔黏膜溃疡后即反复发作，其间曾服用中药及多种维生素并外用溃疡膜，虽治疗期间略有好转，但不久即又行发作，迁延不愈已 3 年。刻诊可见口颊黏膜、软腭及舌面散在分布多处黄豆大小溃疡，溃疡表面覆盖有黄色假膜，周缘充血明显而形成环状红晕，灼痛难忍，难以进食，大便干燥难解，心烦口渴，夜卧不宁。舌红苔黄腻，脉滑数。给予栀子大黄汤加味内服，处方：栀子 10g，枳实 10g，大黄 6g（后下），黄芩 10g，青黛 3g（包煎），合欢皮 10g，麦冬 10g，菖蒲 10g，乌梅 10g，甘草 5g。同时予以 0.5% 的普鲁卡因 50mL，令其每日饭前以 10mL 含漱 3 分钟。经上述方法治 1 个疗程，溃疡全部愈合。为巩固疗效，守方继续治疗 2 个疗程，随访至今未见复发。

陆守昌，谢光. 栀子大黄汤治疗复发性口腔溃疡 30 例[J]. 甘肃中医学院学报，1999，16（4）：35-36.

鉴别　热郁胸膈证诸方均以各种原因导致的无形邪热郁扰胸膈为基本病机,均可用于以心中微烦、卧起不安为主症的病证的治疗,七方中均用到栀子清热除烦,宣展胸膈气机,根据不同的兼证选择不同的药物加减运用。栀子豉汤病机侧重于伤寒误治后无形邪热郁扰胸膈,以虚烦不寐,或心中懊侬,或心中烦热,或胸中窒痛为主症,病机侧重于胸膈不舒,故加豆豉宣郁除烦;栀子甘草豉汤病机侧重于胸膈有无形邪热郁扰,又加热邪伤及中气,以虚烦不眠,少气为主要表现,中气不足现象比较明显,故加甘草既能清热补中,又能调和诸药。栀子生姜豉汤病机既有无形邪热侵扰胸膈,又波及胃脘,胃气上逆,既有心烦懊侬,卧起不安,又伴见欲呕吐或胃脘疼痛等表现,病位涉及胸膈胃脘,故在栀子豉汤的基础上加生姜降逆和胃止呕。栀子厚朴汤病机侧重于胸膈邪热郁扰,气机滞留于腹,以心烦,腹满为主要临床表现,病位涉及胸膈和腹部,整体偏于中焦,故加苦温之厚朴,走中焦而行气除满。而枳实栀子豉汤病机偏重于邪热留扰胸膈,气郁结在心下,以心中懊侬,胸膈痞满,食少纳呆为主症,病位偏上,故用辛香之豆豉宣透邪气,并用清浆水煎药,取其性凉善走,调中开胃以助消化。栀子干姜汤病机侧重于胸膈有热,中焦有寒,属上热下寒之证,以身热,微烦,或腹满时痛、食少下利为主要临床表现,在用栀子清上热的基础上,加干姜温中散寒。栀子大黄汤证病机侧重于湿热蕴蒸,气机失调,泛溢肌肤,发为黄疸,多有平素嗜好饮酒的基础病因,以心中懊侬而热,腹满欲吐,身黄为主症,故加大黄泻热退黄,枳实行气除胀。热郁胸膈证类方鉴别如表2-2。

表 2-2　热郁胸膈证各方鉴别

	栀子豉汤	栀子甘草豉汤	栀子生姜豉汤	栀子厚朴汤
病证	虚烦不得眠,甚则反复颠倒,心中懊侬,或者心中烦热,胸中窒闷	虚烦不得眠,心中懊侬,少气	心烦懊侬,卧起不安,欲呕	心烦,腹满,卧起不安
病机	无形邪热郁扰胸膈	火热郁胸、热伤中气	热扰胸膈、胃气上逆	邪热留扰胸膈、气机阻滞于腹
治法	轻宣邪热、解郁除烦	清宣胸膈郁热、益气和中	清宣胸膈郁热、降逆和胃止呕	清热除烦、宽中消满
药物	栀子十四个、香豉四合	栀子十四个、炙甘草二两、香豉四合	栀子十四个、生姜五两、香豉四合	栀子十四个、炙厚朴四两、枳实四枚
用法	以水四升,先煮栀子,得二升半,内豉,煮取一升半,去滓。分为二服,温进一服	以水四升,先煮栀子、甘草,取二升半,内豉,煮取一升半,去滓。分二服,温进一服	以水四升,先煮栀子、生姜。取两升半,内豉,煮取一升半,去滓。分二服,温进一服	以水三升半,煮取一升半,去滓。分二服,温进一服

	枳实栀子豉汤	栀子干姜汤	栀子大黄汤
病证	心中懊侬,胸膈痞满,食少纳呆	身热不去,微烦或腹满时痛,食少下利	心中懊侬而热,腹满欲吐,身黄
病机	余热复聚、热郁胸膈、气机痞塞	胸膈有热、中焦有寒	酒毒内阻,湿热熏蒸,气机失调
治法	轻宣郁热	清上热、温中寒	清心除烦、泄热退黄
药物	炙枳实三枚、栀子十四个、香豉一升	栀子十四个、干姜二两	栀大十四枚、大黄一两、枳实五枚、豉一升
用法	以清浆水七升,空煮取四升,内枳实、栀子,煮取二升,下豉,更煮五六沸,去滓。温分再服,覆令微似汗	以水三升半,煮取一升半,去滓。分二服,温进一服	以水六升,煮取二升,分温三服

第二节 痰热结胸证

痰热结胸证指痰浊热邪结于胸膈心下，导致胸膈气机不利所出现的证候。本证临床以胸胁脘腹部疼痛拒按为主要表现，症状可见胸中烦热，痞闷胀痛，咳嗽吐黄痰，或心胸闷痛，或脘部硬满、按之则痛，舌红苔黄腻，脉滑数等。是伤寒表邪入里，或表证误下等多种因素导致无形邪热与有形痰水相结，病邪内盛，证性属实。痰热结胸证主要见于《伤寒论》太阳病变证中的结胸证，其证候的核心是以痰热结聚心下胃脘，胸膈气机不利而出现以心下痞硬，按之则痛为主要临床表现，伴见胸闷喘满，咳吐黄痰，苔黄腻，脉浮滑等。在温病学理论中，痰热结胸证还可见于温热类温病风温或春温，热邪未从表解而内传入里，炼津成痰，痰热互结于胸膈胃脘所致胸膈满闷，心下痞硬，咳喘痰多之证。现代中医临床病证中，痰热结胸证主要见于咳嗽、哮喘、肺痈、胸痹、呃逆、呕吐、胃痛、胁痛、妊娠恶阻、小儿厌食等中医内、妇、儿科疾病。

主症 心下痞硬，按之则痛，胸闷喘满，咳吐黄痰，苔黄腻，脉浮滑。

病机 痰热互结于心下。

治法 清热涤痰、宽胸散结。

方药 小陷胸汤。

黄连一两 半夏半升，洗 栝楼实大者一枚

上三味，以水六升，先煮栝楼，取三升，去滓，内诸药，煮取二升，去滓。分温三服。

应用 小结胸病。外感病中，多为伤寒表邪入里，或表证误下，邪热内陷与痰相结者；或温邪入里，邪热炼津成痰，痰热互结于心下者。以痰热互结心下为基本病机，以心下痞硬，按之疼痛，胸满喘嗽，咳吐黄痰等为主要临床表现。在内伤杂病中，可见于多种因素引起的痰热互结于心下胃脘，阻滞胸膈气机，临床可见发热，心下疼痛或绞痛，胃脘疼痛胀满，或腹部胀满疼痛等症状。本证在《伤寒论》中称为小结胸证。如"小结胸病，正在心下，按之则痛，脉浮滑者，小陷胸汤主之。（138）"

病案选录

案一：胃脘痛。刘渡舟医案：孙某某，女，58 岁。胃脘作痛，按之则痛甚，其疼痛之处向外鼓起一包，大如鸡子，濡软不硬。患者恐为癌变，急到医院作 X 线钡餐透视，因需排队等候，心急如火，乃请中医治疗。切其脉弦滑有力，舌苔白中带滑。问其饮食、二便，皆为正常。辨为痰热内凝，脉络瘀滞之证。为书小陷胸汤：瓜蒌30g，黄连9g，半夏10g。共服 3 剂，大便解下许多黄包黏液，胃脘之痛立止遂消，病愈。

陈明. 刘渡舟临证验案精选[M]. 北京：学苑出版社，1996.

案二：发热。孙一奎医案：徐某，每日午后发热，直至天明，夜热更甚，右胁胀痛，咳嗽吊痛，坐卧俱痛，脉尺弦大，右滑大搏指，此肝胆之火为痰所凝，郁而为疼，夜甚者，肝邪实也。乃以小陷胸汤为主。瓜蒌30g，黄连9g，半夏6g，前胡、青皮各3g，水煎饮，夜服当归芦荟丸微下之，夜半痛止热退，两帖全安。

（明）孙一奎. 赤水玄珠全集[M]. 北京：人民卫生出版社，1986.

案三：咳嗽。黄某，男，58 岁。咳嗽痰多，色黄稠，有时胸痛，舌质红，苔黄腻，脉滑数。证属肺气上逆、痰热互结，治以小陷胸汤加减。全瓜蒌30g，黄芩9g，半夏9g，前胡9g，百部9g，方5剂。药后痰热清，咳平。

按：本例辨证为支气管痰热互结兼有咳嗽，治拟宣肺止咳，清热化痰。以前胡配百部宣肺止咳。加用小陷胸汤清热、宽胸散结，易黄连为黄芩，因黄芩独清肺热。

姜春华，戴克敏. 姜春华经方发挥与应用[M]. 北京：中国中医药出版社，2012.

案四：胸痹。某男，72岁，退休干部。发作性胸闷、胸痛、心悸3个月。3个月前因劳累而出现胸闷、胸痛、心悸，自服冠心苏合丸略缓，后上述症状多次反复，今日来诊。心电图示心肌缺血，频发室早二联律，诊为心绞痛。症见心前区疼痛，胸中烦闷，心悸气短，痰多黏稠，口干，腹胀纳少，大便不爽，舌红边尖紫暗，苔黄腻，脉细滑结代。诊断：胸痹，证属痰浊壅滞。治法：清热涤痰，祛瘀通脉。方药：黄连3g，瓜蒌、半夏各10g，丹参15g，降香6g。每天1剂，服15剂后，胸痛缓，后以益气养阴善后，调治月余出院。

张馥南. 小陷胸汤临证举隅[J]. 新中医，2000，（3）：50.

案五：胰腺癌。患者，男，73岁，2015年5月21日初诊。主诉：胆囊切除术后上腹部隐痛2个月。既往史：50年前行胆囊切除术（具体不详）。腹部磁共振胆胰管成像（MRCP）及腹部B超示：右肝内胆管及胆总管下段多发结石；胆囊术后。腹部增强CT示：胰尾部癌伴肝多发转移。遂于2015年3月24日行经内镜逆行性胰胆管造影术（ERCP）+经内镜括约肌切开（EST）+内镜乳头气囊扩张（EPBD）+气囊取石术。刻诊：上腹隐痛、无时间规律，心悸不安，口臭，二便如常，近2个月体重下降5kg，心下按之痛，舌淡红而胖、苔白腻，脉弦。诊断：胰腺癌，证属湿热中阻。主方予小陷胸汤合四金排石汤加减以清热利湿化痰。处方：法半夏12g，瓜蒌皮15g，炒黄连6g，金钱草15g，海金沙15g（包煎），郁金15g，鸡内金9g，炒白芍15g，北柴胡15g，茯苓15g，炒薏苡仁30g，香橼15g，煅龙骨15g，谷芽30g，炙甘草9g。14剂，每日1剂，水煎服。2015年5月25日电话随访，患者诉2剂后疼痛有明显减轻，现上腹疼痛已甚微，且口臭已除。后随证加减治疗。

王彬彬，沈敏鹤，吴良村. 吴良村应用小陷胸汤治疗胰腺癌经验[J]. 中医杂志，2018，59（2）：108-110.

鉴别　栀子豉汤与小陷胸汤均治疗热在胸膈，气机不利。但栀子豉汤是因无形邪热郁扰胸膈，导致胸膈气机不利，主要表现为身热心烦，虚烦不得眠，或心中懊恼，反复颠倒，或心中窒，或心中结痛，舌红苔微黄，脉数；而小陷胸汤为有形痰浊与无形邪热互结于胸膈心下，而致气机不畅，多表现为心下痞硬，按之则痛，胸闷喘满，咳吐黄痰，苔黄腻，脉浮滑等证。前者证情较轻，用栀子苦寒清泄火热，豆豉辛温宣发郁热，除烦忧，一清一宣，可达清宣气热，解郁除烦之效；后者证情较重，为痰热互结之实证，用黄连苦寒清热泻火，半夏燥湿降逆化痰，栝楼实宽胸散结，全方清热涤痰，宽胸散结。两方鉴别见表2-3。

表2-3　栀子豉汤与小陷胸汤鉴别

	栀子豉汤	小陷胸汤
病证	身热心烦，虚烦不得眠，或心中懊恼，反复颠倒，或心中窒，或心中结痛，舌红苔微黄，脉数	心下痞硬，按之则痛，胸闷喘满，咳吐黄痰，苔黄腻，脉浮滑
病机	误用汗吐下后、无形邪热郁扰胸膈	痰热互结于心下
治法	轻宣邪热、解郁除烦	清热涤痰、宽胸散结

续表

	栀子豉汤	小陷胸汤
药物	栀子十四个、香豉四合	黄连一两、半夏半升、栝楼实大者一枚
用法	上二味，以水四升，先煮栀子得二升半，内豉，煮取一升半，去滓。分为二服，温进一服	上三味，以水六升，先煮栝楼，取三升，去滓，内诸药，煮取二升，去滓。分温三服

第三节 胸膈痰实证

胸膈痰实证是以痰饮停聚胸膈心下，或痰涎宿食壅滞胸脘，阻滞胸膈气机为基本病机的一类证候。以胸脘痞闷，胸部窒塞胀满为主要临床表现，可见发热，恶风，汗出，呼吸急促，泛泛欲吐而不能吐，或心下满而烦，饥不能食等症状。胸膈痰实证主要见于《伤寒论》太阳病疑似证，初起临床症状与太阳中风证有相似之处，其证候的核心是以痰饮壅塞胸中，阻碍胸膈气机，痰随气逆而走，上冲咽喉，波及于肺，肺气郁滞，营卫不和而导致胸脘窒塞感，发热恶风，呼吸急促等症状。本证还见于《伤寒论》厥阴病四肢厥逆辨之痰厥证，以痰食阻滞胸中，阳气不能外达为主要病机，以心下满闷，饥而不食，脉紧，舌苔白滑腻为主要临床表现。在《金匮要略》中主要见于腹满寒疝宿食病，以宿食积滞留蓄于胃脘为主要病机，临床以胸闷泛恶欲吐为主要症状。在现代中医临床病证中，胸膈痰实证多见于咳喘、胸闷、不寐、郁证、痰饮、癫狂、乳癖、食积等中医内、妇、儿科病证。

主症 胸脘窒塞胀满，气上冲咽喉，呼吸急促困难，泛泛欲吐复不能吐，或有发热，汗出，恶风，寸脉微浮，但无头项强痛；或四肢厥冷，剑突下满闷而痛，饥而不能食，脉时见紧象，舌苔白滑腻。

病机 痰饮阻滞胸膈，气机郁而不展，有上越之势；痰食阻滞胸中，阳气不能外达。

治法 涌吐痰食，因势利导。

方药 瓜蒂散。

瓜蒂一分，熬黄　赤小豆一分

上二味，各别捣筛，为散已，合治之。取一钱匕，以香豉一合，用热汤七合，煮作稀糜，去滓，取汁合散，温，顿服之。不吐者，少少加，得快吐，乃止。诸亡血虚家，不可与瓜蒂散。

应用

1. 外感风寒兼痰食证。以肺失宣降，营卫失和，痰饮壅滞，胸膈气机上逆为病机，临床以发热，恶风，汗出，胸脘窒塞胀满，呼吸不利，心下痞满微痛为主症。在内伤杂病中，以痰浊蒙闭清窍为基本病机，可见失眠，癫狂等精神异常症状。在《伤寒论》中，本证属于太阳病疑似证，与太阳中风证有一些相似之处，属于外有风寒内有痰食壅塞之证，以发热，胸脘痞闷，呼吸困难为主症。如"病如桂枝证，头不痛，项不强，寸脉微浮，胸中痞硬，气上冲咽喉，不得息者，此为胸有寒也，当吐之，宜瓜蒂散。（166）"

2. 外感病痰食结胸证。因宿食停痰阻滞胸脘，以胸阳不振，浊阴不降而为病机，以心下满闷，饥不能食为主要临床症状。在内伤杂病中，可见于饮食积滞不化等因素引起的痰食停滞胸膈，郁阻气机，临床可见胸膈满闷，不思饮食等症状。在《伤寒论》中，本证属于厥阴病痰厥证。以手足厥冷，心下满闷，知饥而不食，脉沉紧为主症。如"病人手足厥冷，脉乍紧者，邪结在胸中；心下满而烦，饥不能食者，病在胸中。当须吐之，宜瓜蒂散。（355）"

3. 宿食病。多见于内科疾病，以饮食不节，食积胃肠，经宿不化，宿食积滞于胃上脘为主要病机，以心下逆满，胸闷，腹胀，气急，嗳气酸臭，泛恶欲吐为主要临床表现。在《金匮要略》中，属于宿食病，治以因势利导之瓜蒂散。如"宿食在上脘，当吐之，宜瓜蒂散。（十·23）"

4. 应用注意：瓜蒂散为涌吐之峻剂，煎服时应注意：①温药、顿服。将瓜蒂和赤小豆两味药，分别捣细和匀，每服一钱匕（约1.5～3g），用淡豆豉一合（约10g）煎汤送服。②从小剂量开始，根据病情逐渐加量。不吐者，少少加量，以吐为度。③得快吐，乃止。得畅快呕吐后，应当立即停药，以防止过量伤正。④亡血家、虚家不可用。因本方药力峻猛，凡年老体弱、孕妇、产后、有出血倾向者均宜慎用或禁用。

病案选录

案一： 外感风寒兼痰食。赵某，女，1岁。发烧半日许，身热烦躁，呼吸不利，按之心下痞满微痛，愠愠欲吐，大便酸臭，小便色赤，指纹色紫，直达气关，脉微数，苔白而微黄，体温38.9℃。辨证属外感风热，肺胃失宣，痰浊阻胸。所幸形体壮实，法当用瓜蒂散一鼓越之。处方：瓜蒂0.9g，赤小豆0.9g，共研极细末，取0.3g，以香豉6g煎汤冲下，得吐，停服。复诊：昨日药后俄顷即吐，通体汗出，热退身凉，现尚有轻度烦躁之象，指纹与舌苔同前。法宜调胃承气汤以和下之：芒硝3g，大黄1.5g，甘草9g，1剂，水煎，当茶饮。

中华全国中医学会陕西分会. 陕西省名老中医经验荟萃[M]. 西安：陕西科技出版社，1991.

案二： 痰蒙清窍狂证。张某，男，39岁。因平素性情暴躁，更加思虑过度，经常失眠，后遂自言自语，出现精神失常状态，有时咆哮狂叫，有时摔砸杂物，嬉笑怒骂变动无常。如此情况延续月余，渐至见人殴打。邀余处方，余谓古人对精神错乱的认识，谓系痰涎蒙闭清窍，须用催吐之剂。使痰涎涌出，方能有效，余遂疏瓜蒂散与之。瓜蒂10g，豆豉10g，赤小豆30g。煎汤顿服，连进两剂，其呕吐黏涎3次，毫不见效。遂以大剂瓜蒂散与之：苦瓜蒂21g，赤小豆30g，煎汤顿服。服后隔半小时即开始作呕，连续两昼夜共20余次，尽属黏涎，自呕吐开始便不思饮食。一天后现周身困顿不欲活动，困睡至第三天忽然清醒，后以豁痰通窍安神之剂，调理而愈。

熊曼琪. 中医药学高级丛书·伤寒论[M]. 北京：人民卫生出版社，2000.

案三： 腹痛。吉益东洞医案：一男子二十岁，晚饭后半时许，卒然腹痛，入于阴囊，阴囊挺胀，其痛如剃，身为之不能屈伸，辗辗闷乱，叫喊振伏。诊之，其脉弦，三动一止，或五动一止。四肢微冷，腹热如燔，囊大如瓜，按之石硬也。病者昏愦中，慨然告曰：心下有物，如欲上冲咽喉。先生闻之，乃释然抚掌谓之曰：汝言极当。以瓜蒂散一钱，涌出寒痰一升余。次与紫圆三分，泻五六行，及其夜半，熟睡达天明，前日之病顿如忘。

（日）汤本求真. 皇汉医学[M]. 北京：中国中医药出版社，2007.

第四节　热实结胸证

　　热实结胸证指因邪热与痰水结于胸膈心下，导致胸膈气机不利所出现的一类证候。热实结胸证以脉沉而紧，心下痛，按之石硬为主要临床表现，或可见身无大热，但头汗出，或从心下至少腹硬满而痛不可近，或颈项强，短气等症状。本证主要因伤寒表证未解，误用下法或虽未经误下而表热入里，或重发汗而复加攻下等多种因素导致内停之痰饮水邪与无形之邪热相结，热结成实，郁阻胸膈气机而致，其性质属热实证。在《伤寒论》中，热实结胸证主要见于太阳病结胸证，其证候的核心是以水热结聚胸膈心下，胸膈气机不利，导致心下硬满疼痛，甚则不可触按，短气，烦躁不安。其病变范围较广，可由胸至腹，病情较重。以脉象沉紧有力为主症，可兼心中懊恼，大便秘结，舌燥而渴，日晡小有潮热，短气，烦躁，或舌苔黄厚腻等症状。在现代中医临床病证中，热实结胸证多用于胸痹、胸痛、胁痛、胃脘痛、胆石症、腑实证等中医内、外科病证。

　　主症　发热，心下硬满疼痛，拒按，按之硬，或从心下至少腹硬满疼痛，手不可近。伴见短气烦躁，头汗出，大便秘结，舌上燥，渴不多饮，日晡小有潮热，舌红，苔黄腻或兼水滑或黄厚而燥，脉沉紧或沉迟有力；胸膈心下硬满疼痛，身热，头汗出，颈项强，短气，脉沉紧。

　　病机　邪热与水搏结于胸膈、阻遏气机、气血运行受阻；水热互结、病位偏上。

　　治法　泻热散结、攻逐水饮；泻热逐水、峻药缓攻。

　　方药　大陷胸汤；大陷胸丸。

　　大陷胸汤方

　　大黄六两，去皮　芒硝一升　甘遂一钱匕

　　上三味，以水六升，先煮大黄，取二升，去滓，内芒硝，煮一两沸，内甘遂末。温服一升。得快利，止后服。

　　大陷胸丸方

　　大黄半斤　葶苈子半升，熬　芒硝半升　杏仁半升，去皮尖，熬黑

　　上四味，捣筛二味，内杏仁、芒硝，合研如脂，和散，取如弹丸一枚，别捣甘遂末一钱匕，白蜜二合，水二升煮取一升，温顿服之，一宿乃下，如不下，更服，取下为效，禁如药法。

　　应用

　　1. 外感病中，太阳病表证误用下法后形成结胸证。太阳表邪未解误用攻下，或太阳表证重复发汗又使用攻下，导致邪气内陷与痰水相结，形成水热互结之势，以水热互结为病机，临床以发热，短气烦躁，心中懊恼，心下硬满，口舌干燥而渴，日晡小有潮热，从心下至少腹硬满而痛，不可触按主要表现。在内科病症中，以胸阳痹阻，水热互结为病机，以心胸胀满疼痛，发热，烦躁为主症。在《伤寒论》中，本证属太阳病汗下后的热实结胸证，治以大陷胸汤泻热逐水，散结化饮。如"太阳病，脉浮而动数，浮则为风，数则为热，动则为痛，数则为虚。头痛，发热，微盗汗出，而反恶寒者，表未解也。医反下之，动数变迟，膈内拒痛，胃中空虚，客气动膈，短气躁烦，心中懊恼，阳气内陷，心下因硬，则为结胸。大陷胸汤主之。若不结胸，但头汗出，余处无汗，剂颈而还，小便不利，身必发黄。（134）""太阳病，重发汗而复下之，

不大便五六日，舌上燥而渴，日晡所小有潮热，从心下至少腹硬满而痛不可近者，大陷胸汤主之。（137）"

2. 伤寒热实结胸证。外感病中，伤寒六七日或十余日，虽未经误下，表邪内传入里，邪热与内停之水互结的结胸证，以水热互结心下膈间，气血阻滞不通为基本病机，临床以心下痛，按之石硬，腹部紧胀，脉沉紧，或但头微汗出为主症。在《伤寒论》中，表现为热实结胸证，表现为心下满痛，腹痛拒按，腹肌高度紧张，甚则坚硬如石，治疗以大陷胸汤泻热逐水。如"伤寒六七日，结胸热实，脉沉而紧，心下痛，按之石硬者，大陷胸汤主之。（135）""伤寒十余日，热结在里，复往来寒热者，与大柴胡汤，但结胸，无大热者，此为水结在胸胁也，但头微汗出者，大陷胸汤主之。（136）"

3. 伤寒少阳证误用下法而成结胸者。外感病中，感受风寒五六日不解，少阳病误下后，邪热内陷，又病人素有水饮内停，水热互结与胸膈者，以呕而发热，心下满而硬痛为主要表现。在《伤寒论》中，主要见于太阳或少阳病误治之后形成的结胸证，用大陷胸汤泻热逐水破结。如"伤寒五六日，呕而发热者，柴胡汤证具，而以他药下之，柴胡证仍在者，复与柴胡汤。此虽已下之，不为逆，必蒸蒸而振，却发热汗出而解。若心下满而硬痛者，此为结胸也，大陷胸汤主之。但满而不痛者，此为痞，柴胡不中与之，宜半夏泻心汤。（149）"

4. 有形痰水实邪内阻而又外感风寒误下者。外感病中，感受风寒多日不解，采用重复发汗或者误下治法，导致水热互结胸胁，病位偏上的热实结胸证，临床以胸膈心下硬满疼痛，身热，头汗出，颈项强，短气，脉沉紧为主证。在《伤寒论》中，见于太阳病变证热实结胸证之病位偏上者，因有颈项部不舒之在上之证，不宜峻药猛攻，故用大陷胸丸峻药缓用，以攻为和。如"病发于阳，而反下之，热入因作结胸。病发于阴而反下之，因作痞也。所以成结胸者，以下之太早故也。结胸者，项亦强，如柔痉状，下之则和，宜大陷胸丸。（131）"

5. 应用注意：（1）大陷胸汤：①大黄先煮。大黄生则行速，熟则行迟。大承气汤用之专攻肠中燥屎，取其速，故用之当后下。本证因邪结偏于上焦，治上者，治宜缓，故先煮大黄。②去滓后，纳芒硝，最后纳甘遂末。甘遂用量以2～3g为宜，因为甘遂有效成分难溶于水，只有以末冲服，在胃肠吸收，才能充分发挥药效。③方中云："得快利，止后服"，本方为泻热逐水之峻剂，服药后水热从大便而出，恐过剂伤正，故见利当停后服，即中病即止。（2）大陷胸丸：①本方适用于病位偏上，恐大陷胸汤力峻而速，药力直达下焦而不能去除在上之邪，故用大陷胸丸峻药缓图，加葶苈子、杏仁泻肺行水，宣通水上之源。②取白蜜之甘缓，又小制其剂，使其攻逐之力缓缓而行，即可针对在上的病邪，又不至于过猛伤正，峻药缓用，以攻为和。③本方用水煮丸药，且用"顿服"之法，体现缓中见急之治疗思想。丸药攻邪虽缓，但煮丸作汤且用"顿服"之法后，其攻下之力又可增强。④方中云："一宿乃下，如不下，更服，取下为效"，因本方力缓，服药后并不速下，需待一宿乃下，如未达到泻下效果，可再服一剂，直至见效。（3）同为热实结胸之证，因病位的不同，症状表现有异，选用的方药及剂型服法也有差别。如病位偏上，邪结位置较高，兼见项强等症状，用大陷胸丸；如病位偏于中下，如心下硬满而痛，按之石硬，病位局限于心下，或从心下至少腹硬满而痛不可近，病位偏于阳明胃肠，结胸兼腑实之证，均用大陷胸汤。

病案选录

案一：结胸。刘渡舟医案：天津罗某某，素有茶癖，每日把壶长饮，习以为常。身体硕胖，面目光亮，每以身健而自豪。冬季感受风寒，自服青宁丸与救苦丹，病不效而胸中硬疼，呼吸不利，项背拘急，俯仰为难。经人介绍，乃请余诊。其脉弦而有力，舌苔白厚而腻。辨为伏饮踞于胸肠，而风寒之邪又比热入里，热与水结于上，乃大陷胸丸证。为书：大黄6g，芒硝6g，葶苈子、杏仁各9g，水二碗、蜜半碗、煎成多半碗，后下甘遂末1g。服1剂，大便泻下两次，而胸中顿突爽。又服1剂，泻下4次此病告愈，而饮茶之嗜亦淡。

按语：本案结胸证已具，非峻药不能攻逐于下。惟部位偏高，宜峻药缓攻，故用大陷胸丸药并重用白蜜半碗，取其甘缓之性，使药力留恋于上焦，不致有下之过急而伤正留邪之弊。

刘渡舟. 新编伤寒论类方[M]. 太原：山西人民出版社，1984.

案二：胸膈痰涎。曹颖甫医案：沈家湾陈姓孩，年十四，独生子也。其母爱逾掌珠。一日忽得病，邀余出诊。脉洪大，大热，口干，自汗，右足不利伸屈，病属阳明。然口虽渴，终日不欲饮水，胸部如塞，按之似痛，不胀不硬，又类悬饮内痛。大便五日未通，上湿下燥，于此可见。且太阳之湿内入胸膈，与阳明内热同病，不攻其湿痰，燥热焉除？于是，遂书大陷胸汤与之。制甘遂4.5g，大黄9g，芒硝6g。服后，大便畅通，燥屎与痰涎先后俱下，其他诸症，均各霍然。

按语：上有痰饮内停，下有燥屎结聚，外有太阳之湿，内有阳明之热，相互结聚于胸膈脘腹，而见上证。当与大陷胸汤攻其湿痰，下其燥热，待邪从前后分下，则体腔坦荡，诸症自消。

招萼华. 曹颖甫医案[M]. 上海：上海科学技术出版社，2010.

案三：胸膜炎。李某某，男，18岁，学生，1975年9月24日急诊入院。主诉：晚饭后2小时突然上腹剧痛，为持续性，不放射，伴恶心、呕吐、呕吐食物一次，约100mL。体检：体温37℃，脉搏84次/分，血压130/80mmHg，舌红苔白，脉弦滑。头颈、心肺正常。腹平、腹式呼吸消失，全腹均有明显肌紧张，上腹有明显压痛及反跳痛，肝脾触诊不满意。肝浊音界消失，移动性浊音（－）。肠鸣音弱，脊柱四肢（－）。实验室检查：白细胞$1.3×10^9$/L，中性粒细胞百分比94%，腹腔穿刺为黏稠黄色脓性液体，反应呈碱性。镜检：脓球满视野，红细胞1～2个/HP。X线检查，右膈下有游离气体。西医诊断：十二指肠溃疡并发穿孔，弥漫性腹膜炎。中医辨证：水热互结，证属结胸。治疗经过：禁食、胃肠减压、输液、针刺止痛，并予生甘遂面0.9g，大黄0.6g，芒硝0.3g。1日2次。服药后，稀便四次，腹痛减轻，腹膜炎体征消失，体温渐退，再服药一次，逐渐恢复。

高德. 伤寒论方医案选编[M]. 长沙：湖南科学技术出版社，1981.

鉴别1 大陷胸汤证与大柴胡汤证、大承气汤证，证候表现均以腹痛为主，但病机不同，大陷胸汤病机为水热互结于胸腹，大柴胡汤证病机为郁热结于少阳，大承气汤证病机为燥热结于胃肠。相对而言，大陷胸汤证与其余二方比较，疼痛剧烈，病势较急，范围较广，以心下为中心，上可及胸，下可达腹，且伴随无大热，头汗出等症状。三方区别如表2-4。

表2-4 大柴胡汤、大陷胸汤、大承气汤鉴别

	大柴胡汤	大陷胸汤	大承气汤
病证	呕不止，心下急，或心中痞硬，下利，郁郁微烦	按之石鞕，从心下至少腹硬满痛不可近	日晡潮热，绕脐痛，腹胀满拒按，谵语

续表

	大柴胡汤	大陷胸汤	大承气汤
病机	枢机不利、腑气不通	邪热与水结于胸胁	阳明燥热结于胃肠
治法	泻下胆火、疏利气机	泻热散结、攻逐水饮	通腑泄热、润燥软坚
药物	柴胡半斤、黄芩三两、芍药三两、半夏半升、生姜五两、枳实四枚、大枣十二枚	大黄六两、芒硝一升、甘遂一钱匕	大黄四两、厚朴半斤、枳实五枚、芒硝三合
用法	去滓再煎，温服一升，日服三次	先煮大黄，取二升，去滓，内芒硝，煮一两沸，内甘遂末，温服一升。得快利，止后服	先煮厚朴、枳实，后下大黄，煮取二升，化芒硝。分两次服，得下，止后服

鉴别 2　大陷胸汤与小陷胸汤皆用于痰饮与热邪互结于胸膈心下，导致胸膈气机不利之证，均具有心下痞硬、按之则痛的表现，均为热实证，但两者邪结程度有深浅之别，病变部位有广狭之异，症状有轻重不同，病势有缓急区分，治疗有峻下与缓消之别。大陷胸汤为邪热与痰水结于胸膈心下，病变范围较广，病情较重，临床主要表现为以脉沉而紧，心下痛，按之石硬，或从心下至少腹硬满疼痛。而小陷胸汤为痰热互结，停于心下，病变局限于胃脘，范围明确，临床主要表现为心下痞硬，按之则痛，不按不痛。前者为热与水结，邪结较重，病势急，脉沉紧，用大陷胸汤泻热散结，攻逐水饮。后者为热与痰结，病位固定，病变范围小，病情较轻，用小陷胸汤清热涤痰开结。两者鉴别见表 2-5。

表 2-5　大陷胸汤与小陷胸汤鉴别

	大陷胸汤	小陷胸汤
病证	心下硬满下疼痛，拒按，按之硬，或从心下至少腹硬满疼痛，手不可近，脉沉紧	心下痞硬，按之则痛，胸闷喘满，咳吐黄痰，苔黄腻，脉浮滑
病机	邪热与水搏结于胸膈、阻遏气机、气血运行受阻	痰热互结于心下
治法	泻热散结、攻逐水饮	清热涤痰、宽胸散结
药物	大黄六两、芒硝一升、甘遂一钱匕	黄连一两、半夏半升、栝楼实大者一枚
用法	上三味，以水六升，先煮大黄，取二升，去滓，内芒消，煮一两沸，内甘遂末，温服一升，得快利，止后服	上三味，以水六升，先煮栝楼，取三升，去滓，内诸药，煮取二升，去滓。分温三服

第五节　寒实结胸证

寒实结胸证是结胸证的一种类型，是以外邪与寒痰冷饮等有形之邪结于胸膈脘腹为基本病机的一类证候。本证是因本太阳病而误用冷水淋洗，导致邪热被寒气所阻抑，水寒伤肺，寒邪结聚于胸中，临床表现以胸膈脘腹硬满疼痛，咳喘满闷，心下痛为主要特征，可伴见畏寒喜暖，大便秘结，口不渴，脉沉弦等症状。寒实结胸证主要见于《伤寒论》太阳病变证中的结胸证，与热实结胸证均具有胸膈脘腹疼痛表现，均为实证，但其性质有属热或属寒的差异。由于邪结部位具有偏于上或偏于下的区别，证候表现相应有所不同，病位偏于膈上者，可见胸中疼痛硬满，或胸部闷痛；病位在膈下者，可以表现为从心胸下及少腹，硬满而痛不可近手。在现代临床中，寒实结胸证多见于咳喘、不寐、呕吐、胃脘痛、郁证、痰饮、食厥、惊风、便秘、乳癖等中医内、妇科等病证。

主症　胸中或心下硬满疼痛，或胸部闷痛，喘息咳唾，不发热，口不渴，人便秘结，腹胀硬痛，苔白滑，脉沉弦。

病机　寒痰水饮结聚胸脘膈、气机郁而不展。

治法　温寒逐水、涤痰破结。

方药　三物白散。

桔梗三分　　巴豆一分，去皮心，熬黑，研如脂　贝母三分

上三味，为散，纳巴豆，更于白中杵之，以白饮和服，强人半钱匕，羸者减之。病在膈上必吐，在膈下必利，不利进热粥一杯，利过不止，进冷粥一杯。

应用

1. 寒实结胸证。外感风寒，水寒痰饮互结，阴寒内盛者。本证以寒邪痰饮等有形之邪相结，胸阳不振，寒闭腑气不通为基本病机。临床症状表现为咳喘胸满，胸膈硬痛拒按，无热，不渴，畏寒喜暖，舌苔白滑，脉沉紧等。本证在《伤寒论》中属寒实结胸证，如"寒实结胸，无热证者，与三物小陷胸汤。白散亦可服。（141）"

2. 应用注意：①本方药力峻猛，白饮（米汤）和服，即能保护胃气，又能缓巴豆之毒性。②根据体质增减药量：强人半钱匕，羸者减之。③服药后不利者进热粥一杯，以助泻下，且能养胃和胃；利过不止者，进冷粥一杯，减缓药性。因巴豆一味，得冷则性缓，得热则力猛。④巴豆泻下作用较强，目前临床常使用巴豆霜，用量每次 0.3g，若不效，再以每次 0.1g 递增。

> **病案选录**

案一：咳吐黑痰。杨某某，男，34 岁，打工。1997 年 5 月 9 日诊。主诉：咳吐黑痰已有年余，曾几经治疗，但没有取得治疗效果，今因其老乡介绍前来就诊。刻诊：咳吐黑痰，时有轻微气喘，但不咳嗽，咽喉部发凉，受凉则咳黑痰明显，喜饮热水，偶尔胸闷，舌淡，苔薄略腻，脉沉。辨证：寒痰凝结。治疗当温化寒痰，通畅气机。处方以三物白散加味：桔梗10g，巴豆 3g，贝母12g，厚朴12g，麻黄6g，紫苏15g，生姜15g。3 剂，每日 1 剂，水煎二次合并分三服。二诊：咳黑痰明显减轻，咽喉发凉消失，又进前方 3 剂。之后又进前方 5 剂，病证悉除。随访半年，未再复发。

王付. 仲景方临床应用指导[M]. 北京：人民卫生出版社，2005.

案二：结胸。任某，男，25 岁，襄樊市粮食局工人。患者素嗜烟酒，并有胸膜炎病史，其人痰湿素盛。时值寒冬，劳动后汗出脱衣受凉而病，遂发胸胁胀痛，痛甚如锥刺，咳嗽痰多，泛恶欲呕，伴有头晕目眩，纳食不馨，大便未行，无发热气急，曾用中西药治疗十余日，无明显好转而住院治疗。证如上述，舌淡红、苔白厚，脉弦滑有力。证属寒实结胸，治当温下寒实，涤痰破结，用《伤寒论》三物白散。处方巴豆霜5g，贝母15g，桔梗15g，上三味共研末，每次 1.5g，温开水调服。病人当日服 1.5g，腹泻稀溏便 4 次。次日上、下午各服 1.5g，先腹痛灼热，肠中鸣响，继之泻下稀水便中夹有痰涎样白冻 6 次后，头晕目眩、泛恶欲呕消失，胸痛好转，咳痰减少。观患者，病邪尚盛，正气未伤，舌脉同前，故继用散剂 3 日，腹泻达30余次

之多。患者泻后虽觉乏力，但食欲增加，胸部仍有隐痛，白苔转薄，脉细缓，即停服散剂，投以六君子汤善后，共住院13天。诸证消除，痊愈出院。

王治强，包高文，丁春年，等. 三物白散治疗寒实结胸1例[J]. 中医杂志，1982，（7）：7.

案三：肺炎。王吉椿医案：张某，女，5岁。春月患肺炎，吸氧输液数日而疗效不佳。鼻翼翕动，口唇微绀，痰声如拉锯。两肺湿啰音满布，肺细数，苔斑剥而干。投三物白散1.5g，加麝香少许，冷开水调服。逾20分钟，呕吐痰水约100mL，呼吸立畅。翌日诸症大减，复用清肺益气化痰之剂，并青霉素、链霉素注射，半月余康复。

窦志芳. 经方方证纵横[M]. 北京：军事医学科学出版社，2011.

鉴别　大陷胸汤与三物白散皆用于痰饮与邪气互结于胸膈，导致胸膈气机不利之证，均具有心下硬痛，胸膈脘腹疼痛表现，均为实证，有性质属热或属寒的差异。大陷胸汤为邪热与痰水结于胸膈心下，临床主要表现为脉沉而紧，心下痛，按之石硬。而三物白散为寒邪与痰水等有形之邪相结于胸膈脘腹，临床主要表现为胸膈脘腹硬满疼痛，咳喘满闷，心下痛，畏寒喜暖。前者性质属实热证，病变范围广泛，可由胸至腹，证情重，病势急，用大陷胸汤，大黄清热导滞，甘遂泻水逐饮，芒硝泻热导滞，润燥软坚，全方泻热散结，攻逐水饮。后者性质属寒属实，病位有偏于膈上和偏于膈下的区别，用三物白散，方中巴豆为君，味辛性烈，攻寒逐水，破结搜邪，桔梗宣开肺气，又能载药上行，为舟楫之用，佐以贝母化痰散胸中郁结，全方温寒逐水，涤痰破结。两者鉴别见表2-6。

表2-6　大陷胸汤与三物白散鉴别

	大陷胸汤	三物白散
病证	心下硬满下疼痛，拒按，按之硬，或从心下至少腹硬满疼痛，手不可近，脉沉紧	胸中或心下硬满疼痛，或胸部闷痛，喘息咳唾，不发热，口不渴，大便秘结，腹胀硬痛，苔白滑，脉沉弦
病机	邪热与水搏结于胸膈、阻遏气机、气血运行受阻	寒痰水饮结聚胸脘膈、气机郁而不展
治法	泻热散结、攻逐水饮	温寒逐水、涤痰破结
药物	大黄六两、芒硝一升、甘遂一钱匕	桔梗三分、巴豆一分、贝母三分
用法	以水六升，先煮大黄，取二升，去滓，内芒硝，煮一两沸，内甘遂末，温服一升，得快利，止后服	上三味，为散，纳巴豆，更于臼中杵之，以白饮和服，强人半钱匕，羸者减之。病在膈上必吐，在膈下必利，不利进热粥一杯，利过不止，进冷粥一杯

第六节　痰饮留膈证

　　痰饮留膈证，又称饮停胸膈证，指多种因素导致停痰水饮留聚胸膈，以胸膈气机不利为主要病机特点的一类证候，多见于内伤杂病中。临床以胸膈满闷，咳嗽呕吐，气短恶心，饮食不下等胸膈气机不利为基本表现。痰饮留膈证主要见于《金匮要略》腹满寒疝宿食病、痰饮咳嗽病，其证候的核心是以痰饮内留，阻滞胸膈气机导致胸膈满闷为主，病位有饮停膈间与饮停膈上等差异。本节根据《金匮要略》的基本内容，所述痰饮留膈证主要包括膈间水饮证、膈上水饮证、水停膈间证以及水停膈间兼证等证候。

一、膈间水饮证

膈间水饮证指寒痰水饮等因素停聚膈间所致的证候。多因水饮内停于胃，上逆于胸膈，凌于心，犯于肺，扰于清窍，引起胸膈气机不利所致，临床以呕吐，心下痞满为主要表现，可见呕吐多痰涎清水，头目昏眩，心中悸动，口渴或不渴，舌苔白滑，脉弦或弦滑等症。本证见于《金匮要略》中痰饮咳嗽病之支饮、水停心下而致呕吐病。在现代临床上，膈间水饮证多见于咳嗽、心悸、眩晕、呕吐、呃逆、泄泻、水肿、妊娠恶阻等中医内、妇科病证。

主症　呕吐，吐多痰涎或清水，心下痞满，头目昏眩，心中悸动，口渴或不渴，舌苔白滑，脉弦或弦滑。

病机　水停心下、上逆胸膈。

治法　利水蠲饮、降逆止呕。

方药　小半夏加茯苓汤。

半夏一升　生姜半斤　茯苓三两，一法四两

上三味，以水七升，煮取一升五合，分温再服。

应用　呕吐病。内科疾病中，因多种因素导致的水湿痰饮停聚于心下膈间，或犯于胃，或冲于心，或逆于肺，而致肺气宣降失常或胃气上逆，临床以呕吐，心下闷，脉滑为主要症状。本证在《金匮要略》中属于痰饮咳嗽病中的支饮，见呕而不渴或者先渴后呕等症状。如"呕家本渴，渴者为欲解，今反不渴，心下有支饮故也，小半夏汤主之。《千金》云小半夏加茯苓汤。（十二·30）""先渴后呕，为水停心下，此属饮家，小半夏茯苓汤主之。（十二·41）"

病案选录

案一：痰饮呕吐。 张聿青医案：朱左，停饮凝痰，聚于胃府，胃府之气，升多降少，五十日辄呕黏痰涎水，二便不利，脉象沉弦。夫痰之与津，本属同类，清气化，则津随气布而上供；清气不化，则液滞为痰而中阻。气之化与不化，悉视脾阳之转运如何，所以《金匮》有饮家当以温药和之之例也。然刚燥之药，多服劫阴；攻逐之剂，正虚难任，惟有分其清浊，使清津上升，浊液下降，虽难霍愈，或可减轻耳。制半夏 6g，云茯苓 24g，老生姜 3g，来复丹 3g，药汁送下。痰饮聚于胃府，胃气上逆，辄呕痰水，宜小半夏加茯苓汤治之。加用来复丹，以促阳气来复也。

张乃修. 张聿青医案[M]. 北京：人民卫生出版社，2006.

案二：水气呕吐。 谢映庐医案：傅金生，时当暑月，天气亢燥，饮水过多，得胸痛病，大汗呕吐不止。视之口不渴，脉不躁，投以温胃之剂，胸痛遂愈，而呕吐未除，自汗头眩加甚。再以温胃方加黄芪与服，服后亦不见效，惟汗出抹拭不逮，稍动则眩晕难支，心下悸动，举家咸以为脱，吾许以 1 剂立愈。以半夏 15g，茯苓 9g，生姜 1 片，令即煎服。少顷汗收呕止，头眩心悸顿除。盖缘饮水过多，消化不及，停于心下，蕴郁胸膈，而致胸痛、汗出、呕吐不止。虽无阳热见证，但继用温胃，饮邪不能尽去，唯宜小半夏加茯苓汤降逆止呕，导水下行，则呕悸汗眩立止。

谢映庐. 谢映庐得心集医案[M]. 北京：学苑出版社，2011.

案三：小儿腹泻。王某某，男，1.5 岁，2000 年 10 月 6 日初诊，发热，T 38.7℃，恶寒，鼻塞流涕，泻下如注，粪质稀薄，日十数次，恶心呕吐，不欲食，肠鸣腹痛，舌质淡红，苔白腻，指纹淡红，病为感受寒邪，客于胃肠，寒凝气滞，中阳被困，升降失司所致。半夏 6g，生姜 9g，茯苓 20g，荆芥 6g，益智仁 9g。随投二剂，病情大减，再投半夏 6g，生姜 6g，茯苓 12g，荆芥 3g。一剂病告痊愈。

高新利. 小半夏加茯苓汤治疗小儿秋季性腹泻的临床体会[J]. 中国民族民间医药，2010，19（18）：40.

案四：痰饮咳嗽。范中林医案：李某某，男，5 岁。北京某所干部之子。病史：初生不久，即患支气管炎。1～4 岁时，曾先后在北京某某中医院住院治疗。因缠绵不愈，身体益弱，经常感冒发烧，咳嗽反复加重。1978 年 7 月来诊，按太阴证痰饮咳嗽论治，两诊痊愈。初诊：患儿咳嗽已 1 年多，频频发作。痰清稀，睡时可闻痰鸣声。食纳不佳，面萎黄，体瘦，舌质偏淡，苔白滑腻。触双手肌肤微冷，此为手足太阴两脏同病，水饮久留不去，上干于肺，致常年痰咳不止。法宜温化水饮，降逆止咳，以小半夏加茯苓汤主之。处方：法夏 10g，生姜 10g，茯苓 12g，紫菀 6g，冬花 3g，甘草 3g。二诊：服上方 2 剂，咳嗽减，痰鸣消；但仍吐清稀痰，上方损益再服。处方：法夏 10g，干姜 6g，茯苓 12g，甘草 6g。1979 年 5 月 24 日追访，患儿家长说：经范老治愈，去冬今春再未复发。

陈明. 金匮名医验案精选[M]. 北京：学苑出版社，1999.

二、膈上水饮证

膈上水饮证是寒痰水饮停聚膈上所致的一类证候。多因体内水饮内停，上下留溢，停聚于胃，上逆犯膈，停留膈上而引起胸膈气机上逆所致，临床以呕吐为主要表现，可见胸膈满闷，吐后口渴欲饮水，舌苔白滑，脉滑等症状。本证见于《金匮要略》中呕吐哕下利病之寒饮停聚膈上所致呕吐。在现代临床中，膈上水饮证多见于心悸、呕吐、臌胀、腹泻、妊娠恶阻等中医内、妇科疾病。

主症 呕吐，胸膈满闷不舒，吐后渴欲饮水，小便不利，舌苔白滑，脉滑。

病机 水停膈上、胃气上逆。

治法 健脾利水、渗湿化饮。

方药 猪苓散。

猪苓 茯苓 白术各等分

上三味，作为散，饮服方寸匕，日三服。

应用 内科病之呕吐。多因寒痰水饮，停聚于胃，上逆动膈者。本证以寒饮上逆犯膈为主要病机特点。临床以呕吐，吐后口渴，小便不利为主症。在《金匮要略》中属于呕吐哕下利之寒饮呕吐，先吐后口渴欲引水，用猪苓散健脾利水为治。如"呕吐而病在膈上，后思水者，解，急与之。思水者，猪苓散主之。（十七·13）"

病案选录

案一：泄泻（小儿单纯性消化不良）。杨昔年医案：杨某，女，7 个月。1979 年 9 月 20 日诊。患儿发病已 2 天，经西医诊断为小儿单纯性消化不良，曾用西药效果不佳。大便稀，呈蛋花状，每天 10 余次，小便少，伴有轻微呕吐，精神不振，舌质红苔白，脉细数，体温 38℃。用猪苓散加半枝莲 2 剂，诸症痊愈。

按语：患儿泄泻呕吐、小便少，水液偏渗于后，脾不运化水湿之故，猪苓散健脾利水，正中病机。加半枝莲以增加清热利尿之功。

陈明. 金匮名医验案精选[M]. 北京：学苑出版社，1999.

案二：臌胀（肝硬化腹水）。李某某，男，40 岁，农民。1992 年 6 月 23 日以乏力、纳差、腹胀、尿少十多天入院，口苦、口黏、恶心欲呕，粪干，尿黄。BP：133/93mmHg，T：36.5℃，左胸部蜘蛛痣 3 个，腹胀，青筋显露腹围78cm，腹水征阳性，肝未及，脾左肋缘下 3cm，胫前及两踝部水肿。B 超：肝萎缩，轮廓不光滑，光点粗大密集，血管走行弯曲变窄，脾大 3cm，腹水中量。舌苔薄灰，质暗红，脉细弦滑。证属脾虚湿困，夹有瘀热之臌胀。肝硬化腹水，脾功能亢进。予健脾利湿，化痰清热。处方：生白术、云苓、猪苓、泽泻各30g，大腹皮、泽兰、木瓜、车前子、桑皮各20g，藿香、佩兰、苍术、甘草、生麦芽、山楂各10g，厚朴、虎杖各15g。两剂后尿增，8 剂腹水及下肢肿消失，纳增，精神恢复。7 月 23 日 B 超：腹水消失，肝右叶萎缩，脾大 2cm，肝功正常，继腹肝汤 5 剂，病情平稳，带蜜丸出院。住院 35 天，至 1993 年 5 月随诊，未复发已参加轻体力劳动。

梁崇俊. 猪苓散化裁治疗肝硬化腹水 50 例[J]. 四川中医，1995，（2）：15-16.

三、水停膈间证

水停膈间证指气虚饮停，痞结胸膈，遏阻气机所致的证候。多因饮停心下，阻于膈间，上迫于肺，肺气壅塞，复因误治，正气受损而致胸膈气机不利之支饮重证。临床以喘满，心下痞坚为主要表现，可见咳嗽，短气，胸膈疼痛，口渴，面色黧黑，脉沉紧等症状。本证见于《金匮要略》中痰饮咳嗽病之支饮，多为水停膈间而致，以喘满，心下痞坚为特点。现代临床中，水停膈间证常见于哮喘、痰饮、心悸、胸痹、痹症等中医内科疾病。

主症 心下痞坚，按之板硬，喘促胸满，咳逆倚息不得平卧，面目肢体浮肿，心悸，小便不利，面色黧黑，气短乏力，脉沉紧。

病机 水饮挟热、结聚胸膈、正气已虚。

治法 通阳利水、清热补虚。

方药 木防己汤。

木防己三两 石膏十二枚，如鸡子大 桂枝二两 人参四两

上四味，以水六升，煮取二升，分温再服。

应用 支饮重症。内科疾病中，因多种因素导致的水饮停聚，痞结胸膈，遏阻气机，常常伴随误治导致的正气亏虚，属正虚邪盛之证。以心悸，喘满，胸膈不舒，脉沉紧为主要症状。本证在《金匮要略》中属于痰饮咳嗽病中的支饮重症，病属寒饮挟热、虚实互见，用木防己汤通阳利水，益气补虚。如"膈间支饮，其人喘满，心下痞坚，面色黧黑，其脉沉紧，得之数十日，医吐下之不愈，木防己汤主之。（十二·24）"

病案选录

案一：膈间支饮。 赵守真医案：刘翁茂名，年近古稀，酷嗜酒，体肥胖，精神奕奕，以为期颐之寿可至。讵意其长子在1946年秋因经商折阅，忧郁以死，家境日转恶化，胸襟已而不舒，发生咳嗽，每晨须吐痰数口，膈上始宽，但仍嗜酒，借资排遣。昨日饮于邻居，以酒过量而大吐，遂病胸膈痞痛，时吐涎沫。医用涤痰汤有时少安，旋又复作，渐至面色黧黑，喘满不宁，饬价邀治。翁于吾为近戚，义不可却，买舟同往，至则鱼更三跃矣。翁见歔欷泣下，娓娓谈往事不休。诊脉沉弦无力，自言膈间胀痛，吐痰略松，已数日未饮酒，食亦不思，夜间口干燥，心烦难寐，如之何而可？吾再三审视，按其心下似痛非痛，随有痰涎吐出；再从其脉沉弦与胸胀痛而论，实为痰饮弥漫胸胃之间而作痛。又从病理分析，其人嗜酒则湿多，湿停于胃而不化，水冲于肺则发喘，阴不降则阳不升，水势泛滥故面黧，湿以久郁而化热，津不输布故口渴。统而言之，乃脾湿不运，上郁于肺所致。若言治理，如用小陷胸汤清热化痰，则鲜健脾利水之功；如用苓桂术甘汤温阳燥湿，则乏清热之力；欲求其化痰利水清热诸作用俱备，莫若《金匮》之木防己汤。方中防己转运胸中之水以下行，喘气可平；湿久热郁，则有石膏以清之；又恐胃气之伤，阳气之弱，故配人参益气，桂枝温阳，以补救石膏、防己之偏寒而助成其用，乃一攻补兼施之良法，极切合于本证者。方是：防己、党参各12g，石膏18g，桂枝6g，另加茯苓15g，增强燥脾利水功能而大其效。3剂喘平，夜能成寐，舌现和润，胸膈略舒，痰吐亦少，尚不思食。复于前方中去石膏增佛手、砂仁、内金调气开胃。又4剂各证递减，食亦知味，精神转佳，惟膈间略有不适而已。吾以事不能久留，书给《外台》茯苓饮调理而归。

陈明. 金匮名医验案精选[M]. 北京：学苑出版社，1999.

案二：支饮（胸腔积液）。 患者，男，32岁，2015年6月29日初诊。主诉：化疗期间乏力倦怠，喘息气短1个月余。西医诊断：前纵隔恶性肿瘤，左侧大量血性胸水。化疗方案：顺铂第1、2、3天40mg，第4、5天30mg；足叶乙苷第1、3、5天200m；博莱霉素第2、9、16天15mg，2天。胸部CT扫描（2015年6月26日）示：左前纵隔肿物，大小约13.6cm×9.4cm。刻诊：乏力倦怠，喘息气短，平卧时尤甚，咳吐黏涎，甚则如拉丝样，食欲不振，大便量少，小便可，上肢及颈部肿胀，消瘦明显。舌淡红齿痕重、苔白稍有剥脱，脉沉。中医诊断：悬饮，水饮停聚胸胁，正气已虚，急则治其标，先以消水为主；予木防己汤加减，处方：防己30g，桂枝15g，生石膏30g，党参20g，黄芪30g，葶苈子25g，干姜20g，炙甘草12g，大枣35g，益母草40g，牛膝12g，厚朴12g，法半夏12g，鸡内金20g。3剂，每日1剂，水煎服。随后根据症状加减治疗3月余，肿瘤缩小，身体不适症状逐渐消失。胸部CT扫描：左前纵隔肿物较前缩小，约7.1cm×8.7cm；较前缩小。

叶霈智，冯利，秦子舒，等. 木防己汤加减治疗癌性胸腔积液[J]. 中医杂志，2018，59（3）：251-253.

案三：胸闷心悸。 患者某，男，30岁，1991年11月6日初诊。胸闷心悸怔忡10余年，近年来胸闷气急加重，动则尤甚，颧红，虚里跳动明显，西医诊断为风湿性心脏病伴二尖瓣狭窄闭锁不全，主动脉瓣闭锁不全，平时间断服用地高辛、双克，舌淡红，苔黄，脉数，此为风湿入络，内舍于心以致气阴两亏，心君不宁，治拟木防己汤加减。木防己12g，生石膏15g（先煎），潞党参30g，桂枝5g，生黄芪30g，麦冬15g，五味子5g，炙甘草10g，生地黄15g，赤芍10g，降香5g，7剂，水煎服。二诊：胸闷心悸气急等症均见好转，效不更方，原方再进 7 剂。本方加减间断服用 2 个月，再诊时诉诸症消失，精神渐振，已能正常上班。

程志清. 陆芷青教授经方实验录[J]. 吉林中医药，1993，（5）：7.

四、水停膈间兼证

水停膈间兼证是指在水停膈间证的基础上兼有其他证候的病证。多因气虚饮停，痞结胸膈，遏阻气机，经治疗之后症状不解，且饮邪痼结，气机痞塞，正气损伤所致。临床表现以心下痞塞较甚且有抵抗感，喘促气急为主。在《金匮要略》中，见于支饮喘满痞坚之重症，以心下痞坚，按之石硬，喘粗胸满为主症，用木防己汤治疗后，心下痞坚结实如故，水饮结聚，病根未除。其病多有反复，再与木防己汤仍未愈者，则属饮邪痼结，病机为有形之饮邪结于心下，饮阻气滞，肺失清肃，复加饮邪久结，正气不足。现代临床中本证常见于痰饮、悬饮、哮喘、痹症、胸痹等中医内科疾病。

主症　心下痞塞满闷较甚，触之坚硬，有抵抗感，咳嗽，吐痰，喘促气急，身热，口渴，小便不利，大便燥结，气短，乏力，心悸，面色黧黑，舌质淡红或苔薄而润，脉沉滑。

病机　饮邪停聚、郁热互结、正气已虚。

治法　行水化饮、散结消痞、补虚清热。

方药　木防己去石膏加茯苓芒硝汤。

木防己　桂枝各二两　人参　茯苓各四两　芒硝三合

上五味，以水六升，煮取二升，去滓，内芒硝，再微煎，分温再服，微利则愈。

应用　支饮重症之变证。内科疾病中，因多种因素导致的水饮停聚，痞结胸膈，遏阻气机，常常伴随误治导致的正气亏虚，属正虚邪盛，饮邪痼结之证。以心悸，喘满，心下痞坚不解，按之有抵抗感，脉沉紧或沉滑为主要症状。本证在《金匮要略》中属于痰饮咳嗽病中的支饮重症之变方，病属寒饮挟热，饮邪痼结，用木防己去石膏加茯苓、芒硝汤利水软坚散结，使结聚之饮邪前后分消。如"膈间支饮，其人喘满，心下痞坚，面色黧黑，其脉沉紧，得之数十日，医吐下之不愈，木防己汤主之。虚者即愈，实者三日复发，复与不愈者，宜木防己汤去石膏加茯苓芒硝汤主之。（十二·24）"

病案选录

案：中风（脑血栓形成后遗症）。房某某，女，61 岁，1979 年 10 月 20 日初诊。右侧上下肢活动不利已六天，因晨起在户外活动后受凉引起，右手不能高举至肩，手指不能捏物，右腿不能迈步，言语不清，口角不歪，胸憋气短，胃脘憋闷。苔薄白，脉沉紧。血压 170/110mmHg。印象：风中经络。辨证：痰湿阻滞，经络不通。治则：补虚散饮通络。处方：木防己 9g，桂枝 9g，党参 24g，石膏 24g，红花 9g，地龙 24g，三剂。10 月 22 日复诊：服药后症状好转。两腿已能自己行路，右手已能高举过顶，但仍头晕，手指仍不灵活。血压 160/90mmHg，脉沉紧。处方：木防己 9g，桂枝 9g，石膏 24g，党参 24g，红花 9g，地龙 24g，白术 12g，泽泻 30g，三剂。10 月 25 日三诊：服药后右手灵活，头晕好转，有时心悸失眠，血压 160/90mmHg，脉沉紧。处方：木防己 9g，桂枝 9g，党参 24g，枳实 9g，芒硝 9g，茯苓 18g，红花 9g，地龙 24g，夜交藤 30g，炒枣仁 30g，又服三剂，诸症状消失。

刘景祺. 经方验[M]. 呼和浩特：内蒙古人民出版社，1986.

鉴别　木防己汤与木防己去石膏加茯苓芒硝汤皆用于支饮之重证，但病情仍有轻重之分。前方证系支饮日久不愈，正虚邪盛，饮邪痞结所致，临床主要表现为咳嗽，气喘，胸满，气短乏力，面浮肢肿，心下痞坚，按之不舒，烦躁，大小便不利，舌质黯，苔白，脉沉紧等。而木防己去石膏加茯苓芒硝汤证系饮邪痼结，气机痞塞所致，故见心下痞坚，拒按，以木防己汤治疗之后，痞坚不解，或愈后复发，治宜通阳化饮，软坚散结，故以木防己汤去寒凝之生石膏，加芒硝软坚散结，茯苓引水下行。两者鉴别见表2-7。

表 2-7　木防己汤、木防己去石膏加茯苓芒硝汤鉴别

	木防己汤	木防己去石膏加茯苓芒硝汤
病证	其人喘满，心下痞坚，面色黧黑，其脉沉紧	其人喘满，心下痞坚较甚，面色黧黑，其脉沉紧
病机	水饮挟热、结聚胸膈、正气已虚	饮邪停聚、郁热互结、正气已虚
治法	通阳利水、清热补虚	利水软坚散结
药物	木防己三两、石膏十二枚（鸡子大）、桂枝二两、人参三两	木防己、桂枝各二两，人参、茯苓各四两，芒硝三合
用法	以水六升，煮取二升，分温再服	以水六升，煮取二升，去滓，内芒硝，再微煎，分温再服，微利则愈

第七节　胸胃寒饮证

胸胃寒饮证，又称寒饮停胃证、饮结胸胃证。是因寒饮抟结胸中，气机郁滞，不得畅达而出现的一类证候。临床以胸中烦闷较甚，似喘不喘，似呕不呕，似哕不哕，有无可奈何之感，又不可言明其状为基本特征。胸胃寒饮证见于《金匮要略》呕吐哕下利病，其证候核心为胸胃气机不利，症状以胸中烦闷不舒，不可言说为主。在现代临床中，胸胃寒饮证多见于呕吐、呃逆、胃胀、癫狂、妊娠恶阻等中医内、妇科病证。

主症　胸中烦闷至极，似喘不喘，似呕不呕，似哕不哕，有无可奈何之感，其状不可以语言表述，舌苔白腻或白滑，脉弦滑有力。

病机　痰饮寒邪搏结、气机郁滞不利。

治法　降逆散结、辛散寒饮，宣通阳气。

方药　生姜半夏汤。

半夏半斤　生姜一升

上二味，以水三升，煮半夏，取二升，内生姜汁，煮取一升半，小冷，分四服，日三、夜一服，止，停后服。

应用　呕恶之证。内科病证中，常用于各种原因导致寒饮搏结胸中，气机郁滞不痛，胸阳被阻，肺之宣降失司，胃之和降不利，且凌迫于心，以寒饮郁滞胸膈气机为基本病机，临床以心中烦乱，欲吐不得，舌苔白腻为主症，多伴有胸膈痞满，胀闷不适，按之微痛或不痛，有莫可名状之苦。在《金匮要略》中属于呕吐哕下利之呕吐证，以寒饮抟结胸中，胸胃气机不利为基本病机，以似喘不喘，似呕不呕，似哕不哕，胸中烦闷为多见症状，用生姜半夏汤化饮降逆。如"病人胸中似喘不端，似呕不呕，似哕不哕，彻心中愦愦然无奈者，生姜半夏汤主之。（十七·21）"

病案选录

案一：妊娠恶阻便秘。初诊：杨某，28 岁。于 2005 年 8 月 3 日初诊。诉：妊娠 44 天，恶心，大便 7～8 天 1 行，呈羊矢状，小便频，白带多，色白，无腰腹疼痛。舌淡红，苔薄白，脉细滑。治法：温胃止呕，润肠通便。处方：生姜半夏汤合甘草小麦大枣汤加味。生姜 4 片（捣汁入药），半夏 10g，甘草 9g，小麦 90g，大枣 10 个，生白术 45g，怀山药 30g，何首乌 20g。5 剂。2005 年 8 月 8 日，二诊：恶心已除，大便已顺，2 天 1 行，小便次数正常。昨晚小腹阵痛，持续 20 分钟，小便短难，尿常规检查正常，舌脉如上。治法：温胃止呕，润肠通便，渗水利湿。处方：生姜半夏汤合甘草小麦大枣汤、猪苓散。生姜 5 片（捣汁入药），半夏 10g，甘草 9g，小麦 90g，大枣 10 个，猪苓 12g，茯苓 10g，生白术 45g。

按语：生姜半夏汤是治疗"病人胸中似喘不喘，似呕不呕，似哕不哕，彻心中愦愦然无奈"的方剂，此方列于《金匮要略·呕吐哕下利病脉证治》之下，故知其所治原与喘无关，实是治疗呕吐哕诸候，沈明宗认为所治非喘、非呕、非哕，而是"泛泛恶心"。妊娠恶阻以中寒夹饮者多，生姜汁温胃散饮，半夏化痰降逆，方证相合，故用之多效。配合甘草小麦大枣汤、生白术、怀山药、何首乌者，以润肠燥。

马大正. 经方治疗妊娠恶阻临床举隅[J]. 湖南中医杂志，2007，（4）：68-70.

案二：眉棱骨痛。刘某，男 38 岁。患眉棱角痛已 7 年，予以生姜半夏汤治之。药用生半夏 30g，生姜 20g，用沸水泡之，当茶频服。服一剂痛减，两剂痛止。嘱再服两剂以巩固疗效，至今未发。

邓朝纲. 生姜半夏汤新用[J]. 四川中医，1985，（11）：28.

案三：胃胀。患者，男，19 岁。嗜饮啤酒，四季皆如。一日，饮冷啤过量，又食水果甚多，出现胃胀恶心，但无痛感，口吐清水，胃酸上溢，心中荡漾难忍，舌苔无变化，脉现沉滑。证属寒饮积胃，胃失和降；处方生姜半夏汤加干姜，2 剂而安，嘱其饭时可食生姜丝少许，永保胃安。

陈锐. 生姜半夏汤临床新用[J]. 中国社区医师，2011，27（40）：13.

鉴别　生姜半夏汤与小半夏汤方中用药相同，均可治疗寒饮内停之证。但生姜半夏汤因寒饮抟结胸中，胸阳被阻，气机不畅，主要表现为胸中烦闷至极，似喘非喘，似呕不呕，似哕不哕，有不可言明之痛苦；而小半夏汤证乃寒饮停滞心下，胃失和降，多表现为呕吐，或干呕，谷不得下等。故此，前者重用生姜汁，以达辛散寒饮达通阳之目的；后者则以半夏为主药，为降逆化饮以止呕之用。两方鉴别见表 2-8。

表 2-8　生姜半夏汤与小半夏汤鉴别

	生姜半夏汤	小半夏汤
病证	胸中似喘不端，似呕不呕，似哕不哕，彻心中愦愦然无奈者	诸呕吐，谷不得下者
病机	寒饮抟结胸中、胸阳被阻、气机不畅	寒饮停滞心下、胃失和降
治法	降逆散结、辛散寒饮、宣通阳气	温化寒饮、和胃降逆
药物	半夏半升、生姜一升	半夏一升、生姜半斤
用法	以水三升，煮半夏，取二升，内生姜汁，煮取一升半，小冷，分四服，日三、夜一服，止，停后服	以水七升，煮取一升半，分温再服

第八节　饮停胸胁证

　　饮停胸胁证，是以水饮停聚胸胁、走窜充斥内外，或兼痰邪为患等，致胸胁气机升降不利为主要病机的一类证候。临床多以心下痞硬，短气，咳唾引痛为主症，伴见呕吐，小便不利，脉沉弦等症状。饮停胸胁证在《伤寒论》中主要见于太阳病疑似证之水饮内停，结聚胸膈证，其证候的核心是水饮停聚胸胁，而出现咳唾引痛，心下痞坚者。在《金匮要略》中，饮停胸胁证见于痰饮咳嗽病之悬饮、支饮证，其证候的核心是痰饮停聚胸胁而出现心下坚满，短气而呕等症。在现代临床上，饮停胸胁证多见于悬饮、支饮、臌胀、胃痛、腹胀、水肿、痹证、癫狂、肿瘤等中医内科疾病中。

　　主症　咳唾牵引胸胁或胸背掣痛，胁下胀满疼痛，心下痞硬坚满，短气而呕，腹大，小便不利，苔白甚至水滑，脉沉弦或弦滑有力。或见心下坚满，胁下胀满疼痛，咳逆引痛，短气而呕，腹大，小便不利，脉沉弦。

　　病机　水饮结于胸腹、气机升降不利。

　　治法　攻逐水饮。

　　方药　十枣汤。

　　芫花，熬　甘遂　大戟

　　上三味，等分，各别捣为散。以水一升半，先煮大枣肥者十枚，取八合，去滓，内药末。强人服一钱匕，羸人服半钱，温服之，平旦服。若下少病不除者，明日更服加半钱。得快下利后，糜粥自养。

　　应用

　　1. 饮停胸胁证。外感病中，外邪引动内邪之饮停胸胁。太阳中风过程中，表邪引动内饮，水饮内停，变动不居，气机不通，出现胸胁牵痛，咳唾引痛，干呕短气，心下痞硬满，或兼头痛，汗出等症状。在《伤寒论》中见于太阳病疑似证之有形水饮结聚胸膈，走窜上下，充斥内外所致，甚则转侧、呼吸、说话都能牵引胸胁作痛，用十枣汤攻逐水饮。如"太阳中风，下利，呕逆，表解者，乃可攻之，其人漐漐汗出，发作有时，头痛，心下痞硬满，引胁下痛，干呕，短气，汗出不恶寒者，此表解里未和也，十枣汤主之。（152）"

　　2. 悬饮。内科病证中，见于各种原因引起的水饮停聚胸膈，但正气尚实者。病机为悬饮内停，阻遏气机，气血不能外达；甚则悬饮停滞胸胁，胸胁气血郁阻，不通则痛，上下牵引，气血壅阻更甚，临床表现为心下痞硬，咳唾引痛等症状。在《金匮要略》中见于痰饮咳嗽病之悬饮证。如"脉沉而弦者，悬饮内痛。（十二·21）""病悬饮者，十枣汤主之。（十二·22）"

　　3. 支饮。内科病证中，因水饮停聚胸胁，阻痹胸阳气机，肺气不利所致，临床以咳嗽、胸中痛，呼吸不利，引胁下痛为主要表现。在《金匮要略》中见于痰饮咳嗽病之支饮。如"夫有支饮家，咳烦胸中痛者，不卒死，至一百日，一岁，宜十枣汤。（十二·33）"

　　4. 应用注意：①剂型：甘遂等泻下逐水药物的有效成分难溶于水，宜冲服。三味研末，大枣十枚煎汤，送服芫花、大戟、甘遂药末，现代用法可将药末装入胶囊服用。②服药量："强人服一钱匕，羸人服半钱"，"若下少病不除者，明日更服加半钱"。即从小量开始，逐渐加重，且每次药量因人而异，体质较好者 1.5～1.8g，体质偏弱者 0.7～0.9g，中病即止。③服药时间："平旦服"。宜清晨空腹时服用，使药力集中，有利于药物及时发挥泻下作用。④药后调护："得快下利后，糜粥自养"。邪去而腹中空虚，需正气充养之，糜粥易化且能养，益气和胃。

病案选录

案一：水肿（急性肾炎）。任某，男 52 岁，患者发寒热 2 日后，全身水肿，小便不利，在农村服中西药治疗数日。肿势日渐增重，全身呈重度水肿，经医院确诊为急性肾小球肾炎。患者要求服中药治疗。遂给予十枣汤。大戟、芫花、甘遂各 5g，大枣 10 个，煮汤煎药，每剂分 10 次服。服 2 剂后水肿日渐消退，到服药后第 4 日水肿全消，以后化验尿常规完全正常。随访半年来未见复发。

赵明锐. 经方发挥[M]. 北京：人民卫生出版社，2009.

案二：水臌（肝硬化腹水）。韩某，男，58 岁。以肝硬化腹水收住入院，用利尿药品（如呋塞米等）方可排出小便，但量不多，一日排出量大约 300mL，如停止一日不用呋塞米，小便几乎点滴不通。患者腹大如釜，只能坐立，不能睡卧，日夜憋胀难忍，痛苦万状。诊其脉，弦大而数，为邪实之象；舌质紫红两侧呈绛蓝色，为瘀滞之象；舌苔厚腻。结合脉症，虽是正虚邪实，但未到阴阳过于虚衰阶段，尚可一攻。投以十枣汤 2 剂，每日 1 剂，服后有恶心腹痛，并有少许呕吐之反应，泻下水液多次，腹部自觉松软。虽经多次泻下，但看来精神尚好。间服培补肺肾之品 2 剂后，又给予十枣汤 2 剂。服后泻下如前，但未呕吐，只有少许恶心，而腹胀顿消，松软平坦，于是继以补脾肾为主，消导之品为辅，短时间内未发生腹水，一般情况良好，出院调养。

赵明锐. 经方发挥[M]. 北京：人民卫生出版社，2009.

案三：悬饮。某女，年近花甲。病初起恶寒发热，头痛项强，无汗而喘，继之则头面四肢浮肿，但不幸而致久病悬饮癖积之十枣汤证加重，且其痛之重点则位于右胸胁部，并且胁下水声动荡，干呕短气，起卧不安，脉来双弦，舌白而润。证属表里俱病，于法当先解表，俟表解后，再逐水饮可也。解表可用葛根汤发汗解表舒筋，并加半夏降逆止呕。药为：麻黄 10g，桂枝 10g，甘草 6g，葛根 25g，半夏 9g，生姜 10g，大枣 10 枚。一剂而汗出表解，诸恙悉平。今拟十枣汤下之，药为：甘遂（制）、芫花（炒）、大戟各 3g，共制为细末，每次用 10 枚大枣煎汤，冲服 3g，不知再服，以知为度。药后，大泻稀黄水 3 次，胸胁痛定，且宽畅自如，精神转佳，食欲进步，已可安睡，但留咳喘余波，当不宜再事峻下，治从温化着手，方转苓桂术甘汤合附子薏苡散复方调理，以杜绝其根。后随访年余，不曾复发。

吴禹鼎. 经方临证录[M]. 北京：人民军医出版社，2012.

第三章

肺 证 类

肺证类是由于各种原因所致的肺主气、司呼吸，主宣发、肃降，通调水道，朝百脉、主治节及其络属经脉、官窍的功能失常，或兼夹寒热、气火、痰湿、血瘀等邪所引起的一类证候。肺的证候以肺的宣发肃降功能失调为基本病机，咳嗽是最常见、也是最基本的临床症状。本章根据《伤寒论》《金匮要略》的基本内容，根据原著所述肺证的基本证候特点，将肺的证候分为肺寒证、肺热证、肺虚证和痰浊证四类。上述证候分别见于《伤寒论》太阳病、《金匮要略》肺痿、肺痈、咳嗽上气病、水气病等病证中。《伤寒论》《金匮要略》所述，为后世对肺病的辨证论治提供了理论和实践基础。现代中医临床将肺疾病命名为肺系疾病，包括咳嗽、哮证、喘证、肺胀、肺痿、肺痈、失音等病种，实导源于此。

第一节 肺 寒 证

肺寒证是指寒邪或风寒邪气直入肺经，以肺气或肺阳虚损等为病机特点的一类证候。临床以咳嗽、喘息等肺的宣发肃降功能失常为基本表现。肺寒证主要见于《伤寒论》太阳病风寒入肺、水饮内停，《金匮要略》寒饮停肺等证，其证候的核心以肺寒为主，兼饮邪犯肺。本节根据《伤寒论》《金匮要略》的基本内容，所述肺寒证主要包括表寒里饮证、表寒里饮兼证、寒饮停肺证、寒饮夹热证以及饮邪停肺证、饮邪停肺兼证、痰水壅结证等证候。

一、表寒里饮证

表寒里饮证指水饮停聚于内，寒邪或风寒邪气外袭于表所致。临床以心下不舒、呕吐清水痰涎或痰白清稀、咳喘、气短为主，伴见发热、恶风寒、无汗、舌质淡、苔白滑等症状。在《伤寒论》中，本证见于太阳伤寒表实兼水饮内停证，在《金匮要略》中，本证见于溢饮和支饮病。后世内科病证中，表寒里饮证主要见于感冒（含时行感冒）、咳嗽、喘证、哮证、肺胀、痰饮、水肿等病证。

主症 发热恶风寒，无汗，咳嗽或喘息，干呕，脉浮紧，舌质淡，苔薄白而润。或见发热恶寒，身体疼痛，咳喘痰多质稀，胸闷脘痞，干呕，脉弦紧或弦滑，舌苔白滑。

病机 风寒袭表、水饮内停。

治法　辛温解表、温化水饮。

方药　小青龙汤。（见表实寒兼寒饮证）

应用

1. 外感风寒疾病中，以风寒外束、卫阳郁遏、营阴郁滞、水气内停为病机，临床以发热恶寒、无汗、咳嗽喘息为主症。内伤咳嗽中，以水寒阻肺为病机，以咳嗽遇寒加重、痰白清稀、舌质暗淡、苔白为主要症状。在《伤寒论》中，本证属于太阳伤寒而见水饮内停证，证候属于外风寒内水饮证，以发热、干呕而咳为主症。如"伤寒表不解，心下有水气，干呕发热而咳，或渴，或利，或噎，或小便不利，少腹满，或喘者，小青龙汤主之。（40）""伤寒心下有水气，咳而微喘，发热不渴，服汤已渴者，此寒去欲解也。小青龙汤主之。（41）"

2. 溢饮病中，以风寒外束、肺气郁闭、水饮内停为基本病机，临床以身体沉重疼痛，甚则肢体浮肿、恶寒无汗，甚则咳喘、痰多白沫、胸闷、舌质暗淡、苔白水滑、脉弦而紧等为主症。《金匮要略》中，用于水饮溢于四肢肌表的溢饮病，症见无汗、身重疼痛等。如"饮水流行，归于四肢，当汗出而不汗出，身体疼重，谓之溢饮。（十二·2）""病溢饮者，当发其汗，大青龙汤主之，小青龙汤亦主之。（十二·23）"

3. 支饮病中，以饮邪犯肺为基本病机，可由受寒饮冷等因素诱发。临床以咳喘不能卧而受寒加重、痰白量多，甚或面浮肢肿、舌质暗淡、苔白滑为主症。《金匮要略》中，用于外寒引动内饮的支饮病。主症为咳逆喘息、不能平卧者。如"咳逆倚息，短气不得卧，其形如肿，谓之支饮。（十二·2）""咳逆，倚息不得卧，小青龙汤主之。（十二·35）"

4. 其他疾病中，以水饮阻于中焦为基本病机特点，临床以吐涎沫为主症、兼舌苔水滑者。如"妇人吐涎沫，医反下之，心下即痞，当先治其吐涎沫，小青龙汤主之。涎沫止，乃治痞，泻心汤主之。（二十二·7）"

5. 应用注意：表寒里饮证多兼夹，风寒走动，水饮为患，变动不一，故临床或然证较多。如《伤寒论》小青龙汤方后所述："若渴，去半夏，加栝楼根三两"，则为饮邪郁热、津液不足，故去半夏之燥，加栝楼根清热生津；"若微利，去麻黄，加荛花，如一鸡子，熬令赤色"，则为饮走肠道，故去麻黄之辛温，加荛花以利水；"若噎者，去麻黄，加附子一枚，炮"，则为水阻气道，故去麻黄之辛散，加附子温阳化饮；"若小便不利，少腹满者，去麻黄，加茯苓四两"，则为饮停下焦、气化不利，故去麻黄之辛散，加茯苓以淡渗利水；"若喘，去麻黄，加杏仁半升，去皮尖"，则为肺气不降，则去麻黄之辛散，加杏仁以降气定喘。

病案选录

（见表实寒兼寒饮证）

二、表寒里饮兼证

表寒里饮兼证，是以表寒里饮证为基础，兼夹有其他证候。病机以风寒袭表，水饮内停为基本病机，兼夹有其他病机。临床多以发热、恶风寒、无汗、咳嗽、痰多、舌质淡、苔白滑等为基本表现。表寒里饮兼证主要包括表寒里饮夹热证、表寒里饮郁热证。在《伤寒论》中，表寒里饮兼夹证见于太阳病。《金匮要略》中，表寒里饮兼夹证见于肺痿肺痈咳嗽上气病、痰饮等疾病中。临床上，表寒里饮兼夹证广泛见于发热、咳嗽、喘证、哮证、肺胀、痰饮等中医内科病证中。

（一）表寒里饮夹热证

主症　咳嗽，气喘，胸胀闷塞，痰多或黄稠，烦躁，苔白滑或黄白相兼而滑，脉浮。
病机　风寒外束、水饮内停、兼有里热。
治法　解表化饮、清热除烦。
方药　小青龙加石膏汤。

麻黄　芍药　桂枝　细辛　甘草　干姜各三两　五味子　半夏各半升　石膏二两

上九味，以水一斗，先煮麻黄，去上沫，内诸药，煮取三升。强人服一升，羸者减之，日三服，小儿服四合。

应用

外感风寒病中，以风寒外袭、水饮内停、兼有里热为病机，临床以发热、恶寒、无汗、咳喘、痰多清稀、烦躁、无汗为主症。内伤病中，以风寒外束，水饮内阻，肺气壅遏，郁而生热为病机，以无汗、咳喘气逆、痰多、烦躁、舌淡苔黄白相兼为主症。在《金匮要略》中，本证见于肺胀病，以风寒外束、水饮内停化热为病机要点，症见咳而上气，烦躁而喘，脉浮者，治宜散寒祛饮，兼以清热。如"肺胀，咳而上气，烦躁而喘，脉浮者，心下有水，小青龙加石膏汤主之。（七·14）"

▌病案选录

案一：马脾风。郝姓幼子，年五岁，住天津小南关柴市旁。季春下旬，感冒风温，医治失宜，七八日间，喘逆大作。面红身热，喘息极促，痰声漉漉，目似不瞬，危至极点。脉象浮滑，重按有力，启口视其舌苔，色白而润，问其二便，言大便两日未行，小便微黄，然甚通利，且视其身体胖壮，阴分犹足，知犹可治。欲治此证，当用《伤寒论》小青龙汤，然须重加凉药以辅之。麻黄一钱，桂枝尖一钱，五味子一钱，清半夏二钱，川贝母二钱（去心），光杏仁二钱，生白芍三钱，干姜六分，细辛六分，生石膏一两（研细）。煎汤一大茶钟，分两次温服下。此方即小青龙汤加贝母、生石膏。《金匮》治肺胀作喘，原有小青龙加石膏汤，然所加石膏之分量甚少。今所以重用生石膏至一两者，为其面红身热，脉象有力，若不重用石膏，则麻桂姜辛之热，即不能用矣。又《伤寒论》小青龙汤加减之例，喘者去麻黄加杏仁，今加杏仁而不去麻黄者，因重用生石膏，麻黄即可不去也。将药服尽一剂，喘愈强半，痰犹壅盛，肌肤犹灼热，大便犹未通下，遂用生石膏、蒌仁各二两，代赭石一两，煎汤两茶钟，徐徐温服之，痰少便通而愈。

廉按：风温犯肺，肺胀喘促，小儿尤多，病最危险，儿科专家往往称马脾风者此也。此案断定为外寒束内热，仿《金匮》小青龙加石膏汤，再加川贝开豁清泄，接方用大剂二石蒌仁等清镇滑降而瘥。先开后降，步骤井然。惟五岁小儿，能受如此重量，可见北方风气刚强，体质苗实，不比南人之体质柔弱也。正惟能受重剂，故能奏速功。

何廉臣. 全国名医验案类编[M]. 上海：上海科学技术出版社，1922.

案二：外寒里饮蕴肺（肺炎）。孙某，女，46 岁。时值炎夏，夜开空调，当风取凉，患咳嗽气喘甚剧。西医用进口抗肺炎之药，不见效果，又延中医治疗亦不能止。请刘老会诊：患者咳逆倚息，两眉紧锁，显有心烦之象。舌质红绛，不见效果，苔则水滑，脉浮弦，按之则大。诊断为外寒里饮蕴肺。处方：麻黄 4g，桂枝 6g，干姜 6g，细辛 3g，五味子 6g，白芍 6g，炙甘草 4g，半夏 12g，生石膏 20g。2 剂，水煎服。方证相合，仅服 2 剂，则喘止人安，能伏枕而眠。

陈明. 刘渡舟临证验案精选[M]. 北京：学苑出版社，1996.

案三： 内饮兼感（腺病毒肺炎）。冯某，女，6 岁。1961 年 3 月 14 日会诊。腺病毒肺炎住院三周，发热，咳嗽气喘，发憋，面青白，下利，肺部啰音较多。舌淡苔灰黑，脉滑数。属内饮兼感，治宜宣肺。处方：麻黄五分，干姜三分，法半夏一钱，大枣二枚，细辛三分，桂枝五分，生石膏二钱，五味子十枚（打），杏仁十枚，白芍五分，炙甘草五分。以水300mL，煎分三次温服。3 月 16 日复诊，身微热，面红润，咽间有痰，胃口好些，大便次数已减少。舌淡苔灰黑已减，脉滑微数。治宜调和脾胃，理肺化痰。处方：法半夏一钱，橘红八分，炙甘草五分，紫菀八分，细辛三分，苏子（炒）一钱，前胡五分，生姜二片，大枣二枚，五味子（打）十粒。3 月 17 日三诊：热退，喘憋减，精神转佳，食纳好。脉缓，舌淡苔减。继服前方而愈。

中国中医研究院编. 蒲辅周医疗经验[M]. 北京：人民卫生出版社，2005.

（二）表寒里饮郁热证

主症 发热，恶寒，无汗，身疼痛或重，烦燥，舌淡苔薄白，脉浮紧。
病机 风寒外束、内有郁热。
治法 辛温解表、兼清里热。
方药 大青龙汤。（见表证章表寒里饮郁热证）
应用

1. 外感风寒疾病中，以风寒束表、内有郁热为病机，临床以恶寒发热、不汗出而烦燥、身体疼重、脉浮紧为主症。内伤病中，以外受风寒、胸中有热为病机，以无汗、烦躁、口渴、身疼痛或身重为主要症状。在《伤寒论》中，本症属于太阳伤寒寒邪郁闭过重，致使阳气内郁化热，证候属于外寒内热证，以恶寒、发热、无汗、烦躁、身疼痛为主症。如"太阳中风，脉浮紧，发热恶寒，身疼痛，不汗出而烦躁者，大青龙汤主之。（38）""伤寒脉浮缓，身不疼但重，乍有轻时，无少阴证者，大青龙汤发之。（39）"

2. 溢饮病中，以风寒外束、气郁化热为基本病机，临床以恶寒发热、身体疼重、皮肤肿满、不汗出而烦躁、舌淡苔白、脉数等为主症。《金匮要略》中，用于饮溢四肢肌表的溢饮病，症见无汗、身重疼痛等。如"饮水流行，归于四肢，当汗出而不汗出，身体疼重，谓之溢饮。（十二·2）""病溢饮者，当发其汗，大青龙汤主之，小青龙汤亦主之。（十二·23）"

3. 应用注意：大青龙汤为峻汗之剂，乃麻黄汤麻黄倍量，再加石膏、姜、枣组成，是为仲景方中麻黄用量最大者，故本方乃发汗峻剂，有"体若燔炭，汗出而散"之效。但发汗过多也有导致虚脱的危险，故使用本方一定需谨慎。要辨识体质，对于皮肤腠理疏松、平素易于出汗者或年老体弱脉浮软、容易紧张者应禁用。"若脉微弱，汗出恶风者，不可服之，服之则厥逆，筋惕肉瞤，此为逆也。"若服药后汗出较多，"温粉粉之"。服药后获效者，即需停药，不可再服，"一服汗者，停后服。"若未及时停药，可致"汗多亡阳，遂虚，恶风烦躁，不得眠也。"

病案选录

（见表证章表寒里饮郁热证）

三、寒饮停肺证

寒饮停肺证指寒饮停聚于内，肺失肃降或外感风寒邪气，致肺失宣降，水饮内停所致。临床以咳嗽或喘，痰多色白且质地清稀，喉中痰鸣，胸闷，不能平卧，形寒肢冷，舌淡苔白滑，脉弦紧等为主要症状。在《金匮要略》中，本证见于咳嗽上气病。后世内科病证中，寒饮内停证主要见于感冒（含时行感冒）、咳嗽、喘病、哮病、肺胀、痰饮、水肿等病证。

（一）寒饮停肺气逆证

主症　喉中痰鸣，胸中满闷，咳喘，痰白质稀，苔白滑或白腻，脉浮紧或浮弦。

病机　寒饮郁肺、肺气上逆。

治法　温肺化饮、降逆平喘。

方药　射干麻黄汤。

射干十三枚一法三两　麻黄四两　生姜四两　细辛三两　紫菀三两　款冬花三两　五味子半升　大枣七枚　半夏，大者，洗，八枚，一法半升

上九味，以水一斗二升，先煮麻黄两沸，去上沫，内诸药，煮取三升，分温三服。

应用　外感风寒中，以寒饮郁肺为病机，临床以喉中痰鸣，胸中满闷，咳喘，痰白质稀，舌苔白腻或滑，脉浮紧或浮弦为主症。内伤病中，以遇寒发作，发作时咳逆气喘，伴喉中痰鸣为主要症状。在《金匮要略》中，本证见于咳嗽上气病，以寒饮内停为病机要点，症见咳而上气，喉中水鸡声，脉浮紧或浮弦者，治宜温肺化饮，止咳平喘。如"咳而上气，喉中水鸡声，射干麻黄汤主之。（七·6）"

病案选录

案一：咳逆。冯仕觉，七月廿一日。自去年初冬始病咳逆，倚息，吐涎沫，自以为痰饮。今诊得两脉浮弦而大，舌苔腻，喘息时胸部间作水鸣之声，肺气不得疏畅，当无可疑。昔人以麻黄为定喘要药，今拟用射干麻黄汤。

射干四钱，净麻黄三钱，款冬花三钱，紫菀三钱，北细辛二钱，制半夏三钱，五味子二钱，生姜三片，红枣七枚，生远志四钱，桔梗五钱。

曹颖甫曰：有张大元者向患痰饮，初，每日夜咳痰达数升，后咳痰较少，而胸中常觉出气短促，夜卧则喉中如水鸡声，彻夜不息。当从《金匮》例，投射干麻黄汤，寻愈。又有杨姓妇素患痰喘之证，以凉水浣衣即发，发时咽中常如水鸡声，亦用《金匮》射干麻黄汤应手辄效。又当其剧时，痰涎上壅，气机有升无降，则当先服控涎丹数分，以破痰浊，续投射干麻黄汤，此又变通之法也。

曹颖甫. 经方实验录[M]. 北京：中国中医药出版社，2012.

案二：肺痈。闻左，外感风寒，袭于肺胃，膏粱厚味，酿成痰浊，血瘀凝滞，壅结肺叶之

间，致成肺痈。是以咳嗽气粗，痰秽如脓，胁痛难于转侧，振寒发热，舌苔白厚而腻，脉象浮紧而滑。病来涌急，非猛剂不为功，急仿《金匮》射干麻黄汤合《金匮》皂荚丸，一以散发表邪，一以荡涤痰浊。净麻黄四分，嫩射干八分，甜葶苈八分（炒研），光杏仁三钱，象贝母三钱，生甘草五分，苦桔梗一钱，嫩紫菀一钱，生苡仁四钱，冬瓜子四钱，川郁金五分，皂荚末五分（蜜为丸吞服）。二诊：前投发散肺邪，荡涤痰浊之剂，得汗寒热已解，咳嗽气急亦见轻减，而痰稠腥秽依然，胸闷胁痛，不思饮食，小溲短赤，苔腻，脉滑数，胶黏之痰浊，蕴蓄之痰湿，结于肺叶之间，一时难以肃清。今宜制小其剂，蠲化痰浊，清肃肺气，毋使过之，伤其正也。净蝉衣八分，嫩前胡八分，嫩射干五分，生甘草六分，桔梗一钱，光杏仁三钱，象贝母三钱，炙紫菀一钱，生苡仁四钱，冬瓜子四钱，橘红络各一钱，桃仁泥一钱（包）。

丁甘仁著，苏礼等整理. 丁甘仁医案[M]. 北京：人民卫生出版社，2007.

案三： 陈某，女，37岁。哮喘5年，遇冷即发，咳喘，痰稀作白沫状，夜间喉中作水鸡声，舌淡、苔白，脉滑。证属肺有寒饮，拟以射干麻黄汤加减。射干9g，麻黄9g，前胡9g，紫菀9g，干姜3g，细辛3g，五味子6g，半夏9g。方5剂。

按： 本案为肺有伏饮，哮喘遇冷即发。方中射干利咽降气，治喉中作水鸡声为主药。麻黄平喘，配伍前胡、紫菀宣肺降逆。辅以细辛、干姜、半夏同用有温散水饮的作用。方中五味子是味强壮药又有较好的镇咳祛痰作用，对哮喘多年的患者，扶正止咳一举两得。

姜春华，戴克敏. 姜春华经方发挥与应用[M]. 北京：中国中医药出版社，2012.

鉴别 小青龙汤、大青龙汤和射干麻黄汤均可用于寒饮内停证，所不同者，小青龙汤病机为风寒外束、兼有内饮，大青龙汤病机为风寒外束、兼有内热，射干麻黄汤病机为寒饮内停、肺失宣降。另外，小青龙汤与射干麻黄汤均可用于寒饮内停的治疗，但小青龙汤解表散寒之力较大，射干麻黄汤宣肺化饮之功较强。三方区别如表3-1。

表3-1 小青龙汤、大青龙汤、射干麻黄汤鉴别

	小青龙汤	大青龙汤	射干麻黄汤
病证	发热恶风寒、无汗，干呕、咳喘之外寒内饮证、溢饮、支饮	发热恶风寒、无汗，烦躁而渴，脉浮紧之外寒里热证、溢饮	咳嗽气喘，喉中痰鸣似水鸡声之寒饮停肺证、咳嗽病
病机	风寒袭表、卫闭营郁、寒饮内停	风寒束表、卫闭营郁、阳郁化热	寒饮郁肺、肺气上逆
治法	发汗解表、温化寒饮	发散风寒、清解郁热	温肺化饮、降逆平喘
药物	麻黄、芍药、细辛、干姜、炙甘草、桂枝各三两，五味子半升，半夏半升	麻黄六两、桂枝二两、炙甘草二两、杏仁四十枚、生姜三两、大枣十枚、石膏如鸡子大	射干十三枚（一法三两）、麻黄四两、生姜四两、细辛三两、紫菀三两、款冬花三两、五味子半升、大枣七枚、半夏八枚（一法半升）
用法	先煮麻黄，后下诸药，煮取三升，温服一升	先煮麻黄，后下诸药，煮取三升，温服一升	先煮麻黄，后下诸药，煮取三升，分温三服

（二）寒饮停肺气滞证

主症 胸中气塞，短气，咳嗽气逆，吐涎沫，小便不利，舌淡，苔滑或白腻，脉沉或滑。

病机 饮停于内、肺气郁滞。

治法 宣肺化饮、行气消滞。

方药　茯苓杏仁甘草汤。

茯苓三两　杏仁五十个　甘草一两

上三味，以水一斗，煮取五升，温服一升，日三服，不瘥更服。

应用　内伤病中，以饮邪偏盛，上乘于肺，肺失宣降为病机，临床以胸痹，胸中痞塞，胀闷不适，呼吸短促，咳逆或吐涎沫，小便不利，舌苔白腻，脉沉或滑为主要症状。在《金匮要略》中，本证见于胸痹病，以饮阻气滞为病机要点，治宜宣肺化饮，行气消滞。如"胸痹，胸中气塞，短气，茯苓杏仁甘草汤主之。（九·6）"

病案选录

案一：咳喘（心脏病）。一老妪患心脏病多年，继又出现咳喘，面目浮肿，小便不利，服药虽多，面目浮肿则一直未消。切其脉弦，视其舌胖，苔水滑。辨为心阳虚于上，水寒凌心则悸，乘肺则咳，三焦通调不畅，则小便不利，面目浮肿。治用温心阳，利肺气，俾三焦通畅，小便一利，而面肿可消。方用茯苓30g，桂枝12g，杏仁10g，炙甘草6g。患者见药只有四味，面露不信。然服至5剂，小便畅通，又服5剂，面已不肿。

张文选. 温病方证与杂病辨治[M]. 北京：人民卫生出版社，2007.

案二：喘证。一男子，短气息迫，喘不得卧，面色青，胸中悸，脉沉微。先生与茯苓杏仁甘草汤。服之三帖，小便快利，诸症痊愈。

汤本求真. 皇汉医学[M]. 北京：中国中医药出版社，2012.

案三：噎膈。63岁男子，患食道癌，切开已涉及动脉，不能手术而缝合。其后，病情一时轻快，不久又再度咽下困难，食已即吐，体力日衰，只有待死。与利膈汤合茯苓杏仁甘草汤（半夏8g，山栀子3g，附子0.5g，茯苓5g，杏仁3g，甘草1g），服用第3日咽下渐易，数日后体力增加，能起床活动。1个月间，诸症均减。但再未来诊，可能因病情恶化之故。尽管暂时轻快，体力有所恢复，毕竟为本方之效。

矢数道明. 临床应用汉方处方解说[M]. 北京：人民卫生出版社，1983.

（三）寒饮停肺郁表证

主症　四肢困重或身肿，无汗，咳喘，小便不利，舌淡，苔白滑，脉缓或迟。

病机　肺失通调、脾失健运、水停于表。

治法　宣肺利水和中。

方药　甘草麻黄汤。

甘草二两　麻黄四两

上二味，以水五升，先煮麻黄，去上沫，内甘草，煮取三升，温服一升，重覆汗出，不汗，再服。慎风寒。

应用　内伤病中，以肺失通调，脾失健运，水停于表为病机，临床以身肿无汗，无内热，咳喘，小便不利为主要症状。在《金匮要略》中，本证见于水气病，以内无郁热，肺失通调，脾失健运为病机要点，治宜宣肺健脾利水，如"里水，越婢加术汤主之，甘草麻黄汤亦主之。（十四·25）"

病案选录

案一： 哮证。顾某，女，62 岁。哮喘 15 年，冬重夏轻，发作时不能平卧，现喉间紧束，有哮喘音，脉细，舌净。证属风寒束肺，治宜宣肺平喘。麻黄 9g，枳实 9g，玄参 9g，甘草 6g。方 3 剂，另砒矾丸，每次服 5 丸，日 2 次。共 30 粒。

按： 本案以甘草麻黄汤加味治疗咳喘。麻黄宣肺平喘，枳实宽胸，玄参利咽，另砒矾丸治疗寒喘有奇效。砒矾丸即为许叔微《本事方》所载的紫金丹，方子的组成以砒石 1、明矾 3、豆豉 10 为比例，研粉糊丸，绿豆大小，每服 5～7 丸，对寒性哮喘，效果很好，但对热性哮喘无效，而且用后发得更重。不过药量要适中，少则无效，多则中毒。连服 2 周无效即停，有效可间断服，不能连续用至 1 月。有肝肾病者、出血者忌用。

姜春华，戴克敏. 姜春华经方发挥与应用[M]. 北京：中国中医药出版社，2012.

案二： 哮喘。御广式添番森村金之丞，患久年哮喘，感触风寒则必发作，不能动摇。余谕之曰：积年之沉疴，非一朝药石所能除，但可先驱其风寒，以桂枝加厚朴杏子汤及小青龙汤发表之。表证解，则与麻黄甘草汤服之。二三帖，喘息忽平，行动复常，得以出事。其人大喜，每自效此法而调药有效。经年后，外感稍触，喘息亦大减云。

汤本求真. 皇汉医学[M]. 北京：中国中医药出版社，2012.

案三： 皮水致死案。往年一男子 60 余岁，患皮水，余诊之，即与甘草麻黄汤服之。一夜汗出，烦闷而死。后阅《济生方》有云："人有患气促，积久不瘥，遂成水肿者，服之有效。但此药发表，于老人、虚人，不可轻用。"余当弱冠，方脉未妥，逮读《济生》，而大悔前非。

汤本求真. 皇汉医学[M]. 北京：中国中医药出版社，2012.

四、寒饮夹热证

寒饮夹热证，是以寒饮内停证为基础，兼夹有里热证候。病机以寒饮内停，兼有里热为基本病机。临床多以咳嗽或喘，痰多，喉中痰鸣，胸满烦燥，口渴，不能平卧，舌苔白或黄白相兼，脉浮数或浮紧等为基本表现。寒饮夹热证主要包括寒饮夹热偏表证、寒饮夹热偏里证。在《伤寒论》中，本证见于太阳病伤寒表实兼有郁热证，在《金匮要略》中，本证见于肺痿肺痈咳嗽上气病。临床上，寒饮夹热证广泛见于感冒（含时行感冒）、咳嗽、喘病、哮病、肺胀、痰饮、水肿等病证。

（一）寒饮夹热偏表证

主症 咳嗽，胸满，倚息不能平卧，烦躁，口渴，苔白或黄白相兼而滑，脉浮数或浮紧。
病机 寒饮夹热、上迫于肺。
治法 散饮除热、宣肺止咳。
方药 厚朴麻黄汤。

厚朴五两　麻黄四两　石膏如鸡子大　杏仁半升　半夏半升　干姜二两　细辛二两　小麦一升　五味子半升

上九味，以水一斗二升，先煮小麦熟，去滓。内诸药，煮取三升，温服一升，日三服。

应用 内伤病中，以寒饮郁积胸肺，肺气不宣，饮邪郁久化热为病机，临床以咳嗽气喘，伴见胸部胀满、烦躁、咽喉不利、痰声漉漉、倚息不能平卧、舌苔滑而略黄等为主要症状。在《金匮要略》中，本证见于咳嗽上气病，以寒饮郁热，病偏于表为病机要点，治宜宣肺化饮，止咳平喘，如"咳而脉浮者，厚朴麻黄汤主之。（七·8）"

病案选录

案一：咳喘。朱小祥病患咳嗽，恶寒头疼，胸满气急，口燥烦渴，尿短色黄，脉浮而小弱。据证分析，其由邪侵肌表，寒袭肺经，肺与皮毛相表里，故恶寒而咳；浊痰上泛，冲激于肺，以致气机不利，失于宣化，故胸满气促；燥渴者，则为内有郁热，津液不布，因之饮水自救；又痰积中焦，水不运化，上下隔阻，三焦决渎无权，故小便黄短；脉浮则属外邪未解，小弱则因营血亏损，显示脏气之不足，如此寒热错杂内外合邪之候，宜合治不宜分治，要不出疏表利肺降浊升清之大法，因处以《金匮》厚朴麻黄汤。其方麻、石合用，不惟功擅辛凉解表，而且祛痰力巨；朴、杏宽中定喘；辅麻、石以成功；姜辛味温肺敛气，功具开阖；半夏降逆散气，调理中焦之湿痰；尤妙在小麦一味补正，斡旋其间，相辅相需，以促成健运升降诸作用。但不可因麻黄之辛，石膏之凉，干姜之温，小麦之补而混淆杂乱目之。药服三剂，喘满得平，外邪解，烦渴止。再二剂，诸恙如失。

赵守真. 治验回忆录[M]. 北京：人民卫生出版社，2008.

案二：咳喘。李某，男，45 岁。1979 年 2 月 4 日初诊。咳嗽气喘，畏寒骨楚。胸中烦满闷，咽喉干烘，苔略滑，脉浮略数，治宜散邪蠲饮。

处方：厚朴 9g，杏仁 9g，炙麻黄 6g，生石膏 15g（打）、干姜 4 克、细辛 3g，制半夏 9g，五味子 3g，小麦 15g。3 剂。

2 月 7 日复诊：上方服后，畏寒骨楚已解，咳喘烦满亦瘥，前方续进巩固之。上方再服 3 剂。

何任. 金匮方百家医案评议[M]. 杭州：浙江科学技术出版社，1991.

案三：李某，男，13 岁。患支气管哮喘。发作时胸满烦躁，咳痰黄稠，呼吸不利，喉间有哮鸣音，口渴苔黄，脉象浮数。此饮郁化热，寒迫气道，宜宣利肺气，清热化痰，曾用定喘汤咳痰减轻，哮喘仍发。后用厚朴麻黄汤：厚朴 10g，麻黄 3g，杏仁 10g，生石膏 10g，法半夏 10g，干姜 3g，细辛 1.5g，五味子 1.5g，小麦 10g。服 3 剂，咳喘均止。

谭日强. 金匮要略浅述[M]. 北京：人民卫生出版社，1981.

（二）寒饮夹热偏里证

主症　咳嗽，胸胁引痛，或身肿，或小便不利，舌红苔白或黄白相兼，脉沉。

病机　饮结胸胁、肺气不利。

治法　逐水消饮、宣肺止咳。

方药　泽漆汤。

半夏半升　紫参（一作紫菀）五两　泽漆三斤（以东流水五斗，煮取一斗五升）　生姜五两　白前五两　甘草　黄芩　人参　桂枝各三两

上九味，咬咀，内泽漆汁中，煮取五升，温服五合，至夜尽。

应用　内伤病中，以饮结胸胁，饮邪郁久化热而偏于里为病机，临床以咳嗽气喘，胸胁引痛，身肿，或二便不利，舌红苔白或黄白相兼而厚，脉沉等为主要症状。在《金匮要略》中，

本证见于咳嗽上气病，以饮结胸胁而偏于里为病机要点，治宜逐水消饮，止咳平喘，如"脉沉者，泽漆汤主之。（七·8）"

病案选录

咳喘肺胀。某患者，女，年近40岁，工人，咳喘胸满近1年，吐痰色黄稠黏，其量较多，甚则气壅不能平睡，头汗出，四肢轻度浮肿，晨起以头面肿胀为最，大便时干时溏，小便色黄量少，六脉沉滑，舌苔白根黄腻。脉症合参，此为肺胀。原因水饮内停，上迫于肺，因之胸满咳喘，气壅不能平睡，久则气郁化热，所以吐痰色黄稠黏，不易咳出。复因水饮外溢于肌表，则头面四肢浮肿，呈凹陷性水肿。饮热下趋于肠，故大便时干时溏，小便色黄量少，为水停夹热之征。其之所以停积着，关键在于脾虚不运，肾失蒸化之故，治法宜逐水通阳，止咳平喘，泽漆汤主之。泽漆60g，生半夏10g，紫菀10g，生姜10g，白前10g，甘草6g，黄芩9g，党参10g，桂枝10g。服2剂，诸症俱减。复与3剂而平复，两年不曾复发。

吴禹鼎. 经方临证录[M]. 西安：陕西科学技术出版社，1994.

鉴别 泽漆汤和厚朴麻黄汤均可用于治疗寒饮夹热证。所不同者，泽漆汤为寒饮夹热，但病偏于里，厚朴麻黄汤为寒饮夹热，但病偏于表，故二者病位有表里之别，区别如表3-2。

表 3-2 泽漆汤与厚朴麻黄汤鉴别

	泽漆汤	厚朴麻黄汤
病证	咳嗽，胸胁引痛，脉沉，或身肿，小便不利	咳嗽胸满，不得卧，烦躁，口渴，脉浮
病机	饮结胸胁、而偏于里	饮热偏上、而近于表
治法	逐水消饮	宣肺止咳
药物	半夏半升，紫参（一作紫菀）五两，泽漆三斤（以东流水五斗，煮取一斗五升），生姜五两，白前五两，甘草、黄芩、人参、桂枝各三两	厚朴五两、麻黄四两、石膏如鸡子大、杏仁半升、半夏半升、干姜二两、细辛二两、小麦一升、五味子半升
用法	㕮咀，内泽漆汁中，煮取五升，温服五合，至夜尽	先煮小麦熟，去滓。后内诸药，煮取三升，温服一升，一日三服

五、饮邪停肺证

饮邪停肺证因水饮停聚于内，阻塞或壅遏肺气，肺失宣降所致。临床以咳唾伴胸胁痛，干呕，短气，头痛，舌质淡、苔白滑或白腻，脉沉弦有力等为主要症状。《伤寒论》中，本证见于太阳病疑似证，证情较重；《金匮要略》中，本证见于悬饮、支饮，以咳嗽胸闷为主。后世内科病证中，饮邪停肺证主要见于咳嗽、喘证、哮证、肺胀、痰饮、水肿等病证。

（一）饮邪停肺重证

主症 心下痞硬，咳唾胸胁牵引疼痛，头痛，干呕，短气，汗出不恶寒；或一身悉肿，尤以身半以下肿甚，腹胀喘满，二便不利，舌苔白滑，脉沉有力。

病机 饮邪内停。

治法　攻逐水饮。

方药　十枣汤。

芫花，熬甘遂　大戟各等分

上三味，捣筛，以水一升五合，先煮肥大枣十枚，取八合，去滓，内药末，强人服一钱匕，羸人服半钱，平旦温服之；不下者，明日更加半钱。得快下后，糜粥自养。

应用

1. 内伤病中，本证以水饮外溢，营卫失和为基本病机，临床以汗出，发作有时，头痛，不恶寒、伴心下痞硬满，干呕短气，引胁下痛，舌淡，脉浮为主要症状，在《伤寒论》中，本证见于太阳病疑似证，以水饮外溢，营卫失和为基本病机，治宜峻下逐水，如"太阳中风，下利呕逆，表解者，乃可攻之。其人漐漐汗出，发作有时，头痛，心下痞硬满，引胁下痛，干呕短气，汗出不恶寒者，此表解里未和也，十枣汤主之。（152）"

2. 悬饮病中，本证以水饮壅盛于里，停于胸胁，或水饮泛溢肢体为基本病机，临床以胸胁满痛，咳唾引痛，干呕短气，心下痞硬满，或一身悉肿，二便不利，舌苔白，脉沉为主要症状。在《金匮要略》中，本证见于悬饮病，以饮停胸胁，阻碍气机为病机要点，治宜攻逐水饮，如"病悬饮者，十枣汤主之。（十二·22）"

3. 支饮病中，本证以水饮射肺，肺失宣降为基本病机，临床以咳嗽，胸中痛，脉弦有力等为主要症状，在《金匮要略》中，本证见于支饮病中，以水饮射肺，邪盛体实，肺气上逆为病机要点，治宜攻逐水饮，如"咳家其脉弦，为有水，十枣汤主之。（十二·32）"

4. 应用注意：本方作用峻猛，只可暂用，不宜久服。使用本方应注意四点：一是三药为散，大枣煎汤送服，如"先煮大枣肥者十枚，取八合，去滓，内药末"；二是于清晨空腹温服，从小量开始，以免量大下多伤正，若服后下少，次日加量，如"温服之，平旦服。若下少，病不除者，明日更服，加半钱"；三是服药得快利后，宜食糜粥以保养脾胃，如"得快下利后，糜粥自养"；四是根据患者体质强弱调整药量，如"强人服一钱匕，羸人服半钱"。

病案选录

案一：痰饮胸痛。罗妇冬英，原有胸痛宿疾，一年数发，发则呼号不绝，惨不忍闻。今秋发尤剧，几不欲生。医作胸痹治，投瓜蒌薤白枳实厚朴半夏汤及木防己汤多剂皆不效。因迎余治，按脉弦滑，胸胃走痛，手不可近，吐后则稍减，已而复作，口不渴，小便少。但痛止则能食，肠胃殊无病。证似大陷胸而实非，乃系痰饮之属，前药不效，或病重药轻之故欤？其脉弦滑，按与《金匮》痰饮篇中偏弦及细滑之言合，明是水饮结胸作痛，十枣汤为其对证之方，不可畏而不用。竟书：甘遂、大戟、芫花各五分。研末，用大枣十枚煎汤，一次冲服。无何，肠鸣下迫，大泻数次，尽属痰水，痛遂止，续以六君子汤调理。

赵守真. 治验回忆录[M]. 北京：人民卫生出版社，2008.

案二：悬饮内痛。患者叶姓妪，年五十余，农民，江苏靖江普正乡人，素有胃痛之证，遇冷则发，一九五二年冬，因作劳过度，兼之感寒较深，发作转甚，阵阵剧痛，痛甚则肢冷脉伏，昏沉不语，与之汤药，入口即吐，屡经西医注射阿托品、吗啡之类的药物，无效。至笔者前往诊时病已延续二日，病人气息微弱，语音低沉，约半小时即可因痛而昏厥一次，按脉则沉弦有力，舌白，肢冷如冰，过于肘膝，胸胁部不可手近，大便三四日未一行。余亦根据悬饮内痛法，投以十枣剂，服后得大便狂下稀水而愈。

萧龙友. 现代医案选[M]. 北京：人民卫生出版社，1960.

案三：水肿。本城内小西门街袁旭东先生之佃户，年三十岁。自乡赴县，七月初，天气炎热，路过菜园中，渴甚饮冷水三四碗，路旁有大树一株，伊于树下熟睡。醒来觉腹胀难受，不甚在意，越旬日，目下如卧蚕，腹内有水声，饮食亦减。就诊于余，脾肺二脉沉滑有力，知系实证，治以攻邪为先，方用十枣汤加葶苈煎服，攻下水桶余，病去八九。又服半帖痊愈。

翟竹亭. 湖岳村叟医案[M]. 郑州：河南科学技术出版社，1984.

（二）饮邪停肺轻证

主症 咳嗽，咳痰量多，清稀色白，或喜唾涎沫，胸满不舒，舌苔白滑，脉弦滑。
病机 寒饮内停、肺气上逆。
治法 散寒化饮、敛肺止咳。
方药 苓甘五味姜辛汤。

茯苓四两　甘草　干姜　细辛各三两　五味子半升

上五味，以水八升，煮取三升，去滓，温服半升，日三服。

应用 内伤病中，本证以寒饮内蓄为病机，临床以咳嗽痰多，清稀色白，胸膈不快，舌苔白滑，脉弦滑等为主症。本证在《金匮要略》中，见于咳嗽病中，以寒饮内停，肺失宣降为病机，治宜温肺化饮，敛肺止咳，如"冲气即低，而反更咳，胸满者，用桂苓五味甘草汤，去桂加干姜、细辛，以治其咳满。（十二·37）"

病案选录

案一：支气管炎、哮喘。任某，女性，50岁。2002年6月15日初诊。咳嗽11个月，以咳而遗尿3周为主诉就诊。11个月前患者出现恶寒发热、咳嗽、咳痰。X线胸部摄片诊断：支气管炎、哮喘。经静脉滴注青霉素、环丙沙星（悉复欢）抗生素治疗2周，精神转佳，寒热消失，但咳嗽不止。反复更医，服中、西药物，未见疗效，迁延不愈。3周前又出现咳而遗尿之症，苦不堪言。咳嗽多在夜间发作，或受冷空气、油烟刺激而发作，咳痰稀白、量中，痰易咳出，自汗，疲乏，舌质淡红胖嫩，苔白滑，脉沉缓。复查X线胸部摄片未见异常，肺功能检查正常，支气管激发试验阳性。诊断：咳嗽变异性哮喘。证属肺肾两虚，痰湿阻肺。治以补肺气，温肾阳，祛痰湿。方选苓甘五味姜辛汤合二陈汤加味。处方：茯苓15g，甘草10g，五味子10g，干姜10g，细辛3g，法半夏15g，陈皮15g，北黄芪25g，紫菀25g，补骨脂15g，益智仁15g，桑螵蛸15g，红参10g。服药4剂，咳嗽大减，痰少，精神转佳，偶咳遗尿。上方去甘草，加山茱萸15g。再服5剂，咳嗽止，无遗尿，精神食欲好。随访，未见复发。

闫宝环，吴凌. 呼吸病·国家级名老中医验案[M]. 北京：人民军医出版社，2014.

案二：痰饮。俞某，男，60岁。10月，脾阳虚则积湿为痰，肾阳虚则蓄水成饮。饮痰上泛，咳嗽气逆，痰味带咸，形寒畏冷，脉象滑而无力，舌苔薄腻，体虽虚，腻补难投，虑为痰饮树帜耳。炮姜一钱半拌捣炒、五味子七分，细辛八分，姜夏二钱，茯苓四钱，炙橘红钱半，金沸梗三钱（包）、煅代赭石五钱，煅灵磁石五钱，炒杜仲四钱，沉香末六分（分冲）、炙紫菀三钱，红枣三枚。

浙江省卫生厅名中医医案整理小组整理. 叶熙春医案[M]. 北京：人民卫生出版社，1965.

案三：痰嗽。周某，男，36岁。患痰嗽已一年多，近上山砍柴，中途淋雨，衣服尽湿，比及抵家而嗽大发，彻夜因嗽而难寐，唾痰盈碗，色白浓厚，兼感头痛心悸，肢体俱惫，就医服六君无效，入院求诊。拟以苓桂术甘汤加干姜、细辛、五味，服一剂而嗽减痰少，继投原方诸症痊愈。

苏毓翔整理. 陈耀庚医案[M]. 三明：福建省大田县医院，1963.

鉴别   小青龙汤和苓甘五味姜辛汤均可用于饮邪内停证。所不同者，小青龙汤为风寒束表、寒饮内停，苓甘五味姜辛汤为寒饮内停而无风寒外束，故二者病因有是否兼风寒外束之别。两方区别如表3-3。

表3-3   小青龙汤与苓甘五味姜辛汤鉴别

	小青龙汤	苓甘五味姜辛汤
病证	发热恶风寒、无汗之卫闭营郁之外寒内饮咳喘证；溢饮、支饮	咳嗽，胸满之咳嗽证
病机	风寒袭表、卫闭营郁、寒饮内停	寒饮内停、肺气上逆
治法	发汗解表、温化寒饮	散寒化饮、敛肺止咳
药物	麻黄、芍药、细辛、干姜、炙甘草、桂枝各三两，五味子半升，半夏半升	茯苓四两，甘草、干姜、细辛各三两，五味子半升
用法	先煮麻黄，后下诸药，煮取三升，温服一升	以水八升，煮取三升，温服半升，日三服

六、饮邪停肺兼证

饮邪停肺兼证，是以饮邪停肺证为基础，兼夹有其他证候。病机以水饮内停为基本病机。临床多以咳嗽，吐痰涎，苔白或黄，脉弦为基本表现。饮邪停肺兼证主要包括饮邪停肺兼冲气上逆证、饮邪停肺兼外溢肌肤证、饮邪停肺兼胃气上逆证、饮邪停肺兼胃热上冲证。在《金匮要略》中，饮邪停肺兼夹证主要见于痰饮咳嗽病中。临床上，饮邪停肺兼证广泛见于发热、咳嗽、喘证、哮证、肺胀、痰饮、水肿等中医内科病证中。

（一）兼冲气上逆证

主症   咳嗽，唾痰涎，自觉气从小腹上冲胸咽，面部翕然如醉状，手足冷或麻木不仁，小便难，舌质淡，苔白腻或白滑，脉沉而微。

病机   寒饮内停、冲气上逆。

治法   平冲降逆、通阳利水。

方药   桂苓五味甘草汤。

茯苓四两   桂枝四两，去皮   甘草三两，炙   五味子半升

上四味，以水八升，煮取三升，去滓，分温三服。

应用   内伤病中，以阳虚水停，冲气上逆为病机，临床以咳嗽唾涎沫，口干，四肢厥逆，气从小腹上冲，手足麻木，面部泛红如醉状，舌淡苔白，寸脉沉，尺脉微为主症，本证在《金匮要略》中，见于痰饮咳嗽病中，以真阳不足，饮邪上逆为病机，治宜温阳利水，降逆平冲，

如"青龙汤下已，多唾口燥，寸脉沉，尺脉微，手足厥逆，气从小腹上冲胸咽，手足痹，其面翕热如醉状，因复下流阴股，小便难，时复冒者，与茯苓桂枝五味子甘草汤，治其气冲。（十二·36）"

病案选录

案一：痰饮咳喘。申左，咳嗽气喘，卧难着枕，上气不下，必下冲上逆，脉象沉弦。谅由年逾花甲，两天阴阳并亏，则痰饮上泛，饮与气涌，斯咳喘矣。阅前方叠以清肺化痰，滋阴降气，不啻助纣为虐。况背寒足冷，阳气式微，藩篱疏撒，又可知也。仲圣治饮，必以温药和之，拟桂苓甘味合附子都气，温化痰饮，摄纳肾气。桂枝2.4g，云苓9g，炙甘草1.5g，五味子1.5g，生白术15g，制半夏6g，炙远志3g，炒补骨脂15g，熟附块15g，怀山药9g，大熟地9g，核桃肉2枚。

丁甘仁著，苏礼等整理. 丁甘仁医案[M]. 北京：人民卫生出版社，2007.

案二：右肩强硬。44岁男子，大约10日前，右肩开始强硬且紧张，日渐严重，头重如裹，眼充血，眼屎多。与葛根汤无效，于是改用苓桂味甘汤，2～3日痊愈。此例眼充血应为面色翕然如醉状之变形。

矢数道明. 临床应用汉方处方解说[M]. 北京：人民卫生出版社，1983.

案三：21岁男子，牙科劝其把牙全部拔掉，更换为义齿。诊之，曾患胃溃疡，中医治疗已愈。现在症状：足冷，头昏眼花，头似物裹，胃仍不甚佳。于是，考虑到苓桂味甘汤能用于牙痛、齿龈炎，故投与本方。治疗经过良好，牙保留未予拔掉。

矢数道明. 临床应用汉方处方解说[M]. 北京：人民卫生出版社，1983.

（二）兼外溢肌肤证

主症　咳嗽，不呕不渴，身形浮肿，手足麻木，舌淡胖，苔白或滑，尺脉微。

病机　寒饮阻肺、外溢肌肤。

治法　温肺化饮、利水消肿。

方药　苓甘五味加姜辛半夏杏仁汤。

茯苓四两　甘草三两　五味子半升　干姜三两　细辛三两　半夏半升　杏仁半升，去皮尖

上七味，以水一斗，煮取三升，去滓，温服半升，日三服。

应用　内伤病中，以寒饮内停，肺失通调，水溢皮肤为病机，临床以咳嗽，身形浮肿，手足麻木，舌淡胖，苔白或滑，尺脉微为主症，本证在《金匮要略》中，见于痰饮咳嗽病中，以内有饮邪，外有形肿为病机，治宜温肺化饮，利水消肿，如"水去呕止，其人形肿者，加杏仁主之。其证应内麻黄，以其人遂痹，故不内之。若逆而内之者，必厥，所以然者，以其人血虚，麻黄发其阳故也。（十二·39）"

病案选录

案一：咳嗽。叶瑞初君，丽华公司化妆部。初诊2月17日。咳延4个月，时吐涎沫，脉右三部弦，当降其冲气。茯苓9g，生甘草3g，五味子3g，干姜4.5g，细辛3g，制半夏12g，

光杏仁 12g。二诊 2 月 19 日。两进苓甘五味姜辛半夏杏仁汤，咳已略平，惟涎沫尚多，咳时痰不易出，宜与原方加桔梗。茯苓 9g，生草 3g，五味子 1.5g，干姜 3g，细辛 1.8g，制半夏 9g，光杏仁 12g，桔梗 12g。服初诊方凡 2 剂，病即减轻。服次诊方后，竟告霍然。

曹颖甫. 经方实验录[M]. 北京：中国中医药出版社，2012.

案二： 43 岁妇女，去年曾患肺炎，8 个月前患感冒，之后持续咳嗽，咳痰，两侧胸痛，X 线检查数次均无所见。医院诊为喘息症，治疗无效。食欲不振，呼吸困难，行走不便。每夜 11 时、1 时、4 时咳嗽发作，甚为苦恼。发作时动悸，尿频，咳吐淡痰，背肩酸痛严重。颜面苍白，微现浮肿象，脉沉细小数。全腹软而凹陷，心下微紧，胸部可闻及笛音与小水泡音。舌无苔而生皲裂如荒。非热证，为寒证。全身呈疲劳无力、贫血、寒冷之虚寒证等。依据痰稀、尿多、冷汗等症分析，此为水饮停滞之故。投与苓甘姜味辛夏仁汤。

服药一周，诸症消失，食欲增进；1 个月后从事轻工作，体力不感疲乏，体重增加，颜面红润，3 个月痊愈。

矢数道明. 临床应用汉方处方解说[M]. 北京：人民卫生出版社，1983.

案三： 咳嗽（支气管炎）。此为自身之体验。年末严寒之季，连续 3 日夜半出诊，身体冷却而引起支气管炎。无热，咳嗽频发，咳吐大量黏稠痰，咳时伴有噫气，时时呕吐。全身似有恶寒之冷象，遇寒与小风即感身冷，已处于功能衰弱、无元气之境地。既不是阳证，又非附子证，故服用苓甘姜味辛夏仁汤。服用一次，即觉咳消、精神振作，一周痊愈。

矢数道明. 临床应用汉方处方解说[M]. 北京：人民卫生出版社，1983.

（三）兼胃气上逆证

主症　咳嗽痰多，清稀色白，头昏目眩，胸满呕逆，舌苔白腻，脉沉弦滑。
病机　寒饮内停、胃气上逆。
治法　温阳化饮、降逆止呕。
方药　桂苓五味甘草去桂加干姜细辛半夏汤。

茯苓四两　甘草　细辛　干姜各二两　五味子　半夏各半升

上六味，以水八升，煮取三升，去滓，温服半升，日三服。

应用　内伤病中，以寒饮停肺，胃气上逆为病机，临床以咳嗽痰多，清稀色白，口淡，头晕目眩，胸满呕逆，舌苔白腻，舌质淡，脉沉弦滑为主症，本证在《金匮要略》中，见于支饮病中，以寒饮内停，胃气上逆为病机，治宜温肺化饮，降逆平冲止呕，如"咳满即止，而更复渴，冲气复发者，以细辛干姜为热药也。服之当遂渴，而渴反止者，为支饮也。支饮者，法当冒，冒者必呕，呕者复内半夏，以去其水。（十二·38）"

病案选录

案一： 支饮。予寓小北门时治来姓妇人亲见之。病者平时常患口燥，所服方剂，大率不外生地、石斛、麦冬、玉竹、知母、花粉、西洋参之类，予见其咳吐涎沫，脉弦而体肥，决为痰饮，授以此方，服后，终日不曾饮水，略无所苦。乃知仲师渴反止为支饮之说，信而有征也。

曹颖甫. 经方实验录[M]. 北京：中国中医药出版社，2012.

案二： 喘证。宋某某，男。素患喘证，因贪凉露卧，喘咳复作，心忡而浮，胸闷食少，时欲呕逆。医因喘系受凉而得，与小青龙汤，喘虽稍减，因汗多腠理开，着衣则烦，去衣则凛，受风则喘又大作。欧阳诊之谓："此证虽因受凉而得，但无伤寒表证，用姜、桂、味温肺则可，用麻、桂则不免有虚表之嫌。现胸间饮邪未除而表已虚，当用苓甘五味姜辛半夏汤，加黄芪以固表。"服 5 剂，喘平，饮水仍泛逆欲呕，续与《外台》茯苓饮遂愈。

黄文东. 著名中医学家的学术经验[M]. 长沙：湖南科学技术出版社，1981.

案三：痰饮（空洞型肺结核）。1977 年 3 月，曾治徐姓妇女，年 45 岁，体素丰盛。自患肺结核三载后，形瘦骨立。叠经中西药治而乏效。后入某医院检查，诊为右上空洞型肺结核。住院四个月，曾用各种抗痨药物，未能控制病情发展。后转诊于余，证见形体消瘦，面色暗黑，咳嗽痰多，甚则呕吐涎沫，胸闷短气，身倦乏力，脘痞作胀，有时鸣晌，纳呆不饥，头昏目眩，舌苔白润，脉沉弦。初诊为脾虚失运、土不生金，治以补土生金法，用六君子汤加川贝母、百部、甜杏仁。进服五剂不应。再加黄芪、谷芽、冬虫夏草，又进十剂，诸恙依然。细思不效之因，必是辨证不准，治法不当之故。经细加推敲，忽有所悟。该患者咳嗽痰涎甚多，用过抗痨药物而无效，因饮停于胃，故脘胀不饥；水饮走动，则腹中鸣响；痰饮上逆，故呕吐涎沫；饮邪迫肺，致胸闷短气，咳嗽痰涎；浊阴上逆，则头目眩晕；脉沉属里，弦为饮邪。如上分析，证属痰饮无疑。却又虑肺痨乃正气不足，痨菌蚀肺之虚证，用之不当，祸不旋踵。踌躇再三，乃师仲景用温化治痰饮咳嗽法，以桂苓五味甘草去桂加干姜细辛半夏汤为主，加党参、百部以补虚及杀虫。处方：茯苓 15g，党参 15g，甘草 12g，法半夏 12g，干姜 12g，细辛 9g，五味子 9g，百部 30g。

三剂后，诸症略有改善，食纳稍进，已获寸功。继进十剂，诸恙渐平，食纳复苏，精神略振。既见效应，当守原意，再进十剂。诸症悉除，形神渐复。痰饮已去，改用六君子汤加五味子、百部，调理三月余，形丰神振，前后判若两人。嘱注意调养，常服六君子丸，以资巩固。

贺学泽. 医林误案[M]. 北京：中国中医药出版社，2010.

（四）兼胃热上冲证

主症 咳嗽，胸满，面热如醉，头晕，呕吐，身肿，腹满，便秘，舌红，苔白或黄，脉浮或数。

病机 寒饮内停、胃热上冲。

治法 温化里饮、清泄胃热。

方药 苓甘五味加姜辛半杏大黄汤。

茯苓四两　甘草三两　五味子半升　干姜三两　细辛三两　半夏半升　杏仁半升　大黄三两

上八味，以水一斗，煮取三升，去滓，温服半升，日三服。

应用 内伤病中，以寒饮停肺，胃热气逆为病机，临床以咳嗽，咳痰清稀或咳痰不爽，胸满，头晕目眩，面红如醉状，大便干，苔白或黄白相兼，脉浮或数为主症，本证在《金匮要略》中，见于支饮病中，以寒饮内停，胃热气逆为病机，治宜温阳化饮，清泄胃热，如"若面热如醉，此为胃热上冲，熏其面，加大黄以利之。（十二·40）"

病案选录

支饮。京桥叠街，和泉屋清兵卫母，年50余，曾患下血过多，已后面色青惨，唇色淡白，四肢浮肿，胸中动悸，短气，不能步，时复下血，余与六君子汤加香附、厚朴、木香，兼用铁砂丸，下血止，水气亦减，然血泽不能复常。秋冬之交，咳嗽胸满颇甚，遍身洪肿，倚息不得卧，一医以为水肿，与利水剂，无效。余诊曰：恐有支饮，先制其饮，则咳嗽浮肿自当随愈。因与苓甘姜味辛夏仁黄汤加葶苈子，服二三日，咳嗽胸满减，洪肿忽消散。余以此法复愈水肿数人，故记之以示后学。

汤本求真. 皇汉医学[M]. 北京：中国中医药出版社，2012.

鉴别　苓甘五味姜辛汤、桂苓五味甘草汤、苓甘五味加姜辛半夏杏仁汤、桂苓五味甘草去桂加干姜细辛半夏汤、苓甘五味加姜辛半杏大黄汤均可用于饮邪停肺证。所不同者，苓甘五味姜辛汤为寒饮内停、上迫于肺，桂苓五味甘草汤为寒饮内停、冲气上逆，苓甘五味加姜辛半夏杏仁汤为寒饮内停、水泛肌肤，桂苓五味甘草去桂加干姜细辛半夏汤为寒饮内停、胃气上逆，苓甘五味加姜辛半杏大黄汤为寒饮内停、胃热上冲。上述五方均可用于寒饮内停的治疗，但五者在病机上有区别，五方区别如表 3-4。

表 3-4　苓甘五味姜辛汤、桂苓五味甘草汤、苓甘五味加姜辛半夏杏仁汤、桂苓五味甘草去桂加干姜细辛半夏汤、苓甘五味加姜辛半杏大黄汤鉴别

	苓甘五味姜辛汤	桂苓五味甘草汤	苓甘五味加姜辛半夏杏仁汤	桂苓五味甘草去桂加干姜细辛半夏汤	苓甘五味加姜辛半杏大黄汤
病证	咳嗽、胸满之咳嗽证	面部翕热，手足麻木，小便难，时作昏冒之寒饮内停、冲气上逆证	咳嗽、身形浮肿之寒饮内停、外溢肌肤证	眩冒、呕吐水渴之寒饮内停、胃气上逆证	咳嗽，胸满，面热如醉之寒饮内停、胃热上冲证
病机 治法 药物	寒饮内停、肺气上逆 散寒化饮、敛肺止咳 茯苓四两，甘草、干姜、细辛各三两，五味子半升	寒饮内停、冲气上逆 平冲降逆、通阳利水 茯苓四两，桂枝四两、甘草三两、五味子半升	寒饮阻肺、外溢肌肤 温肺化饮、利水消肿 茯苓四两、甘草三两、五味子半升、干姜三两、细辛三两、半夏半升、杏仁半升	寒饮内停、胃气上逆 温阳化饮、降逆止呕 茯苓四两，甘草、细辛、干姜各二两，五味子、半夏各半升	寒饮内停、胃热上冲 温化里饮、清泄胃热 茯苓四两、甘草三两、五味子半升、干姜三两、细辛三两、半夏半升、杏仁半升、大黄三两
用法	煮取三升，温服半升，日三服	煮取三升，分温三服	煮取三升，温服半升，日三服	煮取三升，温服半升，日三服	煮取三升，温服半升，日三服

七、痰水壅结证

痰水壅结证，是以痰水内停、互结于里，或痰水阻于肺络、热瘀腐败成脓的证候，以痰水内停或痰水阻络、瘀热成脓为基本病机。临床多以咳嗽，咳吐浊唾腥臭痰，胸胁硬满疼痛，苔白滑或黄浊，脉沉迟等为基本表现。在《伤寒论》中，痰水壅结证主要见于太阳病寒实结胸；在《金匮要略》中，本证主要见于肺痈溃脓期。临床上，痰水壅结证广泛见于咳嗽、喘证、哮证、肺痈、肺胀等中医内科病证中。

主症 咳嗽，咳吐浊唾腥臭之痰，胸胀满或胸胁心下硬满而痛，甚者拒按，呼吸不利，恶寒，咽干不渴，大便秘结，舌苔白滑或黄浊，脉沉迟或沉紧或滑数有力。

病机 痰饮内停、寒水互结。

治法 攻逐水饮、温下寒实；峻下逐脓。

方药 三物白散；《外台》桔梗白散。

桔梗 贝母各三分 巴豆一分，去皮，熬，研如脂

上三味，为散，强人饮服半钱匕，羸者减之。病在膈上者吐脓血，膈下者泻出，若下多不止，饮冷水一杯则定。

应用

1. 太阳病中，本证以寒痰水饮结聚胸脘为基本病机，临床以从胸下至少腹，硬满而痛，不可近手，咳喘满闷，或大便秘结，畏寒喜暖，口不渴，苔白滑，脉沉弦或沉迟为主要症状。在《伤寒论》中，本证见于太阳病结胸证，以水寒痰饮互结为基本病机，治宜温寒逐水，涤痰破结，如"寒实结胸，无热证者，与三物小陷胸汤。白散亦可服。（141）"

2. 肺痈病中，本证以痰水内停、阻于肺络、热瘀腐败成脓为基本病机，临床以咳嗽，咳吐浊唾腥臭之痰，胸胀满，呼吸不利，恶寒，咽干不渴，大便秘结，舌苔黄浊，脉沉紧或滑数有力为主要症状。在《金匮要略》中，本证见于肺痈溃脓期，以痰水内停、热瘀腐败成脓为病机要点，治宜峻下逐脓，如"《外台》桔梗白散：治咳而胸满，振寒脉数，咽干不渴，时出浊唾腥臭，久久吐脓如米粥者，为肺痈。（七·附方）"

病案选录

案一： 急喉痹。野村之子，一夜，咽喉闭塞不得息，手足厥冷，自汗出，烦闷甚，走急使迎余。余诊之曰：急喉痹也，不可忽视。制桔梗白散，以白汤灌入。

须臾，发吐泻，气息方安。因与桔梗汤而痊愈。世医不知此证，缓治而急毙者，见数人焉，故记之以为后鉴。

陆渊雷. 伤寒论今释[M]. 北京：人民卫生出版社，1955.

案二： 肺痈。钱梅福，男，28岁。咳嗽，胸痛，已四十多天，近日痰有臭气。患者于一月半前在田间工作回来，觉怕冷发热，伴有咳嗽、四肢疼痛，即延中医诊治。服药数剂后，怕冷、四肢痛解而咳嗽不已，并增胸痛，痰色稀白，混有血液，痰量不很多，咳嗽甚剧，夜难成寐，发热不退，精神困疲，以致卧床不起。经廿多天的中药治疗，咳嗽较减，晚上较能入睡，一般情况较好，乃能离床。但热度时有波动，胸仍有隐痛，痰中虽无血液而增臭气。多药调理，效力不佳。体温37.8℃，咳嗽不甚剧，痰色稀黄，量中等，略有臭气，口干。脉数，舌被黄腻薄苔。营养较差，诉胸有隐痛。拟诊为肺痈，经予苇茎汤、葶苈大枣泻肺汤、桔梗汤、泻白散加减，以及犀黄醒消丸等治疗，兼为注射油剂青霉素30万U三针，经十多日病情持续，未见显著改善，乃停止诊治。

一周后又来门诊，热升至39.2℃，痰中臭气加重，痰量增多，杂有脓状，胸闷不畅，神疲乏力，凡事扫兴，胃口殊差。见其病势转剧，测其病灶化脓可能正在进行，乃试用桔梗白散峻剂。巴豆霜0.018g，象贝、桔梗各0.9g。共研，开水送服。嘱服后泻不已吃冷粥一碗。下午服药，至晚大便泄泻十多次，服冷粥一碗而泻止。热已退，咳嗽大减，痰无臭气，胸中甚畅，诸

恙如释。检体温 37.3℃。脉平，舌净。偶有咳嗽，而无臭痰，精神表情都良好。为处肃肺化痰剂，以搜余患。自觉病已好，迄今健壮如常人。

戴佛延. 古方医案选编中、下集[M]. 成都：成都中医学院，1980.

案三：胸腔积液。王某，男，26 岁，工人。素有咳嗽气促，呕吐黏痰。冬历 11 月间，天气骤寒，朔风凛冽，咳喘不能平卧。舌苔湿润，脉象沉郁，重按有力。据脉断证，认为是寒实结胸，应用疏胸豁痰之剂。患者谓因感寒而增剧，用攻泻之药，恐不相宜，以致因循 3 日未能用药。谓如系感寒，脉应浮紧或浮弦，而脉不浮而反沉，不滑而反郁，是寒痰郁滞，肺气不宣之明证。如用疏表散寒之剂，必至胸阳愈伤，而寒痰之壅滞，必益甚。因患者犹豫而不敢服。后至某医院就诊，经过检查，确诊为胸腔大量积液。肺受水之壅迫，所以咳嗽喘促，呕吐黏涎。因与三物白散与之。证属寒痰壅闭胸中。治宜化水寒，破结实。桔梗 15g，浙贝 15g，巴豆霜 0.6g。共研细末，分 3 次服。晨空腹白水送服 1 次。隔 3～4 日服 1 次。其中每日服疏肺止嗽化痰行饮之剂 1 付，以宣肺涤饮止嗽。茯苓 15g，瓜蒌仁 12g，干姜 10g，浙贝 10g，紫菀 10g，白芥子 6g，葶苈子 6g。

服三物白散后，历 30 分钟，恶心作呕，吐出黏涎约 1 茶杯；隔 1h，腹痛作泻，连续水泻 4 次。泻出物为水样便杂并杂以涎液，约计 1500mL，胸中顿觉舒适而咳喘已减，亦能平卧安眠。下午服疏肺止嗽涤饮汤，咳喘逐渐恢复。共服三物白散 2 次，汤剂 4 次。后以疏肺豁痰健脾止嗽之剂，调理而愈。

邢锡波. 邢锡波医案集[M]. 北京：中国中医药出版社，2012.

第二节　肺　热　证

肺热证是指热邪直入肺经或肺素有热，以邪热壅肺，肺失宣降等为病机特点的一类证候。临床以发热，咳嗽、胸痛等肺的宣发肃降功能失常为基本表现。肺热证主要见于《伤寒论》太阳病寒邪入里化热，《金匮要略》肺痈、咳嗽、支饮等病证，其证候的核心以肺热为主，兼饮邪内停。本节根据《伤寒论》《金匮要略》的基本内容，所述肺热证主要包括邪热壅肺证、热盛酿脓证、热毒酿脓证、肺热饮停证、饮热郁肺证、水热郁肺证以及肺热脾寒证等证候。

一、邪热壅肺证

邪热壅肺证，是热邪入里，内壅于肺的证候，以邪热内壅，肺失宣降为基本病机。临床多以发热，咳喘，甚则胸闷胸痛，痰黄，苔黄腻，脉数为基本表现。在《伤寒论》中，邪热壅肺证主要见于太阳病中。临床上，邪热壅肺证广泛见于发热、咳嗽、喘证、哮证、肺痈、胸痛、失音等中医内科病证中。

主症　发热，汗出，咳嗽或喘，或胸闷胸痛，痰黄，烦渴，舌红苔黄，脉数。

病机　邪热壅肺、肺气上逆。

治法　辛凉宣泄、清肺平喘。

方药　麻杏甘石汤。

麻黄四两，去节　杏仁五十个，去皮尖　甘草二两，炙　石膏半斤，碎，绵裹

上四味，以水七升，煮麻黄，减二升，去上沫，内诸药，煮取二升，去滓，温服一升。本云，黄耳杯。

应用　外感风热病中，以邪热壅肺为病机，临床以咳嗽，口渴，汗出，舌红，苔黄，脉数为主症，本证在《伤寒论》中，见于太阳病汗下后，里热壅盛者，以肺热壅盛，宣降失司为病机，治宜清热宣肺平喘，如"发汗后，不可更行桂枝汤，汗出而喘，无大热者，可与麻黄杏仁甘草石膏汤。（63）""下后不可更行桂枝汤，若汗出而喘，无大热者，可与麻黄杏子甘草石膏汤。（162）"

病案选录

案一：发热。冯蘅荪嵩山路葶庐账房。十月廿九日。始而恶寒，发热，无汗，一身尽痛。发热必在暮夜，其病属营，而恶寒发热无汗，则其病属卫，加以咳而咽痛，当由肺热为表寒所束，正以开表为宜。生石膏五钱、净麻黄三钱、光杏仁四钱、青黛四分（同打）、生甘草三钱、浮萍三钱。

曹颖甫. 经方实验录[M]. 北京：中国中医药出版社，2012.

案二：喘证。张某，男，18 岁。患喘证颇剧，已有五六日之久，询其病因为与同学游北海公园失足落水，经救上岸则一身衣服尽湿，乃晒衣挂于树上，时值深秋，金风送冷，因而感寒。请医诊治，曾用发汗之药，外感虽解，而变为喘息，撷肚耸肩，病情为剧。其父请中医高手诊治，服生石膏、杏仁、鲜枇杷叶、甜葶苈子等清肺利气平喘之药不效。经人介绍，延余诊治。切其脉滑数，舌苔薄黄。余曰：肺热作喘，用生石膏清热凉肺，本为正治之法，然不用麻黄之治喘以解肺系之急，则石膏弗所能止。乃于原方加麻黄 4g，服 1 剂喘减，又服一剂而愈。

按：肺喘一证，从外邪论有寒、热之分；从内因言则有虚、实之不同。本案为肺热作喘，以表证已解，舌苔薄黄，脉象滑数而为验也。本当用麻杏甘膏汤清热宣肺以止喘，可惜前医不识本方运用之真谛，一见热象，便弃去麻黄，只用石膏清肺热，不用麻黄宣肺气，肺系之急不得解，则气喘终不能愈。故刘老于原方中补入麻黄一味，全其仲景之意，故仅服两剂即安。足见仲景方配伍之奥妙也。刘渡舟氏认为，麻黄为治喘之良药，寒热咸宜。与干姜、细辛、五味子相配则治寒喘；与石膏、桑皮配伍则治热喘；与杏仁、苡米相配则治湿喘。除心、肾之虚喘必须禁用外，余则无往而不利。

陈明. 刘渡舟临证验案精选[M]. 北京：学苑出版社，1996.

案三：春温。曾某，男，年二十岁，住四川省会理县南街。于 1924 年 2 月患春温病三日，脉来浮数，发热，微恶寒，头疼体痛，面垢，唇赤而焦，舌苔白而燥，尖绛，渴喜冷饮，小便短赤。此系春温病邪热内壅，外有表邪闭束，遂成表寒里热之证，以麻黄杏仁甘草石膏汤主之。麻黄 12g，生石膏 30g（碎，布包）、杏仁 10g，甘草 6g。服一剂后，俄而汗出淋漓，脉静身凉，霍然而愈。

吴佩衡著，吴生元等整理. 吴佩衡医案[M]. 北京：人民军医出版社，2009.

二、热盛酿脓证

热盛酿脓证，是以邪热壅积，血肉腐败为特点的里热证候。病机以邪热炽盛，气血凝滞为基本病机。临床多以发热口渴，咳嗽或喘，痰多，甚至咳吐腥臭浊痰，胸痛，舌红苔黄腻或黄腐，脉滑数等为基本表现。在《金匮要略》中，本证见于肺痿肺痈咳嗽上气病。临床上，热盛酿脓证广泛见于肺痈、肠痈等病证。

主症　身有微热，咳嗽痰多，甚则咳吐腥臭脓血，胸中隐隐作痛，舌红苔黄腻，脉滑数。

病机　热毒壅肺、痰瘀互结。

治法　清肺化痰、逐瘀排脓。

方药　《千金》苇茎汤。

苇茎二升　薏苡仁半升　桃仁五十枚　瓜瓣半升

上四味，以水一斗，先煮苇茎，得五升，去滓，内诸药，煮取二升，服一升，再服，当吐脓。

应用　肺热病中，以热毒壅肺，痰瘀互结为病机，临床以发热，咳嗽痰多，甚则咳吐腥臭脓痰，胸闷胸痛，舌红苔黄腻，脉滑数为主症，本证在《金匮要略》中，见于肺痈病中，以肺热壅盛，痰瘀互结为病机，治宜清肺化痰，活血排脓，如"《千金》苇茎汤，治咳有微热烦满，胸中甲错，是为肺痈。（七·附方）"

病案选录

案一： 麻疹发热。满某，女，2岁半，1961年4月13日会诊。18天前出麻疹，出疹以来，持续高热，前天开始稍降，仍在用抗生素等，现体温38.5℃，鼻扇而喘，不思食，大便每日2～3次，呈不消化状，腿浮肿，口腔有溃疡，音哑，昨天起咯脓血，X线片检查为右侧脓胸。脉滑数，舌暗苔秽，皮肤粗糙。属肺闭，治宜排脓清肺。方宗苇茎汤加味。处方：苇茎四钱，冬瓜子三钱，桃仁（去皮）一钱，薏苡仁四钱，鲜百合四钱，大枣四枚，1剂。4月14日二诊：中西医结合治疗后，发热见减，体温38℃，病情较平稳，上药再服1剂。4月15日三诊：体温已正常，音仍哑，四肢温，精神差，面青灰，大便偏稀，每日4次。脉滑数，舌苔减。前方加北沙参一钱半，诃子二枚。继服数剂，调治而渐愈。患儿病情危重，中西医结合抢救。中医从肺痈论治，用千金苇茎汤，肺闭高热津伤，故加百合、沙参，扶正益肺。

按： 本方可用于治疗肺脓疡、支气管炎、支气管扩张、大叶性肺炎、慢性化脓性鼻窦炎、肺心病、胸膜炎、百日咳、上颌窦炎等属上述证机者。有报道用本方治疗大叶性肺炎，随症加味（血痰多者加白茅根、侧柏叶；邪热炽盛者加金银花、连翘；胸痛者加郁金、橘络；咳嗽多者加苦杏仁、浙贝母；便秘加大黄）。随症加味治疗眼科疾病如天行赤眼、白珠俱青、金疡玉粒等疾病均取得良好效果。

中国中医研究院. 蒲辅周医疗经验[M]. 北京：人民卫生出版社，2005.

案二： 肺痈。王君，壮热不已，胸痛气急，咳吐腥臭脓痰，状如米粥。此肺痈也。苔黄舌绛，脉滑而数，均是热毒内盛之故。鲜芦根60g，冬瓜子9g，桃仁15g，米仁9g，鱼腥草30g，败酱草30g。

二诊：脓痰腥臭，脉数，内热未彻。鲜芦根 60g，冬瓜子 15g，桃仁 15g，米仁 15g，鱼腥草 30g，象贝 9g，银花 9g。

三诊：痊不少，痰亦减少。前方加南沙参 9g。

浙江省中医研究所，浙江省宁波市中医学会. 近代名医学术经验选编·范文甫专辑[M]. 北京：人民卫生出版社，1986.

案三：目疾。张某，女，22 岁。初诊于 1952 年 10 月 2 日。双目内睑椒粟累累，当予开导。左目玉粒生在黑白睛间，从下而上，口渴喜饮，舌红，脉数。此为阳明实热，病在肺胃。治当清降。苇茎汤加知母、花粉，二剂。

二诊：红退，玉粒已隐，惟内睑椒粟尚见，舌红。热象留恋，再宗上法。苇茎汤，三剂。

姚和清著，姚芳蔚整理. 姚和清眼科证治经验与医案[M]. 上海：上海科学技术出版社，2001.

三、热毒酿脓证

热毒酿脓证，是以火热炽盛成毒，壅滞肌肤，肉腐成脓为特点的里热证候。病机以热毒炽盛，气血壅滞为基本病机。临床多以肌肤生疮疖疔痈，红肿灼痛，化脓溃烂，发热口渴，舌红苔黄，脉数等为基本表现。在《金匮要略》中，本证见于肺痈、疮痈病。临床上，热毒酿脓证广泛见于各种痈、流注等中医内外科疾病中。外痈如颈痈、肩背痈、乳痈、臀痈、委中毒；各种内痈如肺痈、肠痈等病证。

主症 恶寒，咳嗽胸满，口咽干燥而不甚渴，咳吐浊唾腥臭，甚者吐脓如米粥，舌红苔干，脉数。

病机 邪热壅肺、痰瘀互结。

治法 清热宣肺、祛痰排脓。

方药 桔梗汤。

桔梗一两　甘草二两

上二味，以水三升，煮取一升，分温再服，则吐脓血也。

应用 肺热病中，以热毒炽盛，壅滞肌肤，肉腐成脓为病机，临床以发热，肌肤生疮疖疔痈，红肿灼痛，化脓溃烂，发热口渴，或咳嗽胸满，咳吐浊唾腥臭痰，舌红苔黄，脉数等为主症。本证在《伤寒论》中，见于少阴病，以邪热客于少阴，上攻咽喉为病机，治宜宣肺利咽，清热解毒，如："少阴病，二三日，咽痛者，可与甘草汤，不差，与桔梗汤。（311）"《金匮要略》中，见于肺痈病中，以邪热壅肺，痰瘀互结为病机，治宜清热宣肺，祛痰排脓，如"咳而胸满，振寒脉数，咽干不渴，时出浊唾腥臭，久久吐脓如米粥者，为肺痈，桔梗汤主之。（七·12）"

病案选录

案一：急性咽喉炎。周某，女，10 岁。连续发高热三天未退，体温 40.5℃，注射青霉素及内服四环素热度未见下降，咽喉疼痛，喉部红，充血，并见滤泡，至五官科医院检查为急性咽喉炎，注射红霉素，体温未见下降，以桔梗甘草汤加减：桔梗 9g，生甘草 6g，蒲公英 15g，板蓝根 15g，柴胡 15g，黄芩 9g，山豆根 15g，炒谷麦芽各 9g。方 3 剂。当晚服药一剂后，体温下降至 38.6℃，但发现有腹泻，分析可能为药味苦寒，加生姜 5 片以矫正药性。第二日服药第二剂后头出汗，体温从 38.6℃ 下降到 37.6℃，喉头红肿面积缩小，仅剩中间一块。三剂药尽，体温下降至 37.2℃，咽喉不痛，红肿全消。

按：本例为急性咽喉炎，故以桔梗汤及小柴胡汤加减；其中山豆根、板蓝根性味苦寒，配蒲公英用于咽喉肿痛、热毒炽盛之证，故可辅佐桔梗汤解毒、利咽、消肿，药仅三剂，病果痊愈。

姜春华. 姜春华经方发挥与应用[M]. 北京：中国中医药出版社，2012.

案二：淋病。一人患淋病 7 年，百治不效。其友有学医者，诊之，与汤药，兼用七宝丸或梅肉散，久服无效。于是请治于先生。先生诊之，小腹挛急，阴头含脓而疼痛，不能行步，乃作排脓汤与之，服汤数日，旧疴全瘳。

汤本求真. 皇汉医学[M]. 北京：中国中医药出版社，2012.

案三：肺痈。武选汪用之，饮食起居失宜，咳嗽吐痰，用化痰发散之药。时仲夏，脉洪数而无力，胸满面赤，吐痰腥臭，汗出不止。余曰：水泛为痰之症，而且前剂，是谓重亡津液，得非肺痈乎？不信，仍服前药。翌日果吐脓，脉数，左寸、右寸为甚。始信，用桔梗汤。一剂，吐脓脉数顿止，再剂全止，面色顿白，仍于忧惶。余曰：此症面白脉涩，不治自愈。又用前药一剂，佐以六味丸治之而瘥。

（明）薛己. 内科摘要[M]. 北京：中国医药科技出版社，2019.

主症 咳吐脓血腥臭，或咯血，恶寒身热，烦渴喜饮，舌质红，苔白或黄，脉数或滑数。

病机 热毒互结、营卫失调。

治法 解毒排脓、调和营卫。

方药 排脓汤。

甘草二两　桔梗三两　生姜一两　大枣十枚

上四味，以水三升，煮取一升，温服五合，日再服。

应用 肺痈病中，本证以热毒互结，营卫失和为基本病机，临床以咳吐脓血腥臭，或咯血，恶寒身热，烦渴喜饮，舌质红，苔白或黄，脉数或滑数为主要症状。在《金匮要略》中，本证见于金疮病，以热毒互结，营卫失调为病机要点，治宜解毒排脓，开提肺气，调和营卫。如"排脓汤方，甘草二两，桔梗三两，生姜一两，大枣十枚。（十八）"

病案选录

案一：发背（痈）。一男子患痈，所谓发背，大如盘，一医疗之，三月而不差，因转医，加外治肿痛引股，小便难，大便不通，腹硬满，短气微喘，舌上无苔，脉弦数，先生视其硬满，与以大黄牡丹皮汤，虽秽物下，硬满减，唯发背自若，喘满时加，浊唾黏沫如米粥，因与以排脓汤，兼服伯州散，吐黏痰数升，诸证痊愈。

陆渊雷著，王霞，高侃整理. 陆渊雷《金匮要略今释》[M]. 北京：中国中医药出版社，2018.

案二：肺痈。一男子患肺痈，脓自口鼻而出，大小便带脓。微热恶寒，体瘦而衰，几不可救药。来此请先生诊治。先生与排脓汤、伯州散（日本经验方：津蟹、反鼻、鹿角），于是逐渐好转，不久痊愈。

矢数道明. 临床应用汉方处方解说[M]. 北京：人民卫生出版社，1983.

案三：右手食指尖肿。20 岁妇女，某日右手食指尖肿大，剧痛，整夜不得眠。与排脓汤，

1 帖痛除肿消，当夜即能安睡，翌日再 1 剂痊愈。

矢数道明. 临床应用汉方处方解说[M]. 北京：人民卫生出版社，1983.

四、肺热饮停证

肺热饮停证，是以邪热壅肺为基本病机，兼有饮停于内的证候。病机以邪热壅肺，水饮内停为基本病机。临床多以发热口渴，咳嗽气喘，胸闷胸痛，或有哮鸣，舌红苔黄滑，脉数等为基本表现。在《金匮要略》中，本证见于肺胀病。临床上，肺热饮停证广泛见于咳嗽、喘证、哮证、胀满、痰饮等病证。

主症　咳喘上气，甚则憋胀，胸满气促，两目胀突如脱，舌红苔黄滑，脉浮大有力。

病机　饮热交阻、壅塞于肺。

治法　宣肺清热、化饮降逆。

方药　越婢加半夏汤。

麻黄六两，石膏半斤，生姜三两，大枣十五枚，甘草二两，半夏半升

上六味，以水六升，先煮麻黄，去上沫，内诸药，煮取三升，分温三服。

应用　内伤病中，本证以饮热郁肺，肺失宣降为基本病机，临床以咳嗽上气，两目胀突有如脱出之状，脉浮大为主要症状。在《金匮要略》中，本证见于咳嗽上气病，以饮热互结，肺失宣降为病机要点，治宜宣肺泄热，降逆平喘，如："咳而上气，此为肺胀，其人喘，目如脱状，脉浮大者，越婢加半夏汤主之。（七·13）"

病案选录

案一：咳逆胀满。潘四鸠，年三十八岁，住鲍渎。初因受暑挟湿，湿热未清，遽投生地、石斛滋养胃阴，以致湿热胶滞，渐变咳逆胀满。服过五子五皮饮多剂不效。先腹胀满，继则咳呕而痰多，胸闷口渴，溺短涩热，便溏不爽。脉右软滞，左沉弦数，舌苔黄腻，两边白滑。脉症合参，前哲所谓先胀后咳治在脾，先咳后胀治在肺也。古人虽有先治脾后治肺之说，以余经验，总须先治其上焦，越婢加半夏汤增损，而后治其下焦，桂苓甘露饮加减。处方：带节麻黄一钱，生石膏一两（研细），光杏仁四钱，竹沥半夏五钱，生桑皮五钱，苏子二钱，生姜皮一钱，煨香红枣二枚。次方：川桂枝一钱，浙茯苓六钱，猪苓三钱，泽泻三钱，生白术一钱，卷川朴钱半，寒水石六钱（杵），飞滑石六钱（包煎）。

初方连进三剂，痰嗽气逆大减，胸闷口渴亦除。继服次方四剂，小溲畅利，腹胀顿消，惟痰尚未除，自觉胸膈气滞。终以香砂二陈汤（青木香、春砂仁各六分，竹沥半夏三钱，广皮钱半，浙茯苓四钱，清炙草四分，生打鸡金二钱，佛手片一钱），调理七日而愈。

何廉臣. 全国名医验案类编[M]. 上海：上海科学技术出版社，1922.

案二：风水。刘某，女性，35 岁。因妊娠八月，全身浮肿，咳嗽气逼，入某医院治疗已七天。曾用双氢克尿噻、利尿素，以及中药五皮饮加白术、当归、黄芪等剂，全身浮肿反日见加剧，腹水增加，病情严重，正在考虑引产未决之际，经该院邀请会诊。诊得患者头面及全身浮肿，恶风鼻衄，咳喘不已，呕逆不能食，大便尚通，小便短赤，舌尖红，苔粗白，脉浮数有力。虽未见发热口渴之症，而肺经风水交冲，挟有胃热之候显然可见。遂从《金匮要略》风水

论治，处方为越婢加半夏汤加味。净麻黄5g，生石膏12g，红枣4枚，法半夏7g，生姜5g，杏仁10g，生甘草3g。

连服六剂，虽汗出不多，而尿量增加，输出量大大超过输入量，每天高达2900mL，全身浮肿消失，体重由122市斤减至92市斤，心肺正常，咳喘见平，饮食睡眠均恢复正常。

杨志一著，杨扶国整理. 杨志一医论医案集[M]. 北京：人民卫生出版社，1981.

案三：金某某，女，1岁，1964年1月29日初诊。扁桃腺红肿，两肺布满水泡音。胸透：两肺纹理粗重模糊，并有小型斑点状浸润性阴影，尤以内中带为著，两肺下部有轻度肺气肿，心膈无异常。血化验：白细胞总数11.3×10^9/L，中性粒细胞百分比79%，淋巴细胞百分比20%，酸性粒细胞百分比1%。诊断为支气管肺炎。病程与治疗：患儿发热4天，已服过中西药未效，高热达39.6℃，咳喘气促，腹满膈扇，喉间痰声漉漉，鼻翼扇动，面青唇淡，头汗出，时有烦躁，不欲食奶，大便稀溏，小便黄，脉沉紧，指纹不显，舌质淡苔白，由风寒犯肺，肺气郁闭，治宜辛开，主以越婢加半夏汤加味。处方：麻黄2.4g，甘草1.5g，生石膏9g，法半夏6g，前胡3g，炒苏子3g，生姜3大片，大枣2枚。

1月30二诊：服药后，微汗出，热降，烦喘膈扇俱减，大便是泡沫样，小便微黄，脉浮数，舌淡苔黄腻。肺闭已开，表邪解散，但痰湿尚阻，以理肺化痰为治。处方：连皮茯苓3g，法半夏3g，橘红3g，甘草1.5g，杏仁3g，炒苏子3g，前胡3g，桑白皮4.5g，炒莱菔子3g，竹茹3g，生姜3片。

1月31日三诊：体温正常，精神转佳，呼吸微促，喉间尚有少许痰声，大小便同前，食纳尚差，以调和肺胃温化痰湿，前方加厚朴2.4g，麦芽3g。

2月1日四诊：唯喉间略有痰声外，余证悉平，继续调和肺胃，兼清伏火。处方：法半夏3g，茯苓3g，陈皮1.5g，神曲2.4g，炒枳壳1.5g，焦山楂3g，麦芽6g，炒莱菔子3g，杏仁3g，黄连0.3克，炒苏子2.4g，生姜2片。此方服后，一切恢复正常。

蒲辅周. 蒲辅周医案[M]. 北京：人民卫生出版社，1975.

鉴别　越婢加半夏汤和越婢加术汤均以越婢汤为基础，有发越水气、宣肺行水泄热之功。越婢加半夏汤主要用于肺失宣降、饮热迫肺的咳喘病；而越婢加术汤既可用于肺失通调、脾失健运、郁热内生的皮水夹热证，又可用于风邪袭表、肺失通调的历风气下焦脚弱、肉极等病证的治疗。二者区别如表3-5。

表3-5　越婢加半夏汤与越婢加术汤鉴别

	越婢加半夏汤	越婢加术汤
病证	喘咳气急、目如脱状、脉浮大之饮热迫肺之肺胀病	发热、恶风、一身及面目悉肿、水便不利、脉沉之皮水或里水夹热证；发热、自汗出、骨节疼痛、口渴、下肢关节肿胀疼痛软弱之历风气和肉极证
病机	饮热交阻、壅塞于肺、宣降失常	风邪袭表、肺失通调、脾失健运、郁热内生
治法	宣肺泄热、化饮降逆	宣肺行水、运脾燥湿、兼清郁热
药物	麻黄六两、石膏半斤、生姜三两、大枣十五枚、甘草二两、半夏半升	麻黄六两、石膏半斤、生姜三两、甘草二两、大枣十五枚、白术四两
用法	以水六升，先煮麻黄，去上沫，内诸药，煮取三升，分温三服	以水六升，先煮麻黄，去上沫，内诸药，煮取三升，分温三服

五、饮热郁肺证

饮热郁肺证，是以饮热郁肺，腑气不通为特点的证候。病机以饮热郁肺，伴腑气不通为基本病机。临床多以咳嗽喘息气粗，胸胁胀满，伴身热，舌红，苔黄或黄腻，脉滑数等为基本表现。在《金匮要略》中，本证见于支饮病。临床上，肺热饮停证广泛见于咳嗽、喘证、哮证、肺胀、痰饮等病证。

主症　胸满，咳嗽，短气不得卧，腹满便秘。

病机　饮热郁肺、腑气不通。

治法　理气逐饮、荡涤实邪。

方药　厚朴大黄汤。

厚朴一尺　大黄六两　枳实四枚

上三味，以水五升，煮取二升，分温再服。

应用　内伤病中，本证以饮邪壅肺，腑气不通为基本病机，临床以咳喘胸满，短气不得卧，痰多，腹满便秘为主要症状。在《金匮要略》中，本证见于支饮病，以饮热郁肺，腑气不通为病机要点，治宜涤饮通腑，行气导滞，如"支饮胸满者，厚朴大黄汤主之。（十二·26）"

📖 病案选录

案一： 腹痛。武昌俞君，劳思过度，心绪不宁，患腹部气痛有年，或三月五月一发，或一月数发不等。发时服香苏饮、越鞠丸、来苏散、七气汤等可愈。每发先感腹部不舒，似觉内部消息顿停，病进则自心膈以下少腹以上胀闷瘀痛，呕吐不食。此次发而加剧，欲吐不吐，欲大便不大便，欲小便亦不小便，剧时口噤面青，指头和鼻尖冷，似厥气痛、交肠绞结之类。进前药，医者又参以龙胆泻肝汤等，无效。诊脉弦劲中带滞涩象。曰：痛利为虚，痛闭为实。观大小便俱闭，干呕和指头、鼻尖冷，内脏痹阻较甚，化机欲息，病机已迫，非大剂推荡不为功。拟厚朴三物汤合左金丸为剂。

厚朴八钱，枳实五钱，大黄四钱，黄连八分，吴萸一钱二分。

服一剂，腹中鸣转，痛减；二剂，得大便畅行一次，痛大减，续又畅行一次，痛止，后以《澹寮》六和、叶氏养胃方缓调收功。嗣后再发，自服此方二剂即愈。

冉雪峰. 冉雪峰医案[M]. 北京：人民卫生出版社，1962.

案二： 肠功能紊乱症。何某，男，37 岁。初诊：形体壮实，大便如羊屎，二三日一行，如斯已 3 个月，腹中胀满难受，每因食后更胀少食，四肢乏力，舌红，苔白厚腻，脉沉而有力。某医院诊断为肠功能紊乱症。辨证为肠间气滞，用厚朴三物汤加味。处方：厚朴 24g，大黄 12g，枳实 15g，大腹皮 9g。2 剂。

二诊：药后大便见畅，腹胀立减。原方减量。厚朴 18g，大黄 9g，枳实 9g，大腹皮 6g，木香 6g。2 剂。

药后每日腹泻数次，腹中舒畅，腻苔全消，精神正常。

姜光华，包来发. 内科名家姜春华学术经验集[M]. 上海：上海中医药大学出版社，2003.

案三：腹胀便秘。一人冬月途中饥饿，食冷物，须臾肚腹疼痛欲绝。如此一二日，面色黑黄，肚腹胀大，坐卧不能，大便秘结，六脉沉紧。以加味厚朴三物汤服之，便下数次安。加味厚朴三物汤：厚朴 12g，枳实 6g，大黄 9g，藿香、陈皮各 4g，桂心、公丁香、广木香各 3g。水煎温服。

王修善. 王修善临证笔记[M]. 太原：山西人民出版社，1978.

六、水热郁肺证

水热郁肺证，是水饮热邪郁阻肺气，肺宣降失常所致的证候。以水热郁肺，宣降失常为基本病机。临床多以咳嗽喘息，胸满，发热，舌红，苔黄或黄腻，脉数等为基本表现。

主症　咳嗽，胸满，痰多色黄，身热，舌红，苔黄或黄腻，脉数。

病机　水热郁肺、宣降失职。

治法　清热祛饮、宣肺止咳。

方药　葶苈丸（佚）。可参考使用葶苈大枣泻肺汤。

七、肺热脾寒证

肺热脾寒证，是以正虚邪陷，阳郁不伸为特点的证候。以正虚阳郁，肺热脾寒为基本病机。临床多以咽喉不利，甚至红肿疼痛，咳唾脓血，手足厥逆，泄利不止，舌尖红，苔白，寸口脉沉而迟，尺部脉不至等为基本表现。在《伤寒论》中，本证见于厥阴病。临床上，肺热脾寒证广泛见于感冒、咳嗽、咽痛、下利等病证。

主症　手足厥冷，咽喉不利，时唾脓血，泄利不止，舌尖红苔白或黄，寸脉沉而迟，下部脉不至。

病机　正虚阳郁、肺热脾寒。

治法　发越郁阳、清肺温脾。

方药　麻黄升麻汤。

麻黄二两半，去节　升麻一两一分　当归一两一分　知母　黄芩　葳蕤各十八铢　白术　石膏　干姜　芍药　天冬，去心　桂枝　茯苓　甘草，炙各六铢

上十四味，以水一斗，先煮麻黄一二沸，去上沫，纳诸药，煮取三升，去滓，分温三服，相去如炊三斗米顷，令尽，汗出愈。

麻黄升麻汤煎服时应注意，先煮取麻黄，后纳入诸药，分三次温服，且尽量在短时间内服用完毕，使汗出乃愈。

应用　内伤病中，本证以阳气内郁，肺热脾寒为基本病机，临床以手足厥逆，咽部不利，唾脓血，泄利不止，舌尖红苔白或黄，寸脉沉迟，下部脉不至为主要症状。在《伤寒论》中，本证见于厥阴病，以正虚阳郁，肺热脾寒为病机要点，治宜发越郁阳，清肺温脾，如"伤寒六七日，大下后，寸脉沉而迟，手足厥逆，下部脉不至，咽喉不利，唾脓血，泄利不止者，为难治，麻黄升麻汤主之。（357）"

病案选录

案一：咳痰下利。李梦如子，曾二次患喉痰，一次患溏泻治之愈，今复患寒热病。历十余日不退，邀余诊。切脉未竟，已下利二次，头痛腹痛，骨节痛。喉头尽白而腐，吐脓样痰挟血，六脉浮中两按皆无，重按亦微缓，不能辨其至数。口渴需水，小便少，两足少阴脉似有似无。诊毕无法立方，且不明其病理，连拟排脓汤，黄连阿胶汤，苦酒汤，皆不惬意；复拟干姜黄连人参汤，终觉未妥；又改拟小柴胡汤加减，以求稳妥。继因雨阻，寓李宅附近，然沉思不得寐，复讯李父，病人曾出汗几次？曰：始终无汗。曾服下剂否？曰：曾服泄盐三次而至水泻频仍，脉忽受阴。余曰：得之矣，此麻黄升麻汤证也。病人脉弱易动，素有喉痰，是下虚上热体质。新患太阳伤寒而误下之，表邪不退，外热内陷，触动嗽痰旧疾、故喉间白腐脓血交并。脾弱湿重之体，复因大下而成水泻，水走大肠，故小便不利。上焦热盛故口渴，表邪未退故寒热头痛，骨节痛各证仍在。热闭于内，故四肢厥冷。大下之后，气血奔集于里，故阳脉沉溺，水液趋于下部，故阴脉亦间歇。本方组织，有桂枝汤加麻黄所以解表发汗；有苓、术、干姜化水利小便，所以止利；用当归助其行血通脉，用黄芩、知母、石膏以消炎清热，兼生津液；用升麻解咽喉之毒，用玉竹以祛脓血，用天冬以清利痰脓。明日即可照服此方。李终疑脉有败症，恐不胜麻桂之温，欲加丽参。余曰，脉沉溺肢冷，是阳郁，非阳虚也。加参转虑掣消炎解毒之肘，不如勿用，经方以不加减为贵也，后果愈。

南京中医学院伤寒教研组. 伤寒论译释[M]. 上海：上海科学技术出版社，1959.

案二：咽痛腹泻。族婶张某，女，45 岁，1985 年 8 月 15 日诊。素禀体虚，饮食稍有不慎即易腹泻。近因感冒后咽痛 1 个月不解，多方服药无效，某医以上焦郁火给凉膈散 2 剂，咽痛如故而腹泻加重，闻余从外进修归家，特来就诊。查 T 37.3℃，咽部嫩红伴有脓点，扁桃体稍大，舌质嫩红苔薄白，每天 3～4 次稀溏便，食欲不振，全身乏力，面红而四肢逆冷，脉虚数。诊为外感治疗不当，正虚阳郁，上热下寒。治以清上温下，发越郁阳，用麻黄升麻汤。麻黄10g，升麻10g，当归6g，知母8g，玉竹8g，芍药6g，天冬5g，桂枝5g，茯苓15g，甘草6g，石膏12g，白术15g，山药30g，莲米15g，上肉桂3g，玄参12g，干姜9g。水煎服，3 剂。

二诊：咽痛愈，腹泻减为日一次软便，四肢微冷。上方减玄参、知母，加干姜为12g，服3 剂后便软、肢冷恢复，后以参苓白术散善后。

按：本例患者上有面红咽痛，下见肢冷便溏，显系上热下寒，正虚阳郁。用麻黄升麻汤以清上温下，发越郁阳。因病机与方药相应，故获良效。

余泽运. 杏林发微·四十年杂病验案体悟随笔[M]. 北京：中国科学技术出版社，2017.

案三：烂喉痧（猩红热）。黄某，女，21 岁。身发高热，头痛，咽喉肿疼，身现隐约之痧疹，颜色暗，不明显，有的深匿皮下。确诊为猩红热。经中西药治疗20 余日，无明显效果，渐至饮食不思，精神萎靡，咽喉糜烂，身热不甚，遍体痧疹，隐约皮下，呈黑褐色。面色苍白，舌燥唇焦，口出腐气，腹部胀满。大便水泻，不进饮食，已有二日。诊其脉细数无力，舌质光亮少津。据脉证诊断为热毒壅闭，不能外达，而上壅于咽喉，故咽喉糜烂肿痛。由于热毒壅闭，身发高热致使体内的津液尽被劫夺。更兼医者过用苦寒之剂损伤中气，以致元气大伤，脾胃颓败，机体抗病之功能不足以抵御病邪之侵袭，故身热不甚而病势垂危。当此邪盛体衰之际，攻邪则正气不支，补正则邪气壅滞，更兼中土颓败，泄泻不止，不固中气则无以扶正气，温补中气，对咽喉肿痛不利。在此复杂垂危下，只有用寒热并投、清补兼施之法，同时必须宣散郁毒，使毒气外泄以分散其上攻之势。这种宣表清里，温中暖下，生津解毒的方剂，只有麻黄升麻汤称为适用之方，因书此方与之以挽救危急。

麻黄 5g，升麻 10g，当归 15g，桂枝 6g，茯苓 24g，知母 10g，黄芩 10g，葳蕤 15g，芍药 15g，天门冬 12g，生石膏 18g，白术 10g，干姜 10g。外加银花 30g，板蓝根 12g。

外用吹喉散：真猴枣 0.6g，大濂珠 0.6g，犀黄 0.3g，西月石 10g，薄荷冰 0.3g，梅片 0.15g，研细吹喉中。

服药一剂后，遍身染染汗出，头面前胸痧疹外布，体温 38℃，大便泄泻已止，精神似觉清爽。三剂后咽痛减轻，身已不热，略思稀糜。后减干姜、桂枝、麻黄，连服 5 剂，咽疼大减，饮食增加，精神恢复。继以清热解毒和胃之剂调理而愈。

邢锡波编. 纪民育，邢汝雯整理. 伤寒论临床实验录[M]. 天津：天津科学技术出版社，1984.

第三节　肺　虚　证

肺虚证是以肺气、肺阴不足，致使肺失宣降等为病机特点的一类证候。临床以久咳、气喘少气不足以息、咳嗽、咳吐血痰、声哑、咽喉燥痛、皮毛焦枯、舌淡、脉弱等肺的宣发肃降功能失常失养为基本表现。肺虚证主要见于《伤寒论》太阳病、《金匮要略》肺痿等病，其证候的核心以肺气阴虚为主，兼阳虚。本节根据《伤寒论》《金匮要略》的基本内容，所述肺虚证主要包括肺气虚冷证、肺胃阴虚证、肺燥津亏证以及阴阳两虚证等证候。

一、肺气虚冷证

肺气虚冷证指肺气虚损，或寒邪、冷饮致肺气不足所致。临床以咳喘无力、痰液清稀、畏风自汗、舌质淡、苔白、脉迟等为主要症状。在《伤寒论》中，本证见于太阳病，在《金匮要略》中，本证见于肺痿病。后世内科病证中，肺气虚冷证主要见于咳嗽、喘证、哮证、肺胀、痰饮等病证。

主症　无热恶寒，多唾涎沫，口淡不渴，小便频数或遗尿，舌淡苔白，脉迟。

病机　肺气虚寒、痿弱不用。

治法　温阳散寒、温肺复气。

方药　甘草干姜汤。

甘草四两，炙　干姜二两，炮

上㕮咀，以水三升，煮取一升五合，去滓，分温再服。

应用

1. 伤寒病中，本证以中阳不足，误汗后致阴阳两虚为基本病机，临床以四肢厥冷，咽中干，烦躁吐逆，舌淡苔白，脉迟为主要症状。在《伤寒论》中，本证见于阳虚兼表证误汗后所致阴阳两虚者，以阴阳两虚为基本病机，治当先温中复阳，如"伤寒脉浮，自汗出，小便数，心烦，微恶寒，脚挛急，反与桂枝欲攻其表，此误也。得之便厥，咽中干，烦躁，吐逆者，作甘草干姜汤与之，以复其阳。（29）"；"问曰：证象阳旦，按法治之而增剧，厥逆，咽中干，两胫拘急而谵语。师曰：言夜半手足当温，两脚当伸，后如师言，何以知此？答曰：寸口脉浮而大，浮为风，大为虚，风则生微热，虚则两胫挛，病形象桂枝，因加附子参其间，增桂令汗出，附子温经，亡阳故也。厥逆咽中干，烦躁，阳明内结，谵语烦乱，更饮甘草干姜汤，夜半阳气还，两足当热，胫尚微拘急，重与芍药甘草汤，尔乃胫伸，以承气汤微溏，则止其谵语，故知病可愈。（30）"

2. 内伤病中，本证以肺气虚寒，痿弱不用为基本病机，临床以无热恶寒，多唾涎沫，口淡不渴，小便频数或遗尿，舌淡苔白，脉迟为主要症状。在《金匮要略》中，本证见于肺痿病，以上焦虚寒为病机要点，治宜温肺复气，温阳散寒，如"肺痿吐涎沫而不咳者，其人不渴，必遗尿，小便数，所以然者，以上虚不能制下故也。此为肺中冷，必眩，多涎唾，甘草干姜汤以温之。若服汤已渴者，属消渴。（七·5）"

病案选录

案一：遗尿。刘某，30岁，小学教师。患遗尿证甚久，日则间有遗出，夜则数遗无间，良以为苦。医咸认为肾气虚损，或温肾滋水而用桂附地黄汤，或补肾温涩而用固阴煎，或以脾胃虚寒而用黄芪建中汤、补中益气汤，其他鹿茸、紫河车，天生磺之类，均曾尝试，有有效，有不效，久则依然而无法治。吾见前服诸方，于证未尝不合，何以投之罔效？细诊其脉，右部寸关皆弱，舌白润无苔，口淡，不咳，唾涎，胃纳略减，小便清长，而且不时遗。夜为甚，大便溏薄。遂书于甘草干姜汤，炙甘草24g，干姜（炮透）9g。每日2剂。3日后，尿遗大减，涎沫亦稀，再服5日而诸证尽除。然以8日服药16剂，竟愈此难治之症，诚非始料所及。

按：审系肾、脾、肺三脏之病。但补肾温脾之药，服之屡矣，所未服者肺经之药耳。复思消渴一证，肺为水之高源，水不从于气化，下注于肾，脾虚而不能约制，则关门洞开，是以治肺为首要，而本证亦何独不然。景岳有说："小水虽利于肾，而肾上连肺，若肺气无权，则肾水终不能摄，故治水者必先治气，治肾者必先治肺。"本证病缘于肾，因知有温肺以化水之治法。又甘草干姜汤原有治遗尿之说，更为借用有力之依据。

赵守真. 治验回忆录[M]. 北京：人民卫生出版社，2008.

案二：阴阳两虚。袁某，女，46，干部。病史：9月间，患伤寒证。患者平素有脾阳不足，消化不良之宿病。此次患伤寒后，前医屡用辛温疏表之剂，发汗多次，而病不解，嗣即精神不振，食欲显著减少，恶寒头痛，自汗出，心烦躁，蜷伏侧卧，重被觉寒，口干不渴，舌苔白腻，脉象豁大无神。从问诊中，知其平素阳虚，因误汗，阳气外越，而证见烦躁，四肢厥，知为亡阳之先兆，亟以大剂加味甘草干姜汤与之。证属：阴阳两虚。治宜：育阴扶阳。处方：甘草15g，干姜12g，白芍12g，附子10g。服药2剂，虚汗已敛，恶寒罢而躁烦宁。连服3剂，诸症消失，后以调理脾胃之剂，食欲渐展，恢复健康。若此时不知为阳气已虚，而仍用辛温疏解之剂，则一阵狂汗，阳气消亡，虽欲救之，已无及矣。故阳虚之人，发汗时，要时注意到大汗亡阳。

按：盖阳虚之人，最忌发汗，而阴虚之人，最忌攻下和利小便。以过汗则亡阳，误下则伤阴。伤寒证阳气不足，或妄汗误下，每致亡阳伤阴，轻病转，重病致死。本证为虚寒陷于太阴，故用干姜以振脾阳，脾阳恢复，则厥愈足温。甘草能生津液而扶脾阴，脾阴一复，则咽干润而烦躁宁，更兼甘草与干姜同用，能扶心阳，心气强则四肢厥逆和烦躁不宁之证，可以俱解。

邢锡波著. 邢汝雯等整理. 邢锡波医案集[M]. 北京：人民军医出版社，1991.

案三：下痢。陈丹林之子，十岁，病痢，发热呕恶，医以藿香正气散，二日绝粒不进，所下血多白少。诸医见血为热，又称胃火之呕，进左金、二陈之属，腹胀胸高，指尖时冷。余视其血，先下者凝黑成片，后下者点滴晦淡，知为脾胃虚冷，致阳气浮越而发热，阴气不守而下奔，中焦困乏而不纳。与干姜甘草汤。

一剂呕止，再剂胃胀已消，以早米汤亦受，更方与理中汤，发热下痢顿止。盖脾胃得权，阳气乃运，使气血各守其乡耳。

谢映庐著. 甘澍纂辑. 谢映庐医案[M]. 上海：上海科学技术出版社，2010.

二、肺胃阴虚证

肺胃阴虚证指热邪久羁，耗伤肺胃阴津，致肺胃阴亏所致。临床以口渴喜饮，干咳少痰，胃脘嘈杂，或善食易饥，舌红少津，脉细数等为主要症状。在《金匮要略》中，本证见于肺痿病。后世内科病证中，肺胃阴虚证主要见于消渴、肺痿、感冒（含时行感冒）、咳嗽、喘证、哮证等病证。

主症　喘咳，咽喉干燥，痰黏难咳，舌红少苔，脉象虚数。

病机　肺胃阴虚、肺气上逆。

治法　滋阴清热、宣降肺气。

方药　麦门冬汤。

麦门冬七升　半夏一升　人参二两　甘草二两　粳米三合　大枣十二枚

上六味，以水一斗二升，煮取六升，温服一升，日三夜一服。

应用　内伤病中，以肺胃阴虚，虚火上炎为病机，临床以喘咳，咽喉干燥，痰黏难咳，舌红少苔，脉象虚数为主症，本证在《金匮要略》中，见于肺痿病中，以肺胃阴虚，肺气上逆为病机，治宜滋阴清热，宣肺平喘，如"大逆上气，咽喉不利，止逆下气者，麦门冬汤主之。（七·10）"

病案选录

案一：肺结核伴肋膜炎。陶某，女，30岁。患肺结核八年，去岁又患肋膜炎，近吐血，面色苍白，气短乏力，咳吐稠黏液，手心热，面潮红，舌红少苔，脉弱。证属阴虚肺痿，用麦门冬汤及增液汤加减：麦门冬15g，玄参9g，生地9g，党参9g，黄芪9g，半夏6g，白及9g，甘草3g。方5剂。连服5剂后，症状有显著好转，续方5剂。

按：本例肺痿阴虚，咳吐稠痰，舌红脉弱，用麦门冬汤及增液汤以养阴清火生津；加参、芪以益肺气而扶正；白及润肺止血；半夏降逆止咳。

姜春华，戴克敏. 姜春华经方发挥与应用[M]. 北京：中国中医药出版社，2012.

案二：脑膜炎。王某，女，14岁，秦安县人，学生。1968年6月15日初诊。患者患脑膜炎，经西医治愈后，经常口吐涎沫不止，吃东西时尤著，且伴有性情烦躁、易怒。舌淡红，苔薄白，脉平不数。根据《伤寒论》："大病瘥后，喜唾，久不了了者，当以丸药温之，宜理中丸"之意，给予理中丸治之，结果效果不显。又根据《金匮要略》："上焦有寒，其口多涎"之意，给以苓桂术甘汤治之，仍无效果。继又据《金匮要略》："肺痿，吐涎沫"之意，其寒者用甘草干姜汤治之。但因上面曾用多种温补之方无效，故用治"肺痿"之属热的麦门冬汤治之。

方药：麦冬 21g，党参 9g，半夏 9g，炙草 6g，大枣 4 枚，粳米 9g。水煎分二次服。三剂。服上方三剂后，初见疗效，口吐涎沫有所减少，说明药病相投，故在上方中逐渐加重半夏、麦门冬之药量，最后半夏加至 24g，麦冬加至 60g，每日一剂。连服 20 余剂，病愈涎止。

权依经. 古方新用[M]. 兰州：甘肃人民出版社，1981.

案三：咳逆。27 岁，妇女，妊娠 4 个月。咳嗽，肠鸣，担心流产来求治。其咳上涌强烈，屡屡频发，痰难咳出，咽中干。与麦门冬汤，服 10 日病情减轻，服 20 日痊愈，安全分娩。对妊娠咳嗽，麦门冬汤多半有效。

矢数道明. 临床应用汉方处方解说[M]. 北京：人民卫生出版社，1983.

三、肺燥津亏证

肺燥津亏证为邪热入肺，耗伤肺津所致。临床以呼吸气急，或咳嗽气喘，口渴多饮，舌红，苔黄，脉数等为主要症状。在《伤寒论》中，本证见于太阳病误治所致寒邪外束，阳热内郁证，在《金匮要略》中，本证见于消渴病。后世内科病证中，肺燥津亏证主要见于感冒（含时行感冒）、咳嗽、喘证、哮证、消渴等病证。

主症　燥热口干，渴欲饮水，饮不解渴，或心烦，皮肤粗糙，舌红苔少，脉数。

病机　肺肾阴伤、虚热内生。

治法　滋阴清热、生津止渴。

方药　文蛤散。

文蛤五两

上一味，杵为散，以沸汤五合，和服方寸匕。

应用

1. 外感病中，以寒邪外束，阳热内郁为基本病机，临床以无汗，心烦，皮肤粗糙，舌淡红，脉浮数为主症，本证在《伤寒论》中，见于太阳病，以寒邪外束，阳热内郁为病机，治宜清热利水，如"病在阳，应以汗解之，反以冷水潠之，若灌之，其热被劫不得去，弥更益烦，肉上粟起，意欲饮水，反不渴者，服文蛤散。若不差者，与五苓散。（141）"

2. 内伤病中，以肺肾阴虚，虚热内生为病机，临床以燥热口干，渴欲饮水，饮不解渴，舌红苔少，脉数为主症，本证在《金匮要略》中，见于消渴病中，以肺肾阴伤，虚热上扰为病机，治宜滋阴清热，生津止渴，如"渴欲饮水不止者，文蛤散主之。（十三·6）"

病案选录

案：产后水肿。邻人冯在邦妇，胎前子肿甚大，产后肿益甚，卧床人如大字式，一足在内，一足在外，一被不能覆二足。洵其故，阴门如五升斗，时产后八日。大方脉女科五六辈，老医皆束手无法，独周易堂尚未辞绝，然服其方亦不效，而喘促之状欲绝。余初学医，日三四往诊，脉形气色，皆无败证。每思一方，诸医皆用过，然殊不应。乃考方书至二更后，神倦合目，室中别无人，忽闻云文蛤散，不知声从何来，既而解衣就寝。才合目，又闻乎文蛤散。余奇其声，惊而起，伏思此方出于《金匮》，乃披衣起检查。《金匮》云：渴不喜饮（编者注：渴欲饮水不止者），文蛤散主之。惟思此方与水肿不合，更与产后水肿无关，乃熄灯安卧，卧未几，突闻大声言端的（太仓土音到底）文蛤散，余遂大醒。再三忖度，忽闻挝门声甚急，即披衣拖履下楼，至门启关，冯在邦在焉，则云病势极危，求赐一方，望勿却，余即书文蛤散三钱，淡姜汤调和分三服，频频徐进。余不过聊为塞责。不意天才明，在邦报云：已大效矣。余询其故，在邦报云：三更第一服，四更第二服，闻腥即作呕，遂欲泻，扶而上桶，竟大泻如注，少顷，欲起，又泻。至天明已泻至四十下。现在肿已十去七，但第三服，腥秽之气不能近口，奈何？余思文蛤散是蛤壳耳，何至腥秽如是，乃再往诊。肿果退，改用四君子合五皮饮、附、桂、车前等，调治半月而愈。

（清）傅松元，（清）张士骧. 医案摘奇·雪雅堂医案[M]. 太原：山西科学技术出版社，2010.

四、阴阳两虚证

阴阳两虚证指久病致肺之阴阳两虚，或阳损及阴，或阴损及阳所致。临床以形体羸弱，精神委顿，少气懒言，形寒肢冷，舌淡而少津，或有齿痕，或光剥，脉微细而数等为主要症状。《伤寒论》中，见于太阳病变证之心阴阳两虚证；《金匮要略》中，见于肺痿病。后世内科病证中，阴阳两虚证主要见于咳嗽、喘证、哮证、肺痿、肺胀、心悸等病证。

主症　咳嗽，吐涎沫且多，郁郁不舒，泛泛欲吐，或心中动悸，舌淡，苔白且干，脉虚或结代。

病机　阴阳两虚、气津两伤。

治法　滋阴生津、助阳益气。

方药　《外台》炙甘草汤。

甘草四两，炙　生姜三两，去皮　人参二两　地黄一斤　阿胶三两，炙　大麻子仁半升　大枣四十枚　麦门冬半斤，去心　桂心，二两

上九味，以酒七升，水八升，先煮八味，取三升，内胶消尽。温服一升，日三服。

应用

1. 伤寒病中，以心阴阳两虚为病机，临床以心动悸，脉结代，舌淡苔白，脉结代为主症，本证在《伤寒论》中，见于太阳病变证，以心阴阳两虚为病机，治宜通阳复脉，滋阴养血，如"伤寒脉结代，心动悸，炙甘草汤主之。（177）""脉按之来缓，时一止复来者，名曰结。又脉来动而中止，更来小数，中有还者反动，名曰结，阴也。脉来动而中止，不能自还，因而复动者，名曰代，阴也。得此脉者必难治。（178）"

2. 内伤病中，以阴阳两虚，气津两伤为病机，临床以咳嗽，吐涎沫且多，郁郁不舒，泛泛欲吐，舌淡，苔白且干，脉虚为主症，本证在《金匮要略》中，见于肺痿病中，以阴阳两虚，气津两伤为病机，治宜滋阴生津，助阳益气，如"《外台》炙甘草汤：治肺痿涎唾多，心中温温液液者。（七·附方）"

病案选录

案一：虚劳。杨明质，三载劳损，咳嗽多痰，大便常滞，呼吸急促，卧不着席，买舟访治于余。诊得右脉数急，左脉迟软，系阴液虚也。仿古救阴液须投复脉，因与炙甘草汤，令服百剂。逾年来寓谢曰：贱躯微命，自分必死，幸叨再造，感德不朽矣。

谢映庐著. 甘澍纂辑. 谢映庐医案[M]. 上海：上海科学技术出版社，2010.

案二：心悸。王某，女，43岁，干部。素有神经衰弱之证，如活动略多便心悸气短，倚伏而不敢动。后由于工作稍累，睡眠少，不得休息，病发较前加重。口干气短，心悸，足面微肿，身倦无力，饮食减少，脉每7～8次一停，且细弱无力。证属：心肾虚损，脉络失养。治宜：养阴益气，通阳复脉。处方：炙甘草15g，麦冬15g，生地15g，天冬15g，生山药12g，阿胶10g，人参6g，紫油桂3g，生姜3g。连服3剂，心悸轻减，气觉充畅，脉象亦由结代而变为虚软。后以此方加养血之品，调理而愈。

邢锡波著. 邢汝雯等整理. 邢锡波医案集[M]. 北京：人民军医出版社，1991.

案三：怔忡自汗。周某，女，68岁，初诊于1955年6月20日。自汗盗汗年久，稍劳动则汗出涔涔，心烦闷热，怔忡失眠，口渴，肢体疲惫乏力。近则目视昏糊，睛酸干涩。盖汗为心液，心阴不足，虚阳潜（僭）上，故而闷热汗出；久汗亡阴，阴液大亏，目失所荣，是以双目内障昏花，视物不明。舌淡，脉虚细。宜先止汗，同时补益心阴而归明于目。甘麦大枣汤，五剂（以后又连服五剂）。三诊：汗止，心中烦热亦除，怔忡失眠减少，惟目视仍昏。脉虚软，心血不足可知。当养阴复脉，大补气血。炙甘草汤，七剂。以后连服两月，目之视力大为增进。

姚和清. 姚和清眼科证治经验与医案[M]. 上海：上海科学技术出版社，2001.

第四节　痰　浊　证

痰浊证是指痰浊壅肺，以肺失宣降等为病机特点的一类证候。临床以咳逆上气，胸闷，痰黏稠，苔腻，脉滑等为基本表现。痰浊证在《金匮要略》中主要见于肺痿、痰饮咳嗽上气病中，其证候的核心以痰浊阻肺为主。本节根据《金匮要略》的基本内容，所述痰浊证主要包括痰浊壅肺证、痰饮阻肺证以及痰浊阻肺证等证候。

一、痰浊壅肺证

痰浊壅肺证由痰浊潴留，壅阻肺气，肺失宣降所致。临床以胸膺满闷，短气喘息，咳嗽痰多，舌暗，苔薄腻或浊腻，脉滑等为主要症状。在《金匮要略》中，本证见于咳嗽上气病。后世内科病证中，痰浊壅肺证主要见于咳嗽、喘证、哮证、肺胀、痰饮等病证。

主症　咳逆上气，时时吐黏稠痰，但坐不得卧，苔白腻，脉滑。

病机　痰浊壅肺、肺气上逆。

治法　涤痰除浊、降气宣肺。

方药　皂荚丸。

皂荚八两，刮去皮，用酥炙

上一味，末之，蜜丸梧子大，以枣膏和汤服三丸，日三夜一服。

应用　本病以痰浊壅肺，肺气上逆为病机，临床以咳嗽、喘逆、气急，时时吐出稠痰，不能平卧，舌苔白，脉滑为主症，本证在《金匮要略》中，见于咳嗽上气病中，以痰浊壅肺，肺气不利为病机，治宜涤痰除浊，宣肺平喘，如"咳逆上气，时时吐唾浊，但坐不得眠，皂荚丸主之。（七·7）"

病案选录

案一：浊痰阻肺。《要略》曰："咳逆上气，时时吐浊，但坐不得眠，皂荚丸主之。"按射干麻黄汤证但云咳而上气，是不咳之时，其气未必上冲也。若夫本证之咳逆上气，则喘息而不可止矣。病者必背拥叠被六七层，始能垂头稍稍得睡。倘叠被较少，则终夜呛咳，所吐之痰，黄浊胶黏。此证予于宣统二年，侍先姚邢太安人病亲见之。先姚平时喜进厚味，又有烟癖，厚味被火气熏灼，因变浊痰，气吸于上，大小便不通。予不得已，自制皂荚丸进之。长女昭华煎枣膏汤，如法昼夜四服。以其不易下咽也，改丸如绿豆大，每服九丸，凡四服。浃辰而大小便通，可以去被安睡矣。

曹颖甫. 经方实验录[M]. 北京：中国中医药出版社，2012.

案二：眩晕。祝某，女，50岁。患者素嗜肥甘厚味，六日前因长途乘车过劳后，感头晕目眩，喜静卧，动辄天旋地转，如坐舟车。耳鸣如蝉，恶心脘闷，泛吐黄浊胶黏痰涎。大便七日不解，小便黄少。诊见面色㿠白，频频咳吐胶黏黄痰，静卧不动，舌质淡，苔黄腻，脉滑数。辨为痰浊中阻之眩晕，投半夏白术天麻汤。服药二剂而不效。余思方证合拍，为何用之不灵，莫非为顽痰作祟而常法难以收功？乃试用下法，投以皂荚丸。一剂后，燥屎与痰涎俱下，次日眩晕、呕吐诸症大减。连服二剂后，诸症若失。乃改用补中益气汤加味，调补气血善后而收功。追访一年无复发。

陈明. 金匮名医验案精选[M]. 北京：学苑出版社，2000.

案三：痰饮作喘。门人卢扶摇之师曹殿光，芜湖人，年五十所，患痰饮宿疾，病逾十载，扶摇不能治，使来求诊。其证心下坚满，痛引胸胁，时复喘促，咳则连声不已，时时吐浊痰，稠凝非常，剧则不得卧。余谓其喘咳属支饮，与《伤寒论》之心下有水气，《痰饮篇》之咳逆不得卧，证情相类，因投以小青龙汤，不效。更投以射干麻黄汤，合小半夏汤，又不效。而咳逆反甚，心殊焦急。更思以十枣汤攻之，而十枣又为胸胁悬饮之方。思以葶苈大枣降之，而泻肺系为肺胀肺痈而设，皆非的对之剂。纵投之，徒伤元气，于病何补？因念其时吐痰浊，剧则不得卧，与《金匮》所载皂荚丸证，大旨相同。遂以皂荚炙末四两，以赤砂糖代枣和汤，与射干麻黄汤间服之。共八剂，痰除喘平，诸恙尽退。

曹颖甫. 经方实验录[M]. 北京：中国中医药出版社，2012.

二、痰饮阻肺证

痰饮阻肺证由痰饮停聚于内，导致肺失宣降所致。临床以咳嗽痰多，胸闷，身肿，舌苔白腻，脉滑等为主要症状。在《金匮要略》中，本证见于肺痈病，亦称为邪实壅肺证。后世内科病证中，本证主要见于咳嗽、喘证、哮证、肺胀、痰饮、水肿等病证。

主症　咳嗽上气，胸闷气急，喘不得卧，一身面目浮肿，鼻塞流清涕，嗅觉失灵，苔腻，脉滑。

病机　实邪壅肺、痰饮内停。

治法　开泻肺气、行水祛饮。

方药　葶苈大枣泻肺汤。

葶苈子，熬令黄色，捣丸如弹子大　大枣十二枚

上药先以水三升，煮枣取二升，去枣，内葶苈，煮取一升，顿服。

应用　内科疾病中，以实邪壅肺，痰饮内阻为病机，临床以喘不得卧，胸膈满闷；或一身面目浮肿，鼻塞，清涕出；或咳逆上气，喘鸣迫塞；或支饮胸满者，苔腻，脉滑为主症，本证在《金匮要略》中，见于肺痈病中，以实邪壅肺，痰饮内停为病机，治宜泻肺逐水，如"肺痈，喘不得卧，葶苈大枣泻肺汤主之。（七·11）""肺痈胸满胀，一身面目浮肿，鼻塞清涕出，不闻香臭酸辛，咳逆上气，喘鸣迫塞，葶苈大枣泻肺汤主之。（七·15）"

病案选录

案一：痰浊阻肺。一人病吐痰，顷刻升余喘咳不定，面色郁黯，精神不快。兆告曰：肺中有痰，胸属不利，当服仲景葶苈大枣汤。一服讫，已觉胸中快利，略无痰唾矣。

（明）江瓘. 名医类案[M]. 北京：人民卫生出版社，1957.

案二：支饮。浙江矾山叶姬，患支饮，寝到夜半，忽自床中坐起，两手紧握床架，胸中憋闷，气喘欲绝，面唇指甲俱青。急延苏老往诊。以葶苈子一两，大枣十枚，清水煎数沸，去渣，一次服尽。药后少顷，喘平，诸症若失。

林上卿老中医经验学习整理小组. 桐山济生录[M]. 宁德：福建省宁德地区中医院.

案三：咳喘（慢性支气管炎急性发作）。王某，男，48岁。咳喘已3年，秋冬发作较剧，近正发作，咳喘胸闷，呼吸有水鸡声，痰多咳不出，几难平卧，影响食眠，苔白腻，脉滑数。西医诊为慢性支气管炎急性发作。治宜宣肺豁痰定喘，拟葶苈大枣泻肺汤及射干麻黄汤加减：葶苈子9g，射干9g，麻黄9g，款冬9g，五味子6g，枳实6g，川朴9g，大枣12枚。方7剂。药后喘息平，痰液减，能平卧，续方5剂治愈。

按：本例痰饮喘鸣，胸闷，属葶苈大枣泻肺实证。又肺气不通为痰饮阻塞，故呼吸有水鸡声，以射干麻黄汤治咳喘有水鸡声；枳、朴相辅解胸闷，方证相符，故病痊愈。

姜春华. 姜春华经方发挥与应用[M]. 北京：中国中医药出版社，2012.

三、痰浊阻肺证

痰浊阻肺证由中阳不运，积湿生痰，痰浊壅肺，肺失肃降所致。临床以胸满闷塞，咳嗽，食少，苔白腻，脉象滑或濡等为主要症状。在《金匮要略》中，本证见于肺痿病。后世内科病证中，痰浊阻肺证主要见于感冒（含时行感冒）、咳嗽、喘证、哮证、肺胀、痰饮、水肿等病证。

主症　身微热，恶风，胸满，咳吐浊唾涎沫，咳喘不能平卧，舌淡苔白腻，脉缓滑。

病机　营卫失调、肺气上逆。

治法　通调营卫、平喘涤痰。

方药　《千金》桂枝去芍药加皂荚汤

桂枝　生姜各三两　甘草二两　大枣十枚　皂荚一枚，去皮子，炙焦

上五味，以水七升，微微火煮取三升，分温三服。

应用　内伤病中，以营卫失调，肺气上逆为病机，临床以微热，恶风，咳嗽痰多，甚则咳吐浊唾涎沫，胸闷，舌淡苔白腻，脉缓为主症，本证在《金匮要略》中，见于肺痿病中，以肺寒气逆，痰涎壅遏为病机，治宜温肺散寒，降逆涤痰，如"《千金》桂枝去芍药加皂荚汤，治肺痿吐涎沫。(七·附方)"

第四章

大 肠 证 类

大肠证类是由于感受外邪或饮食内伤，导致大肠传导功能失常所引起的一类证候，多见于消化系统疾病。大肠证多由感受外邪或饮食内伤所致，以大肠传导功能紊乱为基本病机，临床多以大便异常、腹胀腹痛、舌苔黄或白厚腻、脉沉等为基本表现。根据《伤寒论》和《金匮要略》的基本内容以及引起大肠证候的病邪属性，将大肠证分为肠热证、肠寒证和大肠水饮证三类证候，兼有其他证候但以大肠证为主者亦归于本章论述。大肠证类主要见于《伤寒论》太阳病、阳明病、太阴病和厥阴病等疾病，亦可见于《金匮要略》腹满寒疝宿食病、痰饮咳嗽病、黄疸病、呕吐哕下利病、疮痈肠痈浸淫疮病、妇人产后病等疾病中。后世将大肠疾病归于脾胃疾病，包括腹痛、泄泻、便秘等，分为大肠热结证、大肠湿热证、大肠津亏证、大肠虚寒证等类型，实源于此。本章将《伤寒论》《金匮要略》大肠证类单独论述，以指导临床辨证施治。

第一节 肠 热 证

肠热证，又称为大肠热结证、肠热腑实证或大肠实热证。因外邪入里化热，或因过食辛辣厚味所致，临床以大便异常、腹胀腹痛、心烦口渴、舌红苔黄、脉数有力为基本表现。本证多见于《伤寒论》中太阳病热证、阳明病实证、厥阴病热证，或见于某些内伤杂病热结肠道者。根据本证邪气特点，将肠热证分为邪结肠腑证、邪结肠腑兼证、肠热下利证、肠热下利兼证、湿热蕴肠证和大肠痈脓证六大类。

一、邪结肠腑证

邪结肠腑证，是由于热结肠道、耗损津液、大肠失润、腑气不通所致。临床以大便秘结、腹胀腹痛拒按、心烦口渴、舌红苔黄、脉数有力为基本表现。根据有形实邪和无形邪热相结的程度不同，可分为燥热初结证和腑实热结证。在《伤寒论》和《金匮要略》中，分别见于阳明病、少阴病、厥阴病、痉湿暍病、腹满寒疝宿食病、呕吐哕下利病、妇人产后病等疾病中。现代临床上，邪结肠腑证可见于便秘、腹痛、胃痛、胃痞、泄泻、呕吐、呃逆、喘证、不寐、内伤发热、厥证、痉证等中医内科病证中。

（一）燥热初结证

主症　大便秘结、蒸蒸发热、濈然汗出、腹痛胀满、口渴心烦，舌红苔黄，脉滑数。

病机　腑实初结、燥热内盛、气滞不甚。

治法　泻热和胃、润燥软坚。

方药　调胃承气汤。

甘草二两，炙　芒硝半升　大黄四两，清酒洗

上三味，切，以水三升，煮二物至一升，去滓，内芒硝，更上微火一二沸，温顿服之，以调胃气。

应用

1. 便秘。证属腑实初结，燥热内盛，气滞不甚者。临床以大便秘结、蒸蒸发热、濈然汗出、腹痛胀满、口渴心烦、舌红苔黄、脉滑数为主症。本证见于《伤寒论》阳明病篇，如"阳明病，不吐不下，心烦者，可与调胃承气汤。（207）""太阳病三日，发汗不解，蒸蒸发热者，属胃也，调胃承气汤主之。（248）""伤寒吐后，腹胀满者，与调胃承气汤。（249）"

2. 胃热谵语。证属阳复太过，阴伤化燥，病入阳明胃腑，胃热上扰心神者。临床以谵语汗出、大便不通、口渴心烦、舌红苔黄、脉滑数为主症。本证见于《伤寒论》太阳病篇，如"伤寒脉浮，自汗出，小便数，心烦，微恶寒，脚挛急，反与桂枝欲攻其表，此误也。得之便厥，咽中干，烦躁，吐逆者，作甘草干姜汤与之，以复其阳；若厥愈足温者，更作芍药甘草汤与之，其脚即伸；若胃气不和，谵语者，少与调胃承气汤；若重发汗，复加烧针者，四逆汤主之。（29）"

3. 注意事项：具体服法有两种，一为"少少温服之"，用于阳复太过致胃热谵语者，意在少量频服，取药力轻微，以缓泻胃热，调和胃气，见于《伤寒论》太阳病篇29条；二为"温顿服之"，用于阳明病实证，使药力集中，欲其速效，以泻热和胃，润燥软坚，见于《伤寒论》阳明病篇207条。

病案选录

案一：便秘。治一人素伤烟色，平日大便七八日一行。今因受外感实热，十六七日大便犹未通下，心中烦热，腹中胀满，用洗肠法下燥粪少许，而胀满烦热如旧。医者调其气虚脉弱，不敢投降下之药。及愚诊之，知其脉虽弱而火则甚实，遂用调胃承气汤加野台参四钱，生赭石、天门冬各八钱，共煎汤一大碗，分三次徐徐温饮下。饮至两次，腹中作响，觉有开通之意，三次遂不敢服，迟两点钟大便通下，内热全消，霍然愈矣。

张锡纯. 医学衷中参西录[M]. 石家庄：河北人民出版社，1974.

案二：厥证。郭雍治一人，盛年恃健不善养，过饮冷酒食肉，兼感冒。初病即身凉自利，手足厥逆，额上冷汗不止，遍身痛，呻吟不已，偃卧不能转侧，却不昏愦，亦不恍惚。郭曰：病人甚静，并不昏妄，其自汗自利，四肢逆冷，身重不能起，身痛如被杖，皆为阴证无疑。令服四逆汤，灸关元穴及三阴交，未应。加服九炼金液丹，利、厥、汗皆少止。若药艾稍缓，则诸证复出。如此进退者凡三日夜，阳气虽复，证复如太阳病，未敢服药，静以待汗。二三日复大烦躁，饮水次则谵语斑出，热甚，无可奈何，乃与调胃承气汤，得利，大汗而

解，阴阳反复有如此者。

俞震. 古今医案按[M]. 沈阳：辽宁科学技术出版社，1997.

案三： 呃逆。严某，男，60岁，搬运工人，1986年10月25日诊。患者3天前中午饮酒饱食后，胃脘胀闷不舒，继之呃呃连声，不能自制。自用多种单方治疗未愈，服西药颠茄类及镇静药不见好转。到某乡卫生院诊治，医给予丁香柿蒂汤加半夏、旋覆花等两剂，服后呃逆愈频而求余诊治。闻其呃声接连不断，甚是痛苦，询问知其3日来未大便，脘腹胀满，口渴心烦。查舌苔黄厚，脉象滑数。处方：大黄、芒硝各15g，甘草6g。上3味兑入开水500mL，盖严浸泡30分钟后滤出，一次服完。服后泄下大便甚多，臭秽异常。呃逆自止，脘腹胀满等症亦消。

王金洲，王华颖.调胃承气汤新用[J]. 新中医，1993，（3）：45.

（二）腑实热结轻证

主症 大便秘结、脘腹胀满、潮热汗多、心烦谵语，或下利黏腻不爽、腹痛拒按、里急后重，舌红苔干黄，脉滑而疾。

病机 热实内结、腑气不通。

治法 泄热通便、行气除满。

方药 小承气汤。

大黄四两　厚朴二两，炙，去皮　枳实三枚，大者，炙

上三味，以水四升，煮取一升二合，去滓，分温二服。初服汤当更衣，不尔者尽饮之，若更衣者，勿服之。

应用

1. 便秘。证属热实内结，腑气不通者。临床以大便秘结、脘腹胀满、疼痛拒按、潮热汗多、心烦谵语、舌红苔干黄、脉滑而疾为主症。本证见于《伤寒论》阳明病篇，如"阳明病，其人多汗，以津液外出，胃中燥，大便必硬，硬则谵语，小承气汤主之。若一服谵语止者，更莫复服。（213）"

2. 潮热。证属热实内结，腑气不通者。临床以潮热汗多、心烦谵语、大便秘结、脘腹胀满、疼痛拒按、舌红苔干黄、脉滑而疾为主症。本证见于《伤寒论》阳明病篇，如"阳明病，谵语发潮热，脉滑而疾者，小承气汤主之。因与承气汤一升，腹中转气者，更服一升；若不转气者，勿更与之。明日又不大便，脉反微涩者，里虚也，为难治，不可更与承气汤也。（214）"

3. 泄泻。证属阳明燥热内结，热结旁流者。临床以下利清水、色纯青、臭秽难闻、心烦谵语、腹胀满拒按、舌红苔黄燥、脉沉实有力为主症。本证见于《伤寒论》厥阴病篇，如"下利谵语者，有燥屎也，宜小承气汤。（374）"亦见于《金匮要略》呕吐哕下利病篇，如："下利谵语者，有燥屎也，小承气汤主之。（十七·41）"

4. 太阳病误治后伤津热结者。证属阳明腑实轻证，津伤气滞，邪热燥坚不甚者。临床以心烦不宁、大便不通、小便数多等为主症。本证见于《伤寒论》阳明病篇，如"太阳病，若吐若下若发汗后，微烦，小便数，大便因硬者，与小承气汤和之愈。（250）"

5. 注意事项：①中病即止，不可过剂伤正；②年老、体弱、孕妇等慎用。

病案选录

案一：便秘。尹某，男，25岁，工人。病史：下腹部胀痛两个月，近1周加剧，恶心，呕吐，发热。患者经常高温作业，汗出过多，大便干燥，常每四五日1行，下腹满，胀闷，食欲减少，烦躁不得卧。脉沉滑有力，舌质红，苔薄黄。X线钡剂灌肠检查：可见充盈钡剂的袋状突出，诊断为结肠憩室炎。辨证：胃热炽盛，燥屎初结。治法：泻热通便，破滞除满。处方：生大黄15g，枳实12g，厚朴10g。连服2剂，泻燥屎甚多，继又泻稀便4次，热退神安，但腹胀如鼓，嗳气不食，脉缓而濡，腹部喜按，叩之呈鼓音。此为脾虚作胀，积食停滞，拟健脾以除虚胀，治当攻补兼施，枳术丸加减治之。处方：炒白术24g，生山药15g，枳实12g，茯苓12g，厚朴10g，青皮10g，紫豆蔻10g，大腹皮10g，莱菔子10g，二丑面6g，木香6g。服药10剂，腹胀减轻，饮食恢复，痞闷已消，诸症均消。嘱患者注意调养，1年来大便一直正常，腹胀未再复发。

邢锡波. 邢锡波医案集[M]. 北京：中国中医药出版社，2012.

案二：腹胀。术后肠麻痹。温某，男，37岁，铁路工人，1973年3月12日初诊。腹胀发烧已三日，急性阑尾炎手术已六天。术后三天开始腹胀，体温达39.4℃左右，曾注射抗菌素，行胃肠减压术无效，腹胀日重。呼吸短促，腹胀痛，口渴不欲饮，饮则益胀，肠鸣音消失，腹部有压痛，但无波动感和移动性浊音。无大便，无矢气。舌苔黄厚，脉沉滑有力。印象：腹胀。辨证：腑气不通，实邪壅滞。治则：泻热通便，消胀除满。处方：大黄12g，厚朴6g，枳实6g，双花30g，红藤30g，黄芩9g。服一剂后，出现肠鸣，三小时后大便通，首次泻下黑臭便很多，泻三次后腹胀大减，高烧退，开始进食。又服一剂，又下泻三次，诸症状消失。

刘景祺. 经方验[M]. 呼和浩特：内蒙古人民出版社，1987.

案三：热结旁流。谵语。流行性乙型脑炎。梁某，男，28岁。住某医院，诊断为流行性乙型脑炎。病已六日，曾连服中药清热、解毒、养阴之剂，病势有增无减。会诊时，体温高达40.3℃，脉象沉数有力，腹满微硬，哕声连续，目赤不闭，无汗，手足妄动，烦躁不宁，有欲狂之势，神昏谵语，四肢微厥，昨日下利纯青黑水，此虽病邪羁踞阳明，热结旁流之象，但未至大实满，而且舌苔秽腻，色不老黄，未可与大承气汤，乃用小承气汤微和之。服药后，哕止便通，汗出厥回，神清热退，诸证豁然，再以养阴和胃之剂调理而愈。

中国中医研究院. 蒲辅周医案[M]. 北京：人民卫生出版社，1972.

（三）腑实热结重证

主症　大便硬而难、腹胀满硬、疼痛拒按、烦躁谵语、手足汗出、日晡所发潮热，或直视、目中不了了、睛不和；或热结旁流、自利清水、色纯青，或身重短气、喘冒不得卧，舌苔黄厚焦燥，脉沉实有力。

病机　阳明腑实、燥屎阻塞、痞满燥实俱重。

治法　峻下燥结、荡涤热实。

方药　大承气汤。

大黄四两，酒洗　厚朴半斤，炙，去皮　枳实五枚，炙　芒硝三合

上四味，以水一斗，先煮二物，取五升，去滓，内大黄，更煮取二升，去滓，内芒硝，更上微火一两沸，分温再服。得下余勿服。

大承气汤煎煮时宜先煎厚朴、枳实，取其理气行滞；大黄后下，取其攻下肠腑热结；芒硝兑化微煎，取其气锐先行软坚破积。如此煎煮，方可取效。如柯琴所述："盖生者气锐而先行，熟者气纯而和缓，仲景欲使芒硝先化燥屎，大黄继通地道，而后枳、朴除其痞满。"

应用

1. 便秘，腹痛，腹满，胃痞。证属阳明腑实，燥屎阻塞，痞满燥实俱重者。临床见大便硬而难或大便乍难乍易、腹胀满硬、疼痛拒按、潮热汗出、烦躁谵语、小便不利；重则不识人、循衣摸床、惕而不安；或直视、目中不了了、睛不和；或热结旁流、自利清水、色纯青；或身重短气、腹满而喘、眩冒；舌红苔黄燥、脉沉实或沉滑有力。本证见于《伤寒论》阳明病篇和少阴病篇，如"阳明病，下之，心中懊憹而烦，胃中有燥屎者，可攻。腹微满，初头硬，后必溏，不可攻之。若有燥屎者，宜大承气汤。（238）""病人不大便五六日，绕脐痛，烦躁，发作有时者，此有燥屎，故使不大便也。（239）""阳明病，谵语有潮热，反不能食者，胃中必有燥屎五六枚也；若能食者，但硬耳，宜大承气汤下之。（215）""大下后，六七日不大便，烦不解，腹满痛者，此有燥屎也。所以然者，本有宿食故也，宜大承气汤。（241）""病人小便不利，大便乍难乍易，时有微热，喘冒不能卧者，有燥屎也，宜大承气汤。（242）""腹满不减，减不足言，当下之，宜大承气汤。（255，十·13）""伤寒若吐若下后不解，不大便五六日，上至十余日，日晡所发潮热，不恶寒，独语如见鬼状。若剧者，发则不识人，循衣摸床，惕而不安，微喘直视，脉弦者生，涩者死。微者，但发热谵语者，大承气汤主之。若一服利，则止后服。（212）""伤寒六七日，目中不了了，睛不和，无表里证，大便难，身微热者，此为实也，急下之，宜大承气汤。（252）""阳明病，发热汗多者，急下之，宜大承气汤。（253）""发汗不解，腹满痛者，急下之，宜大承气汤。（254）""少阴病，得之二三日，口燥咽干者，急下之，宜大承气汤。（320）""少阴病，自利清水，色纯青，心下必痛，口干燥者，可下之，宜大承气汤。（321）""少阴病六七日，腹胀，不大便者，急下之，宜大承气汤。（322）""汗出谵语者，以有燥屎在胃中，此为风也。须下者，过经乃可下之。下之若早，语言必乱，以表虚里实故也。下之愈，宜大承气汤。（217）""二阳并病，太阳证罢，但发潮热，手足漐漐汗出，大便难而谵语者，下之则愈，宜大承气汤。（220）"

2. 痉病。证属阳明热盛者。临床以壮热汗多、心烦口渴、项背反张、卧不着席、四肢挛急、口噤齘齿、胸腹胀满、大便秘结、小便短赤、舌红苔黄厚而燥、脉沉弦有力。本证见于《金匮要略》痉湿暍病篇，如"痉为病，胸满口噤，卧不着席，脚挛急，必齘齿，可与大承气汤。（二·13）"

3. 宿食，胃痛，腹痛。证属宿食内结，气滞不通，积滞于下者。临床以大便不通、脐腹疼痛坚硬、心烦谵语、或下利清水、舌红苔黄、脉数而滑或寸口脉浮而大、按之反涩为主症。本证见于《伤寒论》阳明病篇，如："阳明少阳合病，必下利，其脉不负者，为顺也。负者，失也，互相克贼，名为负也。脉滑而数者，有宿食也，当下之，宜大承气汤。（256）"亦可见于《金匮要略》腹满寒疝宿食病篇，如"问曰：人病有宿食，何以别之？师曰：寸口脉浮而大，按之反涩，尺中亦微而涩，故知有宿食，大承气汤主之。（十·21）""脉数而滑者实也，此有宿食，下之愈，宜大承气汤。（十·22）""下利不饮食者，有宿食也，当下之，宜大承气汤。（十·23）"

4. 泄泻。证属实热内结，积聚胃肠者。临床以大便臭秽、滞下不爽、腹部满痛、按之坚硬、泻下痛减、舌红苔厚、脉实。本证见于《金匮要略》呕吐哕下利病篇，治以"通因通用"之法，如："下利三部脉皆平，按之心下坚者，急下之，宜大承气汤。（十七·37）""下利脉迟而滑者，实也，利去欲止，急下之，宜大承气汤。（十七·38）""下利脉反滑者，当有所去，下乃愈，宜大承气汤。（十七·39）""下利已差，至其年月日时复发者，以病不尽故也，当下之，宜大承气汤。（十七·40）"

5. 产后胃实。证属胃肠实热者。临床以腹满腹痛拒按、大便秘结、发热、舌红苔黄燥、脉沉滑有力为主症。本证见于《金匮要略》妇人产后病篇，如"病解能食，七八日更发热者，此为胃实，大承气汤主之。（二十一·3）"

6. 注意事项：①本方为攻下峻剂，强调"得下余勿服"，大便通即停服，避免伤及正气；②年老、体弱、孕妇等慎用。

病案选录

案一：头痛，便秘。师曰：予尝诊江阴街肉庄吴姓妇人，病起已六七日，壮热，头汗出，脉大，便闭，七日未行，身不发黄，胸不结，腹不胀满，惟满头剧痛，不言语，眼张，瞳神不能瞬，人过其前，亦不能辨，证颇危重。余曰：目中不了了，睛不和，燥热上冲，此阳明篇三急下证之第一证也。不速治，行见其脑膜爆裂，病不可为矣。于是遂书大承气汤方与之。大黄四钱，枳实三钱，川朴一钱，芒硝三钱，并嘱其家人速煎服之，竟一剂而愈。盖阳明燥气上冲颠顶，故头汗出，满头剧痛，神识不清，目不辨人，其势危在顷刻。今一剂而下，亦如釜底抽薪，泄去胃热，胃热一平，则上冲燥气因下无所继，随之俱下，故头目清明，病遂霍然。非若有宿食积滞，腹胀而痛，壮热谵语，必经数剂方能奏效，此缓急之所由分。是故无形之气与有形之积，宜加辨别，方不至临诊茫然也。

曹颖甫. 经方实验录[M]. 福州：福建科学技术出版社，2004.

案二：痉病。里海辛村潘塾师之女，八九岁。发热面赤，角弓反张，谵语，以为鬼物。符箓无灵，乃延予诊。见以鱼网蒙面，白刃拍桌，而患童无惧容。予曰：此痉病也。非魅！切勿以此相恐，否则重添惊疾矣。投以大承气汤，一服，即下两三次，病遂霍然。

黎庇留. 黎庇留经方医案[M]. 北京：人民军医出版社，2008.

案三：泄泻。赵某，男，57岁。1961年春节期间，忽作绕脐隐隐作痛，腹胀不适，日便二三行，便稀而多杂黏液，然食纳如常。唯稍觉疲困乏力，入夏则痛泻渐愈。自是逢春则发，入夏则愈，无一年不作。每春皆做治疗，均不能止其再发。延至1968年2月27日，始来我所就诊于吾师。诊得脉平，舌苔白而少腻。思得《金匮要略》所载"下利已差，于其年月日复发者，以病不尽故也，当下之，宜大承气汤"，与此证尽合，遂问病发之前一年曾作利否。病者略思而云："曾作热痢，但很快即泻止而愈。"此病本未除，故应岁时之变而发，以胶黏之物久蓄肠中故也。观其往昔，皆以温中止痛、健脾燥湿为治，病本不除，终无已时，遂书大承气汤与服。方用大黄12g，芒硝9g，厚朴30g，枳实15g。先煎药三味，去滓，纳芒硝，分温二服。药后日便三行，先腹痛而后泻，所下黏液极多。连服三帖，大便减为日二行，腹痛已除，遂停药。1980年因外感痛来诊，询得其病再未发。按：暴病多实，久病多虚，所言为常。今湿热之邪，胶着于肠，应时而发，七年不除，是为之变。为医者必知常识变，治病必务求本源。

林盛进. 经方直解[M]. 北京：中国中医药出版社，2010.

鉴别　调胃承气汤、小承气汤、大承气汤为苦寒攻下之剂，皆用大黄，功专攻下，主治阳明腑实证。调胃承气汤由大黄合芒硝、甘草，泻热和胃，润燥软坚，重在泻热；小承气汤由大黄合枳实、厚朴，泻热通便，行气除满，重在通腑除满；大承气汤由大黄、芒硝、厚朴、枳实组成，峻下燥结，荡涤热实，泻热与通腑之力俱重。三方区别如表4-1。

表4-1　调胃承气汤、小承气汤、大承气汤鉴别

	调胃承气汤	小承气汤	大承气汤
病证	伤寒阳明腑实轻证	潮热、下利谵语之腹痛证；或伤寒阳明腑实轻证	项背反张、口噤龂齿之痉证；日晡潮热、谵语之腹痛证；伤寒阳明腑实重证
病机	腑实初结、燥热内盛、气滞不甚	热实内结、腑气不通	阳明腑实、燥屎阻塞、痞满燥实俱重
治法	泻热和胃、润燥软坚	泻热通便、行气除满	峻下燥结、荡涤热实
药物	甘草二两、芒硝半升、大黄四两	厚朴二两、枳实三枚、大黄四两	大黄四两、厚朴半斤、枳实五枚、芒硝三合
用法	先煎甘草、大黄，后下芒硝，少少温服之或温顿服之	三药同煎，煮取一升二合，分两次服	先煎枳实、厚朴，后下大黄，再下芒硝，煮取五升，分温再服

二、邪结肠腑兼证

邪结肠腑兼证，是以邪结肠腑证为基础，兼夹有其他证候。病机以热结肠道、耗损津液、大肠失润、腑气不通为基本病机，兼夹有其他病机。临床以大便秘结、腹胀腹痛拒按、心烦口渴、舌红苔黄、脉数有力为基本表现。邪结肠腑兼证主要包括兼瘀血内阻证、兼气机壅滞证、兼津亏肠燥证、兼津亏热结证、兼津亏血瘀证等。在《伤寒论》和《金匮要略》中，分别见于太阳病、阳明病、腹满寒疝宿食病、五脏风寒积聚病、妇人产后病等疾病中。现代临床上，邪结肠腑兼证可见于便秘、腹痛、胃痛、胃痞、泄泻、痢疾、呕吐、呃逆、喘证、不寐、黄疸、内伤发热、消渴等中医内科病证中。

（一）兼瘀血内阻证

主症　产后恶露不下，少腹坚硬疼痛，烦躁发热，不大便、不能食，食则谵语，舌红苔黄，脉微实。

病机　热实内结、瘀血内阻。

治法　泄热通便、攻下瘀热。

方药　大承气汤。

大黄四两，酒洗　厚朴半斤，炙，去皮　枳实五枚，炙　芒硝三合

上四味，以水一斗，先煮二物，取五升，去滓，内大黄，煮取二升，去滓，内芒硝，更上火微一二沸。分温再服，得下止服。

应用　产后便秘兼瘀血内阻。证属热实内结，瘀血内阻者。临床以产后恶露不下、腹中痛、发热烦躁日晡时尤甚、不大便、不能食、食则谵语、舌红苔黄、脉微实为主症。本证见于《金匮要略》妇人产后病篇，如"产后七八日，无太阳证，少腹坚痛，此恶露不尽。不大便，烦躁发热，切脉微实，再倍发热，日晡时烦躁者，不食，食则谵语，至夜即愈，宜大承气汤主之。"

热在里，结在膀胱也。（二十一·7）"

病案选录

案一：产后阳明病。同乡姻亲高长顺之女，嫁王鹿萍长子，住西门路，产后六七日，体健能食，无病，忽觉胃纳反佳，食肉甚多。数日后，日晡所，觉身热烦躁，中夜略瘥，次日又如是。延恽医诊，断为阴亏阳越。投药五六剂，不效。改请同乡朱医，谓此乃桂枝汤证，如何可用养阴药？即予轻剂桂枝汤，内有桂枝五分，白芍一钱。二十日许，病益剧。长顺之弟长利与余善，乃延余诊。知其产后恶露不多，腹胀，予桃核承气汤，次日稍愈。但仍发热，脉大，乃疑《金匮》有产后大承气汤条，得毋指此证乎？即予之，方用：生大黄五钱，枳实三钱，芒硝三钱，厚朴二钱。方成，病家不敢服，请示于恽医。恽曰：不可服。病家迟疑，取决于长顺。长顺主与服，并愿负责。服后，当夜不下，次早，方下一次，干燥而黑。午时又来请诊，谓热已退，但觉腹中胀，脉仍洪大，嘱仍服原方。实则依余意，当加重大黄，以病家胆小，姑从轻。次日，大下五六次，得溏薄之黑粪，粪后得水，能起坐，调理而愈。独怪近世医家遇虚羸之体，虽大实之证，不敢竟用攻剂。不知胃实不去，热势日增，及其危笃，而始议攻下，惜其见机不早耳！

曹颖甫. 经方实验录[M]. 福州：福建科学技术出版社，2004.

案二：妇孕便秘。陆养愚治一妇，孕九月，大小便不通，已三日，忽胎上冲心，昏晕数次。诊之，脉洪大而实，谓当下之，与服大承气汤一剂，少加木香、豆蔻仁。村医见用大黄两许，摇头伸舌，其家人有难色。乃谓之曰：余坐汝家，待其得生始去，始安心煎服，一二时许，二便俱行，去黑矢极多，胎亦无恙，乃留调气养荣汤二剂而不服，数日后小水不利，乃煎服之而愈，月余产一男。

魏之琇. 续名医类案[M]. 北京：人民卫生出版社，1997.

（二）兼气机壅滞证

主症　腹部胀满、疼痛拒按、大便秘结、无矢气，舌红苔黄厚，脉滑数有力。

病机　实热内结、气滞不通。

治法　行气除满、消积导滞。

方药　厚朴三物汤。

厚朴八两　大黄四两　枳实五枚

上三味，以水一斗二升，先煮二味，取五升，内大黄，煮取三升，温服一升。以利为度。

应用　腹痛，便秘。证属实热内结，气滞不通，胀重于积者。临床以腹部胀满、疼痛拒按、大便秘结、无矢气、舌红苔黄厚、脉滑数有力为主症。本证见于《金匮要略》腹满寒疝宿食病篇，如"痛而闭者，厚朴三物汤主之。（十·11）"

病案选录

案一：胃痛。陈某，男，43岁，干部，1974年5月3日就诊。胃脘剧痛，腹胀便秘，拒按，口苦、口渴，舌质红，苔黄厚，脉沉数。证属热邪积滞，胃腑不通。法宜宣滞通便，仿厚朴三物汤法。厚朴18g，枳实12g，大黄6g（后下），青木香6g，沉香3g。服一剂，大便稀泻二次，其痛大减，脘腹有拘急感，胀满纳差，口微苦，舌苔黄，脉弦略数。改用芍药甘草汤加佛手、化橘皮、山栀、麦芽、服之剂病愈。

彭述宪. 胃痛治验六则[J]. 辽宁中医，1978，（4）：39-41.

案二：肠梗阻。某男，57 岁，1993 年 3 月 20 日就诊。有胃痛史 20 余年，间歇性发作，伴烧心泛酸，有时大便呈黑色。4 天前突然发热恶寒，头身疼痛。2 天后寒热渐平，但腹痛胀满，呈阵发性加剧，呕吐频作，每因进食或饮水而诱发，呕吐物初为食物和黏液，后为黄绿色液体。服中西药物效果不显，3 月 20 日来我院外科就诊，经 X 线腹部透视，发现肠腔内有大量气体和液平面。诊断：完全性单纯性肠梗阻。建议立即手术治疗，病人惧怕手术，邀吾师赵广安诊治。症见：患者烦躁不安，腹胀、疼痛，自觉有气体在腹内冲动，达右上腹时疼痛剧烈，大便 2 天未行，亦无矢气，小便量少色赤。切诊腹痛拒按，听诊肠蠕动音高亢。舌质略赤，苔黄燥，脉沉滑。辨证：初为寒邪袭表，入里化热，与胃肠郁热搏结，致使肠道燥屎内结而腑气不通。《金匮要略》云："痛而闭者，厚朴三物汤主之。"急用厚朴三物汤通腑下气、泻热导滞。处方：厚朴 100g，枳实 30g，大黄 15g（后入）。水煎分 2 次服。1 剂后腹中矢气频频，随后泻下燥屎及黏液。3 剂后诸症消失，再予健脾和胃药 3 剂调理而愈。

张宗圣. 厚朴三物汤验案三例[J]. 山东中医杂志，1997，（8）：39.

案三：急性胰腺炎。夏锦堂医案。王某，男，42 岁。腹部胀满三天。几天来腹部胀痛，拒按，日益加重，连及胃脘、两胁，嗳气不止，呕吐黏痰，口干口苦，脉弦数。西医诊断：急性胰腺炎。此为湿热夹食滞交结肠胃，通降失常。法当行气通腑。处方：川厚朴 18g，炒枳实 12g，生川军 6g。水煎服。二诊：服药二剂后，大便二次，先干后溏，脘腹胀痛及嗳气、呕吐大减，黄厚苔转薄。守原意减其量，再进：厚朴 6g，枳实 6g，熟川军 4g。二剂。三诊：服药后，日行软便二次，腹胀痛已除，嗳、呕亦止，唯仍觉胃脘痞闷，食少，转为健脾和胃，用枳术汤：炒枳实 6g，炒白术 12g。三剂。药后症状消退。

林盛进. 经方直解[M]. 北京：中国中医药出版社，2010.

鉴别 厚朴三物汤、厚朴大黄汤（见饮热郁肺证）与小承气汤的药物组成完全相同，但药物使用的剂量不同，故其主治病证亦有所区别。厚朴三物汤以枳实、厚朴为主药，配以大黄，行气力强，泻下力较弱；小承气汤以大黄为主药，配以枳实、厚朴，泻下荡积为主，理气为辅；厚朴大黄汤以厚朴为主，配以大黄、枳实，重在理气，兼通腹逐饮。三方区别如表 4-2。

表 4-2 厚朴三物汤、小承气汤、厚朴大黄汤鉴别

	厚朴三物汤	小承气汤	厚朴大黄汤
病证	腹胀满疼痛证及大便闭结证	潮热、下利谵语之腹痛证；或伤寒阳明腑实轻证	心下时痛，兼腹满便秘之饮热郁肺证
病机	气机壅滞、实热内结	热实内结、腑气不通	饮热郁肺、腑气不通
治法	行气除满、泄热通腑	泻热通便、消积除满	理气逐饮、荡涤实邪
药物	厚朴八两、枳实五枚、大黄四两	厚朴二两、枳实三枚、大黄四两	厚朴一尺、枳实四枚、大黄六两
用法	先煎厚朴、枳实，后下大黄，取三升，温服一升。以下利为度	三药同煎，煮取一升二合，分两次服	三药同煎，煮取二升，分两次服

（三）兼津亏肠燥证

主症 大便干结，甚则干如羊屎，小便频数而量少，腹微满，口渴，舌红苔黄少津，脉细涩。

病机 肠胃燥热、津液不足。

治法 泻热润肠通便。

方药 麻子仁丸。

麻子仁二升 芍药半斤 枳实半斤，炙 大黄一斤，去皮 厚朴一尺，炙，去皮 杏仁一升，去皮尖，熬，别作脂

上六味，蜜和丸如梧桐子大，饮服十丸，日三服，渐加，以知为度。

应用

1. 便秘。证属胃热肠燥津亏之脾约者。临床以大便干结、甚则干如羊屎、小便频数而量少、腹微满、口渴、舌红苔黄少津、脉细涩为主症。本证见于《伤寒论》阳明病篇和《金匮要略》五脏风寒积聚病篇，如"趺阳脉浮而涩，浮则胃气强，涩则小便数，浮涩相搏，大便则硬，其脾为约，麻子仁丸主之。（247，十一·15）"

2. 应用注意：①麻子仁丸虽为缓通大便之剂，但方中含有小承气汤，故虚人不宜久服，孕妇亦当慎用。②由于病证有轻重，体质有不同，麻子仁丸的用量应从小量起服，逐渐加量，以大便通畅为度。

病案选录

案一：便秘。一豪子郭氏，得伤寒数日，身热头疼恶风，大便不通，脐腹膨胀，易数医。一医欲用大承气，一医欲用大柴胡，一医欲用蜜导。病家相知，凡三五人，各主其说，纷然不定，最后请至。问小便如何？病家云：小便频数。乃诊六脉，下及趺阳，脉浮且涩。予曰：脾约证也。此属太阳阳明。仲景云：太阳阳明者，脾约也。仲景又曰：趺阳脉浮而涩，浮则胃气强，涩则小便数，浮涩相搏，大便则硬，其脾为约者，大承气、大柴胡恐不当。仲景法中麻仁丸，不可易也。主病亲戚尚尔纷纷。予曰：若不相信，恐别生他证，请辞，无庸召我。坐有一人，乃弟也，逡巡曰：诸君不须纷争，既有仲景证法相当，不同此说何据？某虽愚昧，请终其说，诸医若何，各请叙述，众医默默，纷争始定。予以麻仁丸百粒，分三服，食顷间尽，是夕大便通，中汗而解。

许叔微. 伤寒九十论[M]. 上海：商务印书馆，1956.

案二：不寐。徐左，能食，夜卧则汗出，不寐，脉大，大便难，此为脾约。脾约麻仁丸一两，作三服，开水送下。

曹颖甫. 经方实验录[M]. 福州：福建科学技术出版社，2004.

案三：消渴。董某，女，60岁，既往糖尿病史18年，近来血糖控制不理想，半月前无明显诱因出现乏力症状，于2007年4月20日入院。查空腹血糖10.2mmol/L，餐后2h血糖16.5mmol/L。症见口渴，多饮，乏力，大便秘结，5天未行，腹胀纳呆，小便频数，舌暗红，苔黄燥，脉弦滑，腹软，无压痛。理化检查示：HbA1c 7.2%，TG 3.12mmol/L，CHOL 8.04mmol/L，余未见异常。治以滋阴泻热，润肠通便，方选麻子仁丸加减治疗。处方：麻子仁15g，白芍15g，

枳实 15g，大黄 8g，厚朴 15g，杏仁 10g，玄参 15g，生地 40g，麦冬 10g，甘草 10g。每日 1 剂，水煎服。该患为住院患者，丸剂易为汤剂，并接受胰岛素泵治疗以控制血糖，2 天后大便得通，继用上方 15 剂，无明显口渴多饮症状，大便 2 天一行，小便正常。查空腹血糖 6.8mmol/L，餐后 2h 血糖 8.3mmol/L。出院后随访 3 个月，上述症状无复发。

迟妍，高天舒. 高天舒教授运用麻子仁丸治疗消渴便秘经验[J]. 吉林中医药，2008，（2）：88.

鉴别 麻子仁丸、调胃承气汤、小承气汤、大承气汤 4 方，皆属于"承气汤类"，主治阳明燥实内结，腑气不通之腹满不大便者。然体质有强弱，证情有痞满燥实偏性，攻下有缓急，故其主治病证亦有所区别。麻子仁丸由小承气汤加麻仁、杏仁、芍药、白蜜而成，使峻药缓行，泻热润肠通便，主治为胃强脾弱之脾约证，为润下剂；调胃承气汤由大黄合芒硝、甘草，泻热和胃，润燥软坚，重在泻热，为缓下剂；小承气汤由大黄合枳实、厚朴，泻热通便，行气除满，重在通腑，为轻下剂；大承气汤由大黄、芒硝、厚朴、枳实组成，峻下燥结，荡涤热实，泻热与通腑之力俱重，为峻下剂。四方区别如表 4-3。

表 4-3　麻子仁丸、调胃承气汤、小承气汤、大承气汤鉴别

	麻子仁丸	调胃承气汤	小承气汤	大承气汤
病证	胃强脾弱之脾约证	伤寒阳明腑实轻证	潮热、下利谵语之腹痛证；或伤寒阳明腑实轻证	项背反张、口噤齘齿之痉证；日晡潮热、谵语之腹痛证；伤寒阳明腑实重证
病机	肠胃燥热、津液不足	腑实初结、燥热内盛、气滞不甚	热实内结、腑气不通	阳明腑实、燥屎阻塞、痞满燥实俱重
治法	泻热润肠通便	泻热和胃、润燥软坚	泻热通便、行气除满	峻下燥结、荡涤热实
药物	麻子仁二升，芍药半斤，枳实半斤，大黄一斤，厚朴一尺，杏仁一升	甘草二两，芒硝半升，大黄四两	厚朴二两，枳实三枚，大黄四两	大黄四两，厚朴半斤，枳实五枚，芒硝三合
用法	蜜和丸如梧桐子大，饮服十丸，日三服，渐加，以知为度	先煎甘草、大黄，后下芒硝，少少温服之或温顿服之	三药同煎，煮取一升二合，分两次服	先煎枳实、厚朴，后下大黄，再下芒硝，煮取五升，分温再服

（四）兼津亏热结证（偏津亏）

主症 腹微胀或时有便意，大便近于肛门而硬结难下，小便自利，舌红，苔薄少津，脉细涩。

病机 阴津亏损、肠燥失润。

治法 润肠导便。

方药 蜜煎方。

食蜜七合

上一味，于铜器内，微火煎，当须凝如饴状，搅之勿令焦着，欲可丸，并手捻作挺，令头锐，大如指，长二寸许，当热时急作，冷则硬。以内谷道中，以手急抱，欲大便时乃去之。疑非仲景意，已试甚良。

应用

1. 便秘。证属阴津亏损，肠燥失润者。临床以腹微胀或时有便意、大便近于肛门而硬结难下、小便自利、舌红、苔薄少津、脉细涩为主症。本证见于《伤寒论》阳明病篇，如"阳明病，自汗出，若发汗，小便自利者，此为津液内竭，虽硬不可攻之，当须自欲大便，宜蜜煎导而通之。若土瓜根及大猪胆汁，皆可为导。（233）"

2. 注意事项：蜜煎纳入肛门内，就近润滑而导便外出，相当于通便栓剂。此法适用于便硬近在肛门处，便意窘迫，而不能排出，此即"当须自欲大便"时，"宜蜜煎导而通之"。

病案选录

案一：津液内竭便秘。庚戌仲春，艾道先染伤寒。近旬日，热而自汗，大便不通，小便如常，神昏多睡。诊其脉，长大而虚。予曰："阳明证也。"乃兄景先曰："舍弟全似李大夫证，又属阳明，莫可行承气否？"予曰："虽为阳明，此证不可下，仲景阳明自汗，小便利者，为津液内竭。虽坚不可攻，宜蜜兑导之。"作三剂，三易之，先下燥粪，次泄溏，已而汗解。论曰：二阳明证虽相似，然自汗小便利者，不可荡涤五脏，为无津液也。然则伤寒大证相似，脉与证稍异，通变为要，仔细斟酌。正如以格局看命，虽年月日时皆同，贵贱穷通不相侔者，于一时之顷，又有浅深也。

许叔微. 伤寒九十论[M]. 上海：商务印书馆，1955.

案二：热邪伤津便秘。张某，女，4岁。1988年4月23日初诊。患者于两周前咽痛发热，经服西药、注射消炎药后，发热已退。但近周来无大便，无腹痛腹胀，只觉口干欲饮，舌淡红苔薄，脉沉细。曾服果导片、麻仁润肠丸，只觉欲大便而不下。诊为大肠液亏，燥屎阻滞肛门。予以蜜煎导（教其父自制），欲大便时，放入肛门，一次便通而愈。

张长恩. 图解仲景方证学——仲景方证解读与应用[M]. 北京：中国中医药出版社，2013.

案三：老人津枯便秘。汪某，女，68岁。大便经常7～8日不行，甚至不用泄药，十数日亦不见大便。平素饮食很少，服泻药一次，每觉脘满气短心悸，食物更不消化，因对泻药怀有戒心，而便秘不行，往往胃脘膨闷小腹胀满，饮食不思。诊其脉象细弱而尺沉涩，此是气血俱虚，阴津枯竭之证，下之不但伤胃，更能损津。处方：蜜煎导，隔三日导一次。用蜜煎后，隔半小时即溏泄一次，不但无胀满之患，而食欲逐渐好转。病人甚觉满意，以后经常使用，半年未断，而健康遂日渐恢复。

邢锡波. 伤寒论临床实验录[M]. 天津：天津科学技术出版社，1984.

（五）兼津亏热结证（偏热结）

主症　大便秘结，近于肛门而难于排解，腹部胀满疼痛，发热烦躁，小便黄，舌红苔黄少津，脉弦数。

病机　热盛津伤、肠燥失润。

治法　清热润燥通便。

方药　猪胆汁汤。

大猪胆一枚，泻汁，和少许法醋，以灌谷道内，如一食顷，当大便出宿食恶物，甚效。

应用

1. 便秘。证属热盛津伤,肠燥失润者。临床以大便秘结、近于肛门而难于排解、腹部胀满疼痛、发热烦躁、小便黄、舌红苔黄少津、脉弦数为主症。本证见于《伤寒论》阳明病篇,如"阳明病,自汗出,若发汗,小便自利者,此为津液内竭,虽硬不可攻之,当须自欲大便,宜蜜煎导而通之。若土瓜根及大猪胆汁,皆可为导。(233)"

2. 注意事项:大猪胆汁和少许食醋灌入肛门内导便外出,此相当于灌肠疗法,适用于大便干结迫于肛门者,亦可用于大便干结部位较高者,以及大便难而难下。

病案选录

案一:便秘。门人张永年述其戚陈姓一证,四明医家周某用猪胆汁导法奏效,可备参究。其言曰:陈姓始病咯血,其色紫黑,经西医用止血针,血遂中止。翌日病者腹满,困顿日甚,延至半月,大便不行。始用蜜导不行,用灌肠法,又不行。复用一切通大便之西药,终不行。或告陈曰:同乡周某,良医也。陈喜,使人延周,时不大便已一月矣。周至,察其脉无病,病独在肠。乃令病家觅得猪胆,倾于盂,调以醋,借西医灌肠器以灌之。甫灌入,转矢气不绝。不逾时,而大便出。凡三寸许,掷于地,有声,击以石,不稍损。乃浸以清水,半日许,盂水尽赤。乃知向日所吐之血,本为瘀血,因西医用针止住,反下结大肠,而为病也。越七日,又不大便,复用前法,下燥矢数枚,皆三寸许,病乃告全。予于此悟蜜煎导法惟证情较轻者宜之,土瓜根又不易得,惟猪胆汁随时随地皆有。近世医家弃良方而不用,为可惜也。

曹颖甫. 经方实验录[M]. 福州:福建科学技术出版社, 2004.

案二:发热。曾某,男,9 岁,1979 年 9 月 12 日入院。主诉:发热 39℃、头痛、嗜睡五天。病史:入院前五天无明显诱因出现中度发热,呈持续性,伴头痛、嗜睡,偶有呕吐,日 1～2次,无抽搐,偶有谵妄。以发热待查、脑系感染收入住院。血检:白细胞 $3.7×10^9/L$,中性粒细胞百分比 57%,淋巴细胞百分比 42%,嗜伊红细胞百分比 1%。脑脊液常规:透明无色。西医以抗感染、输液等对症处理,诸症未解,转中医诊治。9 月 13 日,症见发热(39℃)、头痛、嗜睡、呕吐、腹部胀满、轻度压痛、呼吸急促、神疲并大便五天未解,尿少、脉数、舌苔薄黄。治疗:用 20%猪胆汁 100mL 保留灌肠,10 分钟后,即解出一大团(约 20 多条)死蛔虫和粪便,腹痛即减,继则热退、神清、纳食增多,诸症均解,观察一天,痊愈出院。

沈若星. 猪胆汁灌肠的临床应用[J]. 福建医药杂志, 1980,(2):64.

案三:麻痹性肠梗阻。李某,男,66 岁,干部。患者于入院前 24 天(75 年 6 月 4 日)因急性阑尾炎在某县医院行阑尾切除术(已化脓),术后七天发烧,呕吐,刀口感染裂开,入院前 12 天感腹痛,腹部透视报告为肠梗阻,心电图检查发现有心肌梗死,入院前九天在硬膜外麻痹下行粘连性肠梗阻松解术。术后仍高烧,证明出现肺炎及肝脓疡合并心衰和麻痹性肠梗阻,腹胀明显,胃肠减压效果不著,患者神志有时不清,昼夜呻吟,病情危重。入院后第二天针麻下行肝脓疡探查吸引术,术后体温渐降,但腹胀不解,曾用盐水,中药灌肠,针灸等腹胀仍不减,肠鸣音不恢复。术后第二日改用新鲜猪胆囊一个加水 200mL 灌肠,一时即放屁解大便,自觉和他觉腹胀均明显减轻,术后第三天二次猪胆汁灌肠 30mL,30min 后又放屁解大便,而后安静入睡。第四和第五日又连续灌肠两次,分别在 1h 和 40min 后放屁解大便,以后肠鸣音恢复，未再腹胀。

陈松旺. 猪胆汁治疗神经性、麻痹性肠梗阻[J]. 西安医学院学报，1977，（Z1）：38-39.

（六）兼津亏热结证（偏气滞）

主症　大便干结迫于肛门，小便自利，腹胀或痛，舌淡红少津，脉弦细。

病机　气机不利、肠燥失润。

治法　宣气润燥通便。

方药　土瓜根汤。

（佚）。临证可参考使用《肘后备急方》土瓜根用法。

应用

1. 便秘，腹痛。证属气机不利，肠燥失润者。临床以大便干结迫于肛门、小便自利、腹胀或痛、舌淡红少津、脉弦细为主症。本证见于《伤寒论》阳明病篇，如"阳明病，自汗出，若发汗，小便自利者，此为津液内竭，虽硬不可攻之，当须自欲大便，宜蜜煎导而通之。若土瓜根及大猪胆汁，皆可为导。（233）"

2. 土瓜根方已佚。土瓜，亦名王瓜，苦寒无毒。《本草衍义》名赤雹子，《本草纲目》名野田瓜，其根附有长块根，富于汁液。晋代葛洪《肘后备急方》："治大便不通，土瓜采根捣汁，筒吹入肛门中，取通。"这说明土瓜根外用以导大便是可行的。

3. 导下法三方鉴别：蜜煎、土瓜根、猪胆汁三者，虽皆可为导，但具体应用时又有所不同。①因蜜有滑利润燥之功，故蜜煎导宜于肠燥便秘。②猪胆汁不仅润燥，且能清肠中之热，故宜于肠燥有热之便秘。③土瓜根则有宣气润燥之功，故宜于六腑之气不畅，气血不利之便秘。

（七）兼津亏血瘀证

主症　大便秘结，小便短涩，腹部胀满，肌肤萎黄，饮食不消，口干口渴，舌红苔黄，脉弦涩。

病机　胃肠燥结、津亏血瘀。

治法　润燥祛瘀。

方药　猪膏发煎。

猪膏半斤　乱发如鸡子大三枚

上二味，和膏中煎之，发消药成，分再服。病从小便出。

应用

1. 黄疸、便秘。证属胃肠燥结，津亏血瘀者。临床以肌肤萎黄、大便秘结、小便短涩、腹部胀满、饮食不消、口干口渴、舌红苔黄、脉弦涩为主症。本证见于《金匮要略》黄疸病篇，如"诸黄，猪膏发煎主之。（十五·17）"

2. 阴吹。证属胃肠燥结，津亏血瘀，腑气不通者。临床以前阴出气频繁、声响连续不断、大便燥结、小便不利等为主症。本证见于《金匮要略》妇人杂病篇，如"胃气下泄，阴吹而正喧，此谷气之实也，膏发煎导之。（二十二·22）

病案选录

案一：黄疸。予友骆天游，黄疸，腹大如鼓，百药不效，用猪膏四两、发灰四两，一剂而愈。

徐彬. 金匮要略论注[M]. 北京：中国医药科技出版社，2019.

案二：阴吹。陈妇，42 岁。得一隐疾，不敢告人，在家亦不敢外出，偶有客至，则回避于房中，半年不愈。不得已而就诊于予。问其每天有十余次发作，每发则连续不断吹气四五十次，持续一二分钟，响声很大。按其脉沉细带数，饮食动作皆如常，余无所苦，唯大便干结，三五日方解一次。《金匮》谓："此谷气之实也，以猪膏发煎导之。"遂照方服用，进服一剂，大便连泻数次，斯证顿愈，信古方之不谬也。

湖南省中医药研究所. 湖南省老中医医案选 第 1 辑[M]. 长沙：湖南科学技术出版社，1980.

案三：便秘。门人吴炳南之妻，每患肠燥，纳谷不多。予授以大半夏汤，服之甚效。间一二日不服，燥结如故。吴私念此胃实肠燥之证，乃自制猪膏发煎服之，1 剂而瘥。乃知仲师"谷气之实"四字，早明示人以通治他证之路，不专为阴吹设也。

曹颖甫. 金匮发微[M]. 福州：福建科学技术出版社，2007.

鉴别 蜜煎、猪胆汁汤、土瓜根汤、猪膏发煎虽皆可为导，但具体应用时又有所不同。因蜜有滑利润燥之功，故蜜煎导宜于肠燥便秘；猪胆汁不仅润燥，且能清肠中之热，故宜于肠燥有热之便秘；土瓜根则有宣气润燥之功，故宜于六腑之气不畅，气血不利之便秘；猪膏发煎有润燥活血之功，故宜用于胃肠燥结，津亏血瘀之便秘。四方区别如表4-4。

表 4-4 蜜煎、猪胆汁汤、土瓜根汤、猪膏发煎鉴别

	蜜煎	猪胆汁汤	土瓜根汤	猪膏发煎
病证	便秘偏津亏证	便秘偏热结证	便秘偏气滞证	便秘兼血瘀证或阴吹病
病机	阴津亏损、肠燥失润	热盛津伤、肠燥失润	气机不利、肠燥失润	胃肠燥结、津亏血瘀
治法	润肠导便	清热润燥通便	宣气润燥通便	润燥祛瘀
药物	食蜜七合	猪胆汁一枚	土瓜根	猪膏半斤，乱发如鸡子大三枚
用法	食蜜于铜器内，微火煎，当须凝如饴状，搅之勿令焦着，欲可丸，并手捻作挺，令头锐，大如指，长二寸许，当热时急作，冷则硬。以内谷道中，以手急抱，欲大便时乃去之	大猪胆一枚，泻汁，和少许法醋，以灌谷道内	土瓜根捣汁外用	上二味，和膏中煎之，发消药成，分再服

（八）兼风寒束表证

主症 腹部胀满拒按，大便干结不通，发热恶风寒，或见呕吐下利，舌红苔黄，脉浮而数。

病机 邪热入里、壅滞于肠、兼风寒束表。

治法 行气除满、疏表散寒。

方药 厚朴七物汤。

厚朴半斤　甘草三两　大黄三两　大枣十枚　枳实五枚　桂枝二两　生姜五两

上七味，以水一斗，煮取四升，温服八合，日三服。呕者加半夏五合，下利去大黄，寒多者加生姜至半斤。

应用　胃痞，便秘。证属里实兼表寒者。临床以腹部胀满拒按、大便干结不通、发热恶寒；或见呕吐下利、舌红苔黄、脉浮而数为主症。本证见于《金匮要略》腹满寒疝宿食病篇，如"病腹满，发热十日，脉浮而数，饮食如故，厚朴七物汤主之。（十·9）"

病案选录

案一：表里同病。潘某，男，43岁。先因劳动汗出受凉，又以晚餐过饮伤食，致发热恶寒，头痛身重，脘闷恶心。单位卫生科给以藿香正气丸一包，不应。又给保和丸三包，亦无效。仍发热头痛，汗出恶风，腹满而痛，大便三日未解，舌苔黄腻，脉浮而滑。此表邪未尽，里实已成，治以表里双解为法。用厚朴七物汤：厚朴10g，枳实6g，大黄10g，桂枝10g，甘草3g，生姜3片，大枣3枚，白芍10g。嘱服二剂，得畅下后即止服，糜粥自养，上症悉除。

谭日强. 金匮要略浅述[M]. 北京：人民卫生出版社，1981.

案二：腹胀。关某，男，3个月，患者其父代诉：日前原因不明的阵发性哭闹，当时腹胀，可能有腹痛，三日间，不大便，吐奶不止，以后吐出如大便样物，此间未曾进食，症状日益加剧。曾经两个医院诊治，检查腹部可见肠形，腹壁紧张而拒按，经X光腹部透视，发现有液平面6～7cm宽，并充满气体，确诊为完全性肠梗阻，经灌肠下胃管及对症治疗，不见好转，终于决定手术疗法，患者家属考虑到小儿只有3个月，不同意手术，而求中医治疗。1974年4月5日来诊，患儿面色苍白，精神萎靡，时出冷汗，腹胀拒按（大便不通），脉微，舌苔灰白，系脾阳不运，积滞内停所致，治以行气泄满，温中散寒，厚朴七物汤治之。厚朴10g，桂枝7.5g，甘草10g，枳实12g，川军3.5g，生姜5g。按上方顿服一次即见效，服药后约1～2h内，排出脓块样大便，以后4h内，共排出3次稀便，随着腹胀消失，腹痛减轻，经十余日，逐渐好转，与健康婴儿无异。

刘俊士. 古妙方验案精选[M]. 北京：人民军医出版社，1991.

案三：腹满。曹某，女，30岁。曾患急性肝炎，因久服寒凉攻伐之剂，虽肝炎勉强治愈，但脾胃之阳受伤，后遗腹部胀满。胀满呈持续性，一年来累治不效，上午较轻，下午较重，饮食不适时更加严重，腹胀时矢气多，消化迟滞，大便不实，手足不温，脉迟缓，舌淡，苔薄白。经服厚朴七物汤2剂以后，腹胀满大减，数日以后，腹胀如故，又服2剂以后，去大黄，加大桂枝用量，继服10余剂而愈。

赵明锐. 经方发挥[M]. 太原：山西人民出版社，1982.

鉴别　邪结肠腑证兼证较多，以腹满里实为基本病机，但具体证候不同，治法又有所区别。厚朴七物汤是由厚朴三物汤与桂枝去芍药汤的合方，主要用于邪结肠腑兼外感风寒者，以里实兼表证未解为主；厚朴三物汤与小承气汤以邪在胃肠为主；大柴胡汤（见邪入少阳兼证）以里实兼少阳枢机不利为主；而大承气汤痞满燥实为主。各方区别如表4-5。

表4-5　厚朴七物汤、厚朴三物汤、小承气汤、大承气汤、大柴胡汤鉴别

	厚朴七物汤	厚朴三物汤	小承气汤	大承气汤	大柴胡汤
病证	腹满，发热，饮食正常，脉浮数之里实兼表寒证	腹满痛，大便闭结之里实胀重于积证	潮热、下利谵语之腹痛证；或阳明腑实轻证	潮热，便秘，腹满持续，痞满燥实俱重，脉沉实有力之里实胀积俱重证或阳明腑实重证	心下满痛，往来寒热，心烦呕吐，脉弦有力之里实兼少阳证

续表

	厚朴七物汤	厚朴三物汤	小承气汤	大承气汤	大柴胡汤
病位	脐腹满痛，病位在肠兼表	中脘满痛，病位在胃肠	脐周胀满，病位在胃肠	脐周满痛，病位在胃肠	心下满痛，病位在胃胆（少阳）
病机	表证未罢、邪热入里、壅滞于肠	气机壅滞、实热内积胃肠、胀重于积	热实内结、腑气不通	燥积结于胃肠、积胀诸证俱重	枢机不利、腑气不通、胆胃合病
治法	行气除满、疏表散寒、双解表里	行气除满、泄热通腑	泻热通便、消积除满	荡涤肠胃、攻下里实	和解少阳、通下里实
药物	厚朴半斤、甘草三两、大黄三两、大枣十枚、枳实五枚、桂枝二两、生姜五两	厚朴八两、枳实五枚、大黄四两	厚朴二两、枳实三枚、大黄四两	酒洗大黄四两、厚朴半斤、枳实五枚、芒硝三合	柴胡半斤、黄芩三两、芍药三两、半夏半升、枳实四枚、大黄二两、大枣十二枚、生姜五两
用药特点	以桂枝去芍药汤解表，厚朴三物汤攻里	以厚朴行气除满，大黄、枳实通腑泄热	以枳实、厚朴理气除满，大黄攻逐胃肠热结	重用大黄攻逐肠胃燥积，枳实、厚朴行气除满，芒硝软坚润燥	以小柴胡汤和解少阳，大黄、枳实攻逐阳明胃肠热结
用法	水煎取四升，温服八合，日服三次	先煎厚朴、枳实，后下大黄，取三升，温服一升。以下利为度	三药同煎，煮取一升二合，分两次服	先煮厚朴、枳实，后下大黄，煮取二升，化芒硝。分两次温服，得下为度	去滓再煎，温服一升，日服三次

三、肠热下利证

肠热下利证，是由于邪热下迫大肠、大肠传导失司所致。临床以下利臭秽或下利便脓血、肛门灼热感、里急后重、身热口渴、小便短赤、舌红苔黄、脉数为基本表现。在《伤寒论》和《金匮要略》中，分别见于太阳病、厥阴病、呕吐哕下利病等疾病中。现代临床上，肠热下利证可见于泄泻、痢疾、腹痛、喘证、癃闭等中医内科病证中。

主症　下利臭秽，肛门灼热感，喘而汗出，发热口渴，小便短赤，或微恶寒，舌红苔黄，脉滑数。

病机　热迫大肠、兼表证不解。

治法　清热止利、兼以解表。

方药　葛根黄芩黄连汤。

葛根半斤　甘草二两，炙　黄芩三两　黄连三两

上四味，以水八升，先煮葛根，减二升，内诸药，煮取二升，去滓，分温再服。

应用　泄泻，痢疾。证属热迫大肠，兼表证不解者。临床以下利臭秽、肛门灼热感、喘而汗出、发热口渴、小便短赤、或微恶寒、舌红苔黄、脉滑数为主症。本证见于《伤寒论》太阳病篇，如"太阳病，桂枝证，医反下之，利遂不止，脉促者，表未解也。喘而汗出者，葛根黄芩黄连汤主之。（34）"

病案选录

案一：麻疹。李孩，疹发未畅，下利而臭，日行二十余次，舌质绛，而苔白腐，唇干，目赤，脉数，寐不安，宜葛根芩连汤加味。粉葛根六钱，细川连一钱，怀山药五钱，生甘草三钱，淡黄芩二钱，天花粉六钱，升麻钱半。佐景按：李孩服后，其利渐稀，疹透有增无减，逐渐调理而安。湘人师兄亦在红十字医院，屡遇小孩发麻疹时下利，必治以本汤，良佳。又有溏泄发于疹后者，亦可推治。

曹颖甫. 经方实验录[M]. 福州：福建科学技术出版社，2004.

案二：下利（表里同病）。张某，女，10 岁。发烧咳嗽 1 周，每日体温维持在 39～40℃之间，曾肌注青霉素、链霉素治疗 4 天，并屡用西药退烧剂等，有时体温稍降，但隔数小时以后又复升高，终未降到 38.5℃以下。近 2、3 日来又伴有纳呆、腹泻，苔薄白微黄，脉数，属于表里同病。投以葛根芩连汤加杏仁、苏叶、前胡、麦冬。1 剂以后微汗出，体温下降到 37.5℃，咳嗽减去大半；2 剂后热退身凉，咳嗽停止，胃纳开，大便正常。又给清热调补之品 2 剂，以巩固疗效。

赵明锐. 经方发挥[M]. 太原：山西人民出版社，1982.

案三：咳喘。白某，男，60 岁，1996 年 5 月初诊。患咳喘病数年，诊为过敏性哮喘，每年夏初之季，咳嗽，喘息发作，咳嗽有痰，时伴黄痰，胸闷气短，甚则平卧诸证加重，服中西药治疗，但仍有复发。患者素体较弱，唯喜饮酒，大肠湿热，经常腹泻，日 1～3 行。近日喘咳复作，脉沉略滑数，苔淡黄。证属大肠湿热，熏蒸于肺而致喘，治以清热利湿，理肺平喘。宗葛根芩连汤加桑白皮、川贝、茯苓、炙百部。七剂水煎服用，药后喘咳渐轻，守方调治二月，喘利皆平。次年未见复发。

聂惠民. 聂氏伤寒学[M]. 北京：学苑出版社，2010.

主症　下利脓血便，赤多白少，血色鲜艳，里急后重，少腹急迫，肛门灼热，身热口渴，欲饮冷水，小便短赤，舌红苔黄，脉弦数。

病机　肝经湿热下迫大肠、大肠传导失司。

治法　清热燥湿、凉肝止利。

方药　白头翁汤。

白头翁二两　黄柏三两　黄连三两　秦皮三两

上四味，以水七升，煮取二升，去滓，温服一升，不愈，更服一升。

应用　痢疾。证属大肠湿热者。临床以下利脓血便、赤多白少、血色鲜艳、里急后重、少腹急迫、肛门灼热、身热口渴、欲饮冷水、小便短赤、舌红苔黄、脉弦数为主症。本证见于《伤寒论》厥阴病篇，亦见于《金匮要略》呕吐哕下利病篇，如"热利下重者，白头翁汤主之。（371、十七·43）"

病案选录

案一：痢疾。马某，女，35 岁，于 1981 年 7 月 12 日前来就诊。患者便脓血已 3 天，开始发热恶寒，继则腹痛，里急后重，大便呈脓血样，主要是血便一日达十次之多。大便常规化验：红细胞（4+），白细胞 7～8 个/高倍视野，舌苔白厚稍黄腻，脉象滑数。此乃湿热下注，蕴于肠胃，证属"热痢"，急投白头翁汤加味：白头翁 9g，黄连 9g，黄柏 6g，秦皮 6g，马齿苋 15g，白芍 9g，当归 10g，广木香 6g，焦槟榔 9g，焦三仙各 10g。服药 2 剂痢止，腹痛消失，服完 3 剂，大便常规化验转正常，又以鲜马齿苋煎水饮服，以清肠胃余热而善后。

王占玺. 张仲景药法研究[M]. 北京：科学技术文献出版社，1984.

案二：湿热下痢。时某，男，38 岁。夏末秋初，患腹痛下痢，有红白黏液，红多而白少，每日十数次，里急而后重，每次只便脓液数滴，小便黄短，口渴时呕，不欲饮食，体温 38.4℃，脉弦滑，舌苔黄腻。此证为内有湿热蕴郁，值初秋金气收敛之时，而热与湿合，使肝不疏泄，迫于肠中腐灼气血以为痢。唐容川所谓"金木渗、湿热煎"者是矣。为书：白头翁三钱，黄连二钱，黄柏二钱，秦皮三钱，滑石四钱，生甘草五分，鲜荷叶二钱，鲜菖蒲二钱，鲜竹叶二钱。服三剂而下利逐渐减轻，然后用药调理而愈。

刘渡舟，聂惠民，傅世垣. 伤寒挈要[M]. 北京：人民卫生出版社，2006.

案三：癃闭。张炳泉医案。林某，男，71 岁，1987 年 8 月 9 日因小便闭胀而住院。患者入院前二便下血十余天，继而大便秘结，小便点滴不通，小腹胀痛，口不渴，舌质红，脉细数。拟诊：癃闭。治以清利湿热之法，投八正散（改汤剂），日服 2 剂。大便得通，小便仍不利，复投 2 剂罔效。乃改滋肾通关散（改汤剂），日服 2 剂。服药 2 天，亦无疗效。细思此证乃因湿热蕴结下焦，膀胱气化失司而成，遂试投白头翁加桔梗汤治之。处方：白头翁、秦皮、黄柏各 10g，黄连 8g，桔梗 15g。日服 2 剂，小便得通，再投 2 剂，病愈出院。

刘志龙，黎崇裕.100 首经方方证要点[M]. 北京：中国中医药出版社，2015.

四、肠热下利兼证

肠热下利兼证，是以肠热下利证为基础，兼夹有其他证候。病机以邪热下移大肠、大肠传导失司为基本病机，兼夹有其他病机。临床以下利臭秽或下利便脓血、肛门灼热感、里急后重、身热口渴、小便短赤、舌红苔黄、脉数为基本表现。邪结肠腑兼证主要包括兼伤阴证。在《伤寒论》和《金匮要略》中，主要见于妇人产后病。现代临床上，肠热下利证可见于泄泻、痢疾、腹痛、喘证、癃闭等中医内科病证中。

兼伤阴证

主症 产后下利或久利不愈，下利赤白，肛门灼热，里急腹痛，身热口渴，少气神疲，舌红苔黄少津，脉虚数。

病机 热迫肠腑、兼阴血亏虚。

治法 清热止利、兼和中养阴。

方药 白头翁加甘草阿胶汤。

白头翁　甘草　阿胶各二两　秦皮　黄连　柏皮各三两

上六味，以水七升，煮取二升半，内胶令消尽，分温三服。

应用 痢疾。证属热迫肠腑，兼阴血亏虚者。临床以便下脓血、赤多白少、里急后重、肛门灼热、身热口渴、少气神疲、舌红苔黄少津、脉虚数为主症。本证在湿热下迫大肠的基础上，兼有营阴不足，因此在白头翁汤清热燥湿止利的基础上，加阿胶养血，甘草益气和中，全面兼顾，见于《金匮要略》妇人产后病篇，如"产后下利虚极，白头翁加甘草阿胶汤主之。（二十一·11）"

病案选录

案一： 久利伤阴。胡某，女，73 岁。患下利赤白，腹痛后重已半年多。大便每日三四次，有红白黏液，伴口干渴，两目干涩。脉弦，舌质红而少苔。白头翁 10g，黄连 10g，黄柏 10g，秦皮 10g，阿胶 15g，白芍 15g。前后共服九剂而安。

刘渡舟. 经方临证指南[M]. 北京：人民卫生出版社，2013.

案二： 产后血痢。李某，女，25 岁，初诊 1994 年 8 月 2 日。产后 13 天，患脓血痢 2 天，今晨至下午大便 6 次，下坠，腹轻度痛，痛则欲厕，纳差，并患有产后子宫脱垂，舌淡苔中薄黄，脉滑数。证属：气血不足夹有湿热。处方：白头翁加甘草阿胶汤加味：白头翁 18g，黄连 6g，黄柏 10g，秦皮 12g，枳壳 10g，当归 15g，阿胶 12g（烊化），焦楂 25g，甘草 8g。3 剂，水煎服。8 月 5 日复诊：前述病情变化不大，患者要求服西药治疗，给吡哌酸、痢特灵、庆大霉素，服用 3 天。8 月 9 日三诊：病仍未愈，大便日 10 余次，但无脓血，便稀色黄，肛门下坠，痛不能坐，子宫脱垂已还纳 2 天。颜面少华，两眼胞微肿，舌淡苔薄黄，脉细滑数。余当时考虑初诊辨证无误，仍属气血不足，夹有湿热，但气血虚亏为主要矛盾，故调整前方：党参 15g，山药 15g，茯苓 10g，阿胶 12g（烊化），秦皮 10g，白头翁 12g，赤石脂 20g，焦楂 20g，甘草 6g。3 剂，水煎服。药尽病愈。

张建荣. 金匮证治精要[M]. 北京：人民卫生出版社，1997.

案三： 产后痢疾。杨某，24 岁。产后 20 余日，时值暑夏，不节寒凉，饮食不节，发生痢疾。始为腹痛便溏，继而痛则欲便，下利脓血，里急后重。因产后不便去医院就医，邀家诊治。查脉细数，舌红苔黄，口干苦，腹部压痛。体温 39.2℃。师仲景治产后下利之方法，以白头翁加甘草阿胶汤再加味治之。处方：白头翁 12g，黄连、黄柏、秦皮、白芍、滑石各 9g，阿胶（烊化）、甘草各 6g。水煎分 4 次温服。次日复诊，服药 1 剂后，下利减轻，体温下降。守方连服 4 剂病趋痊愈。

吕志杰. 金匮杂病论治全书[M]. 北京：中医古籍出版社，1995.

鉴别　葛根黄芩黄连汤、白头翁汤、白头翁加甘草阿胶汤均有清热止利之功，可用于治疗肠热下利证。葛根黄芩黄连汤有表里双解之功，治疗肠热兼表证；白头翁汤有清热燥湿，凉肝止利之力，用于治疗肠热下利证；白头翁加甘草阿胶汤有清热止利，兼以扶正之效，用于治疗肠热下利兼阴虚证。三方区别如表 4-6。

表 4-6　葛根黄芩黄连汤、白头翁汤、白头翁加甘草阿胶汤鉴别

	葛根黄芩黄连汤	白头翁汤	白头翁加甘草阿胶汤
病证	下利臭秽，喘而汗出之肠热证	下利脓血便之肠热证	下利，少气神疲之肠热兼阴虚证
病机	热迫大肠、兼表证不解	肝经湿热下迫大肠、大肠传导失司	热迫肠腑、兼阴血亏虚
治法	清热止利、兼以解表	清热燥湿、凉肝止利	清热止利、兼以扶正
药物	葛根半斤、甘草二两、黄芩三两、黄连三两	白头翁二两、黄柏三两、黄连三两、秦皮三两	白头翁、甘草、阿胶各二两，秦皮、黄连、柏皮各三两
用法	先煮葛根，减二升，内诸药，煮取二升，分温再服	煮取二升，温服一升，不愈，更服一升	煮取二升半，内胶令消尽，分温三服

五、湿热蕴肠证

湿热蕴肠证，是由于湿热缊肠、肺气不利所致。临床以下利便脓血、里急后重；或胸痛；或腹痛；或咳嗽咯血、舌红苔黄、脉数为基本表现。在《金匮要略》中，主要见于呕吐哕下利病。现代临床上，肠热下利证可见于泄泻、痢疾、腹痛、喘证、咳嗽、胸痹、胁痛等中医内科病证中。

主症　下利便脓血，里急后重，或胸痛，或腹痛，或咳嗽咯血，舌红苔黄，脉数。

病机　湿热蕴肠、肺气不行。

治法　清热祛湿、行气止痛。

方药　紫参汤。

紫参半斤　甘草三两

上二味，以水五升，先煮紫参，取二升，内甘草，煮取一升半，分温三服。疑非仲景方。

应用

1. 泄泻，痢疾。证属湿热蕴肠，肺气不利者。临床以下利便脓血、里急后重；或胸痛；或腹痛；或咳嗽咯血、舌红苔黄、脉数为主症。本证见于《金匮要略》呕吐哕下利病篇，如"下利，肺痛，紫参汤主之。（十七·46）"

2. 紫参汤注家争议较大，争议有三：其一，认为此文非出自仲景。如中国中医研究院1974年版的《金匮要略语译》在用法之后，用小字注称："疑非仲景方。"但诸多书籍仍认为出自仲景。其二，认为此文存在脱简或错简。有认为"肺痛"不知为何证而存疑，如程云来曰："或云'肺痛'当是'腹痛'。《本草图经》：'肺痛'作'者'一字。"《医宗金鉴》说："按此文脱简，不释。"其三，紫参究竟为何物？紫参，《神农本草经》载"味苦辛寒，去心腹积聚，寒热邪气，通九窍，利大小便"，但后世本草未载。陈修园认为，其近似桔梗；《金匮要略译释》疑为紫菀之误；近代有医家认为是丹参；亦有人认为紫参为唇形科植物石见穿；《本草纲目》《本草推陈》以及《中药大辞典》等所载，紫参与拳参科属相同，功效基本相同，虽是两种植物，但可借用；叶橘泉认为，《神农本草经》所载紫参与拳参同类，经考证，最终将紫参当成了蚤休。依据上海科学技术出版社1998年出版的《中华本草》中"拳参"条目的附方，列出紫参、甘草为治疗下痢的方剂。

病案选录

案一：痢疾。张某，女，19岁，1971年7月27日就诊。上午下田锄禾，渴饮山水，遂感腹部不适，继而入厕，大便数次，发热恶寒，大便先稀，后下脓血便，急来院就诊，西医以细菌性痢疾服磺胺药治疗罔效。由赤脚医生陪同由余中药治疗。现仍发热口渴，渴欲饮水，头痛烦躁，胸闷不适，全腹压痛，下利不止，舌红苔黄，脉滑数。证属疫毒熏灼肠腑，而致热利，予以紫参地榆汤治之。处方：紫参100g，地榆60g，生甘草12g。水煎服。服药1剂，下利止，2剂诸症悉除。

柳少逸. 金匮要略讲稿[M]. 北京：中国中医药出版社，2019.

案二：月经过多。金某，32岁，初诊：2006年9月29日。患者因经量过多，经期过长，于9月26日取出宫内节育环，术后子宫出血量多，与经量相当，血色鲜红，无腰腹部疼痛。

平时经量过多、经期过长，需8～10天方净，经期小腹胀痛，带下量多色微黄，经前乳胀，面部痤疮增多，大便偏干。生育史：孕4产3。舌淡红，苔薄白，脉细。8月25日妇科检查：外阴无殊，阴道通畅，宫颈轻度炎症，宫体前位，正常大小，质地中等，活动，两侧附件有压痛。诊断：取节育环后子宫出血。治法：清湿热，止血。方剂：紫参汤加味。紫参20g，生甘草6g，阿胶10g（烊冲），侧柏叶10g，地榆20g，槐花20g。6剂。二诊：子宫出血净已6天，口臭，神倦，舌脉如上。治法：调气清湿热。方剂：四逆散加味。柴胡10g，枳壳10g，白芍10g，败酱草10g，红藤15g，椿根皮15g，半枝莲15g，土茯苓15g，蒲公英15g，大蓟15g，小蓟15g，萆薢15g，生甘草6g，生黄芪15g。7剂。

马大正. 妇科证治经方心裁[M]. 北京：人民卫生出版社，2007.

六、大肠痈脓证

大肠痈脓证，是由于热毒壅遏、腐败肉血所致。临床以少腹肿痞、疼痛拒按、小便黄赤、大便不通、舌红或淡、苔黄或白、脉数或迟紧为基本表现。在《伤寒论》和《金匮要略》中，主要见于疮痈肠痈浸淫疮病。现代临床上，大肠痈脓证可见于痢疾、泄泻、腹痛、便秘等中医内科病证中，亦可见于肠痈、脓疱疮等中医外科病证中。

（一）气滞血瘀溃脓证

主症　胸腹胀满挛急，疼痛拒按，口舌干燥，或便脓血，或咽喉肿痛，咳唾脓血，舌红苔黄，脉数。

病机　气血郁滞、热毒壅遏、腐败肉血、脓成将溃。

治法　消肿止痛、排脓解毒。

方药　排脓散。

枳实十六枚　芍药六分　桔梗二分

上三味，杵为散，取鸡子黄一枚，以药散与鸡黄相等，揉和令相得。饮和服之，日一服。

应用　痢疾。证属热毒瘀滞，脓成将溃者。临床以胸腹胀满挛急、疼痛拒按、口舌干燥；或便脓血；或咽喉肿痛、咳唾脓血；舌红苔黄、脉数为主症。本证见于《金匮要略》疮痈肠痈浸淫疮病篇。

▏▎病案选录

案一： 便脓血。加贺候之大臣，患脓血便已5年，来浪华就医已达3年。门人与桂枝加术附汤、七宝丸，但未愈。经先生诊之，发现腹满挛急，少腹硬，底部有包块，按之痛。即与排脓散，服后不久，宿疾痊愈。

林盛进. 经方直解[M]. 北京：中国中医药出版社，2010.

案二： 脑肿瘤。患者，女，47岁。5年前两眼视力发生障碍，某大学医院诊断为脑肿瘤，并已手术。开颅观之，脑底视神经处有鸡卵大肿瘤，仅切除一部分，原样缝合，1个月内完全失明，出院。诊见肥胖，面赤，精神佳，腹部亦充实。每日以排脓散2g（以鸡子黄调服），山豆根末2g，分2次服。1个月后，视力逐渐恢复，家中生活可以自理。虽未完全恢复，但服此药后全身状态转佳，心情愉快，故继服 4 年。此妇女云：以鸡子黄调服排脓散，味美。

矢数道明. 临床应用汉方处方解说[M]. 北京：人民卫生出版社，1983.

（二）热毒蕴结成脓证

主症 少腹肿痞，疼痛拒按，按之尤甚，发热汗出，口干欲饮，小便黄赤，大便不通，舌红苔黄，脉迟紧。

病机 瘀热毒盛、腑气不通。

治法 泻热破瘀、散结消肿。

方药 大黄牡丹汤。

大黄四两　牡丹一两　桃仁五十个　瓜子半升　芒硝三合

上五味，以水六升，煮取一升，去滓，内芒硝，再煎沸。顿服之，有脓当下，如无脓，当下血。

应用 腹痛，肠痈。证属热毒蕴蓄，营血瘀结，尚未成脓者。临床以少腹肿痞疼痛、按之尤甚、或拒按、发热、时时汗出、小便黄赤、大便不通、舌红苔黄、脉弦滑或沉紧为主症。本证见于《金匮要略》疮痈肠痈浸淫疮病篇，如"肠痈者，少腹肿痞，按之即痛如淋，小便自调，时时发热，自汗出，复恶寒。其脉迟紧者，脓未成，可下之，当有血。脉洪数者，脓已成，不可下也。大黄牡丹汤主之。（十八·4）"

病案选录

案一： 肠痈。陆左。初诊：痛在脐右斜下一寸，西医所谓盲肠炎也。脉大而实，当下之，用仲景法。生军五钱，芒硝三钱，桃仁五钱，冬瓜仁一两，丹皮一两。二诊：痛已略缓，右足拘急，不得屈伸，伸则牵腹中痛，宜芍药甘草汤。赤白芍各五钱，生甘草三钱，炙乳没各三钱。佐景按：俗所谓缩脚肠痈者，此也。吾师移伤寒之方，治要略之病，神乎技矣！三诊：右足已伸，腹中剧痛如故。仍宜大黄牡丹汤以下之。生川军一两，芒硝七钱（冲），桃仁五钱，冬瓜仁一两，丹皮一两。

曹颖甫. 经方实验录[M]. 福州：福建科学技术出版社，2004.

案二： 肠痈。急性阑尾炎。张某，男，25 岁。昨天始上腹部至脐周阵发性疼痛，位置不固定，恶心欲吐，乏力。数小时后腹痛转移并固定在右下腹部，且振寒，发热。乡村医生按"急性阑尾炎"予以抗生素治疗。今日病情加重，来门诊要求配合中药治疗。查其右下腹压痛；腰大肌试验阳性。脉滑数，舌红苔薄黄。体温 39.2℃。大黄牡丹汤加减：大黄、牡丹皮、桃仁、赤芍各 12g，红藤 30g，芒硝 6g（后下煎数沸）。水煎分日 4 次温服。服药 1 剂，腹泻 3 次，腹痛等诸症减轻。原方去芒硝，加甘草 6g，连服 4 剂，症状消失。适当加减，再服 3 剂，巩固治疗，以防复发。

吕志杰. 仲景方药古今应用[M]. 北京：中国医药科技出版社，2016.

案三： 痛经。肖某，女，20 岁。右少腹疼痛，按之有块，每逢经期更甚。大便干，小便赤，脉滑数有力，舌苔黄白杂腻。大黄 9g，丹皮 12g，桃仁 9g，冬瓜仁 30g，薏米 9g，赤芍 9g，枳实 9g。服三剂，块消痛止。

刘渡舟. 经方临证指南[M]. 北京：人民卫生出版社，2013.

（三）阳虚热瘀成脓证

主症　腹皮急，按之濡，如肿状，腹无积聚，肌肤甲错，形寒肢冷，身无热，口不渴，舌淡苔白，脉虚数。

病机　肠痈脓成、热毒不盛、兼阳气不足。

治法　排脓消痈、温阳散结。

方药　薏苡附子败酱散。

薏苡六十分　附子二分　败酱五分

上三味，杵为末，取方寸匕，以水二升，煎减半，顿服，小便当下。

应用　腹痛，肠痈。证属肠痈脓成，热毒不盛，兼阳气不足者。临床以腹皮急、按之濡、如肿状、腹无积聚、肌肤甲错、形寒肢冷、身无热、口不渴、舌淡苔白、脉虚数为主症。本证见于《金匮要略》疮痈肠痈浸淫疮病篇，如"肠痈之为病，其身甲错，腹皮急，按之濡，如肿状，腹无积聚，身无热，脉数，此为腹内有痈脓，薏苡附子败酱散主之。（十八·3）"

病案选录

案一：肠痈。慢性阑尾炎。胡某，女，60 岁。患慢性阑尾炎五六年，右少腹疼痛，每遇饮食不当，或受寒、劳累即加重，反复发作，缠绵不愈。经用西药青霉素、链霉素等消炎治疗，效果不佳。又建议手术治疗，因患者考虑年老体衰，而要求服中药治疗。初诊时呈慢性病容，精神欠佳，形体瘦弱，恶寒喜热，手足厥冷，右少腹阑尾点压痛明显，舌淡，苔白，脉沉弱。患者平素阳虚寒甚，患阑尾炎后，数年来更久服寒凉之药，使阳愈衰而寒愈甚，致成沉疴痼疾，困于阴寒，治宜温化为主。熟附子 15g，薏苡仁 30g，鲜败酱全草 15 根。水煎服，共服 6 剂，腹痛消失，随访两年，概未复发。

赵明锐. 经方发挥[M]. 太原：山西人民出版社，1982.

案二：肌肤甲错。翟某，女，19 岁。于八九岁以来即出现四肢及肩背部皮肤甲错，甲错部分呈盘状，痒甚。每到夏天基本上消失，逢冬即又发作，数年来一直如此。1973 年求治，细审其症状，患处皮肤异常粗糙，如鱼鳞形状，但与皮癣有明显分别，全身其他皮肤虽不似患处粗糙，但也是干燥、枯涩不润。考虑似仲景所启示的内有瘀血，外失濡养所致的肌肤甲错，遂投以薏苡附子败酱汤。处方：薏苡仁 60g，熟附子 9g，败酱草 30g。连服 20 余剂后，不仅患处的皮肤改善，瘙痒消失，就连全身皮肤也改变了原来的那种枯涩不润的状态，3 年来未发作。到第 4 年诸症复发如前，又投以上方加减 20 余剂，痊愈。以后观察数年未见复发。

赵明锐. 经方发挥[M]. 北京：人民卫生出版社，2009.

案三：脓疱疮。董某，男性，10 岁。头面及四肢发黄水疮，疼痒而流黄水，此起彼伏，已两月不愈，曾用西药青霉素等消炎治疗无效。饮食如常而大便干燥，苔白厚，脉细数。此属内有瘀热，郁久成痈毒而发于外，为薏苡附子败酱散的适应证，与薏苡附子败酱散加味：生薏苡仁 30g，制附片 3g，败酱草 30g，山栀 10g，连翘 18g，银花 18g，甘草 6g。结果：上药服二剂，流黄水减，服六剂，黄水疮消失。

李惠治. 经方传真——胡希恕经方理论与实践[M]. 北京：中国中医药出版社，1994.

鉴别　排脓散、大黄牡丹汤、薏苡附子败酱散均可治疗大肠痈脓证。如大肠痈脓，脓成将溃者，当用排脓散消肿止痛，排脓解毒；如未成脓或脓成初期属急性里热实证者，当用大黄牡丹汤泻热破瘀，散结消肿；肠内有痈脓体虚邪恋者，当用薏苡附子败酱散排脓消痈，温阳散结。三方区别见表4-7。

表 4-7　排脓散、大黄牡丹汤、薏苡附子败酱散鉴别

	排脓散	大黄牡丹汤	薏苡附子败酱散
病证	大肠痈脓将溃证	大肠痈脓里热实证	大肠痈脓兼阳虚证
病机	气血郁滞、热毒壅遏、腐败肉血、脓成将溃	瘀热毒盛、腑气不通	肠痈脓成、热毒不盛、兼阳气不足
治法	消肿止痛、排脓解毒	泻热破瘀、散结消肿	排脓消痈、温阳散结
药物	枳实十六枚、芍药六分、桔梗二分	大黄四两、牡丹一两、桃仁五十个、瓜子半升、芒硝三合	薏苡六十分、附子二分、败酱五分
用法	杵为散，取鸡子黄一枚，以药散与鸡黄相等，揉和令相得。饮和服之，日一服	以水六升，煮取一升，去滓，内芒硝，再煎沸。顿服之，有脓当下，如无脓，当下血	杵为末，取方寸匕，以水二升，煎减半，顿服

第二节　肠　寒　证

肠寒证，又称为大肠虚寒证，因素体阳虚，或过食生冷，久病伤阳，久泻久利，使大肠传导失常所致。临床以大便不通或下利清稀、腹中冷痛、四肢不温、舌淡苔白、脉弱为基本表现。本证多见于《伤寒论》中太阳病，或见于某些内伤杂病寒聚肠道者。根据本证邪气特点，将肠寒证分为大肠寒结证、大肠滑脱证和肠滑气利证三大类。

一、大肠寒结证

大肠寒结证，是由于寒邪与积滞互结于肠道所致。临床以大便不通、胁下偏痛、腹部胀满、疼痛拒按、形寒肢冷、舌淡苔白腻、脉紧弦为基本表现。在《伤寒论》和《金匮要略》中，主要见于腹满寒疝宿食病。现代临床上，大肠寒结证可见于胁痛、腹痛、泄泻、痢疾、便秘等中医内科病证中。

主症　大便不通，胁下偏痛，腹部胀满，疼痛拒按，形寒肢冷，舌淡苔白腻，脉紧弦。

病机　寒邪与积滞互结于肠道。

治法　温里散寒、通便止痛。

方药　大黄附子汤。

大黄三两　附子三枚，炮　细辛二两

上三味，以水五升，煮取二升，分温三服。若强人煮取二升半，分温三服。服后如人行四五里，进一服。

应用

1. 腹痛，胁痛，便秘。证属寒实内结者。临床以大便不通、胁腹疼痛、形寒肢冷、舌淡苔白腻、脉紧弦为主症。本证见于《金匮要略》腹满寒疝宿食病篇，如"胁下偏痛，发热，其脉紧弦，此寒也，以温药下之，宜大黄附子汤。（十·15）"

2. 注意事项：①非寒结成结者，不可妄投；②若药后大便不通，反见呕吐、肢冷、脉细，为病势恶化之象，应予注意。

病案选录

案一：寒积腹痛。钟大满，腹痛有年，理中四逆辈皆已服之，间或可止。但痛发不常，或一月数发，或两月一发，每痛多为饮食寒冷之所诱致。自常以胡椒末用姜汤冲服，痛得暂解。一日，彼晤余戚家，谈其痼疾之异，乞为诊之。脉沉而弦紧，舌白润无苔，按其腹有微痛，痛时牵及腰胁，大便间日一次，少而不畅，小便如常。吾曰："君病属阴寒积聚，非温不能已其寒，非下不能荡其积，是宜温下并行，而前服理中辈无功者，仅祛寒而不逐积耳。依吾法两剂可愈。"彼曰："吾固知先生善治异疾，倘得愈，戚且不忘。"即书予大黄附子汤：大黄 4 钱，乌附 3 钱，细辛钱半。并曰："此为金匮成方，屡用有效，不可为外言所惑也。"后半年相晤，据云：果两剂而瘥。噫！经方之可贵如是。

赵守真. 治验回忆录[M]. 北京：人民卫生出版社，1966.

案二：胁肋痛。张某，男，35 岁。于 1968 年开始患右肋下疼痛，食后尤甚，空腹减轻，并伴有食后恶心、呕吐等症。经某医院初以肝炎治疗无效。1969 年以来此种疼的感觉逐渐增加，每到冬天发作较重，至春夏即自然缓解。出力、疲劳和饮食不适都能引起疼痛的加重。到 1974 年经过几个大医院确诊为慢性胆囊炎，以后即以胆囊炎治疗，服过不少的中西药，但病情一直时好时坏，每到冬天仍剧痛不休。患者的疼痛部位，适当于乳中线的肋缘下，局部拒按，绵绵作痛，间有剧烈发作，发作时恶心呕吐，脉沉而迟，舌质红，苔黄薄，食欲不佳，二便正常。治以大黄附子汤。附子 10g，细辛 4g，大黄 12g。宗此方先后共服 30 余剂，诸证痊愈，随访二年，概未发作。

赵明锐. 经方发挥[M]. 太原：山西人民出版社，1982.

案三：痢疾。吴某，男，79 岁。下痢色白而黏，有后重感，下腹痛颇剧，汗多肤冷，畏寒，舌苔白腻，脉弦紧。此为寒湿滞下，以大黄附子汤加减：制大黄 9g，制附子 9g，党参 9g，干姜 6g，细辛 3g，马齿苋 30g，芍药 24g，甘草 6g。方 5 剂。药后，果告痊愈。

姜春华，戴克敏. 姜春华经方发挥与应用[M]. 北京：中国中医药出版社，2012.

二、大肠滑脱证

大肠滑脱证，是由下元不固、滑脱不禁所致。临床以下利清稀、缠绵日久、腹中冷痛、四肢不温、神疲纳差、形体消瘦、舌淡苔白、脉细弱为基本表现。在《伤寒论》和《金匮要略》中，主要见于太阳病。现代临床上，大肠滑脱证可见于泄泻、痢疾、腹痛等中医内科病证中。

主症　下利清稀，缠绵日久，腹中冷痛，四肢不温，神疲纳差，形体消瘦，舌淡苔白，脉细弱。

病机　下元不固、滑脱不禁。

治法　涩肠固脱止利。

方药　赤石脂禹余粮汤。

赤石脂一斤，碎　太乙禹余粮一斤，碎

上二味，以水六升，煮取二升，去滓。分温三服。

应用　泄泻。证属下元不固，滑脱不禁者。临床以下利清稀、缠绵日久、腹中冷痛、四肢不温、神疲纳差、形体消瘦、舌淡苔白、脉细弱为主症。本证见于《伤寒论》太阳病篇，如"伤寒服汤药，下利不止，心下痞硬。服泻心汤已，复以他药下之，利不止，医以理中与之，利益甚。理中者，理中焦，此利在下焦，赤石脂禹余粮汤主之。复不止者，当利其小便。（159）"

病案选录

案一：泄泻。奚某，男，54 岁。素病泄泻，因业医而常自服理中丸有效。偶病寒热往来，口苦，心烦，脘胁硬痛，呕不止，泻利，溺黄，舌红苔黄，脉弦数。前医给服大柴胡汤，诸证愈而泻利不止。自认为常理中丸有效，遂作汤服之，孰料连服 3 日，反而更甚，以至泻利无度。邀商于余，余倾听其前后证治，再思"理中者，理中焦"之意，断之曰，尔有泄利痼疾，中焦不足固然，但此次病少阳热迫阳明，服大柴胡邪热虽去，恐大肠伤矣，利在下焦滑脱不止，当以赤石脂禹余粮汤涩肠止利为是。彼顿悟，遂以赤石脂、禹余粮等分，碾极细，佐以少许粳米，煮汤分 2 次顿服，3 日而利止，再以连理汤善后。

贺有琰. 伤寒论纵横[M]. 武汉：湖北科学技术出版社，1986.

案二：脱肛。丘寿松医案。陈某，男，56 岁，职员。1960 年 12 月 16 日初诊。患者于 10 年前，因便秘努责，导致脱肛，劳累即坠，甚至脱出寸余，非送不入。继之并发痔疮，经常出血，多方治疗不愈。按脉虚细，舌淡，形体羸瘦，肤色苍白，精神委顿，腰膝无力，纳食呆滞，大便溏泻。证属气虚下陷，脾肾阳微。以赤石脂禹余粮汤固肠涩脱为主，加温补脾胃、升提中气药。处方：赤石脂、禹余粮各 15g，菟丝子、炒白术各 9g，补骨脂 6g，炙甘草、升麻、炮干姜各 4.5g。服 3 剂后，直肠脱出能自缩入，粪便略调。继服 3 剂，直肠脱未出肛门，大便正常，食欲增加。后随症略为损益，继服 6 剂，脱肛完全治愈。同时，如黑枣大的痔疮亦缩小为黄豆大。1 年后复诊，见其肤色润泽，精神饱满，询知脱肛未复发。

刘渡舟. 新编伤寒论类方[M]. 太原：山西人民出版社，1984.

案三：赤痢转虚。郑之光，年四十余岁，住汕头。素有烟癖，质本中寒，夏间偶食瓜果，冷气伤胃，忽患痢疾，红白杂下，久之纯下清血。证候：大便纯下清血，少杂稀粪，日六七行，病延月余，面目萎黄，两足浮肿无力，唇赤如朱。诊断：六脉俱沉细数，两尺尤弱，舌无苔，红绛多津。此久痢气血两虚之证也。《内经·通评虚实论》云："肠澼便血，身热则死，寒则生。""肠澼下白沫，脉沉则生，脉浮则死。"盖久病而身热脉浮，因正虚邪盛，故必死也。身寒脉沉，正衰邪亦衰，故可治也。据西医论痢疾一证，谓由大肠发炎生病，久则其粪中必杂有肝瘰肺瘰。此解与中医书由腑传脏之说，同其理也。今此证已由大肠受伤，延及肝、脾、肾，三经均受其病，是以清血下陷，虚阳上升，上而寒极似火，唇舌绛红，外而虚极似实，面足浮肿，危象种种，将兆戴阳。彼医者徒知见积治积，见血治血，殊不知积虽去而正虚，血下多而气陷。夫气即肾中真阳之所生也，真阳既衰，脏腑益寒，肝有血而不能藏，脾有血而不能摄，而血安得不频下哉。今所幸者，胃气尚存，脉象沉缓，正邪俱虚，温补无碍，生机即在是耳。疗法：下焦滑脱，故君石脂、禹粮以涩之，脾虚不摄，故臣白术、炙草以补之，然气既下陷，非参、附无以振其式微之阳，血既受伤，非归、胶无以生其已亏之血，故用之为佐，但血去则阴火动，虚阳升，故用白芍以清其虚热为使，此方仿《金匮》黄土汤之法，而加减其药味也。处方：赤石脂四钱（研细），禹余粮四钱（研细），白术三钱，炙甘草二钱，白芍二钱五分，东洋参钱半，制附子一钱，当归二钱半，陈阿胶二钱半（烊，冲），上药煎汤，日服一剂。效果：五日而血止。原方去石脂、禹粮，加炙芪三钱，再服十余日，精神渐健，浮肿渐消，一月而复原矣。

何廉臣. 全国名医验案类编[M]. 福州：福建科学技术出版社，2003.

三、肠滑气利证

肠滑气利证，是由中气虚寒、气虚不固所致。临床以下利泄泻、久痢不止、滑脱不禁、大便随矢气而出、或肛门重坠、或脱肛、或久咳、短气乏力、舌淡苔白润、脉沉弱为基本表现。在《金匮要略》中，主要见于呕吐哕下利病。现代临床上，肠滑气利证可见于泄泻、痢疾、腹痛、咳嗽等中医内科病证中。

主症　下利泄泻，久痢不止，滑脱不禁，大便随矢气而出，或肛门重坠，或脱肛，或久咳，短气乏力，舌淡苔白润，脉沉弱。

病机　中气虚寒、气虚不固。

治法　敛肺涩肠、止利固脱。

方药　诃梨勒散。

诃梨勒十枚，煨

上一味为散，粥饮和，顿服。疑非仲景方。

应用

1. 泄泻。证属虚寒肠滑下利者。临床以下利泄泻、利下无度、滑脱不禁、矢气频作、大便随矢气而出、神倦乏力、舌淡苔白润、脉沉弱为主症。本证见于《金匮要略》呕吐哕下利病篇，如"气利，诃梨勒散主之。（十七·47）"

2. 注意事项：若有邪实者，不宜使用，以防固涩敛邪。

病案选录

案一： 久利气陷。若夫气利用止涩之诃梨散者，实因久利而气虚下陷，意与近人治晨泄用四神丸，略同。予昔寓白克路，治乡人陶姓曾用之，所用为诃子壳，取其味涩能止，彼以药末味涩，不能下咽，和入粥中强吞之，日进一服，三日而止。

曹颖甫. 金匮发微[M]. 北京：学苑出版社，2008.

案二： 痢疾。杨某，男，38岁。于1957年秋，患痢疾已3天，小腹疼痛，里急后重，频频登厕，排出少量纯白色冻样物，甚则虚坐努责，昼夜不停，肛门如有物塞。曾由某医诊治，处以芍药汤加减，服一剂尽，反而加剧，邀家父诊治。苔白滑，脉沉带紧。问及发病前后，未曾畏冷发热，此属气痢。处《金匮》诃梨勒散：诃子十枚，煨去核，研末用米粥汤一次送服。药后肛门窘迫难忍，一努力，大便从肛门急射而出。顷刻，肛门如拔去物塞，顿觉舒适。后以调理脾胃而康复。

杨文辉，徐长春.《金匮》诃黎勒散临床一得[J]. 浙江中医学院学报，1980，（4）：29.

案三：气利。郑某，男，19岁，学生，1993年7月10日初诊。主诉：一年前因劳累过度偶感胃脘有气直趋肛门而出，每日发作20次左右，自感不同于矢气。一般排气时，气至肛门之际，可以自我短暂控制，而气利则无法自我控制，在脘腹中下行时间约2秒钟左右即排出，无臭气，曾作胃镜、结肠镜检查，均未发现异常，服镇静剂、维生素类等药，并作肛肠灌药治疗，每周2次，连续3个月均未收效。刻诊：时有轻微胃脘痛、脐下痛，其痛状如饥饿感，进食后略有好转，全身困倦乏力，尤其气利后更显，头昏，记忆力减退，注意力不集中，饮食尚可，二便正常，舌苔无变化，脉沉缓。遂按气利治之，处方：诃子25g，赤石脂30g，花椒5g。3剂，每日1剂，水煎2次，分3次服。药后气利证顿减，日仅有5～6次，效不更方，续服五剂而愈。随访三个月恢复正常。

王付. 诃梨勒散加味治愈"气利"一得[J]. 湖北中医杂志，1994，（6）：14.

第三节　大肠水饮证

大肠水饮证，多因饮邪内停、大肠传导失司所致。临床以腹部胀满、肠间漉漉有声、大便秘结或久泻久利、脘腹坚满、舌淡苔白、脉沉为基本表现。本证多见于《金匮要略》中痰饮咳嗽病。根据本证邪气特点，将大肠水饮证分为水聚肠间证和饮留肠胃证两大类。

一、水聚肠间证

水聚肠间证，是由水饮滞留肠间、腑气不通所致。临床以腹部胀满、肠间漉漉有声、口舌干燥、大便秘结或不畅、小便不利、舌红苔厚腻、脉沉弦有力为基本表现。在《金匮要略》中，主要见于痰饮咳嗽病。现代临床上，水聚肠间证可见于胃痞、腹痛、膨胀、便秘、喘证等中医内科病证中。

主症　腹部胀满，肠间漉漉有声，口舌干燥，大便秘结或不畅，小便不利，舌红苔厚腻，脉沉弦有力。

病机　水饮滞留肠间、腑气不通。

治法　攻逐水饮、行气消胀。

方药　己椒苈黄丸。

防己　椒目　葶苈，熬　大黄各一两

上四味，末之，蜜丸如梧子大，先食饮服一丸，日三服，稍增，口中有津液。渴者加芒硝半两。

应用

1. 腹痛，膨胀。证属狭义痰饮水走肠间，饮气相结，腑气不通者。临床以腹部胀满、肠间漉漉有声、口舌干燥、大便秘结或不畅、小便不利、舌红苔厚腻、脉沉弦有力为主症。本证见于《金匮要略》痰饮咳嗽病篇。如"腹满，口舌干燥，此肠间有水气，己椒苈黄丸主之。（十二·29）"

2. 本方为前后分消之剂，只适宜于饮邪内结之实证，脾虚饮停者，当禁之。

病案选录

　　案一：水臌。朱某，男，25岁，住蔡家乡。春间患风寒咳嗽，寝至全身浮肿。医用开鬼门法，浮肿全消，但咳嗽仍紧，腹感胀满，又用六君子汤加姜、辛、味，温肺健脾，咳得减而腹更胀大，行动则气促。易医亦认为虚，书实脾饮，服后胀不减，胸亦甚觉痞满，经治十余日无效，迁延半年，腹大如鼓。吾夏月治其邻人某之病，因来附诊。按脉沉实，面目浮肿，口舌干燥，却不渴，腹大如瓮，有时鸣声胀满，延及膻中，小便黄短，大便燥结，数日一行，起居饮食尚好，殊无羸状。如果属虚服前药当效，而反增剧者，其为实也明甚。审病起源风寒，太阳之表邪未尽，水气留滞，不能由肺外散，反而逐渐深入中焦，与太阴之湿混合为一，并走肠间，漉漉有声，而三焦决渎无权，不从膀胱气化而外溢，积蓄胃肠而成水臌。当趁其体质未虚，乘时而攻去之。依《金匮》法，处防己椒目葶苈大黄丸（改汤），此以防己、椒目行水，葶苈泻肺，大黄清肠胃积热，可收快利之效。药后水泻数次，腹胀得减。再二剂，下利尤甚，腹又逐消，小便尚不长，用扶脾利水滋阴之法，改用茯苓导水汤配吞六味地黄丸，旬日而瘥。

赵守真. 治验回忆录[M]. 北京：人民卫生出版社，1966.

　　案二：便秘。肝硬化腹水。邹某，男，51岁。患肝病十多年，诊为早期肝硬化腹水，腹围达105厘米，小便量少，大便秘结已三日未解，巩膜黄染，皮肤黄染不明显，蜘蛛痣未见。腹部有转移性浊音，下肢有凹陷性水肿，肝大，肋下二指许，胃纳不佳，面黄唇黑，脉弱，苔白腻。辨证为瘀热互结，水湿壅阻，正气虚愈。治宜益气健脾，清热泄水，活血化瘀并重。黄芪15g，党参15g，白术60g，生军9g（后下），防己9g，椒目9g，葶苈15g，茯苓皮15g，桃仁9g，䗪虫9g，车前子30g（包）。服上方30剂后，尿量逐步增加，腹围减至85厘米，腹部转移性浊音已不明显。苔白腻减为薄白，脉细弦，后又加入黑大豆、鳖甲以增加白蛋白，调整白、球蛋白的比例，续服20余剂，患者已恢复健康，肝功能及蛋白电泳及慢性指标下降稳定，出院后一年未复发。

姜春华，戴克敏. 姜春华经方发挥与应用[M]. 北京：中国中医药出版社，2012.

　　案三：咳喘。心悸。马某某，男，55岁，1981年元月诊治。患肺源性心脏病十余年，长年咳喘，心悸。1980年入冬后心悸加重，周身浮肿，喘息难卧，因三度心力衰竭而住院。症见：面色青黑，周身浮肿，腹满而喘，心悸，不能平卧，唇口紫绀，痰涎壅盛，四肢厥冷，二便不利，舌质紫，苔薄黄，脉细促，脉率110次/分，血压86/50mmHg。此属久病正虚，腑气不通，大虚之中有羸状，治宜肃肺降浊，兼以益气温阳。方用：防己15g，炮附片15g，椒目5g，葶苈子5g，大黄5g，干姜10g，红参10g，茯苓30g，嘱其浓煎频服。服3剂后，便出脓样黏秽粪，小便通利，下肢转温，心悸喘促减轻，服10剂后肿消，能下床活动，继服24剂，症状基本消失，能作轻体力劳动，追访一年未复发。

唐祖宣. 己椒苈黄丸的临床运用[J]. 湖北中医杂志，1984，（2）：18-19.

二、饮留肠胃证

　　饮留肠胃证，是由饮邪久留于心下所致。临床以久泻久利、大便溏泄、泻后反觉畅快、脘腹坚满、舌淡苔白滑、脉沉伏有力为基本表现。在《金匮要略》中，主要见于痰饮咳嗽病。现代临床上，水聚肠间证可见于泄泻、胃痛、腹痛、膨胀等中医内科病证中。

主症　久泻久利，大便溏泄，泻后反觉畅快，脘腹坚满，舌淡苔白滑，脉沉伏有力。

病机　饮邪久留于心下。

治法　逐饮祛痰、散结除满。

方药　甘遂半夏汤。

甘遂，大者三枚　半夏十二枚，以水一升，煮取半升，去滓　芍药五枚　甘草如指大一枚，炙，一本作无

上四味，以水二升，煮取半升，去滓，以蜜半升，和药汁煎取八合，顿服之。

应用

1. 泄泻，胃痛，腹痛。证属饮邪久留，邪实正未虚者。临床以久泻伴脘腹坚满、泻后反自觉畅快、舌淡、苔白滑或白腻、脉沉伏为主症。本证见于《金匮要略》痰饮咳嗽病篇，如"病者脉伏，其人欲自利，利反快，虽利，心下续坚满，此为留饮欲去故也，甘遂半夏汤主之。（十二·18）"

2. 注意事项：①加蜜合煎，意在缓和药性，减其毒性；②中病即止，不可久服、过服，以免伤及正气。

病案选录

案一：留饮。吴孚先治西商王某，气体甚厚，病留饮，得利反快，心下续坚满，鼻色鲜明，脉沉。此留饮欲去而不能尽去也。用甘遂，甘草，半夏，白芍，加白蜜 5 匙，顿服，前症悉瘥。或问：甘遂与甘草，其性相反，用之无害而反奏效，何也？曰：正取其性之相反，使自相攻击，以成疏瀹决排之功。

魏之琇. 续名医类案[M]. 北京：人民卫生出版社，1984.

案二：胃痛。张女小菊，14 岁。前以伤食胀满作痛，服平胃散加山楂、神曲、谷麦芽之类得愈。未期月，胃又胀满而呕，有上下走痛之感觉，但便后可稍减，再服前方则不验，辗转半年未愈。夏月不远百里来治，且曰："胃胀痛，绵绵无休止，间作阵痛，痛则苦不堪言，手不可近。服破血行气药不惟不减，且致不欲食，是可治否？"问曰："痛处有鸣声否？"则曰："有之。"此病既非气血凝滞，亦非食停中焦，而为痰积作痛，即《金匮》之留饮证也。盖其痰饮停于胃而不及于胸胁，则非十枣汤所宜，若从其胃胀痛利反快而言，又当以甘遂半夏汤主之。是方半夏温胃散痰，甘遂逐水。又恐甘遂药力过峻，佐以白蜜、甘草之甘以缓其势，复用芍药之苦以安中。虽甘遂、甘草相反，而实以相激以相成，盖欲其一战而逐尽留饮也。服后痛转剧，顷而下利数行，痛胀遂减，再剂全瘳。

赵守真. 治验回忆录[M]. 北京：人民卫生出版社，1966.

案三：腹痛。肠鸣。李某，男，37 岁，农民。1987 年 10 月 7 日初诊。患者腹痛肠鸣便稀 5 个月。起病因秋收饮大量冷水，旋即感心下室闷，呕吐清水，泻便稀薄，曾自服"藿香正气水"等药无效，且日益加重，绕脐肠鸣，沥沥有声，脘腹疼痛，痛后下利白黏冻样便，利后稍舒，复又心下坚满。经某医院 X 线及细菌培养检查，诊断为："增殖型肠结核"。服抗痨药无明显效果，因此延余诊治。察其体质消瘦，舌体胖大，舌苔白滑，脉沉滑。此为饮食劳倦所伤，水饮不化，留于胃肠。治以攻逐水饮为主，俾邪去而元气自复。用《金匮要略》甘遂半夏汤加味，药予：甘遂 4g，半夏 10g，白芍 10g，炙甘草 10g，白蜜 10g，白术 10g，茯苓 15g。

6剂，水煎服。复诊：服药后诸症如故，乃仿十枣汤用法，将前方中甘遂改用醋制后研末冲服，每次1.5g。每日1次。余药煎服，每日3次。当晚服甘遂后，翌晨泻出如鱼冻样便约半痰盂，自觉脘腹宽舒。连服上方7剂，胃肠疼痛及心下坚满消失。随以健脾化饮法善后，并嘱其糜谷自养，前后月余，病遂告愈。本方为饮邪深结而设，用甘遂为君，攻逐水饮，臣以半夏化饮散结，佐以芍药利水活血，炙甘草、白蜜甘缓安中，且甘草与甘遂相反，有激发留饮得以尽去之功。甘遂用醋制后，可减低毒性。其有效成分不溶于水，所以用水煎服作用不显著，必制成丸散始可奏功。

宋万勤. 甘遂半夏汤治验1例[J]. 中医杂志, 1993, （8）：492.

案四：结肠炎。郭某，女，36岁。脐左疼痛半年矣，经某医院结肠镜检查诊断为结肠炎，杂治不愈。望其面色青黄，睑下晦暗，舌苔白腻。询知痛则欲便，便后痛止，无脓血，有完谷。恶心欲吐，胃纳呆钝。诊其脉，沉弦有力。触其腹，脐左拒压。脉症分析。证属饮邪为患，治宜燥湿化饮，缓急止痛，温药和之。拟苓桂术甘汤加味：茯苓15g，桂枝10g，苍术15g，炙草6g，半夏10g，白芍15g，焦楂15g。三剂。二诊：痛泻仅止七日，前症复作。痛时腹有头足，肠中漉漉，时则欲便，便后头足失，疼痛止。历数时，腹痛肠鸣又作，头足复起。此留饮不去，病终难除。考《金匮要略·痰饮咳嗽病脉证并治》云："病者脉伏，其人欲自利，利反快，虽利心下续坚满，此为留饮欲去故也，甘遂半夏汤主之。"分析条文，所谓"留饮欲去故也"，实留饮未去也。留饮者，乃害群之驹，乱世之寇，须攻之逐之，非温药和之所能胜任。加之为患日久，定有坚巢固穴，必须短兵相接，强攻猛逐。甘遂峻猛辛窜，用其冲锋去锐，足以胜任，于已成巢穴者，仅可挫其锋而不能荡其巢，若与甘草同用，则峻猛之品，复增顽强之性，相反相激以成，遂拟仲圣甘遂半夏汤原方进之。甘遂粉1.5g（冲），半夏10g，白芍15g，甘草6g，白蜜一匙，一剂。药后片刻，腹痛益剧，上下攻窜，若撕肠裂胃。后暴泻水样便数次，疼痛遂止。留饮已去，复拟苓桂术甘汤，崇土填臼。并嘱禁生冷，少肥甘，饮食调理，以防饮邪复聚。

闫云科. 临证实验录[M]. 北京：中国中医药出版社, 2005.

鉴别   己椒苈黄丸、甘遂半夏汤均能去除水饮，可用于治疗大肠水饮证，根据水饮停留部位以及临床表现的不同，治法亦有区别。己椒苈黄丸是水饮滞留肠间，腑气不通，故治以攻逐水饮，行气消胀，前后分消；甘遂半夏汤证是饮邪久留于心下，饮邪有欲去之势，故治以逐饮祛痰，散结除满，因势利导。两方区别见表4-8。

表4-8   己椒苈黄丸与甘遂半夏汤鉴别

	己椒苈黄丸	甘遂半夏汤
病证	水聚肠间证	饮留肠胃证
病机	水饮滞留肠间，腑气不通	饮邪久留于心下
治法	攻逐水饮，行气消胀	逐饮祛痰，散结除满
药物	防己，椒目，葶苈，大黄各一两	甘遂大者三枚，半夏十二枚，芍药五枚，甘草如指大一枚
用法	末之，蜜丸如梧子大，先食饮服一丸，日三服，稍增，口中有津液。渴者加芒硝半两	以水二升，煮取半升，去滓，以蜜半升，和药汁煎取八合，顿服之

第五章

心 证 类

心证类是由于心之气血阴阳亏虚，心失所养或痰、饮、火、瘀等阻滞所引起的一类证候，多见于血脉运行障碍及情志思维活动异常。心证多由正气亏虚、邪气阻滞所致，以心神失养、邪阻心脉、邪气上冲心胸、阴阳失调为基本病机，临床多以心悸、胸闷、心痛、不寐等为基本表现。根据《伤寒论》和《金匮要略》的基本内容以及引起心证的病邪属性，将心证分为心虚证、心肺阴虚证、胸阳痹阻证、心热证四类证候，兼有其他证候但以心证为主者亦归于本章论述。心证类证候主要见于《伤寒论》太阳病变证和少阴病等疾病，亦可见于《金匮要略》虚劳病、脏躁病、百合病、胸痹病、奔豚病等疾病中。后世将心系疾病分为心悸、心痛、失眠、健忘、癫狂、痫证、百合病等，证候有心气虚、心阳虚、心阳暴脱、心血虚、心阴虚、心脉痹阻、心火亢盛、痰蒙心神、痰火扰神等类型。本章系统总结了《伤寒论》《金匮要略》心证类疾病辨证施治规律，以指导临床诊疗。

第一节 心 虚 证

心虚证，因机体正气虚损，心失所养所致，临床以心悸怔忡、胸闷、失眠多梦等为基本表现。分为心阳气虚证、心肾阳虚水停证、心（肾）阳虚水泛证、心（肾）阳虚衰证、心阴阳两虚证、水气凌心证、心肾不交证、心脾两虚证及心肾阴阳两虚证。本证多见于《伤寒论》中太阳病变证、少阴病阴盛格阳证，或见于《金匮要略》奔豚病。

一、心阳气虚证

心阳气虚证，是由于心阳不足，心失所养所致，临床以心悸、胸痛、面色㿠白、舌淡白、脉沉迟或微细或结代为主症。心阳气虚证主要包括心阳不足证、心阳虚水停证、心阳虚水逆证。在《伤寒论》《金匮要略》中，心阳气虚证分别见于太阳病、奔豚病及惊悸病等疾病中。现代临床本证主要见于心悸、不寐、狂证等中医内科疾病。

（一）心阳不足证

主症 心悸，心慌，喜按。

病机　心阳不足、心失所养。

治法　温通心阳。

方药　桂枝甘草汤。

桂枝四两，去皮　甘草二两，炙

上二味，以水三升，煮取一升，去滓，顿服。

本方宜浓煎，顿服，意在使药物快捷取效。

应用　以心阳不足为主要病机，以心悸为主要症状，伴有胸闷、短气、乏力等表现。在《伤寒论》中，本证属发汗过多，损伤心阳而致心悸证，如"发汗过多，其人叉手自冒心，心下悸，欲得按者，桂枝甘草汤主之。（64）"

病案选录

案一：眩晕（体质性低血压）。秦某某，男，46岁。因头晕乏力4年，近20余日加重，于1978年7月30日住院。4年来血压一直偏低，伴有头晕，眼花，失眠多梦，健忘，周身乏力，心悸，心前区压迫感，用西药治疗无效。体检：血压85/58mmHg，余无异常。诊断：体质性低血压。处方：甘草15g，肉桂15g，桂枝15g，五味子25g。水煎，早晚服2次。4日后血压有所上升，症状减轻。一周后血压升为110/85mmHg，症状消失，睡眠明显好转，自觉周身有气力，精神愉快。巩固治疗一周出院，后未复发。

刘永会. 以甘草为主治疗体质性低血压[J]. 黑龙江医药，1979，（2）：59-60.

案二：癫疾。李某，女，21岁，1983年8月17日初诊。其母代诉：年前与母吵嘴而病，开始郁郁寡欢，不欲多言，后寐多不醒，呼之不应，或昏昏欲睡，或语无伦次，时轻时重。多次求医诊治，屡用理气泻下之品、病无起色，迁延至今。见患者发育正常，面容呆板，两手交叉护胸，问其故，但言心中害怕，耳中如物阻塞，脉浮大，舌淡苔白。处方：桂枝45g，甘草20g，2剂，水煎。服1剂，精神好转。2剂而嗜睡除，言语增，病情稳定，耳塞消失，自云如梦一场。效不更方，继服2剂，彻愈。

窦志芳. 经方方证纵横[M]. 北京：军事医学科学出版社，2011.

案三：胸痹。付某，女，50岁，2002年10月诊。反复胸闷、胸痛伴心悸、头晕3年余，加重1周，自述胸痛如窒，连及肩背，日发作3～5次，每次持续3～10min不等。胸闷、心悸、气短、乏力、冷汗出动则加剧，经卧床休息、服消心痛类药物稍稍缓解。患者面色无华，舌淡黯，苔薄白，脉沉细，超声心动图检查有冠心病改变，发作时心电图提示ST段V1～V3呈水平下移0.15～0.3mV，T波avF导联倒置，V1～V3低平。西医诊断冠心病、不稳定性心绞痛。中医诊断胸痹（阳虚脉痹）。治以通阳宣痹，用桂枝甘草汤，桂枝30g，炙甘草15g，水煎顿服，每日1剂，痛甚者日2剂服，并临时含服硝酸甘油片以缓解症状。连续服药1周疼痛明显减轻，发作次数减少。停服硝酸甘油片，2周疼痛基本消失。3个月随访未再发作心绞痛，余证尽解。复查心电图大致正常。

樊来应. 桂枝甘草汤治疗胸痹疗效观察[J]. 辽宁中医杂志，2005，（3）：221.

案四：心悸。患者，女，66岁。初诊日期：2017年2月24日。主诉：反复心悸1个月。现病史：患者于1月前约春节前后出现心悸，伴有头痛，每天均发作约3次，期间未予系统治疗，患者甚苦于此，遂前来我处治疗。刻下症：心悸，心悸时喜欢用双手压住胸口或蜷窝在胸口，眠差，全身畏寒、困倦乏力，汗少，大便 1 日 1 次，不成形。查体：体形正常，面色偏黄，脉沉细。诊断：心悸，心阳虚证。治疗：方用桂枝甘草汤。桂枝 20g，肉桂 16g，炙甘草 18g。4 剂，水煎服，日 1 剂，分 3 次早、中、晚饭后 0.5h 服用。二诊：患者称汤药味道很甜，心悸基本已愈，心悸程度、次数均比原来明显好转，全身困倦乏力亦痊愈，无畏寒，舌淡暗，苔薄黄。治疗：方用桂枝甘草汤。桂枝 22g，肉桂 18g，炙甘草 20g。4 剂，打粗粉，用纱布包裹煎煮，日 1 剂，分 3 次早、中、晚饭后 0.5h 服用。后随访 2 周，病情未复发。

覃堃，高雅，丁宇坤，等. 何庆勇运用桂枝甘草汤的经验[J]. 世界中西医结合杂志，2018，13（6）：779-781，823.

鉴别 桂枝甘草汤、桂枝去芍药汤与桂枝去芍药加附子汤均有心胸阳气不足的病机，临床表现均有胸闷等症状，但桂枝甘草汤为发汗损伤心阳所致，以心悸、喜按为特征；桂枝去芍药汤与桂枝去芍药加附子汤为表证下后胸阳失展所致，以胸闷兼表证未解为特征；桂枝去芍药汤胸阳损伤较轻，以阳气失展为主；桂枝去芍药加附子汤则胸阳损伤较重。三者区别如表 5-1。

表 5-1　桂枝甘草汤、桂枝去芍药汤、桂枝去芍药加附子汤鉴别

	桂枝甘草汤	桂枝去芍药汤	桂枝去芍药加附子汤
病证	汗后心悸，心慌，喜按之心阳虚证	下后胸闷脉急促，发热恶风、头痛汗之胸阳不展兼表证	下后胸闷脉微弱，发热恶风、头痛汗之胸阳不足兼表证
病机	心阳不足、心失所养	胸阳不展、风寒外束、营阴外泄	胸阳不足、风寒外束、营阴外泄
治法	温通心阳	解肌祛风、温通胸阳	解肌祛风、温复胸阳
药物	桂枝四两、炙甘草二两	桂枝三两、炙甘草二两、生姜三两、大枣十二枚	桂枝三两、炙甘草二两、生姜三两、大枣十二枚、炮附子一枚
用法	以水三升，煮取一升，去滓。顿服	以水七升，煮取三升，去滓。温服一升	以水七升，煮取三升，去滓。温服一升

（二）心阳虚损证

主症 阳虚烦躁，心神不宁，注意力不集中等症。

病机 心阳虚损、神失所养。

治法 补益心阳、潜镇安神。

方药 桂枝甘草龙骨牡蛎汤。

桂枝一两，去皮　甘草二两，炙　牡蛎二两，熬　龙骨二两

上四味，以水五升，煮取二升半，去滓。温服八合，日三服。

应用 心阳虚证。以心阳虚损，神失所养为病机，以阳虚烦躁，心神不宁，注意力不集中等为主症。在《伤寒论》中治心阳虚烦躁的病症："火逆下之，因烧针烦躁者，桂枝甘草龙骨牡蛎汤主之（118）。"

病案选录

案一：失眠。 高某，女，31 岁。患神经衰弱，失眠一年以上，服过多种安神镇静药罔效，现头昏、失眠、心悸、怔忡、面色苍白虚浮。脉弱，舌胖有齿印。桂枝 6g，炙甘草 9g，牡蛎 30g（先煎），龙骨 15g（先煎），黄芪 9g，方 7 剂。服上方后失眠症状有改善，但心悸、怔

忡等症状依旧。前方再加淮小麦 30g，大枣 7 枚，续方 7 剂。

姜春华，戴克敏. 姜春华经方发挥与应用[M]. 第 2 版. 北京：中国中医药出版社，2012.

案二：心悸不宁。王某，女，70 岁。1989 年 10 月 20 日初诊。心悸气短 1 周。患者素体虚弱，近因劳累而心悸气短，胸闷自汗，且见神倦乏力，夜寐不安。舌淡胖，苔薄白，脉弱。证属心阳不振，神失所养。治拟温补心阳，镇心安神。方选桂枝甘草龙骨牡蛎汤加味：桂枝 5g，炙甘草 6g，牡蛎 15g，龙骨 15g，白术 6g，酸枣仁 15g。5 剂。药后诸症减轻，仍感神疲乏力。原方加党参 15g，茯苓 10g。续服 5 剂，症状消失。

王彩华. 仲景方治验 3 则[J]. 江苏中医，1996，（7）：29.

案三：烦躁如狂。凌某，男，12 岁，1968 年 1 月 28 日初诊。发热 10 余天，经服中西药治疗，已热退身凉。但从此多汗，延续数十天未止，始见倦怠乏力，继则躁扰不安，语无伦次，深夜狂呼出走，摩拳弄棒，不避亲疏，欲作伤人，屡投中西药，狂态不减，乃邀余往诊。见病孩盘膝而坐，喃喃自语无休止，面色苍白，舌质淡苔薄白，脉细不数。此过汗伤心，心阳浮越之征。盖汗为心液，过汗不仅伤津耗血，同时亦耗心中阳气，心阴伤损，心阳浮动，乃使如狂。止其汗，即敛其阴，阴气内守，阳气乃固，予通心固摄法，拟桂枝甘草龙骨牡蛎汤。处方：桂枝、炙甘草各 10g，龙骨、牡蛎各 20g。1 月 29 日二诊：服 1 剂药后，入夜能入睡数小时，晨起已不复自语。惟默不作声，表情呆滞，偶尔一笑而已。药已中鹄，无庸更辙，嘱原方再进 3 剂。2 月 1 日三诊：四进桂甘龙牡汤后，语言举止如常，但夜寐心烦。病愈七八，惟心神未安，予滋心安神法，拟养心汤原方，调治 10 余天而愈，随访 15 年，未见复发。

陈培城. 心阳浮越治验[J]. 中医杂志，1983，（8）：49.

（三）心阳损伤兼痰证

主症　心悸、心慌、惊狂、卧起不安。
病机　心阳受损、神气浮越、复被痰扰。
治法　温通心阳、镇惊安神、兼以涤痰。
方药　桂枝去芍药加蜀漆牡蛎龙骨救逆汤。

桂枝三两，去皮　甘草二两，炙　生姜三两　牡蛎五两，熬　龙骨四两　大枣十二枚　蜀漆三两，洗，去腥

上为末，以水一斗二升，先煮蜀漆，减二升，内诸药，煮取三升，去滓，温服一升。

应用　惊悸病。以心阳受损，神气浮越为病机，以心悸，惊狂，卧起不安等为主症。在《金匮要略·惊悸吐衄下血胸满瘀血病脉证治》篇中提及惊悸病："火邪者，桂枝去芍药加蜀漆牡蛎龙骨救逆汤主之。（十六·12）"以及《伤寒论》太阳病篇的心阳虚证，如"伤寒脉浮，医以火迫劫之，亡阳必惊狂，卧起不安者，桂枝去芍药加蜀漆牡蛎龙骨救逆汤主之。（112）"

病案选录

案一：惊狂不安。彭某，男，58 岁。患伤寒证 11 日，虽经发汗数次，而发热恶寒不解，身体困倦不支，食欲不思，夜不能寐，口燥舌干，脉象浮软。此系过汗损伤阴津，而外邪不解，阳气已伤。此时应以扶阳益阴之法，辅以宣邪外达之剂，助正以祛邪。医者不知，认为阳虚而邪不透，予以辛温补阳散邪法治之，参附和荆防并用。服药后，心中烦躁，惊狂不安，辗转床

头，起卧叫喊。余诊其脉，细数而浮，按之无力，舌质绛而少津……若不速为挽救，则一阵大汗，将变为虚脱之证矣。遂与桂枝去芍药加蜀漆牡蛎龙骨救逆汤。因患者汗出不禁，防止大汗淋漓造成虚脱，故处方时未去芍药。处方：桂枝 5g，生牡蛎 15g，生龙骨 15g，蜀漆 6g，芍药 12g，茯神 15g，生姜 3g，小枣 15 枚、甘草 10g。嘱其连煎 2 剂，隔 4h 服 1 次。服药后精神逐渐安静，略能入睡，惊狂之象不再发作。然胃呆仍不能食，遂以此方加养胃育阴之品，连服 4 剂，症状好转，食欲渐展。连服 20 余剂，始恢复正常。

邢锡波. 伤寒论临床实验录[M]. 天津：天津科学技术出版社，1984.

案二： 惊恐不寐。梁某，男，36 岁。1964 年 6 月 1 日初诊。病因大惊而起，日夜恐惧不安。晚上不敢独宿，即使有人陪伴，亦难安寐而时惊醒；白天不敢独行，即使有人陪伴，亦触目多惊而畏缩不前。每逢可怕之事（即使并不是可怕的事也常引起以为怕）即自发呆而身寒肢厥，拘急并引入阴筋，手足心出汗。发作过后，则矢气尿多，饮食减少，舌淡苔白，脉弦。投以桂枝救逆汤加减：桂枝 12g，炙甘草 24g，生姜 9g，大枣 6 枚、生龙骨 50g，生牡蛎 50g，远志 9g，桂圆肉 100g，小麦 100g。连服 3 剂，夜寐渐安，恐惧感明显减退，发呆次数大减，可以独自外出行走，不再需人陪伴，但时当夏令，犹穿夹衣，自汗恶风。上方加入生黄芪 15g，白芍 9g。再进数剂而病获痊愈。

高德. 伤寒论方医案选编[M]. 长沙：湖南科学技术出版社，1981.

案三： 心悸（室性早搏）。有路姓中年患者，每日午后先微恶寒，旋即热作，并汗自出，历 2h 许，热与汗渐止，心中怵惕，惴惴不安，多方求治，未尝一效。脉之，则三五动辄一止。此桂枝去芍药加蜀漆牡蛎龙骨救逆汤证也。因我处药房不备蜀漆，而易以常山。并嘱之曰："此方虽与汝证相合，然非常用者，效与不效，必来复诊。"越二日，路欣然而至，曰："药一帖，次日发热汗出俱止，惊悸亦大减。"脉之，仅稍涩，继服两帖，后未再作。三年之疾，一旦霍然，由是更知经方之妙，不可胜言。

胡连玺. 桂枝去芍药加蜀漆牡蛎龙骨救逆汤方证之讨论[J]. 上海中医药杂志，1985，（1）：34

案四： 惊悸。王某，女，26 岁，空军翻译。旁观修理电线而受惊吓，出现惊悸、心慌、失眠、头痛、纳差、恶心，时有喉中痰鸣，每有声响则心惊变色，躁烦而骂人不能自控，逐渐消瘦，由两人扶持来诊。舌苔白腻，脉弦滑寸浮。此为寒饮郁久上犯，治以温化降逆，与桂枝去芍药加蜀漆龙骨牡蛎汤加减：桂枝 10g，生姜 10g，炙甘草 6g，大枣 4 枚，半夏 12g，茯苓 12g，生龙骨 15g，生牡蛎 15g。结果：上药服三剂。心慌、喉中痰鸣减轻。服六剂，纳增，睡眠好转。再服 10 剂诸症皆消。

冯世纶. 经方传真：胡希恕经方理论与实践[M]. 北京：中国中医药出版社，1994.

鉴别 桂枝甘草汤、桂枝甘草龙骨牡蛎汤、桂枝去芍药加蜀漆牡蛎龙骨救逆汤三者都是治疗心阳虚之证，但证情有轻重兼夹不同。桂枝甘草汤证以心悸、欲得按为主症，属单纯心阳虚且轻者；桂枝草龙骨牡蛎汤证以烦躁为主症，属心阳虚且有心神浮动者；而桂枝去芍药加蜀漆牡蛎龙骨救逆汤以惊狂、卧起不安为主症，心神浮越的程度更重，并兼有痰浊扰心。三方区别如表 5-2。

表 5-2　桂枝甘草汤、桂枝甘草龙骨牡蛎汤、桂枝去芍药加蜀漆牡蛎龙骨救逆汤鉴别

	桂枝甘草汤	桂枝甘草龙骨牡蛎汤	桂枝去芍药加蜀漆牡蛎龙骨救逆汤
病证	心悸，心慌，喜按	阳虚烦躁，心神不宁，注意力不集中	心悸，惊狂，卧起不安
病机	心阳不足、心失所养	心阳虚损、神失所养	心阳受损、神气浮越、复被痰扰
治法	温通心阳	补益心阳、潜镇安神	温通心阳、镇惊安神、兼以涤痰
药物	桂枝四两、炙甘草二两	桂枝一两、炙甘草二两、牡蛎二两、龙骨二两	桂枝三两、炙甘草二两、生姜三两、牡蛎五两、龙骨四两、大枣十二枚、蜀漆三两
用法	以水三升，煮取一升，去滓。顿服	以水五升，煮取二升半，去滓。温服八合，日三服	上为末，以水一斗二升，先煮蜀漆，减二升，内诸药，煮取三升，去滓。温服一升

（四）心阳虚水停证

主症　脐下悸动，小便不利，头目昏眩，脉沉或弦，舌淡苔白滑。

病机　阳虚失制、寒饮内动。

治法　温阳利水、降逆平冲。

方药　茯苓桂枝甘草大枣汤。

茯苓半斤　甘草二两，炙　大枣十五枚　桂枝四两

上四味，以甘澜水一斗，先煮茯苓，减二升，内诸药，煮取三升，去滓，温服一升，日三服。甘澜水法：取水二斗，置大盆内，以杓扬之，水上有珠子五六千颗相遂，取用之。

本方煎煮方法：甘澜水法，即以水放于大盆中，用勺取而扬之，水珠连连，取而用之。因甘澜水其性行而不滞，可避免助水饮之邪。

应用　心阳虚水停证。以误汗伤阳，心阳受损，上不制下，下焦阴邪上逆，引动冲气为病因病机。临床以脐下筑筑跳动、小便不利、头眩为主症。在《金匮要略》中，本证见于奔豚，如"发汗后，脐下悸者，欲作奔豚，茯苓桂枝甘草大枣汤主之（八·4）。"本条文在《伤寒论》亦载，治奔豚之阳虚兼水气证，但"脐下悸者"前多"其人"二字，如"发汗后，其人脐下悸者，欲作奔豚，茯苓桂枝甘草大枣汤主之。（65）"

病案选录

案一：不寐。陈某，女，43 岁，1988 年 8 月 7 日初诊。患者失眠 5 年余，去年夏天以来，日趋严重，甚则通宵不能合目，每晚须服人参蜂王浆 1 支，方能入寐 3～4h，然犹多梦易醒，白昼则昏昏欲睡，伴头晕脑胀，神疲健忘，纳谷不香，胸脘痞闷，稍动辄心悸，经期延后，量少色黯。检查：面色晦滞，形体消瘦，精神萎靡，上腹微胀，脐腹左侧板硬，跳动应手，重按微痛，舌淡苔薄白，脉象沉弦。综观脉症，当属心阳上虚，寒水下动，心火为寒水所乘，神不守舍，致现不寐。必得扶其心阳，制其寒水，俾心神得安，则不寐自愈。遂投苓桂甘枣汤加味：茯苓 15g，桂枝 9g，炙草 6g，大枣 12g，夜交藤 12g。以甘澜水煎煮，连进 6 剂后，睡眠已趋正常，惟偶见胃脘嘈杂，晨起口淡，乃书六君子汤加减善后。

唐伟华. 苓桂甘枣汤新用二例[J]. 国医论坛，1989，16（4）：18-19.

案二：脐下悸动。顾某，男，63 岁，理发师。1981 年 7 月 28 日来诊。脐下动悸，其势下趋，时轻时剧，日夜不休，甚则影响入睡，如此已 2 个月，精神疲惫，颇为所苦。脉虚弦滑，

舌苔淡黄边有齿印。此气血流行失畅，郁而求伸，因见脐下悸动不安之候。《伤寒论》说："发汗后，其人脐下悸者，欲作奔豚，茯苓桂枝甘草大枣汤主之。"此证近似。病不论发汗与否，欲作奔豚与否，其为脐下悸动则有斯证而用斯药，乃进加味苓桂甘枣汤法以观其效。茯苓 15g，桂枝 6g，炒白术 10g，炙甘草 5g，大枣 15g，夜交藤 30g，紫丹参 15g，合欢皮 12g，龙、牡各 30g（先煎），服药 3 剂，病愈十之二。脐下动悸渐好，唯其势由下趋转为向上移行。病机以下行为顺，因加重方中桂枝剂量，协术苓甘枣龙牡，另加百合、地黄、淮小麦以匡正祛邪，缓和急迫，通调气血而降冲逆，此日人东洞翁氏之经验为可取也。茯苓 18g，桂枝 9g，炒白术 10g，炙甘草 6g，大枣 20g，龙、牡各 30g（先煎），淮小麦 30g，川百合 12g，生地黄 12g。3 剂而脐下动悸完全消失，安然入睡已三昼夜矣。讵知停药后，又见小有发作，遂于 7 月 18 日再次就诊。自诉药后病情已大有好转，但未能巩固。询之口不干，足见加味苓桂甘枣汤法为对证。方中桂枝尤不可少，且剂量宜重不宜轻。当诊得苔、脉均有起色，眠食尚好。效不更方，遂于原方中茯苓改 20g，炙甘草改 9g，桂枝仍用 9g，服 5 剂而愈。一年后随访，告以先后按方服药 11 剂，而脐下悸即获痊愈，迄今未发。

陈伯涛，陈克敏. 陈伯涛仲景方与临床[M]. 北京：人民军医出版社，2009.

案三： 欲作奔豚证。胡某，男，34 岁，工人，1987 年初诊。自觉脐下跳动，有上冲之势，脐上有水声，坐卧难安，伴胃脘不和，畏寒喜暖，以手按之较舒，口不渴，素体较瘦，脉沉弦略细，舌苔薄白润滑，曾服中西药物不愈，病已两月有余。中医辨证为心阳不足，水邪上凌而致。拟温通心阳，化气行水法。处方：茯苓 30g，桂枝 12g，炙甘草 6g，大枣 10g，生姜 10g，水煎服。服药 3 剂，诸证锐减，继服 6 剂而愈。

聂惠民. 伤寒论与临证[M]. 广州：广东科学技术出版社，1993.

案四： 心悸。黄某某，男，43 岁，1981 年 11 月 30 日初诊。三个月前劳动汗出受风，即感身痛心悸，经服感冒清热冲剂，身痛缓解，但心悸日益加重，气短乏力，多汗，以致不能劳动。经某医院内科诊为冠状动脉供血不全，按冠心病常规服药半月，效果不显。又进益气养血补心健脾中药 20 余剂，仍不效，转来试治，观面色㿠白，精神不振，查询病情，发作之前，自觉有一股凉气从少腹上冲至胸，随之心悸不休，坐卧不安，须手按心胸部始舒，喜暖恶寒，口不渴，脉沉细小数而无力，舌淡红苔薄白而润滑。此脉证与《伤寒论》"发汗过多，其人又手自冒心，心下悸，欲得按者，桂枝甘草汤主之。"（64 条）"发汗后，其人脐下悸者，欲作奔豚，茯苓桂枝甘草大枣汤主之。"（65 条）相符，诊为心阳不足水气上乘证。拟温通心阳，化气行水法。处方：茯苓 24g，桂枝 12g，炙甘草 6g，大枣 15 枚，一剂。服药 2 剂，其证大减，继服 2 剂，痊愈。

李祥舒. 苓桂甘枣汤证治验一则[J]. 北京中医，1983，（4）：44-45.

（五）心阳虚水逆证

主症　阵发性气从少腹上冲心胸，伴心悸，舌质淡苔薄白有水气。

病机　阳虚感寒、冲气上逆。

治法　助阳散寒、平冲降逆。

方药　桂枝加桂汤。

桂枝五两，去皮　芍药三两　生姜三两，切　甘草二两，炙　大枣十二枚，擘上五味，以水七升，煮取三升，去滓，温服一升。本云桂枝汤今加桂满五两。所以加桂者，以能泄奔豚气也。

应用　奔豚病。以心阳亏虚，下焦阴寒，乘虚上逆为病机，以阵发性气从少腹上冲心胸，伴有心悸等为主症。在《伤寒论》中，治心阳虚奔豚："烧针令其汗，针处被寒，核起而赤者，必发奔豚。气从少腹上冲心者，灸其核上各一壮，与桂枝加桂汤，更加桂二两也。（18）"在《金匮要略》载有奔豚病专篇，亦载有此条文"发汗后，烧针令其汗，针处被寒，核起而赤者，必发奔豚，其从少腹上至心，灸其核上各一壮，与桂枝加桂汤主之。（八·3）"但语句上略有不同，如条文冠以"发汗后"一句，气从少腹上冲心者则为"气从少腹上至心"。

病案选录

案一：奔豚病。曾治一崔姓妇，自觉有一股气从两腿内踝，沿阴股向上冲动，至少腹则腹胀，至心胸则心悸胸闷，头出冷汗，精神极度紧张，有死亡的恐惧感，日作三四次，兼见腰酸带下，面色青黄不泽，舌胖质嫩，苔白而润，脉弦数无力。用桂枝加桂汤，另服黑锡丹二钱，共服 5 剂而愈。

刘渡舟. 伤寒论诠解[M]. 天津：天津科学技术出版社，1983.

案二：嗜睡。邓某某，女，18 岁。1987 年 2 月 6 日诊。患者于 1986 年 7 月起，无明显诱因出现食后倦怠思睡，渐至出现食后嗜睡，每次非睡 0.5h 以上不可，醒后又如常人。多方治疗，均无效果。患者除食后嗜睡外，尚伴头晕目眩，面色㿠白，神倦乏力，四肢不温，时或发热，自汗，舌苔白而微腻，舌质淡红，脉濡缓等症。方拟桂枝加桂汤：桂枝 15g，白芍 10g，炙甘草 6g，生姜 10g，大枣 5 枚。3 剂，每日 1 剂，水煎温服。2 剂后，能伏案 20 分钟即醒，再予原方 13 剂，食后嗜睡消失，余症好转。以香砂六君子丸善后，一年未发。

谢富晋. 桂枝加桂汤治愈发作性睡病[J]. 四川中医，1993，（5）：36.

案三：经期下焦受寒。患者女性，学生。1962 年 12 月 25 日初诊。半月前下乡劳动，在月经来潮时，登厕遇大风，觉下身一阵阴冷。当夜少腹冷痛，有冷气自痛处上冲胸部。恶寒，口淡，头眩，手脚发冷，发作时全身冷汗。经用热水袋温腹部后，痛渐减而入睡。如此日发一二次，直至如今。曾服中西药无效。患者面色苍黄，舌淡润，苔薄白，腹弦急，按之如鼓，手指冷，恶风，脉沉而弦。余证如上述。此乃寒气直中少腹所致。拟桂枝加桂汤加丁香，以温散下焦寒气。川桂枝 10g，赤芍 10g，炙甘草 6g，生姜 10g，红枣 12 枚、上安桂 1.5g（研末，装胶囊，分两次吞服）、丁香 3g（后下）。服 1 剂。二诊：12 月 26 日。昨日服药后，放冷气屁颇多，腹痛及气冲均大减。今日按诊其腹部松软。继服原方 1 剂而愈。

何任，张志民，连建伟. 金匮方百家医案评议[M]. 杭州：浙江科学技术出版社，1991.

案四：奔豚气。韩某某，女，43 岁，陕西省府谷县人。1979 年 12 月诊：患阵发性室上性心动过速 20 余年，近来发作频繁，日二三次。发作时自觉有气从少腹上冲至胸，心悸，眩晕，汗出，身𰶉动，不能自主，约经 0.5～1h 自可缓解。故特从陕西来京诊治。以其脉缓，舌苔薄润，知患者内有水寒之气。故初诊投以苓桂术甘汤合二陈汤，复诊投真武汤，虽俱有小效，但并不显著。三诊时抓住其发作时自觉有气从少腹上冲至胸、心悸这二大主证，认为病属奔豚，乃肾中水寒之气向上冲逆，水气凌心。遂投桂枝加桂汤，并加大量茯苓以伐肾邪。方用：桂枝 15g，炒白芍 9g，炙甘草 6g，生姜 9g，大枣 4 枚、茯苓 24g。服此方后奔豚气即不再发作，心悸亦大为好转。共服此方 12 剂，患者愉快地前来告别，离京返陕北。

连建伟. 连建伟中医文集[M]. 上海：上海科学技术出版社，2004.

二、心肾阳虚水停证

心肾阳虚水停证，是由于阳虚寒凝，水饮不化，阻碍气机所致。临床以心下坚满，状如盘大，手足逆冷，腹满肠鸣，骨节疼痛或四肢不宁，恶寒身冷为主症。本证在《金匮要略》水气病中，又属气分病。主要临床特征是心下痞结而坚，以手触之，状如盘大，中高边低，外坚而内空等阳虚阴凝、水饮内结的症状。现代临床本证主要见于喘证、心衰、水肿等中医内科疾病。

主症　心下痞结而坚，以手触之，状如盘大，中高边低，外坚而内空。

病机　阳虚阴凝、大气不转、水饮停聚。

治法　温阳散寒、宣通气机、温化水饮。

方药　桂枝去芍药加麻黄附子细辛汤。

桂枝　生姜各三两　甘草二两　大枣十二枚　麻黄　细辛各二两　附子一枚，炮

上七味，以水七升，煮麻黄，去上沫，内诸药，煮取二升，分温三服，当汗出，如虫行皮中，即愈。

本方服用后阳气通行，推动阴凝之邪，故可见"如虫行皮中"状。

应用　水饮证，以阳虚阴凝，大气不转，水饮停聚为病机，以心下坚，大如盘，边如旋杯为主症，则用桂枝去芍药加麻黄附子细辛汤温阳散寒，通利气机，宣散水饮。在《金匮要略》中，治气分病阳虚阴凝证，如"气分，心下坚，大如盘，边如旋杯，水饮所作，桂枝去芍药加麻黄附子细辛汤主之。（十四·31）"

病案选录

案一：肺心病。杜某某，男，53 岁，干部，1980 年 11 月 13 日初诊。咳嗽、气短、心悸、多痰、浮肿、不能平卧已一年。"慢性气管炎"史已十年，每年秋季发病。至夏季好转、反复不已。自去冬加剧，咳喘、心颤、纳呆、脘憋，活动后更甚，经常服氨茶碱、双氢克尿噻、西地兰等。X 线检查发现右心房心室扩大，肺气肿。心电图：V1 导联 R/S＞1，V6 导联 R/S＜1，不完全性右束支传导阻滞。查体发现上腹部波动明显，肝界锁骨中线肋下缘三横指，有压痛。全身浮肿，以下肢较重，两肺均有干湿性啰音。舌胖色淡，苔薄白，脉两尺沉紧。印象：痰饮。辨证：肺肾阳虚，痰浊壅盛。治则：温阳补中，散寒逐饮。处方：桂枝 9g，生姜 9g，甘草 6g，大枣 3 个，麻黄 6g，炮附子 3g，细辛 6g，服三剂，喘咳减，尿量增加，浮肿减轻，食量稍增（且量可达三两）。继服九剂，病情显著好转，浮肿基本消失，喘咳大减，已停服西药，能平卧，纳增。肝脏下界，在肋下缘二横指，压痛消失。继服前方十五剂，能作轻微劳动，活动后不再喘咳，纳增（每日六两）。肝界锁中线肋下缘一横指，全身浮肿消失。上腹部波动消失。追访二年无复发。

刘景祺. 经方验[M]. 呼和浩特：内蒙古人民出版社，1987.

案二：气胀。董某某，女，49 岁。周身皮肤肿胀，随按随起而无凹陷。腹部胀满尤为明显。更有奇者，肚脐周围出现如栗子大小包块十余个，按之软，随按而没，抬手又起。腹部皮

肤发凉，间或嗳气上逆，面色熏黑不泽。脉沉无力，舌苔白。该证病名为"气分"，属寒邪内搏气机所致。桂枝 9g，生姜 15g，大枣 10 枚，炙甘草 6g，麻黄 6g，细辛 4.5g，附子 9g，川椒 3g。服三剂后腹中气动有声，矢气甚频，肤胀随之消减，脐周之包亦消。但腹中胀满尚未尽愈，改方用李东垣寒胀中满分消汤三剂而愈。

刘渡舟，姜元安. 经方临证指南[M]. 天津：天津科学技术出版社，1993.

案三：肺癌癌性发热。咸某，男，83 岁。2009 年 2 月患者无明显诱因出现胸闷、气短，对症治疗后好转，后于 2009 年 6 月胸闷气短再次发作，经 CT/病理诊断为：右肺中心型肺癌纵隔淋巴结转移（鳞状上皮癌）。患者因年高不愿接受手术及放疗、化疗，遂长期服中药治疗。2010 年 7 月出现午后发热，体温最高 37.8℃，持续 2 周不能缓解，遂来我院就诊。入院时症见：午后发热，咳嗽，咳痰色白质稀，纳少，乏力，畏寒肢冷，夜间口干，夜尿频数，大便略干，2～3 日一行。舌红少苔，脉弦细。予桂枝去芍药加麻黄附子细辛汤加减，处方：桂枝、生姜各 12g，（炙）麻黄 6g，细辛 3g，（制）附子（先煎）、杏仁、炙甘草各 9g，（炮）干姜 3g，大枣 3 枚。上方服 7 剂后午后发热消失，咳嗽咳痰明显减轻，乏力减轻，食纳增加。

杨晨光，许鹏，曹永升，等. 桂枝去芍药加麻黄附子细辛汤治疗恶性肿瘤心得[J]. 中医杂志，2012，53（3）：253-254.

三、心肾阳虚水泛证

心肾阳虚水泛证，是由于肾阳亏虚，水邪泛溢所致。临床以腹痛、四肢沉重疼痛、小便不利、下利、头眩、心悸、身重、振振欲擗地、舌淡胖苔白滑不渴、脉沉等为主症。本证在《伤寒论》中可见于太阳病及少阴病。本证主要包括心悸、头眩、身重水肿，伴腹痛，四肢沉重疼痛，小便不利，下利，苔白，脉沉等肾阳亏虚，寒水泛溢的症状。现代临床本证主要见于哮病、喘证、心衰、血证、便秘、淋证等中医内科疾病。

主症　心悸，头眩，身响动，振振欲擗地，水肿，小便不利，腹痛，四肢沉重疼痛，下利，苔白，脉沉。

病机　心肾阳虚、水邪泛溢。

治法　温阳利水。

方药　真武汤。

茯苓　芍药　生姜各三两，切　白术二两　附子一枚，炮，去皮，破八片

上五味，以水八升，煮取三升，去滓，温服七合，日三服。

应用　真武汤是治疗阳虚水泛、水蓄、水逆及阳虚内痛诸多病证的基础方或通治方。其原文见于《伤寒论》第 82 条和 316 条。一是太阳病发汗太过致阳虚水泛证。以心肾阳虚，水邪泛溢为病机，以心悸，头眩，身响动，振振欲擗地，水肿，小便不利为主证。如"太阳病发汗，汗出不解，其人仍发热，心下悸，头眩，身瞤动，振振欲擗地者，真武汤主之（82）"。二是少阴阳虚水泛证。以心肾阳虚，水邪泛溢为病机，以腹痛，小便不利，四肢沉重疼痛，下利为主证。如"少阴病，二三日不已，至四五日，腹痛，小便不利，四肢沉重疼痛，自下利者，此为有水气。其人或咳，或小便不利，或下利，或呕者，真武汤主之（316）"。

病案选录

案一：心律失常。邱某，男，17 岁。慢性肾炎（水肿），并发频发性房性早搏，用心得安等，一度好转，再用无效，邀吾会诊。症见心悸气短，动则喘憋，遍身浮肿，畏寒肢冷，食少便溏，小便不利，舌质青紫，苔薄腻，脉结代。心电图提示频发性房早、心功能不全。此脾肾阳虚，水气凌心。法当温阳利水。真武汤加味。茯苓、白术、山药、车前子、葶苈子各 30g，附子、菟丝子、生姜各 9g。水煎服，日 1 剂。服药 20 剂，水肿消退，心悸平息，心电图复查，大致正常。

薛春柏. 经方治疗心律失常举隅[J]. 河南中医，1995，（2）：75-76.

案二：头痛。李某某，男，32 岁。患者为汽车司机，夏日开车时，因天气炎热，常在休息时畅饮冰镇啤酒或汽水，每日无度。至秋即觉头痛，每每在夜晚发作，疼痛剧烈，必须以拳击其头部，或服止痛药片始能缓解。伴有视物昏花，病程已一月多。望其人面色黧黑，舌质淡嫩，苔水滑，脉沉弦而缓。此属阳虚水泛，浊阴上窜，清阳被蒙之证。附子 12g，茯苓 18g，白术 9g，生姜 12g，白芍 9g，桂枝 6g，炙甘草 6g。服药六剂后，头痛明显减缓，改服苓桂术甘汤四剂而愈。

刘渡舟，姜元安. 经方临证指南[M]. 天津：天津科学技术出版社，1993.

案三：腹痛腹泻。孙某某，女，60 岁。左上腹部隐隐冷痛如掌大，每于子夜时分疼痛发作，丑时腹泻，完谷不化，有黏液如涕，或如烂柿，腹中雷鸣，出冷汗，纳食减少。经服胃舒平，酵母片及温胃理气等中药无效。病程已有三个多月，询知病证起于天寒食冷因体阳虚弱，以致脾肾俱寒，先用附子粳米汤，服二剂后胃痛、肠鸣减轻。再诊时告知后背恶寒而疼痛，改用真武汤温阳利水，以治寒邪。附子 15g，生姜 18g，白芍 10g，白术 10g，茯苓 15g。二剂后腹背疼痛止，恶寒轻，腹泻未作。因左胁有时作疼，是寒邪犯于厥阴，于上方中加入吴茱萸 15g，又服一剂而证消。

刘渡舟，姜元安. 经方临证指南[M]. 天津：天津科学技术出版社，1993.

四、心（肾）阳虚衰证

心（肾）阳虚衰证，是由于心（肾）阳气虚衰，阴寒内盛所致。临床以恶寒，身倦吐利，四肢厥逆，但欲寐等为主症，本证在《伤寒论》《金匮要略》中，见于少阴病、厥阴病或霍乱病等病证，由于少阴阳虚，阴寒内盛，而主要表现为四肢厥逆、身倦恶寒、自利而渴、小便色白、脉微细、但欲寐等病症。现代临床本证主要见于胸痹、厥证、腹痛、泄泻等中医内科疾病。

主症 四肢厥逆，身倦恶寒，自利而渴，小便色白，脉微细，但欲寐。

病机 心肾阳衰、阴寒内盛。

治法 回阳救逆。

方药 四逆汤。

甘草二两，炙　干姜一两半　附子一枚，生用，去皮，破八片

上三味，以水三升，煮取一升二合，去滓，分温再服。强人可大附子一枚、干姜三两。

应用

1. 心肾阳衰证。主要见于《伤寒论》少阴寒化证。以心肾阳虚，阴寒内盛为病机，以恶

寒、身倦吐利、四肢厥逆、但欲寐等为主症。如"少阴病，脉沉者，急温之，宜四逆汤。（323）""少阴病，饮食入口则吐，心中温温欲吐，复不能吐，始得之，手足寒，脉弦迟者，此胸中实，不可下也，当吐之。若膈上有寒饮，干呕者，不可吐也，当温之，宜四逆汤。（324）"

2. 阴阳两虚证误治后救治。主要用于阴阳两虚证用桂枝汤误治后，又加烧针取汗，致心阳虚衰者。如"伤寒，脉浮，自汗出，小便数，心烦，微恶寒，脚挛急。反与桂枝汤，欲攻其表，此误也。得之便厥，咽中干，烦躁吐逆者，作甘草干姜汤与之。以复其阳。若厥愈足温者，更作芍药甘草汤与之。其脚即伸。若胃气不和，谵语者，少与调胃承气汤，若重发汗，复加烧针者，四逆汤主之。（29）"

3. 表证兼里虚误下后的救治或表里同病以里虚为主的治疗。主要用于太阳表证兼少阴阳虚误下后，当急救其里的治则。如"伤寒，医下之，续得下利清谷不止，身疼痛者，急当救里。后身疼痛，清便自调者，急当救表。救里宜四逆汤；救表宜桂枝汤。（91）"若起病即为太阳少阴同时受病，阳虚寒盛，里急且重，宜当回阳为主。如"病发热头痛，脉反沉，若不差，身体疼痛，当救其里，四逆汤方。（92）"

4. 阴寒内盛，虚阳外浮之真寒假热证。如"脉浮而迟，表热里寒，下利清谷者，四逆汤主之。（225）"

5. 阳虚阴盛寒厥证。如"大汗出，热不去，内拘急，四肢疼，又下利厥逆而恶寒者，四逆汤主之。（353）""大汗，若大下利而厥冷者，四逆汤主之。（354）"

6. 虚寒下利呕吐证，以里虚寒证为重、为急者。如"下利腹胀满，身体疼痛者，先温其里，乃攻其表。温里，宜四逆汤；攻表，宜桂枝汤。（372）"本条文在《金匮要略》（十七·36）亦载，治阴盛格阳之下利呕吐证。

7. 阳虚阴盛呕逆证。如"呕而脉弱，小便复利，身有微热，见厥者难治。四逆汤主之。（377）"本条文在《金匮要略》（十七·14）亦载。

8. 霍乱吐利交作，亡阳脱液。如"吐利汗出，发热恶寒，四肢拘急，手足厥冷者，四逆汤主之。（388）"

9. 霍乱亡阳，里寒外热。如"既吐且利，小便复利而大汗出，下利清谷，内寒外热，脉微欲绝者，四逆汤主之。（389）"

病案选录

案一：腹痛阴抽。罗某某，男，50岁。夏暑天热而汗出颇多，自觉燥热干渴。入夜又行房事，事后口渴更甚，乃持杯大口饮喝凉水。不多时便觉小腹急痛，阴茎内抽，手足发凉。次日来诊，其脉沉而弱，舌质嫩苔白。此少阴阳虚而复受阴寒之重证，急当回阳散寒以救逆。拟方：附子12g，干姜10g，炙甘草10g，小茴香6g，荜澄茄6g。服药仅一剂，则痛止厥回而安。

刘渡舟，姜元安. 经方临证指南[M]. 天津：天津科学技术出版社，1993.

案二：虚寒证。孙某，男性，38岁，1964年4月6日初诊。1961年患无黄疸型肝炎，以后肝功正常，但长期四肢冰冷，时有腹胀，右胁及胃脘疼。先找西医治疗无效，后求中医多方治疗，效也不明显，审其方药多为疏肝理气之类。近来症状为：腹胀，饭后明显，时胃脘及胁痛，四肢逆冷，晚上常用热水袋焐脚，但半夜常因冷而醒。检查：肝大一指，质中硬，轻微压痛，心下有振水声。舌淡苔白，脉沉细。此属里虚寒甚，太阴病。为四逆汤方证。予以处方：

炙甘草 10g，干姜 8g，制附片 15g。结果：上药服 3 剂，四肢冷大减，已不用热水袋焐脚，仍腹胀。上方加枳壳、陈皮、党参。随症加减，服 3 个月腹胀消。

冯世纶，张长恩. 经方方证传真——胡希恕以方类证理论与实践[M]. 北京：中国中医药出版社，2018.

案三：慢性咽喉炎。张某某，男，48 岁，农民。1990 年 7 月 28 日初诊。自诉 3 年前因咽喉疼痛反复发作，经西医检查，诊断为慢性咽喉炎，先后用过青霉素、链霉素、红霉素等多种抗生素，咽喉疼痛时好时坏。为求根治，长期间断服用清热解毒中草药，含服六神丸、草珊瑚含片等。近 2 个月来，上述症状加剧，疑为喉癌，十分恐慌。诊见患者神情呆滞，精神恐惧，自感咽喉部冰冷难受，异常痛苦，时值盛暑，仍厚衣带冠，困倦欲寐，肌肤湿冷，口淡乏味，二便如常，舌质淡嫩、边有齿痕，舌苔白而滑润，两脉沉微欲绝，咽后壁淋巴滤泡增生，色淡红。辨证为脾肾阳衰，阴寒内盛。治以温补脾肾，回阳散寒。方选四逆汤加味：红参 10g，附子 15g，干姜 10g，肉桂 10g（研末冲服），炙甘草 6g，桔梗 10g。2 剂，水煎 2 次，混合，早、晚分服。8 月 2 日复诊，患者薄衣免冠，神情清爽，欣喜相告，服前方 2 剂后，咽喉冰冷明显缓解，遂按前方自购 2 剂，如前法煎服后，咽喉冰冷完全消失，舌质淡红、苔薄白，脉沉细。遂嘱停服前方，改服附桂八味丸以善后，半月后病告痊愈。随访 3 年，疗效巩固。

钟守珍. 疑难病验案二则[J]. 江西中医药，2003，（5）：31.

五、心（肾）阳虚衰兼证

心（肾）阳虚衰证兼证，是以心（肾）阳虚衰证为基础，又兼夹有其他证候。病机以心肾阳气虚衰，阴寒内盛为基本病机，兼夹有其他病机。临床多以手足厥冷、脉微细为基本表现。心（肾）阳虚衰兼证主要包括阴盛格阳证、阴盛戴阳证、阳亡阴竭证和阳亡液脱证等。在《伤寒论》中，心（肾）阳虚衰兼证分别见于少阴病和霍乱病等疾病中。临床上，心（肾）阳虚衰兼证广泛见于咳嗽、呃逆、呕吐、腹痛、泄泻、内伤发热、血证等中医内科病证中。

（一）阴盛格阳证

主症 下利清谷，手足厥冷，脉微欲绝，身反不恶寒，或见面色赤。

病机 阴寒内盛、格阳于外。

治法 破阴回阳、通达内外。

方药 通脉四逆汤。

甘草二两，炙　附子大者一枚，生用，去皮，破八片　干姜三两，强人可四两

上三味，以水三升，煮取一升二合，去滓，分温再服，其脉即出者愈。面色赤者，加葱九茎；腹中痛者，去葱，加芍药二两；呕者，加生姜二两；咽痛者，去芍药，加桔梗一两；利止脉不出者，去桔梗，加人参二两。病皆与方相应者，乃服之。

应用 阴盛格阳证。以阴寒内盛，格阳于外为病机。临床以下利清谷，手足厥冷，脉微欲绝，身反不恶寒为主症。在《伤寒论》中，本证见于少阴病和厥阴病中阴盛格阳的证治，如"少阴病，下利清谷，里寒外热，手足厥逆，脉微欲绝，身反不恶寒，其人面色赤。或腹痛，或干呕，或咽痛，或利止脉不出者。通脉四逆汤主之。（317）""下利清谷，里寒外热，汗出而厥者，

通脉四逆汤主之。(370)"

病案选录

案一：假热真寒。徐国祯伤寒六七日，身热目赤，索水到前，复置不饮，异常大躁，将门牖洞启，身卧地上，辗转不快，更求入井。一医汹汹，急以承气与服。余诊其脉，洪大无伦，重按无力。谓曰：此用人参、附子、干姜之证，奈何认为下证耶？医曰：身热目赤，有余之邪，躁急若此，再以人参、附子、干姜服之，逾垣上屋矣！余曰：阳欲暴脱，外显假热，内有真寒，以姜、附投之，尚恐不胜回阳之任，况敢以纯阴之药重劫其阳乎？观其得水不欲咽，情已大露，岂水尚不欲咽，而反可咽大黄、芒硝乎？天气燠蒸，必有大雨。此证顷刻一身大汗，不可救矣。且既认大热为阳证，则下之必成结胸，更可虑也。惟用姜、附，所谓补中有发，并可以散邪退热，一举两得，至稳至当之法，何可致疑？吾在此久坐，如有差误，吾任其咎。于是以附子、干姜各五钱，人参三钱，甘草二钱，煎成冷服，服后寒战，戛齿有声，以重绵和头覆之，缩手不肯与诊，阳微之状始著。再与前药一剂，微汗热退而安。

清·喻昌. 寓意草[M]. 北京：中国中医药出版社，2008.

案二：发热。王某，男，24岁，1992年10月5日初诊。患者2个月前无明显诱因可查，即感发热，体温波动于37.2～37.7℃之间，并以午后为著，伴有头晕头痛、身倦乏力。曾多次查血尿常规、血沉、胸透、B超等均无异常发现。曾用抗生素等西药治疗，均未收效。后又经中医诊治，服用清热寒凉中药多服，亦未收效。近5天来反添四肢发凉，且日渐加重，手足频出凉汗。诊查：患者青年男性，一般情况尚可，面红，舌质淡，苔白滑，脉沉细，体温37.6℃。证属阳虚寒厥，拟温脾暖肾回阳为治法，方用通脉四逆汤，熟附子12g，干姜12g，炙甘草6g，水煎凉服，日1剂。服2剂后，患者四肢渐渐转温，手足仍有汗出，但已不发凉，体温渐复正常。效不更方，此方继服3剂后，四肢变温，手足汗出止，体温正常，后改服补中益气丸以巩固其疗效。一个月后随访观察，低热未再复发。

倪凯远. 通脉四逆汤治发热[J]. 山东中医杂志，1994，（1）：46.

案三：阴阳垂绝。王新玉，伤于风寒，发热怕冷，身疼汗出，服表散药未愈。转增腹痛泄泻，舌白润，口不渴，小便清利，一变而为太阳太阴并病。用时方平胃散加防风、桂枝，不惟前证未减，反益心下支结，胸胁满痛，口苦烦渴，再变为太少二阳及太阴诸病矣。《伤寒论》柴桂干姜汤颇合，方未服。另医认为表实里热迭施汗下，致漏汗洞泄息短偃卧，病势转危，诊其脉微欲绝，四肢厥逆，汗泻未已，不时转侧手扰，此属阴阳垂绝之象，亟宜通脉四逆汤挽救将绝之阳，配童便敛将尽之阴，以策万全。处方：附子五钱，干姜八钱，炙草三钱，浓煎，冲童便少许。频频灌下，自晨迄暮，尽二大剂，泻汗逐减。当子夜阳回之时，汗泻全止，身复热，是阴复阳回之兆。按脉浮缓无力，阴阳将和，邪气外透，乃煎桂枝加人参续进，益气解肌，三剂热退人安，后以补脾胃和气血调理复元。

赵守真. 治验回忆录[M]. 北京：人民卫生出版社，1962.

案四：病态窦房结综合征。傅某，女，52岁，胸闷心悸多年，多次发生昏厥，经心功能检查确诊为病态窦房结综合征。患者面色萎黄，胸闷作痛，神疲乏力，四肢发冷，口干少寐，心率40次/分，舌胖苔薄白而干，脉沉迟时见结代。此乃心阳不振，心阴亦衰，阳虚阴凝，心脉失畅。宜助阳配阴，祛寒通脉。处方：淡附片9g（先煎），桂枝9g，麦冬9g，黄芪15g，党参 15g，生地 15g，干姜 6g，五味子 6g，菖蒲 6g，青葱 1.5g，炙甘草 3g。服药半月，胸闷作痛得减，脉沉迟见起，结代脉消失，心率维持在 54～64 次/分，昏厥也未再发作。

颜德馨. 颜德馨临床经验辑要[M]. 北京：中国医药科技出版社，2000.

（二）阴盛戴阳证

主症 下利，面赤，恶寒蜷卧，四肢逆冷，脉微细，但欲寐。

病机 阴寒内盛、格阳于上。

治法 破阴回阳、宣通上下。

方药 白通汤。

葱白四茎 干姜一两 附子一枚，生，去皮，破八片

上三味，以水三升，煮取一升，去滓，分温再服。

应用 戴阳证。以阴寒内盛，格阳于上，虚阳浮越为病机。临床以面赤，恶寒蜷卧，四肢逆冷，脉微细，但欲寐为主症。在《伤寒论》中，本证见于少阴病阴盛戴阳证，如"少阴病，下利，白通汤主之。（314）""少阴病，下利，脉微者，与白通汤。（315）"

病案选录

案一： 肢厥腹泻案。林某某，男，66 岁。因食凉冷之物而病腹泻、每日四五次，腹中幽幽冷痛，手足厥冷，脉沉伏欲绝，先投四逆汤，服药后腹痛似乎有所减轻。但腹泻仍未能止、脉象如故。复思《伤寒论》有"少阴病，下利，白通汤主之"之说，想来正为此证而设。拟方：附子 15g，干姜 10g，葱白 5 茎。服药一剂，即脉起而手温，再服一剂，腹泻止而安。

刘渡舟，姜元安. 经方临证指南[M]. 天津：天津科学技术出版社，1993.

案二： 腹泻（阴盛格阳危证）。卢某，女，41 岁。腹泻已一个半月，每日 5 次以上，大便溏薄，食谷不化，近两日来，未进饮食，神志昏迷，形神疲乏，呼吸气短，两眶凹陷，面色红，两手躁动不安，手足虽热，但未去衣被，腹部凉。唇不焦，舌淡红，伸出时颤动，脉微细，重按几无。证为真寒假热，阴盛格阳危证，急投白通汤与参附汤加减：附子 9g，干姜 6g，移山参 6g，葱白 4 茎。服上方 2 剂后，神志清楚，不再躁动，腹泻止，脉来有神，有饥饿感，乃喂食稀粥，改以香砂六君子汤健脾益气善其后，终获痊愈。

姜春华，戴克敏. 姜春华经方发挥与应用[M]. 第 2 版. 北京：中国中医药出版社，2012.

案三： 喉痹。覃某，女，57 岁，退休教师，1998 年 12 月 5 日初诊。喉痹干咳 3 天。西医诊断为急性咽炎，口服头孢氨苄、维 C 银翘片、咳必清、甘草片等未愈。诊见：咽部干燥发痒，痒则咳嗽，无痰，遇寒则呛咳不止，常引胸腹疼痛。检查：咽部淡红，未见红肿，舌淡、胖、边有齿痕、苔白滑。血常规及胸部摄 X 线均未发现异常。中医诊为喉痹（寒凝）。按上述方法（白通汤组成：熟附子、干姜各 6g，葱白 10 根，每天 1 剂，水煎，煮开后约 5 分钟即可，服药以频频呷服含咽为要，每天 3 次）治之，服药 2 剂后，喉部痒止咳停，临床症状消失，并嘱服用金匮肾气丸以善后，随访半年未见复发。

蒙信飞. 白通汤治疗喉源性咳嗽 43 例[J]. 新中医，2001，（4）：61-62.

案四： 下痢。患者姜某，男，49 岁，1976 年 11 月 18 日初诊。患者下痢已三载，服中药

近百服，但效果欠佳。下痢色青，腹痛即便，便后舒畅，西医谓其结肠过敏所致，但治之亦乏良效。查其舌淡苔白，有齿痕，脉沉细。此为脾肾阳虚、阴寒偏盛之证。投以白通汤原方治之，以观后效。处方：干姜12g，附片（先煎）10g，葱白6根，3剂，水煎服。三日后复诊，下痢大减，便色转黄，舌淡苔白，脉缓。上方加灶心土30g，继服3剂。11月26日三诊：言服上方后下痢已止，腹亦不痛，唯增口渴、烦躁之症，遂予上方去附片，加炒白芍15g，继服4剂巩固疗效。12月2日四诊：下痢一直未作，口渴、烦躁亦不明显，嘱其长用人参健脾丸以资善后。

赵国祥. 赵清理郁证调治与医案医话[M]. 北京：人民军医出版社，2009.

（三）阴盛戴阳兼格拒证

主症　下利不止，厥逆无脉，干呕，心烦，面赤。
病机　阳脱阴竭、寒热格拒。
治法　破阴回阳、宣通上下、兼咸苦反佐。
方药　白通加猪胆汁汤。

葱白四茎　干姜一两　附子一枚，生，去皮，破八片　人尿五合　猪胆汁一合

上五味，以水三升，煮取一升，去滓，内胆汁、人尿，和令相得，分温再服。若无胆，亦可用。

应用　阴盛戴阳兼格拒证。以阴寒内盛，格阳于上，服阳药格拒为病机。临床以利不止，厥逆无脉，干呕，心烦为主症。在《伤寒论》中，用于少阴病阴盛戴阳证，服热药发生格拒的证治，如"少阴病，下利脉微者，与白通汤。利不止，厥逆无脉，干呕烦者，白通加猪胆汁汤主之。服汤脉暴出者死，微续者生。（315）"

病案选录

案一：中毒性消化不良并脱水。谷某，男，1岁。因发热泄泻自用西药治疗无效，而住儿科病房。诊断为中毒性消化不良并脱水，经用多种抗菌素及体液疗法病情无改善，遂邀余会诊。证见呕吐泄泻频仍，完谷不化已一周、发热烦躁四肢厥冷、口渴思饮水入而呕吐。面黄山根筋青，目眶凹陷露睛，神呆，舌红少津，脉微细欲绝。诊为少阴病，阴盛格阳证。有阳脱阴竭之象，病势危殆、亟拟白通加猪胆汁汤，处方：川附片15g，干姜6g，葱白2寸、童便25mL、猪胆汁5mL。一剂开水煎二次，如法煎成，每次100mL，分五次服完（隔2h服一次）。连投两剂而转危为安。后以六君子汤合益黄散调理，病遂痊愈。

廖泉澎，廖伯筠. 白通加猪胆汁汤的临床应用[J]. 云南中医志，1986，（3）：29-31.

案二：顽固性呃逆。刘某，男，23岁，学生，1991年11月30日来诊。患者自述6年前因饭后受寒而出现呃逆，后逐渐加重，呃声深长而频，昼夜不断，甚为痛苦，虽经反复调治，未能奏效，后经人介绍求余诊治。诊见：呃逆连声，深长而频，面赤心烦，急躁易怒，畏寒肢冷，大便溏泄，舌质淡，苔白，脉沉细而弱。诊为脾肾阳虚，阴盛戴阳，治宜破阴回阳，宣通上下，佐以咸寒苦降，投白通加猪胆汁汤加味：葱白5段、干姜20g，附子15g，童便2杯、猪胆汁20g，柿蒂15g，肉桂15g。上药除童便、胆汁外煎后去渣，兑入童便、胆汁温服，每日1剂，早晚各1服。12月7日二诊：服上方6剂后呃逆明显减轻，呃声已转为低短，余症

悉除，舌淡红，苔薄白，脉沉细。守方继服 9 剂，病获痊愈，随访半年无复发。

曲战河，马付山. 白通加猪胆汁汤验案 2 则[J]. 国医论坛，1994，（3）：18.

案三：虚寒下利。相某，男，48 岁。患虚寒下利，初起由于饮食不节，发生滞泻，后则由泻转痢。前医用苦寒化滞之品，服多剂，不见其效果。后乃病势转剧，烦满腹痛，饮食不思，目赤唇焦而面色反清白，昼夜下痢 50 余次。神识昏沉，默默不语，病延 20 余日。病势垂危，时有烦躁不安。诊其脉寸关豁大无力，两尺沉微。脉证合参是阴盛阳亡证。由于阴盛于下逼阳上越，虚阳不敛，烦躁不宁，是阴阳离决之征兆。逾至烦躁不止，一身狂汗，则挽救无及。此证皆由平素中气虚弱，而又服寒凉消导之剂，损伤脾肾所致，为今之治应采取回阳正治之法。用白通汤以回阳纳火为主，佐人尿、猪胆汁清上焦之浮热以育阴止烦。处方：干姜 15g，黑附子 10g，炙甘草 12g，葱白 15g，人尿半茶杯、猪胆汁 3g。水煎凉服。服药一剂后，夜间便数顿减，只泄四五次。连服三剂，则下痢已减至三四次，略思饮食。脉搏已变为沉缓无力，是气血虚损之候。因与健脾补气利尿化滞之法，调理二十余日而愈。

邢锡波. 伤寒论临床实验录[M]. 天津：天津科学技术出版社，1984.

案四：阴盛格阳。王左，灼热旬余，咽痛如裂，舌红起刺，且卷，口干不思汤饮，汗虽畅，表热犹壮，脉沉细，两尺空豁，烦躁面赤，肢冷囊缩。显然少阴证具，误服阳经凉药，苟读圣经，仅至背谬如此？危险已极，计唯背城借一，但病之来源名目，虽经一诊道破，尚虑鞭长莫及耳。勉拟仲圣白通汤加猪胆汁一法，以冀挽回为幸！淡附子二钱，细辛三分，怀牛膝一钱，葱白三茎，上肉桂五分，生牡蛎七钱，猪胆汁一个，冲入，微温服。

张聿青. 张聿青医案[M]. 上海：上海科学技术出版社，1963.

鉴别 白通汤和白通加猪胆汁汤均可破阴回阳，通达上下，用于阴盛格阳证。所不同者，白通加猪胆汁汤加入血肉有情之品，可增咸寒苦降，兼滋阴液之效，以防阴寒太盛与阳药格拒，故二者有津伤程度轻重之分。二者区别如表 5-3。

表 5-3 白通汤与白通加猪胆汁汤鉴别

	白通汤	白通加猪胆汁汤
病证	下利、面赤、恶寒蜷卧、四肢逆冷、脉微细、但欲寐之阴盛戴阳证	下利不止、厥逆无脉、干呕、心烦、面赤之阴盛戴阳兼格拒证
病机	阴寒内盛，格阳于上	阳脱阴竭，寒热格拒
治法	破阴回阳，宣通上下	破阴回阳，宣通上下，兼咸苦反佐
药物	生附子一枚、干姜一两、葱白四茎	生附子一枚、干姜一两、葱白四茎、人尿五合、猪胆汁一合
用法	以水三升，煮取一升，去滓，分温再服	以水三升，煮取一升，去滓，内胆汁、人尿，和令相得，分温再服

（四）阳亡阴竭证

主症 吐利后，无物可吐且无物可下，并伴见汗出而厥，四肢拘急，脉微欲绝。

病机 吐利过重、阳亡阴竭。

治法 回阳救逆、益阴和阳。

方药 通脉四逆加猪胆汁汤。

甘草二两，炙　干姜三两，强人可四两　附子大者一枚，生，去皮，破八片　猪胆汁半合上四味，以水三升，煮取一升二合，去滓，内猪胆汁，分温再服，其脉即来。无猪胆，以羊胆代之。

应用　阳亡阴竭证。以吐利过重，阳亡欲脱，阴阳气血虚竭为病因病机。临床以厥逆，汗出而厥，四肢拘急不解，脉微欲绝为主症。在《伤寒论》中，本证见于霍乱阳亡阴竭的证治。此证不仅阳亡，更有阴竭，故以通脉四逆回阳救逆，更加猪胆汁益阴和阳，如"吐已下断，汗出而厥，四肢拘急不解，脉微欲绝者，通脉四逆加猪胆汁汤主之。（390）"

病案选录

案一：病态窦房结综合征。卢某，男，49 岁，郑州人。主诉：在 8 年前频繁出现晕厥，每次持续时间几秒钟或 1 分钟左右，经检查诊断为病态窦房结综合征，数经治疗可症状未能达到有效控制，近因心痛加重、晕厥时发前来诊治。刻诊：心绞痛，心悸，头晕目眩，时有晕厥，手足不温，畏寒怕冷，倦怠乏力，面赤，口干欲饮热水，舌质黯淡瘀紫，苔薄白，脉沉弱涩。辨为阳虚格阳证，治当温壮阳气，兼以益阴，给予通脉四逆加猪胆汁汤与蛭虻归草汤合方加味，生川乌 15g，干姜 20g，猪胆汁 5mL、水蛭 6g，虻虫 3g，当归 15g，红参 12g，炙甘草 12g。6 剂，每天 1 剂，水煎服，每日分 3 服。二诊：心痛减轻，以前方 6 剂。三诊：头晕目眩止，未再出现晕厥，以前方 6 剂。四诊：手足转温，仍有轻微畏寒怕冷，以前方 6 剂。五诊：面赤消退，以前方 6 剂。六诊：心悸止、心痛及晕厥未再发作，以前方 6 剂。之后，以前方治疗 60 余剂，病情稳定，诸证缓解。为了巩固疗效，以前方变汤剂为丸剂，每次 5g，每日分 3 服，治疗半年。随访 1 年，一切尚好。

王付. 经方学用基本功[M]. 北京：人民军医出版社，2012.

案二：吐泻阳亡阴竭证。周某，年届弱冠，大吐大泻之后，汗出如珠，厥冷转筋，干呕频频，面如土色，肌肉削弱，眼眶凹陷，气息奄奄，脉象将绝，此败象毕露，许为不治矣！选而病家苦苦哀求，姑尽最后手段。着其即觅大猪胆 2 个，处方用炮附子三两，干姜五两，炙甘草九钱。一边煎药一边灌猪胆汁，辛胆汁纳入不久，干呕渐止，药水频投，徐徐入胃矣。是晚再诊，手足略温，汗止，惟险证尚在，再处方：炮附子二两，以干姜一两五钱，炙甘草六钱，高丽参三钱。即煎继续投服。翌日巳时过后，其家人来说："昨晚服药后呻吟辗转，渴饮，请先生为之清热。"观其意嫌昨日用姜附太多也。讵至则见病人虽有烦躁，但能诉出所苦，神志渐佳，诊其脉亦渐显露，凡此皆阳气复振机转，其人口渴，心烦不耐，腓肌硬痛等症出现，原系大吐大泻之后，阴液耗伤太甚，无以濡养脏腑肌肉所致。阴病见阳证者生，且云今早有小便 1 次，俱佳兆也。照上方加茯苓五钱，并以好酒用力擦其痛处，如是 2 剂而烦躁去，诸症悉减，再 2 剂而神清气爽，能起床矣。后用健运脾胃，阴阳两补诸法，佐以食物调养数日复原。

许大彭. 许子逊先生医案[J]. 广东医学（祖国医学报），1963，（2）：35

案三：吐泻亡阳暴脱证。史某，男，43 岁，1975 年 8 月 2 日初诊。昨夜突然大吐大泻 3 次，及黎明而大汗淋漓，四肢厥冷，两腿抽筋，面色灰暗，目眶内陷，语言微细，嗓子干哑，脉微欲绝，乃吐泻亡阳之暴脱证，以通脉四逆汤加猪胆汁 6g 灌之。结果：1 剂尽而呕止，仍以前方进之，1 日连进 2 剂，至夜诸证大减，次日又服 1 剂而愈。

冯世纶，张长恩. 解读张仲景医学经方六经类方证[M]. 第 2 版. 北京：人民军医出版社，2011.

鉴别 四逆汤和通脉四逆汤药味相同，均可用于少阴寒化证。所不同者，四逆汤功在回阳救逆，主治阳虚阴盛之四肢厥逆，通脉四逆汤功在破阴回阳，通达内外，治疗少阴寒化证的危重证候，阴寒内盛，格阳于外，病情较重。通脉四逆加猪胆汁汤证是在通脉四逆汤证基础上出现阴液涸竭之证，其证最属危笃，有阴阳离决之势。三方区别如表5-4。

表 5-4　四逆汤、通脉四逆汤、通脉四逆加猪胆汁汤鉴别

	四逆汤	通脉四逆汤	通脉四逆加猪胆汁汤
病证	四肢厥逆，身倦恶寒，神衰欲寐，自利而渴小便色白，脉微细之心肾阳衰寒厥证	下利清谷，手足厥冷，脉微欲绝，身反不恶寒，其人面色赤之阴盛格阳证	频繁吐利后，无物可吐且无物可下，并伴见汗出而厥，四肢拘急，脉微欲绝之阳亡阴竭证
病机	肾阳虚衰、阴寒内盛	阴寒内盛、格阳于外	吐利过重、阳亡阴竭
治法	温肾回阳	破阴回阳、通达内外	回阳救逆、益阴和阳
药物	生附子一枚、炙甘草二两、干姜一两半	生附子大者一枚、甘草二两、干姜三两	生附子大者一枚、甘草二两、干姜三两、猪胆汁半合
用法	以水三升，煮取一升二合，去滓，分温再服	以水三升，煮取一升二合，去滓，分温再服	以水三升，煮取一升二合，去滓，内猪胆汁，分温再服

（五）阳亡液脱证

主症 频繁吐利后利止，恶寒而脉微。

病机 吐利过重、阳亡液脱。

治法 回阳救逆、益气生津。

方药 四逆加人参汤。

甘草二两，炙　附子一枚，生，去皮，破八片　干姜一两半　人参一两

上四味，以水三升，煮取一升二合，去滓，分温再服。

应用 阳亡液脱证。以霍乱病吐利交作，气随液脱，阳随气脱为病因病机。临床以恶寒脉微，利不止为主症。在《伤寒论》中，本证见于霍乱亡阳脱液，但亡阳不至太重，且阴阳格拒之势未成，如"恶寒，脉微而复利，利止，亡血也，四逆加人参汤主之。（385）"

病案选录

案一：但欲寐。 曹某，年在花甲之外，其子挟扶来诊。患者终日精神萎靡不振，昏沉嗜睡，梦其先祖老辈亡人，仍着昔时衣装迎其同归，自以为阳寿已至，言讫而泪下。诊其脉沉弱无力，舌胖苔白。此阳光不振而群阴用事，故但欲寐而梦见鬼状，属少阴虚寒证，病情虽危，急温犹可活之。拟方：附子15g，干姜6g，炙甘草9g，人参9g。服药三剂后，曹叟精神渐增，眠睡安然，亦不复梦见昔日故人。后来改用桂附八味丸与补中益气汤服至二十余剂，渐至康复。

刘渡舟，姜元安. 经方临证指南[M]. 天津：天津科学技术出版社，1993.

案二：吐血。 农民萧大有，34岁，住零陵荷叶塘村。某晨忽大吐血，先为瘀黑块状，后系鲜红新血，时少时多，三整日未断，服药杂治均罔效，病情日形严重，特来迎治。患者蜷卧于床，血吐犹未少止，面白惨淡无神，四肢厥冷，舌胖润无苔，身倦不欲动，口渴喜暖饮，亦不多，脉细微欲绝，此阴阳衰微，将见离决之候。检阅服方，皆苦寒折之，如三黄解毒汤，龙

胆泻肝汤之类，是欲止血而过服寒凉所造成。现当生死存亡，千钧一发，惟有回阳固本之一法，当处以人参四逆汤：人参15g（蒸兑），生附24g，干姜15g，炙草6g。上方意在回阳救厥，温经止血也。半日连服二大剂，夜半阳回，肢微温，血仍点滴未停，因略为易方：人参15g，附子9g，黑姜炭（炮透）12g，炙草6g。水煎，冲发炭及童便服。上方温以止血，二剂血果止。讵知日晡身发高热，烦躁不安，脉则洪数而软，乃血气来复，故现此离奇之假象，不应为所眩惑，治宜温平补血，书当归补血汤加炮姜。二剂后，热退神宁。不料夜半腹大痛、拒按，大便已数日未行，此由阴证而转属阳明。然在《伤寒论》中已有调胃承气汤法治，今特小其剂以用之：大黄9g（酒制），芒硝9g（冲），甘草6g。1剂便下痛止，改用益气补血之药，逐渐安平。

赵守真. 治验回忆录[M]. 北京：人民卫生出版社，1962.

案三： 急性胃肠炎。裴某，男，58岁。夏令因饮食不节，患急性胃肠炎，初起发热恶寒，头痛脘闷，继则吐利交作，腹疼，烦躁不安；曾服导滞分利止呕药2剂，而吐利不止，渐至四肢厥逆，心烦身出冷汗，口干舌燥，饮食不思，脉象微细欲绝。此乃吐利之后中气大伤，心阳衰竭，阴气不继之证。治疗时扶阳救逆固属重要，而补中气生津血，又属刻不容缓。吉林参6g，干姜10g，炮附子10g，甘草18g。服药1剂后，四肢回暖，吐利不作，心不躁烦，能安然入寐。3剂后症状消失，精神安静，食欲渐展，脉象虚缓，后以和胃化滞之剂调理而愈。

邢锡波. 伤寒论临床实验录[M]. 天津：天津科学技术出版社，1984.

鉴别   四逆汤和四逆加人参汤均可用于少阴病阴盛阳衰之四肢厥逆。所不同者，四逆汤回阳救逆，治疗阴盛阳衰寒厥证。四逆汤加人参一两而成四逆加人参汤，以增益气生津之效，治疗亡阳脱液证。两方区别如表5-5。

表5-5   四逆汤与四逆加人参汤鉴别

	四逆汤	四逆加人参汤
病证	四肢厥逆，身倦恶寒，神衰欲寐，自利而渴，小便色白，脉微细之心肾阳衰寒厥证	四肢厥逆，恶寒蜷卧，脉微而复自下利之阳亡液脱证
病机	肾阳虚衰，阴寒内盛	吐利过重，阳亡液脱
治法	温肾回阳	回阳救逆，益气生津
药物	生附子一枚、炙甘草二两、干姜一两半	生附子一枚、炙甘草二两、干姜一两半、人参一两
用法	以水三升，煮取一升二合，去滓，分温再服	以水三升，煮取一升二合，去滓，分温再服

六、心阴阳两虚证

心阴阳两虚证，是由于阴血不足，阳气虚弱所致。临床以脉结代，心动悸，虚羸少气，涎唾多，形瘦短气，自汗盗汗等为主症。在《伤寒论》《金匮要略》中，心阴阳气虚证分别见于太阳病及肺痿病等疾病中。本证的主要临床特征是心悸怔忡、畏寒肢冷、五心烦热、胸闷头眩等阴阳两虚的症状。现代临床中，主要见于肺痿、心悸、泄泻、小儿汗证、绝经前后诸症、妇科出血、妇科崩漏等中医内科、儿科、妇科疾病。

主症   脉结代，心动悸，肺痿涎唾多，心中温温液液，虚劳不足，自汗等症。

病机 阴血不足、阳气虚弱。

治法 滋阴养血、益气温阳、复脉定悸。

方药 炙甘草汤。

甘草四两，炙　生姜三两，切　人参二两　生地黄一斤　桂枝三两，去皮　阿胶二两　麦门冬半升，去心　麻仁半升　大枣三十枚，擘

上九味，以清酒七升，水八升，先煮八味，取三升，去滓，内胶烊消尽。温服一升，日三服。一名复脉汤。

应用

1. 阴血不足，阳气虚弱之心悸或虚劳。以阴血不足，阳气虚弱为病机，以脉结代、心动悸、汗出、胸闷等为主症。在《伤寒论》中，治心动悸，脉结代，如"伤寒，脉结代，心动悸，炙甘草汤主之。（177）"在《金匮要略》中主治虚劳不足，如"《千金翼》炙甘草汤（一云复脉汤）治虚劳不足，汗出而闷，脉结悸，行动如常，不出百日，危急者十一日死。"

2. 虚劳肺痿。以肺脏虚损，津气大伤为病机，以咳嗽，涎唾多，虚烦不眠，自汗等为主症。如《金匮要略》附方"《外台》炙甘草汤，治肺痿涎唾多，心中温温液液者。"

病案选录

案一：心律失常。王某，女，58岁。心悸气短2年余，加重7d。患者夜晚症状明显，兼见失眠多梦、口干舌燥。现症见精神不振，形瘦面黄，舌质淡红，脉结代。心电图示：频发室性早搏（二联律）。中医诊断为心悸；证属气血不足，心阴阳俱损；治宜通阳复脉，益气养血。方用炙甘草汤加减：炙甘草15g，桂枝6g，党参5g，麦冬10g，生地30g，炒酸枣仁30g，阿胶6g（烊化），生姜3g，大枣10枚。7剂，水煎温服，每天1剂，1周后诸症渐减，但舌脉无变化，继予原方加瓜蒌10g，薤白10g，丹参30g。调理数月，症状明显好转，心电图示偶发室性早搏，随访半年病情稳定。

夏声慧，何本鸿.何本鸿运用经方治疗胸痹验案4则[J].湖南中医杂志，2016，32（1）：84-86.

案二：头痛。于某，女，26岁。2009年9月11日初诊。患者劳累后头痛反复发作1年，近1个月来因工作劳累，自觉体力不支，疲倦感明显，休息后不易恢复，头痛频繁发作。2d来头痛持续不能缓解，以前额为主，不愿睁眼，动则心悸，纳可寐佳。平时月经量多，周期正常。末次月经2009年8月28日。有贫血病史。近日血常规检查（-），头颅CT未见明显异常，诊断为血管神经性头痛。刻诊：面色苍白，精神不振，语声低微。唇舌暗淡，苔薄白，脉细弱无力。辨证为气血不足，髓海失养。治以益气养血，通络止痛。方用炙甘草汤加味。处方：炙甘草10g，熟地15g，阿胶10g，党参10g，麦冬15g，五味子10g，桂枝15g，生姜10g，炒白芍15g，红枣15g，当归10g，川芎6g。水煎服，每日1剂，分早晚2次服。连服7剂，自觉体力大增，头痛已完全缓解，面色红润，脉搏较前有力。时下正值经前，原方熟地改为生地15g，加炒白术15g，茯苓15g。2周后复诊，述连服上方14剂，自觉体力已恢复，无明显不适感觉，遂停药。

安志强，柴程芝.经方治疗疼痛性疾病验案2则[J].江苏中医药，2011，43（2）：56.

案三：崩漏。王某，38岁。患者因内分泌失调，疲倦乏力、体质下降已有2年，现面色萎黄，消瘦，月经量多、色质可，无明显痛经，阴道不规则出血十余日，纳可，眠差，小便调，

大便质干。舌质淡苔薄白，脉细数。中医诊断：崩漏；西医诊断：功能失调性子宫出血。处方：生地黄 30g，党参 30g，阿胶（烊化）20g，麦冬 15g，火麻仁 10g，炙甘草 10g，生姜 6 片、大枣 30 枚（擘开）。每日 1 剂，水煎分 3 次饮之。连服 5d，崩漏即止；次月经前服药 6 剂，之后月经恢复正常。

谢芳，刘桂荣. 国医大师张志远巧用炙甘草汤验案例析[J]. 山东中医杂志，2021，40（8）：871-874.

案四：心悸。雷某，女，40 岁，1997 年 7 月 1 日入院，住院号：0052594。心慌、心悸，胸前区翳闷半月。患者于 5 月 1 日受凉感冒，头痛鼻塞，自服康泰克等药，症状消失，仍有咽部不适。半月前因过劳后出现心慌、心悸，胸前区翳闷不适，查心电图示：偶发室性早搏。服心血康、肌苷等，症状未见缓解。3 天后某医院行动态心电图示：频发单纯性早搏。诊为病毒性心肌炎，予抗病毒口服液、抗生素及美西律等药治疗，疗效不明显，遂收入我院。自述胸闷，心慌心悸，时作时止，疲倦乏力，睡眠差，纳一般，二便调，舌淡暗边有齿印、苔少，脉结代。检查：神清，疲倦，双肺未闻及干湿啰音，心界不大，心率 66 次/分，律欠齐，可闻早搏 2～3 次/分，未闻及病理性杂音。实验室检查：血常规、类风湿因子、血沉均正常。彩色心脏 B 超：各房室腔均不大，各心瓣膜形态及活动尚可，左室心肌、心尖部内膜增厚，回声增强，有瘢痕形成，运动减弱。超声诊断：心肌炎改变。ECT：静态心肌显像示心肌前壁病变。既往有风湿性关节炎史 20 年，经治疗病情稳定；有慢性咽喉炎史多年，且常复发；有青霉素、链霉素、海鲜等过敏。西医诊断：心肌炎，心律失常，频发室性早搏。中医诊断：心悸。邓教授四诊合参，认为证属气阴两虚，痰瘀内阻。治以扶正祛邪，补益气阴，养心安神为主，佐以祛瘀通脉，方以炙甘草汤加减。处方：炙甘草、党参各 30g，生地黄、火麻仁（打）各 20g，麦冬 15g，阿胶（烊）10g，桂枝 12g，大枣 6 枚、生姜 9g。5 剂，每天 1 剂，水煎服。配合中成药宁心宝、生脉液、滋心阴口服液、灯盏花素片治疗。7 月 5 日二诊：精神好转，偶有心慌、心悸、胸闷，胃纳、睡眠均可，无口干，二便调，舌淡暗边有齿印、苔薄白，脉涩。查体：心率 81 次/分，律欠齐，可闻早搏 1～2 次/分。心电图示：大致正常。气阴已复，痰瘀渐显，治以益气养阴，豁痰祛瘀通脉。处方：炙甘草、党参、茯苓各 30g，生地黄、丹参、火麻仁（打）各 20g，麦冬 15g，阿胶（烊）10g，桂枝、桃仁、法半夏各 12g，大枣 6 枚。4 剂，每天 1 剂，水煎服。7 月 9 日三诊：精神好，心慌、心悸、胸闷偶作，胃纳、睡眠尚可，二便调，舌淡暗，苔稍腻，脉细涩。心率 78 次/分，律欠齐，可闻及早搏 1～2 次/分。此为养阴太过，痰瘀明显，改益气健脾，涤痰祛瘀通脉为治。处方：枳壳、橘红各 6g，白术、茯苓各 15g，竹茹、炙甘草、法半夏各 10g，太子参、五爪龙各 30g，三七末（冲）3g，火麻仁（打）24g，丹参 20g。每天 1 剂，水煎服。守方服 20 天，诸症消失，胃纳、睡眠可，二便调，舌淡红、苔薄，脉细。心率 80 次/分，律齐，24h 动态心电图示：窦性心律，偶发室性早搏，仅原发室早 4 个，出院。

周文斌. 邓铁涛教授治疗心悸验案[J]. 新中医，2001，（8）：11.

七、水气凌心证

水气凌心证，是由于寒饮内盛，阳气闭郁所致。临床以心悸、喘息、短气、头晕目眩、呕吐、心下痞等为主症。本证在《金匮要略》中属惊悸病，因饮盛阳郁所致，伴喘、咳、胸闷等症。现代临床本证主要见于心悸、胃痞等中医内科病证。

主症　心悸，喘息，短气，头晕目眩，呕吐，心下痞。

病机　寒饮内盛、阳气闭郁。

治法　宣阳蠲饮。

方药　半夏麻黄丸。

半夏　麻黄等分

上二味，末之，炼蜜和丸小豆大，饮服三丸，日三服。

应用　水气凌心。以寒饮内盛，阳气闭郁为病机，以心悸，喘息，短气头晕目眩，呕吐，心下痞等为主症。如《金匮要略》"心下悸者，半夏麻黄丸主之。（十六·13）"

病案选录

案一： 慢性支气管炎。顾某，男，58岁。病人夙有慢性支气管炎，入冬以来，自感心窝部悸动不宁，久不减轻，心电图检查尚属正常。脉滑，苔白，宜蠲饮治之。姜半夏、生麻黄各30g。上两味各研末和匀，装入胶囊中。每次服2丸，蜜糖冲水吞服，3次/d。胶丸服完后，心下悸动已瘥。又续配一方，以巩固之。

何若苹. 半夏麻黄丸的临床应用[J]. 浙江中医杂志，1988，（4）：178.

案二： 胃痞。喻某，女，47岁。自述病已2个月，食少，腹胀，胃脘痞满不适，曾在院外服药10余剂，未见明显好转，即来我处求治。诊见形体偏胖，脘痞不舒，得食加剧，按之软，时呕清水，气短息促，二便正常，舌质淡红，苔薄白，脉沉缓。此为饮邪内阻，脾阳不运之证。方用半夏麻黄丸加味：半夏10g，麻黄9g，茯苓15g，白术12g，炮干姜9g，炙甘草6g。服2剂，脘痞减轻，呕吐已止，余证同前。前方加炒扁豆12g，炒麦芽12g，炒谷芽12g。又服2剂，基本痊愈。前方加陈皮12g，党参15g，砂仁6g，6剂。共为末，炼蜜为丸，早晚各服10g。2个月后追访，病已痊愈。

周建国. 应用《金匮》半夏麻黄丸的体会[J]. 成都中医学院学报，1987，（3）：32.

八、心肾不交证

心肾不交证，是由于心火独亢于上、肾水不足于下或心肾阴阳俱虚，虚火独亢而肾水独寒，使心肾水火既济失调所致。属阴虚火炽者，临床以心烦不眠、口干咽燥、舌红少苔、脉细数为主症；心肾阴阳两虚者，临床以少腹弦急、阴部寒冷、目眩发落、男子失精、女子梦交等为主症。本证在《伤寒论》和《金匮要略》中，分别见于少阴热化病及虚劳病中。现代临床中，主要见于不寐、头痛、耳鸣、盗汗、经前烦躁、月经失调、小儿癫痫、面疮、口疮、阳痿早泄、遗精等中医内科、妇科、儿科、五官科和男科疾病。

（一）阴虚火炽证

主症　心中烦，不得卧，口干咽燥，舌红少苔，脉沉细数。

病机　阴虚火炽、心肾不交。

治法　滋阴清火、交通心肾。

方药　黄连阿胶汤。

黄连四两　黄芩二两　芍药二两　鸡子黄二枚　阿胶三两，一云三挺

上五味，以水六升，先煮三物，取二升，去滓，内胶烊尽，小冷，内鸡子黄，搅令相得，温服七合，日三服。

应用　少阴热化证。以肾阴亏虚，心火亢旺，心肾不交，水火不济为病机，以心烦不得眠，伴有口干咽燥，舌红少苔，脉细数等为主症。在《伤寒论》中，治少阴热化证："少阴病，得之二三日以上者，心中烦，不得卧，黄连阿胶汤主之。（303）"

病案选录

案一：更年期综合征。程某某，女，47 岁。天癸将竭，已值更年期，患病至今已有三年多。每次发病开始时便觉心中烦乱，莫能言状，继而周身烘热难忍，少顷则蒸蒸汗出，汗出后则热去而安，每次发作约 5 分钟。近来发作频繁，每 0.5h 左右发作一次，不分昼夜，夜不能安寐。伴见大便或干或稀而不调，舌质红绛少苔，脉弦按之无力。方拟黄连阿胶汤：黄连 12g，黄芩 3g，阿胶 12g，白芍 6g，鸡子黄 2 枚。服药五剂后显效，病发次数减少，每天发作仅 4～6 次，夜寐转佳。改用"壮水之主以制阳光"，投三甲复脉汤，又服十余剂而愈。

刘渡舟，姜元安. 经方临证指南[M]. 天津：天津科学技术出版社，1993.

案二：腰腿寒冷。李某某，男，43 岁。1978 年 10 月，在无明显诱因的情况下，自觉两下肢发冷，并逐渐向上发展至腰部，向下至足心，寒冷之状，如赤脚立于冰雪之中，寒冷透骨，并有下肢麻木，有时如虫行皮中状。以后寒冷又进一步发展至于两胁之间。伴有阳痿不举，小便淋沥。一年半来，曾在北京各大医院，经中西医多方治疗均无效。视其双目有神，面色红润，舌质绛，脉弱略数。初按肝胆气郁，阳气不达之阳郁厥证论治，投四逆散加黄柏、知母无效。再诊时，询知有心烦寐少、多梦、身半以上汗出。此当属黄连阿胶汤证，但下肢为何厥冷？因而想到《伤寒论》中曾说："太阳病二日，反躁，凡熨其背而大汗出，…故其汗从腰以下不得汗，欲小便不得……足下恶风"。以及"微数之脉，慎不可灸，因火为邪，则为烦逆……因火而盛，病从腰以下必重而痹"。由此可见，凡火热盛于上者，必痹于下，而形成上下阴阳格拒之势。本证火气独在上，故心烦不得眠而身半以上汗出；阳气不下达，故腰腿以下厥冷。方拟黄连阿胶汤：黄连 9g，黄芩 3g，阿胶 9g，白芍 6g，鸡子黄 2 枚。服药三剂后，下肢寒冷麻木等明显减缓，心烦汗出等证也大有好转。上方加丹皮 6g，并同时服用知柏地黄丸而愈。

刘渡舟，姜元安. 经方临证指南[M]. 天津：天津科学技术出版社，1993.

案三：不寐。患者某，男，68 岁，2017 年 10 月初诊。主诉：失眠间断发作 5 余年，加重 1 周。现病史：患者 2012 年退休后出现失眠，时轻时重，以入睡困难为主，凌晨早醒难以再次入睡，经常睡前口服艾司唑仑片 1mg（1 片）助眠。1 周前因家庭纠纷导致几乎彻夜不眠，伴心烦，时有心慌，面部潮红，饮食尚可，小便频多，大便调，口干欲饮，舌暗红苔少有裂纹，脉弦细。中医诊断：不寐，阴虚火旺。治以养阴清热，交通心肾。予黄连阿胶汤原方：黄连 20g，黄芩 10g，白芍 10g，阿胶 15g，鸡子黄 2 颗。3 剂，先煎黄连、黄芩和白芍两遍，取药汁 100mL 混合后，趁热将阿胶烊化，将鸡子黄于药汤晾温时冲入，睡前 1 次顿服。1 剂下后心烦减轻，入睡仍有困难，口服艾司唑仑 1mg 可入睡，入睡后整夜未醒，睡眠时间约 5h，两剂服后患者可轻松入睡，夜尿 1 次后很快能睡，睡眠时间约 6h，3 剂服后患者自诉睡眠已正常，

偶有心烦。

赵晓东, 杨承之, 肖狄, 等. 黄连阿胶汤治疗不寐机制探讨及验案举隅[J]. 中华中医药杂志, 2019, 34（11）：5253-5255.

（二）阴阳两虚证

主症　少腹弦急，阴部寒冷，目眩发落，男子失精，女子梦交，或心悸，遗溺，脉虚大芤迟，或芤动微紧。

病机　阴阳两虚、阴不养阳、阳不摄阴。

治法　调和阴阳、镇潜固涩。

方药　桂枝加龙骨牡蛎汤。

桂枝　芍药　生姜各三两　甘草二两　大枣十二枚　龙骨　牡蛎各三两

上七味，以水七升，煮取三升，分温三服。

应用　虚劳失精，以阴阳两虚、心肾不交、阴不养阳，阳不摄阴为病机，以少腹弦急、阴部寒冷、目眩发落、男子失精、女子梦交为主证。在《金匮要略》中，本证见于虚劳篇，如"夫失精家少腹弦急，阴头寒，目眩，发落，脉极虚芤迟，为清谷，亡血，失精。脉得诸芤动微紧，男子失精，女子梦交，桂枝龙骨牡蛎汤主之。（六·8）"

病案选录

案一：遗精。王某某，男，20岁。患有遗精半年，几乎每夜均有发生，屡经医治无效，形体疲惫不堪。病初之时，每因有梦而遗精，逐渐发展为无梦而遗。舌质淡嫩不泽，脉弦缓无力。辨证属于心肾阴阳不交而精关弛废失禁。桂枝10g，白芍10g，生姜10g，大枣12枚、炙甘草6g，龙骨15g，牡蛎15g。连服五剂后，滑精止，饮食增进，精神渐振，从此调治而愈。

刘渡舟，姜元安. 经方临证指南[M]. 天津：天津科学技术出版社，1993.

案二：风团。患者，男，24岁，2004年8月2日初诊。主诉：周身风疹块反复发作伴瘙痒半年，加重1周。刻诊：周身风疹块，大者如一元硬币，小者如粟米样，色红，项部及上背部偏多，瘙痒，恶风，脊背恶寒，易汗出，皮肤划痕试验阳性。患者自述平素颇易外感，多自购西药缓解症状（如康泰克，白加黑等），但苦于西药效不持久。舌淡红，苔薄腻，脉浮弱。治以桂枝加龙骨牡蛎汤加味。处方：桂枝10g，芍药12g，甘草6g，煅龙牡各30g（先煎）、生蒲黄6g（包煎）、防风6g。每日1剂，水煎分2次服。1剂疹减，5剂全消。后合玉屏风散又服5剂以巩固。随访半年未复发。

周新颖，李晓琴，廖明星，等. 桂枝加龙骨牡蛎汤临证验案举隅[J]. 现代中西医结合杂志，2006，（11）：1495-1496.

案三：不寐。白某，男，35岁。初诊日期1965年6月23日。自1961年4月出现失眠，且越来越重，相继出现头晕、耳鸣、早泄、遗精、小便不利，西医诊断为慢性前列腺炎、神经衰弱。服药治疗无效，而转中医诊治，曾服人参养荣丸、全鹿丸等不效，且症益重。来诊时症见：失眠，自汗盗汗，头晕脑胀，耳鸣，眩晕欲吐，不敢睁眼，少腹悸动，早泄，遗精1周3次，舌苔白根厚，脉沉细数。此阳气下虚，虚火上亢之证，予以桂枝加龙骨牡蛎汤方证：桂枝9g，白芍9g，白薇9g，生姜9g，大枣3枚、生龙骨15g，生牡蛎15g，川附子9g，炙甘草6g。结果：上方服6剂，睡眠好转，只遗精1次。7月2日改他医处方，与知柏地黄丸，服后遗精、耳鸣皆加重，继与上方加酸枣仁加减，经2个月治疗，遗精已，早泄减，余耳鸣，继合用酸枣仁汤服月余，症渐平。

卢祥之. 国医圣手胡希恕经验良方赏析[M]. 北京：人民军医出版社，2013.

案四：盗汗。 谢某，女，40 岁。盗汗兼贫血已经年余。病由肠寄生虫贫血而起，劳则心悸汗出，动则气喘，夜间失眠，合目即有盗汗，醒则倏收，常湿衣被。症见头昏心悸，微有寒热咳嗽，口干不渴，舌淡苔薄，脉虚无力，肺透（-），曾服当归六黄汤，服药后更加形寒食少，单服黄芪、大枣、浮小麦亦无效。症属脾肺气虚，脾虚生化之源不足，面黄神疲，气血不足，肺虚微有寒热咳嗽，动则气喘，夜寝阳入于阴，阴乘阳虚外泄，卫阳不固，营阴不守，乃为盗汗。曹颖甫云："盗汗者，卫气不与营气和谐故也。"治宜和营气以收外浮之阳，和卫气以固不守之阴。方用桂枝加龙骨牡蛎汤治之。桂枝 5g，白芍 15g，甘草 15g，龙骨 15g，牡蛎 60g，党参 15g，黄芪 15g，生姜二片、大枣五枚。服药三帖，盗汗已减，药后得微汗，寒热已退，再服前方五帖，盗汗未见，后以归脾六君补益气血，兼以驱虫，病退而愈。

徐杏甫. 桂枝加龙骨牡蛎汤的临床运用[J]. 江苏中医杂志，1982，（3）：34-35.

鉴别 黄连阿胶汤和桂枝加龙骨牡蛎汤均可用于治疗失眠。所不同者，黄连阿胶汤为滋阴降火的代表方，治疗阴虚火炽，心肾不交证，而桂枝加龙骨牡蛎汤为调和阴阳，潜镇摄纳，适用于阴阳两虚，阳失固摄，阴不内守，心肾不交之证。两方区别如表5-6。

表 5-6 黄连阿胶汤与桂枝加龙骨牡蛎汤鉴别

	黄连阿胶汤	桂枝加龙骨牡蛎汤
病证	心中烦，不得卧，口干咽燥，舌红少苔，脉沉细数之少阴阴虚火旺证	少腹弦急，阴部寒冷，目眩发落，男子失精，女子梦交，或心悸，遗溺，脉虚大芤迟，或芤动微紧之虚劳失精证
病机	阴虚火旺、心肾不交	阴阳两虚、阴不养阳、阳不摄阴
治法	滋阴清火、交通心肾	调和阴阳、镇潜固涩
药物	黄连四两、黄芩二两、芍药二两、鸡子黄二枚、阿胶三两	桂枝、芍药、生姜各三两，甘草二两，大枣十二枚，龙骨、牡蛎各三两
用法	以水六升，先煮三物，取二升，去滓，内胶烊尽，小冷，内鸡子黄，搅令相得，温服七合，日三服	以水七升，煮取三升，分温三服

九、心脾两虚证

心脾两虚证，是由于心血不足与脾气亏虚同时出现所致。临床以心悸怔忡、失眠多梦、头晕健忘、食欲不振、腹胀便溏、神疲乏力、舌淡、脉细弱等为主症。本证在《金匮要略》中主要见于脏躁病。其主要临床特征是苦笑无常，喜怒不节，语言不能自主，频作伸欠，神疲乏力等脏阴不足，虚热内扰的症状。现代临床主要见于虚劳、心悸、不寐、健忘、眩晕、血证、绝经前后诸证等中医内科、妇科疾病。

主症 苦笑无常，喜怒不节，语言不能自主，频作伸欠，神疲乏力等。

病机 脏阴不足、虚热内扰。

治法 补益心脾。

方药 甘麦大枣汤。

甘草三两　小麦一升　大枣十枚

上三味，以水六升，煮取三升，温分三服。亦补脾气。

应用　脏躁。以脏阴不足，虚热内扰为病机，以苦笑无常，喜怒不节，语言不能自主，频作伸欠，神疲乏力等为主症。在《金匮要略》中主治脏躁，如"妇人脏躁，喜悲伤欲哭，象如神灵所作，数欠伸，甘麦大枣汤主之。（二十二·6）"

病案选录

案一：脏躁。工程师柯某，某晚来我处促膝长谈。言及结婚已10余年，其妻丁某，40岁，昔年待人接物态度甚好，但近年来脾气越来越坏，常无端骂人，喜怒无常，或悲伤欲哭。且性欲淡漠，即便行房，亦阴道干涩，缺少分泌物。余曰：此即仲景《金匮要略》所谓脏躁也。处方：甘草10g，小麦30g，大枣10枚。越月余，柯某又来，言其妻服药20余剂，性情大见好转，行房时阴道分泌物增多。但时有口干舌燥，面红火升等症。嘱仍以原方加百合15g，生地15g，水煎服。又守方服药月余，病遂痊愈。

连建伟. 连建伟中医文集[M]. 上海：上海科学技术出版社，2004.

案二：小儿多动综合征。刘某某，男，9岁。4～5岁时即有多动表现，近几年来有增无减，常因多动而跌破头皮或损伤手足，上课时思想不集中，好做小动作，甚至在室内外走动。患儿形体瘦弱，但神情甚旺。询其饮食起居：寐则易醒，纳少，便燥。脉弦数，舌红、舌中心见微薄白苔。小儿心肝之阳有余，心阳浮越，则神不守舍，风阳鸱张，乃动摇不止。予甘草10g，淮小麦50g，大枣10枚，以柔肝宁神。服法：先将淮小麦淘洗干净，冷水浸泡数小时，文火煎熬至麦熟为止，然后加入甘草、大枣再煎，须煎至枣烂易于去皮始可。令儿饮汤食枣，上下午各1次，连服3个月，多动逐渐收敛，能安坐课堂听讲，学习成绩明显上升。

孙浩. 甘麦大枣汤治疗小儿多动综合征[J]. 中医杂志，1994，（11）：696.

案三：汗证。患儿，男，5个月，1998年4月就诊。出生时体重2.2kg，为8个月早产儿，一直人工喂养，缺乏户外活动，易感冒，大便常稀薄、量多。现体重6kg，初期症状显著，不分寤寐汗多，面黄，夜间惊啼，枕秃显见，颅骨软化，肢软无力，舌淡，苔白，指纹色淡达气关。血生化检查血钙、血磷浓度偏低。曾服用葡萄糖酸钙口服液及鱼肝油滴剂等多种药物，疗效均不显著。西医诊断为：佝偻病活动期。中医诊断：汗证。辨证为脾虚气弱、心肝失养，治宜健脾益气，养心柔肝。方用甘麦大枣汤加味。处方：甘草、菟丝子各5g，小麦10g，大枣5枚。水煎取汁40mL，分次温服。日1剂。坚持服用20剂，患儿精神食欲极佳，生长发育各项指标正常，继用甘麦大枣汤15剂，随访至2岁，在此期间未患过肺炎、腹泻等病证，提高了抗病能力。

张淑红，侯丽娟. 甘麦大枣汤治疗佝偻病50例[J]. 河南中医，2002，（1）：33.

案四：癔病。患者，女，16岁，医院邻居，1992年春初诊。因与其母经常拌嘴，不听劝说，常哭泣，情绪低落，饮食减少，夜里有时大哭，有时叫骂，学习不能集中，成绩下降。其母很是着急，想带她来看病，但叫不来。考虑给甘麦大枣汤稳妥，予生甘草10g，小麦30g，大枣10枚（劈），7剂，水煎服，药后一切如常。

陈雁黎. 胡希恕伤寒论方证辨证[M]. 北京：中国中医药出版社，2015.

十、心肾阴阳两虚证

心肾阴阳两虚证，是由于阴伤气耗，阴阳两虚，心失所养所致。临床以心悸气短、畏寒、神疲乏力、小便后尿道疼痛、慌乱不安、脉微细或虚大无力等为主症。在《伤寒论》中，本证主要见于太阳病多汗之人用辛温发汗之后。其主要临床特征以小便后尿道疼痛、慌乱不安为主。现代临床中，主要见于腰痛、淋证、不寐等中医内科疾病。

主症　小便后尿道疼痛，慌乱不安等。

病机　阴虚失养、阳虚失温、心神浮越。

治法　敛阴止汗、温补气阳。

方药　禹余粮丸。

禹余粮五两　人参三两　附子两枚　五味子三合　茯苓三两　干姜三两

上六味，蜜为丸，如梧桐子大，每服二十丸。（桂林古本《伤寒论》）

应用　禹余粮丸证，以阴阳两虚，阴津受损，心神浮越为病机，以小便后尿道疼痛，慌乱不安等为主症。在《伤寒论》中，治平素多汗之人误用峻汗者，如"汗家，重发汗，必恍惚心乱，小便已阴疼，与禹余粮丸。（88）"

▥ 病案选录

案一： 淋证。患者，男，73岁，2011年4月9日初诊。主诉：排尿后阴茎疼痛一年。症状间断发作，以尿道前部及龟头部疼痛为主，夜间加重，不堪忍受。有前列腺增生、冠心病病史，曾反复检查尿液未见异常，服用抗生素及清热利湿类药物无效。来诊时伴有焦虑心烦，失眠，胃纳差，咽部微痛，尿液清，尿频，排尿不畅。详询病史，无明显诱因发病，平素无多汗之症。查舌质浅淡有紫气，苔白腻水滑，脉弦略细。辨为阳气虚失养而兼有水邪，肝气不畅之证，予以禹余粮丸合四逆散加减。药用：禹余粮15g，党参10g，茯苓15g，制附片9g，淡干姜6g，五味子10g，滑石15g，柴胡12g，白芍10g，枳实10g，炙甘草6g，桔梗10g，陈皮10g，苍术15g。5剂，300mL，早晚两次，水煎服。2011年4月29日复诊，自述服药后疼痛消除，未继续服药。三天前症状复发，遂来复诊。如法炮制，守前方加减5剂后疼痛消除。其后守方参入桂枝茯苓丸加减治疗前列腺增生月余，疼痛未复发，排尿亦正常。

谭广兴，蒋霖，陈群. 禹余粮丸方考及验案举例[J]. 光明中医，2015，30（5）：1052-1054.

案二： 术后尿道不适。患者，女，50岁，2014年3月19日初诊。主诉：排尿结束后尿道、阴道酸楚不适半年。患者自述半年前行子宫切除术后出现该症状，伴有走路时阴道痒，如风吹状，时轻时重，缠绵难愈。反复检查均未见明显异常，治疗无效。来诊时，畏惧排尿，饮水较少，尿液淡黄，无其他不适，查舌质淡苔薄腻，脉缓弱。辨为气虚湿热内郁。予以决渎汤加减。药用：黄芪30g，郁金15g，车前子30g，金银花20g，丝瓜络10g，茅根30g。连服7剂，水煎服。2014年3月26日复诊症状无缓解，尿液转清，舌脉同前。考虑到术后气血阴阳受损，尿道、阴道酸楚不适与疼痛相似，遂试用禹余粮丸，药用：禹余粮20g，党参10g，茯苓15g，制附片6g，淡干姜6g，滑石20g，五味子10g。2014年4月2日再诊，患者服药后症状明显减轻，阴道不适消除。舌脉同前，守方：禹余粮30g，党参12g，茯苓15g，制附片9g，淡干姜 9g，滑石 20g，五味子 15g。7 剂。4 月 16 日再诊，各项症状消除。

谭广兴，蒋霖，陈群. 禹余粮丸方考及验案举例[J]. 光明中医，2015，30（5）：1052-1054.

案三：慢性肾盂肾炎。黄某，女，19 岁。1963 年 12 月 4 日初诊：病人久患慢性肾盂肾炎，腰痛，小便已阴疼，上午轻而下午重，持续约 0.5h 自止，阴中灼热而尿色多清白（有时服药后色黄）。过去夏月病情加重而冬令减轻，今年则冬夏均剧。晨起口苦，并吐清水带白泡，白天神疲肢倦，手足冷，夜间寐少梦多，容易感冒，经常鼻塞，月经量少色淡而不易干净，白带多。投以古本《伤寒论》禹余粮丸方加减，处方：禹余粮 15g，党参 15g，五味子 10g，云苓 15g，生甘草 30g，白茅根 15g，桔梗 10g，桑寄生 15g，杜仲 15g，续断 15g。二诊：连服 2 剂。腰痛及小便已阴疼大为减轻，尿后阴中痛持续时间缩短到 3 分钟左右。守上方再进 14 剂，腰痛全除，小便已阴疼基本消失，精神、睡眠、饮食、大便均已正常，手足回温，晨起口苦渐除，惟仍有时阴中灼热。12 月 18 日改方投以禹余粮 24g，党参 24g，五味子 10g，云苓 15g，生甘草 30g，白茅根 15g，冬瓜仁 15g，西瓜子仁 10g。患者自服改方后，肾盂肾炎即告痊愈。

畅洪升. 泌尿系疾病经方治验[M]. 北京：中国医药科技出版社，2016.

案四：阴痛。患者，女，患慢性肾盂肾炎日久，腰痛，小便已阴痛，约持续 0.5h 方能缓解，早轻夕重。阴中虽灼热但尿清白，神疲肢冷，易感，月经量少色淡不易干净，带多；少寐，晨起口苦吐清水。据病机及主症，处方以禹余粮丸加减：禹余粮 15g，党参 15g，五味子 10g，云苓 15g，甘草 30g，白茅根 15g，桔梗 10g，桑寄生 15g，杜仲 15g，川断 15g。连服 16 剂，诸症基本消失，继服上方多剂获愈。

温成平. 现代疑难病经方验案评析[M]. 北京：人民军医出版社，2007.

第二节　心肺阴虚证

心肺阴虚证，因外感热病后余邪未尽，复由阴血不足、心神失养所致，临床以意欲食复不能食、欲卧不能卧、欲行不能行、如寒无寒、如热无热、口苦、小便赤为基本表现。多见于《金匮要略》百合病。

一、心肺阴虚证

心肺阴虚证，由心肺阴虚内热，百脉失和，使心神不安及饮食行为失调所致。临床以欲卧不能卧，欲行不能行，欲饮食复不能饮食，如寒无寒，如热无热，口苦，小便赤为主症。本证多见于《金匮要略》中百合病。现代临床本证主要见于郁证、脏躁及热病后期。

主症　意欲食复不能食，常默默，欲卧不能卧，欲行不能行，饮食或有美时，或有不用闻食臭时，如寒无寒，如热无热，口苦，小便赤，脉微数。

病机　心肺两虚、阴虚内热。

治法　润养心肺、凉血清热。

方药　百合地黄汤。

百合七枚，擘　生地黄汁一升

上以水洗百合，渍一宿，当白沫出，出其水，更以泉水二升，煎取一升，去滓，内地黄汁，煎取一升五合，分温再服。中病，勿更取。大便当如漆。

服药后大便呈黑色，为服生地黄汁所致，停药后便会消失。

应用　百合病。以心血肺阴两虚，阴虚内热为病机，以意欲食复不能食，常默默，欲卧不能卧，欲行不能行，饮食或有美时，或有不用闻食臭时，如寒无寒，加热无热，口苦，小便赤，脉微数等为主症。在《金匮要略》中，治百合病病形如初者，如"百合病，不经吐、下、发汗，病形如初者，百合地黄汤主之。（三·5）"

病案选录

案一：百合病。曾某某，男，56 岁，农民，住遂宁县安居区幸福公社八大队。患者神志恍惚多年，中西治疗不效。症现心慌不宁，劳动中情绪不定，欲动不能动，欲行不能行，心神涣散，情绪低落，烦躁易怒，寤寐不安，不耐劳力，遂整日钓鱼养病。唯口苦口渴，小便黄，舌甚红赤少苔，脉弦略数。同时，遍身瘰疬，甚似杨梅疮毒，问其故，乃偶遇渔人，吸其烟具后，遂遍身生疮，顽固不愈。据证审因，乃心肺阴伤，里热偏盛，为百合病之典型者，方用百合、生地黄、知母、滑石等味，服十帖后，诸证略减，唯瘰疬如故。于原方加金银花以解疮毒。但一剂未已，翻胃呕吐，腹泻如水，再次来诊。审其所由，恐系银花伤其胃气，非百合病所宜，故再投原方，吐利即止，守方 20 余剂，不仅瘰疬隐没而愈，诸症若失，恢复劳力，从事生产。

彭顺林，杨永忠. 彭履祥·川派中医药名家系列丛书[M]. 北京：中国中医药出版社，2018.

案二：小便阴痛。洪某，男，40 岁，1974 年 5 月 21 日诊。解小便完时阴茎、少腹部疼痛，片刻后缓解，小便微黄频少 10 余天，全身乏力，头晕畏寒，欲寐不能，脉微细而数，舌质红无苔。遂以八正散清利膀胱实热。药用萹蓄、瞿麦、生地各 20g，车前子（布包煎）10g，栀子 12g，泽泻、黄柏各 15g，滑石 30g，甘草 5g。每日 1 剂水煎分 3 次服。服 2 剂后小便黄稍有好转，余症如前。追问病因，乃同房过频后出现诸症。考虑与百合病类似。故试用百合地黄汤加鸡子黄、滑石治疗。药用百合、滑石各 30g，生地 50g。1 日 1 剂，水煎，分 2 次服，每次用鸡子黄 1 枚搅匀加入药中服。服 3 剂后小便窘迫感大减，全身症状均有改善。续用前方去滑石服 2 剂病愈。

陈修园. 金匮要略方歌括[M]. 福州：福建科学技术出版社，1987：11.

案三：心烦不寐。赵某，女，42 岁。因患病而停止工作已半年多，症见：心中燥热而烦，手足心热，口苦而干但不欲饮。小腹发冷，或下肢觉凉，或晨起半身麻木，体乏肢软，月经量较多，大小便基本正常。先服温经汤，反增烦躁，夜寐不安。其人多言善语，精神呈亢奋状态，如有神灵所作。脉细数，舌苔中黄。生地 16g，百合 12g。服药三剂后，效出意外，燥热得安，其余各症亦有所改善。又服三剂，燥热亢奋现象已得控制，夜能安寐，从而他症亦消，病人喜不自禁。最后用百合地黄汤加柴胡、黄芩各 10g 调理，而恢复了正常工作。

刘渡舟，姜元安. 经方临证指南[M]. 天津：天津科学技术出版社，1993.

二、心肺阴虚兼证

心肺阴虚兼证，是以心肺阴虚证为基础，又兼夹有其他证候。以心肺阴虚内热，百脉失和，心神不安为基本病机，同时又兼有其他病机。临床多以欲卧不能卧，欲行不能行，欲饮食复不能饮食，如寒无寒，如热无热，口苦，小便赤为基本表现。心肺阴虚兼证主要包括兼津伤燥热证、兼胃气上逆证、兼胃阴不足证、兼热盛于里证。在《金匮要略》中，主要见于百合病。现代临床上本证主要见于郁证、不寐、消渴、呕吐、反胃等中医内科疾病以及产后发热、产后抑郁、妇人脏躁等妇科疾病。

（一）兼津伤燥热证

主症 心烦、燥热，口苦、口渴，舌红苔少，脉细数，小便赤。
病机 心肺阴虚、燥热伤津。
治法 养阴清热，补虚润燥。
方药 百合知母汤。

百合七枚，擘　知母三两，切

上先以水洗百合，渍一宿，当白沫出，去其水，更以泉水二升，煎取一升，去滓；别以泉水二升煎知母，取一升，去滓，后合和，煎取一升五合，分温再服。

应用 百合病。以心肺阴虚，燥热伤津为病机，以百合病发汗后，兼见心烦口渴为主症，在症状表现上，心烦口渴症较明显。在《金匮要略》中，治心肺阴虚内热之百合病："百合病发汗后者，百合知母汤主之。（三·2）"

病案选录

案一：百合病。王某，女，13岁，学生。1960年4月15日在看解剖尸体时受惊吓，随后因要大便跌倒在厕所内，经扶起抬到医院治疗。据代诉查无病，到家后颈项不能竖起，头向左右转动，不能说话，问其痛苦，亦不知答。曾用镇静剂2日无效，转来中医诊治。脉浮数，舌赤无苔，无其他病状，当即从"百合病"处理。百合7枚、知母4.5g。服药1剂后，颈项已能竖起十分之七，问她痛苦亦稍知道一些，左右转动也减少，但仍不能说话。再服1剂，颈项已能竖起，不向左右转动，自称口干燥大渴。改用瓜蒌牡蛎散，服1剂痊愈。

吴才纶. 百合病治验[J]. 江西中医药，1960，（12）：14.

案二：盗汗。丁某，女，56岁，1998年3月13日初诊。因患肺结核6月入院，经西医抗痨治疗而愈。近2周出现盗汗。刻诊：诉夜间汗出浸衣，气短口渴欲饮，腰膝酸软，五心烦热，失眠多梦惊，舌干红少苔，脉细数。中医辨证心肺阴虚，营卫失和，拟用滋阴清热，宁心敛肺法治之。处方百合、知母、五味子、浮小麦、龙骨、牡蛎、天冬、夏枯草各15g。水煎日2次，连服本方7天后病愈出院。

刘渝生. 百合知母汤临床应用举隅[J]. 实用中医药杂志，2000，（12）：38.

案三：神经官能症。吴某某，女，44岁，家庭主妇。1984年5月5日就诊。自述五月前因吵架而情志受挫折，胸闷乳胀，周身瘫软乏力，欲行无力，终日烦扰，口干而渴，思食难进，欲言懒语，如寒无寒，似热而无热。西医诊为神经官能症，服用镇静安眠药未效，后请中医诊治，服百合地黄汤十余剂，病情有所缓解。近日又感风寒，发热达 39℃，心中烦热，一医给服解热发汗药后，口干苦，渴甚。化验血糖、尿糖均正常。患者头晕目眩，默默无言，时觉有热，小溲深赤，舌红少苔，脉浮数。诊为百合病，治拟清热润燥，生津止渴，方用瓜蒌牡蛎散合百合知母汤治之，并嘱怡情养性。经先后用本方加减治疗二个半月，渴止神安，一如常人。

秦书礼，冯军.《金匮要略》清法临证运用举隅[J]. 江苏中医杂志，1987，（2）：8-9.

案四：百合病。李某，女，34 岁，坝镇石塘行政村。1994 年 7 月 24 日就诊。自述 1993 年初患感冒，高烧之后，经常头昏头痛，精神恍惚，失眠少寐，甚则彻夜不眠，苦恼万状，身软乏力，不欲饮食，或食之无味，常口苦、尿黄，舌尖红、苔薄白，脉略弦数。系热病之后，余热未尽，心肺阴伤，百脉悉病。治宜清除余热，滋养心肺。百合 30g，知母 9g，生地黄 6g，滑石 9g，夜交藤 30g，牡蛎 30g，连进 5 剂，稍有好转，守方 15 剂后，热去津还，百脉调和，1 年后偶遇，据云亦未复发。

王守云. 百合病的临证心得[J]. 内蒙古中医药，2007，（3）：23.

主症　身热，烦躁，口苦，口渴不止，舌红苔少而燥，脉细数，小便赤。

病机　心肺阴虚、燥热伤津。

治法　清热养阴、润燥止渴。

方药　百合洗方。

上以百合一升，以水一斗，渍之一宿，以洗身。洗已，食煮饼，勿以盐豉也。

肺合皮毛，其气相通，百合水洗身，以助养阴润燥。洗后，食煮饼，以调养胃气、生津，忌用味咸之盐豉，以免耗津增渴。

应用　百合病。以心肺阴虚，燥热伤津为病机，以百合病经久变渴为主症。本证病程较久，临床口渴症明显。在《金匮要略》中，治心肺阴虚内热之百合病："百合病一月不解，变成渴者，百合洗方主之。（三·6）"

洗身后，食用煮饼，以调养胃气，生津止渴，应禁食味咸之盐豉，以免耗津使渴更甚。

病案选录

案一：下利高热后气阴两伤之燥渴。华某，女，5 岁。1951 年秋天患发热下利，诊为中毒性菌痢，经治旬余，壮热不退，下利红白，日夜无度，病情危笃，转延中医治疗。证见高热神昏，数日未食，口干思饮，唇舌鲜红乏津，舌苔黄脉细弱而数。胡翘武："此利属肠，然治应责肺，肺热则阴亏，其气不降而失治节之权。肠为热灼，则失传化之职，故下利不止，高热不退。"百合知母汤加沙参、山药、莲子、银花、桑叶、花粉。方中百合重用至 30g，嘱服 2 剂。药后下利锐减，热势亦退，嘱守原方再进 2 剂，遂利止热退，余症亦相继好转而出院。2 天后，忽出现燥渴不已，饮水无度。辨为气阴大伤，余热未净，百合 120g。煎水温洗浴，仅洗 1 次，口渴大减，再洗口渴止。

胡谷塘，胡国英. 胡翘武运用经方治验四则[J]. 中国医药学报，1987，（4）：39-40.

案二：燥咳证。黄某某，女，8 岁，1990 年 10 月 21 日初诊。患儿一月前患支气管肺炎，经西药抗炎治疗后，高热渐退、但干咳不止。诊见：干咳无痰、声音稍嘶，咽部红赤，口唇干燥、饮水不多，纳差，夜寐不安，舌尖红，舌上少津，有细小裂纹，脉细稍效。此乃燥热伤肺，肃降失司所致燥咳证。用百合 150g，煎水外洗周身、一日二次。二天后复诊，咳嗽明显减轻，诸症好转。继治三天后咳嗽，诸症悉除。

张德才. 药浴方临床运用举隅[J]. 中医外治杂志，1994，3（4）：42.

案三：燥渴证。患者，何某，女，56岁。主诉：口干咽燥，膝关节微痛2月。患者于近2月来，常感口咽干燥，虽多饮水口渴不解，目痒干涩，并发现关节轻微疼痛曾经某医院诊断为"干燥综合征"，虽经治疗，但未见明显疗效而前来我处就诊。现症见形体消瘦，口燥咽干，咽喉时痛，目痒干涩，视物日渐昏花，头昏，眠差，心烦，食少，手心发热，膝关节微痛，尿黄。辨证：心肺阴虚，上焦郁热。治以养心肺阴津、清上焦郁热。处方：百合20g，生地20g，北沙参30g，知母15g，连翘15g，桔梗10g，菊花15g，金银花藤15g，石斛15g，法夏10g，牡丹皮20g，甘草5g，并以百合泡水外洗，守方加减，服药10剂，症状大为改善，主要症状基本消失。嘱少食辛辣之品，多食营养丰富、清淡食品以善后。

王小平，翟慕东. 百合地黄汤治新用[J]. 成都中医药大学学报，2003，（2）：25-27.

主症 烦热难耐，渴甚不止，舌绛苔少而燥，脉细数，小便短少而赤。

病机 心肺阴虚、阳热上扰。

治法 生津止渴、益阴潜阳。

方药 栝楼牡蛎散。

栝楼根　牡蛎熬，等分

上为细末，饮服方寸匕，日三服。

应用 百合病。以心肺阴虚，阳热上扰为病机，在百合病中，以口渴不愈为主症。在《金匮要略》中，治心肺阴虚阳热上扰之百合病："百合病渴不差者，栝楼牡蛎散主之。（三·7）"

病案选录

案一：结核性脑病。陈某某，男，50岁。已患病多日，面黄颧红微浮，口出一股臭气，欲卧不能卧，欲行不能行。一月来，时寒战，时发烧，时昏睡，时惊叫；能食时如常人一样，不思食时则汤水不下咽；大便颇硬，三五日一行；小便色如血水，涓滴作痛，因病情较重，动员送医院检查治疗。患者体温上午37.8℃，下午39℃，从每日如此不变的情况来看，系属阴虚之证。给予复脉汤三剂后，潮热始退，大便变软，但仍昼日了了，夜则谵语，甚则通夜不眠，此乃肾中真阴亏于下，心阳浮于上，相火炽烈，龙雷不潜。本例证候颇与百合病相似，该篇所载诸方，唯百合鸡子黄汤比较合适。遂处方：百合120g，水煎去渣，加鸡子黄一枚，搅匀炖沸顿服。药渣于次晨加水再煎取汁，加鸡子黄一枚，服如前法，日服一剂。10天后狂叫已息，夜间能安卧4～5h。醒后也不惊叫，脉息上午已平，下午微数，体温下午37.6℃，小便仍短赤，舌由光剥已布白苔，但渴甚。此热甚津伤，宜用瓜蒌牡蛎散，以瓜蒌根苦寒生津止渴，牡蛎咸寒引热下行。遂于原方（上次方）内加天花粉12g，牡蛎18g，连服三剂渴止，诸症皆有好转，惟小便尚黄涩，下肢微浮肿。原方再加滑石24g，服二剂后，尿量增多，黄色转浅。再改原方为：百合24g，生地18g，元参12g，牡蛎18g，龟板18g，鳖甲15g，鸡子黄一枚。以此方作常服剂，又服8剂诸症基本消失，不渴不烦，饮食一天能进三餐稀粥，小便清长，大便二日一次，根据病家要求，带药回家。出院后询访10余次，一切情况良好。

贺德震. 百合病治验[J]. 中医杂志，1965，（11）：21.

案二：盗汗。翟某某，女，58岁。主诉：夜间多汗5年。现病史：患者5年前出现多汗，夜间出汗为主，常晨起衣被皆湿。曾服用玉屏风颗粒及中药汤剂治疗，效不佳。刻下症：夜间汗出，晨起衣被皆湿，心悸心烦，口渴，头晕，头部沉重，睡眠欠佳，舌红少苔，脉细数。诊断：盗汗。辨证：阴虚热盛。方药：瓜蒌牡蛎散加减。天花粉60g，煅牡蛎60g，煅龙骨60g，知母30g，黄柏15g，炒枣仁30g，制首乌30g，川芎9g，白芷9g。服药14剂，多汗明显减轻（自诉减轻约50%），继服上方1个月，汗出正常，无其他不适。

苏浩，甄仲．全小林教授应用重剂栝蒌牡蛎散治疗盗汗举隅[J]．中医药信息，2013，30（4）：71-72．

案三：百合病。杨某，女，76岁，2003年2月3日初诊。平素身体康健，耳聪目明。4月前下午食用炒花生半斤后，当夜即口渴不止，饮水不断。在当地治疗1个月后，病情不减反而加重，遂赴南阳某医院求治。经各种检查，一切正常。西医以"尿崩症"治疗1个月无效，又以"神经官能症"给予多虑平、舒必利等药，病情加重，经该院西医介绍求治于笔者。刻诊：口渴不止，小便频数，面红目赤，焦躁不安，自云所食花生有毒，乃其儿媳有意加害。舌红苔少，脉虚数。此张仲景所云"百合病"也，予瓜蒌牡蛎散加味治之，药用天花粉30g，牡蛎60g，百合30g。1剂，煎汤代茶。2月4日二诊，诸症悉减，舌脉同前，昨晚大泻1次，内混不消化食物残渣。上方加炒小米（布包）20g，继予7剂。2月13日三诊，除小便频数外，余无异常，舌红苔薄白。嘱其以百合煎汤代茶常饮。6月7日其子来告，其病一直未发，状如常人。

张金玺．经方治疗奇症怪病趣谈[J]．辽宁中医杂志，2005，（7）：726．

案四：2型糖尿病（消渴）。晁某，男，60岁，退休工人，1993年3月16日入院。患糖尿病3年，曾先后服D860片、降糖灵片、优降糖片，症状时轻时重，入院前2个月内服优降糖片5mg，bid；降糖灵片50mg，tid。查空腹血糖11.1mmol/L，尿糖定性（+++）。入院症见：口干多饮，多食善饥，多尿，大便干结，消瘦乏力，面色少华，舌质淡红，苔薄黄，脉细弱，证属肺胃热盛，气阴两虚。治则：清热养阴，益气生津。处方：瓜蒌根30g，生牡蛎30g，玄参15g，沙参18g，石膏30g，知母12g，西洋参30g，丹参30g，赤芍12g，黄连6g，山茱萸10g，熟地黄10g，黄芪15g，白术10g。水煎服，日1剂。服中药3个疗程，逐步停服西药降糖药，复查空腹血糖6.1mmol/L，尿糖定性（-），以后复查3次空腹血糖为正常。

陈林霞，牛旭明．瓜蒌牡蛎散加味治疗2型糖尿病[J]．河南中医，1999，19（5）：3．

（二）兼胃气上逆证

主症　欲食复不能食，口苦，呃逆，腹胀，小便短赤，便溏等。

病机　津伤内热、胃失和降。

治法　养阴清热、降逆和胃。

方药　百合代赭石汤。

百合七枚，擘　滑石三两，碎，绵裹　代赭石如弹丸大一枚，碎，绵裹

上先以水洗百合，渍一宿，当白沫出，去其水，更以泉水二升，煎取一升，去滓；别以泉水二升，煎滑石、代赭，取一升，去滓；后合和重煎，取一升五合，分温服。

应用　百合病误下，以津伤内热，胃失和降为病机，以欲食复不能食、口苦、呃逆、腹胀、小便短赤、便溏等为主症。在《金匮要略》中用于百合病津伤内热而兼胃失和降者："百合病下之后者，滑石赭石汤主之。（三·3）"

病案选录

案一： 百合病。周某，女，52 岁，教师。2001 年 5 月 17 日初诊。绝经半年，午寒午热，心烦少寐，易躁易怒，口干苦，泛恶，纳欲时好时坏，尿黄赤，舌红少苔，脉微数。追问病史，诉之年前丧偶，思念之情郁结在心，化火上烁肺金所致。因五志之中，心主喜，肺思悲，消烁营阴，症有百合之象，用百合 30g，滑石 9g，代赭石 6g，煎服，加少许蜂蜜冲服，5 剂。服药后，午寒午热得缓，口干苦亦好转，余症仍然，舌红少苔，脉微数。原方加宁心安神之品，龙齿 15g，茯神 10g，合欢皮 10g，夜交藤 15g，灯心草 3g，莲子心 10g。服 15 剂，症状已基本控制，寒热除，心烦已不明显，夜已能寐，胃纳正常，善后以丸代煎，巩固治疗。后改服六味地黄丸以巩固疗效，并每晚服百合汤一小碗，随访未见异常。

陆秋月. 百合病小议[J]. 河南中医，2003，（8）：14.

案二： 高热后心烦不寐。刘某，男，43 岁，1977 年 2 月 26 日初诊。患者于 20 余日前患上呼吸道感染高热数日后汗出热退，伴头痛、口苦、心烦、小便黄赤，尤以心烦不寐日渐严重。近 1 周来彻夜不眠，神志恍惚，坐卧不安，曾用中、西药安神镇静，其效甚微。观其神态，不是辗转不安，就是沉默寡言。舌质红，苔薄黄，脉弦细数。投以百合地黄汤、滑石代赭汤加减。百合 20g，生地 15g，滑石 12g，知母 10g，麦冬 12g，茯神 12g，枣仁 18g，甘草 3g，7 剂。1 周后每晚可睡三四个小时，心烦不安减轻。继守方 5 剂，小便已清，脉细，舌稍红，每晚睡眠可达四五个小时。前方去知母、滑石、麦冬，加扁豆、陈皮理脾健胃，10 剂。前后经 1 个月治疗诸症悉平。

陈明. 金匮名医验案精选[M]. 北京：学苑出版社，2000：27.

案三： 失眠。患者甲，男，46 岁，2012 年 9 月 29 日初诊。患者失眠 3 年有余，并兼有他病。平常情绪不稳，心神不宁，乏力倦怠，难以入睡，或睡后半夜即醒，西药服用过安眠药。用中药汤剂甘麦大枣汤和安神之酸枣仁汤皆没有改善。最近 20 多天不能吃东西，闻到药味或饭味就想呕吐恶心。就诊时患者小便黄、大便干，心烦不宁而无语，身发热，无力，舌红少苔，脉细数。治宜：养心清热。方用《金匮要略》百合地黄汤、百合知母汤合滑石代赭汤加味。鲜百合（水洗）120g，炒枣仁 60g，生地黄 30g，滑石、明知母各 15g，西洋参 10g，代赭石（先煎）20g，2 剂。服完药 1 剂后即可睡着，服完 2 剂药后症状减轻。根据症状不同加减不同的药，四诊后疗效显著，身体恢复正常。

柴崑，柴瑞霭. 柴瑞霭治疗百合病、脏躁病验案举隅[J]. 山西中医，2014，30（12）：8-9.

（三）兼胃阴不足证

主症　恶闻食臭，虚烦不安，盗汗，胃中不和，小便短赤等。

病机　心肺阴虚、虚热内盛、胃失和降。

治法　滋养肺胃、润燥除烦。

方药　百合鸡子黄汤。

百合七枚，擘　鸡子黄一枚

上先以水洗百合，渍一宿，当白沫出，去其水，更以泉水二升，煎取一升，去滓，内鸡子黄，搅匀，煎五分，温服。

应用　百合病误吐，以心肺阴虚，虚热内盛，胃失和降为病机，以恶闻食臭、虚烦不安、盗汗、胃中不和、小便短赤等为主症。在《金匮要略》中，主要应用于百合病心肺阴虚内热，胃失和降者："百合病吐之后者，百合鸡子汤主之。（三·4）"

病案选录

案一：神经官能症。甘某，女，25岁，1989年1月6日初诊。主诉：头晕心悸，胸闷气短，手足心热半年。自觉发热发冷，实则无热无寒，食欲时好时坏，月经提前、量少，小便短赤，大便秘结。西医诊断：神经官能症。多以镇静剂处理，如安定片、利眠宁、谷维素之类。中药初用丹栀逍遥散、天王补心丹、六味地黄丸，后投栝楼、薤白、半夏、桂枝之类，遍尝无效。经审之，患者神志恍惚，时喜时悲，嗳气，善太息。追问病史，半年前曾患重感冒高热，感冒治愈后常出现上述症状，伴有口干口苦，卧寝不安。其人营养中等，面色如常，舌边尖俱赤、少苔，脉弦细数。据证求因，此系外感温热转为阴伤。余热羁留，心肺阴液耗损，阴虚内热，心神被扰，百脉悉病，属中医的百合病。治宜滋养心肺，佐以清热镇静，用百合地黄汤、百合知母汤、百合滑石汤、栝楼牡蛎散合为一方：百合30g，生地、生牡蛎各20g，知母、滑石各10g，花粉15g。每日一剂，连服半个月，上证大减，口干口苦已好，小便转清，仅觉心中不适，呕恶，食欲不振，此为胃气伤，故合鸡子黄补虚安中。方用百合地黄汤合百合鸡子黄汤：百合30g，生地20g，两味煎取浓汁，加鸡子黄二枚冲服。每日一剂，连进二十剂，阴复热遁，百脉调和，诸证悉平，恢复正常上班，半年后追访，未复发。

陈桂铭. 百合病治验[J]. 中医杂志，1991，（10）：58.

案二：百合病。王某某，男，40岁。因肝炎后肝硬化合并克鲍二氏征，第二次出现腹水已九个月，于1970年9月4日入院。入院后经综合治疗，腹水消退……1971年1月21日患者性格改变，一反平日谨慎寡言而为多言，渐渐啼笑不休，不能辨识手指数目，精神错乱。考虑肝昏迷1度用麸氨酸钠……并用清营开窍，清热镇静之方，症状无改变，清晨好转，午后狂乱，用安定剂常无效，需耳尖放血，始能平静入睡，而精神错乱如故。考虑其舌红脉虚，神魂颠倒，乃以百合病论治。从2月1日起，加百合鸡子黄汤，每日一剂，每剂百合30g，鸡子黄一枚，煎服。2月2日患者意识有明显进步……2月3日患者神志完全恢复正常。继用百合鸡子黄汤二剂后，改用百合地黄汤：百合30g，生地15g，患者病情保持稳定。1971年3月21日出院时，精神良好，如常人行动，腹水（-），肝功试验基本正常。1972年6月与患者联系，情况保持良好。

山西省中医研究所肝病科. 中西医结合治疗肝硬变肝昏迷40例经验小结[J]. 新医药学杂志，1974，（2）：10-14.

案三：产后高热。李某某，30岁。产后因高热不退，神昏谵语，经用清营汤送服安宫牛黄丸，并配合物理降温等法治疗，热势渐退。然身热虽解，仍神志错乱，白天目不识亲，躁动不安，哭笑无常，不思饮食，夜卧不宁，睡则周身汗出。诊见面色无华，舌红少津，脉虚数，此产后阴血本亏，加之高热又伤阴液，两虚相得，阴虚而生内热，内热扰动心神，而致神志错乱，目不识人。治当养阴宁心，除烦定惊，投以百合30g，鸡子黄3枚。1日1剂。服药3天后，神识渐清，已能识人，白天也能静卧，继用原方加木耳30g，1周后完全复常，停药调养。

乔登元，刘海鹰. 金匮要略单方运用举隅[J]. 山西中医，1992，8（3）：33.

鉴别　百合知母汤和百合鸡子黄汤、百合滑石代赭石汤均可用于心肺阴虚内热证。所不同者，百合知母汤，治疗误汗后的伤津化燥；百合鸡子黄汤，治疗误吐后胃气失和者；百合滑石代赭石汤，治疗误下所导致的腹泻者。三方区别如表 5-7。

表 5-7　百合知母汤、百合滑石代赭石汤、百合鸡子黄汤鉴别

	百合知母汤	百合滑石代赭石汤	百合鸡子黄汤
病证	如寒无寒，如热无热，心烦，口苦口渴，小便不利	欲食复不能食、口苦、呃逆、腹胀、小便短赤、便溏	恶闻食臭、虚烦不安、盗汗、胃中不和、小便短赤
病机	心肺阴虚内热、百脉失和	津伤内热、胃失和降	心肺阴虚、虚热内生、胃失和降
治法	养阴清热、补虚润燥	养阴清热、降逆和胃	滋养肺胃、润燥除烦
药物	百合七枚、知母三两	百合七枚、滑石三两、代赭石如弹丸大一枚	百合七枚、鸡子黄一枚
用法	水洗百合，渍一宿，去水，以泉水二升，煎取一升；别以泉水二升，煎知母，取一升，去滓；后合和，煎取一升五合，分温服	水洗百合，渍一宿，去水，以泉水二升，煎取一升；别以泉水二升，煎滑石、代赭，取一升；后合和重煎，取一升五合，分温服	水洗百合，渍一宿，去水，以泉水二升，煎取一升，内鸡子黄，搅匀，煎五分，温服

（四）兼热盛于里证

主症　发热，口苦口干，纳食不佳，小便短涩不利。

病机　心肺内热、津液亏虚。

治法　养阴清热、清润心肺。

方药　百合滑石散。

百合一两，炙　滑石三两

上为散，饮服方寸匕，日三服。当微利者，止服，热则除。

炙：百合一两炙，不是蜜炙，而是作炒、烘、晒，使焦燥易于研末。

微利：小便通利，尿量适度。

应用　百合病变发热。在《金匮要略》主要用于热病后期复发热者："百合病变发热者，一作发寒热。百合滑石散主之。（三·8）"

病案选录

神经官能症。谢某，女，23 岁。患神经官能症，主诉经常头痛、失眠、眼冒金花、口干口苦、手足心烧、食欲有时好有时不好、月经提前、量少、小便短赤、大便秘结，若问其有无其他不适，则恍惚去来疑似有无之间，其人营养中等，面色如常，舌润无苔、边尖俱赤，脉象弦细而数。病已年余，西药如谷维素、安定片、利眠宁、维磷补汁之类；中药如丹栀逍遥散、天王补心丹、六味地黄丸之类，遍尝不效。此《金匮》所谓"百脉一宗，悉致其病"，治宜滋养心肺之阴，佐以清热镇静，用百合地黄汤、百合知母汤、栝楼牡蛎散、百合滑石汤合为一方：百合 23g，生地 15g，知母 10g，滑石 10g，花粉 12g，生牡蛎 20g，加淮小麦 15g，生白芍 10g，炙草 6g，大枣 3 枚，服十剂，口苦口干已好，小便转清，于原方去知母、滑石、花粉，加沙参 15g，麦冬 10g，枣仁 10g，阿胶 10g（蒸兑）、鸡子黄 2 枚（冲服），连进二十余剂，诸证悉平。

谭日强. 金匮要略浅述[M]. 北京：人民卫生出版社，1981.

鉴别　百合滑石散和百合滑石代赭石汤均用于治疗百合病内热较甚变证，但二者有所不同。前者是内热达于肌肤，发热较为明显，故用百合滋养肺阴，取滑石之淡寒清热，导热下行，使肺阴复，里热除则发热自解；后者误下伤胃，兼见胃失和降，法当养阴清热、降逆和胃，故以百合为主药，滑石、泉水清热，代赭石降逆和胃。二方区别如表5-8。

表5-8　百合滑石散和百合滑石代赭石汤鉴别

百合滑石散		百合滑石代赭石汤
百合病变发热，兼见小便短涩不利	病证	百合病下之后，见呕哕，小便短赤
心肺阴虚内热较甚	病机	心肺阴虚内热兼胃失和降
养阴清热利尿	治法	养阴清热、降逆和胃
百合一两，滑石三两	药物	百合七枚，滑石三两，代赭石如弹丸大一枚
共为散，饮服方寸匕，日三服当微利者，止服	用法	水洗百合，渍一宿，去水，以泉水二升煎取一升；别以泉水二升煎滑石、代赭石一升；合而重煎，取一升五合，分温服

第三节　胸阳痹阻证

胸阳痹阻证，因胸阳不足，阴邪上乘，痰浊阻滞所致。临床以胸背痛、喘息咳唾、短气为基本表现。分为胸阳不振证、气机痞塞证、饮邪内停证、阴寒痹阻证、寒饮上逆证、寒逆心脉证、湿气上冲证等。多见于《金匮要略》胸痹、心痛病及历节病等。

一、胸阳不振证

胸阳不振证，是由胸阳不振，阴邪上乘，痰浊阻滞所致。临床以胸背痛、喘息咳唾、短气、舌淡苔白腻，脉沉弦或紧为主症，本证在《金匮要略》中见于胸痹病典型证候。在现代临床本证主要见于胸痹、心痛、哮病、喘证等中医内科疾病。

主症　喘息咳唾，胸背痛，短气，脉沉紧，舌淡苔白腻。

病机　上焦阳虚、寒饮滞塞。

治法　通阳散结、豁痰下气。

方药　栝楼薤白白酒汤。

栝楼实一枚，捣　薤白半升　白酒七升

上三味，同煮，取二升，分温再服。

应用　胸痹病。以上焦阳虚，寒饮滞塞为病机，临床以喘息咳唾、胸背痛、短气为主症。本证在《金匮要略》中，见于胸痹典型证候："胸痹之病，喘息咳唾，胸背痛，短气，寸口脉沉而迟，关上小紧数，栝楼薤白白酒汤主之。（九·3）"

⏷ 病案选录

案一：胸痹。卡某，男，78岁。有冠心病史十余年，后又发现脑血管硬化，常发心绞痛及早搏。心电图提示：Ⅲ度房室传导阻滞，自搏性交界性心律。主诉心悸、心荡、心痛、胸闷、头痛，手抖指红，大便有时秘结，有时日行 2 次，胃纳差，唇紫舌绛，苔白腻，舌边有瘀点，脉弦结（脉率 42 次/分，有不规则间歇）。证属心血瘀滞，寒凝营热互阻，脉行不畅，拟活血化瘀，舒心络而通心脉。丹参 15g，全瓜蒌 15g，薤白 9g，檀香 6g，川椒 1.5g，赤芍 9g，红花 6g，川芎 6g，当归 9g，桃仁 9g，生地 15g，方 14 剂。服药后心悸已平，心痛、胸闷缓解，头痛手抖消失，脉弦有力（脉率 68 次/分，无间歇）。心电图复查：Ⅰ度房室传导阻滞，窦性心律，提示明显好转。后用活血化瘀加入益气药调理数月，心绞痛未复发，心律基本正常。

姜春华，戴克敏. 姜春华经方发挥与应用[M]. 第 2 版. 北京：中国中医药出版社，2012.

案二：肋间神经痛。张某某，女，35 岁，社员，1978 年 12 月就诊。自诉胸部胀痛不适已 20 余天，间或胸胁刺痛，痛甚时并感恐寒肢冷，心中空虚难过。诊见患者精神郁闷，常喜叹息，面色不泽，手足欠温，舌质暗淡不荣，苔薄，脉弦细而涩。胸透心肺未见异常。西医诊为肋间神经痛。中医辨证：此属思虑伤肝，肝气郁结，气机不畅，闭阻胸阳，胸阳不能外达，则畏寒肢冷；气滞血瘀，故胸胁刺痛；胸阳受阻，则血不奉心，故心中空虚难过；舌质暗淡不荣，脉象弦细而涩，皆属气滞血瘀证。治当疏肝行气解郁，宽胸通阳散结，方用瓜蒌薤白白酒汤合四逆散加减：瓜蒌壳 12g，薤白 9g，柴胡 4.5g，白芍 9g，郁金 10g，香附 9g，当归 9g，元胡 9g，炙甘草 4.5g，白酒适量。水煎内服，日服 1 剂。服上方 3 剂后，患者高兴来诉，症已全消。

唐培生. 瓜蒌薤白白酒汤的临床应用[J]. 广西中医药，1979，（2）：18-19.

案三：咳喘。黄某，男，47 岁。咳喘多年，每逢秋末冬初病情加重，用西药消炎镇咳只能缓解，曾服中药效果不显。症见形寒畏冷，面容憔悴，晨起颜面水肿，口唇发绀，呼吸困难，张口抬肩，夜不能平卧，咳吐白沫痰，舌质紫暗，苔淡白，两寸脉沉迟，关脉紧数两尺无力。投瓜蒌薤白白酒汤加味。全瓜蒌 75g，薤白 40g，干姜 20g，细辛 5g，五味子 20g，白酒 10mL。每剂煎分两次温服，白酒后入。服药 1 次后即咳吐大量白痰，气短随之好转。按上方服 14 剂，如今咳喘均愈而参加劳动。

蒋健，朱抗美. 金匮要略汤证新解[M]. 上海：上海科学技术出版社，2017.

案四：冠心病心绞痛。张某，男，66 岁，1996 年 8 月 13 日初诊。患冠心病 15 年，常觉左胸闷痛，长期服复方丹参片、双嘧达莫（潘生丁）等药。本次突然胸骨后疼痛加重。心电图示：ST 段 V5 下降 0.05mV 以上，Ⅱ、T 波倒置 1.5mm，V4～V6 T 波倒置 6mm。西医诊断：冠心病心绞痛。中医症见：胸痛彻背，气短喘促，心悸，头晕目眩，舌暗红、苔白腻，脉弦细。中医诊断：胸痹。证属痰浊内阻，气滞血瘀。治则：通阳散结，活血祛瘀。方用瓜蒌薤白白酒汤加减，方药：瓜蒌皮 20g，薤白 10g，丹参 30g 等。每日 1 剂，米酒 1 碗（约 200mL），加清水 2 碗半（约 500mL）同煎。每日 1 剂，复煎不加酒。二诊（8 月 15 日）胸痛消失，胸闷气短减轻，舌暗红、苔微黄，脉弦细。药已见效，守上方加党参 30g，茯苓 20g，煎服法。三诊（8 月 21 日）胸痛、胸闷已消失，舌淡红、苔薄白、脉弦滑。心电图复查，ST 段回升至等电位线，V4～V6，T 波为直立，心电图大致正常，后以上方加减化裁善后。

蒋健，朱抗美. 金匮要略汤证新解[M]. 上海：上海科学技术出版社，2017.

案五：心悸。李某，男，70 岁，退休干部。2002 年 10 月 20 日就诊。患者心率＞90 次/min，有室性期前收缩，同时伴有左胸及背部不适，舌紫黯，苔少略黄，脉弦细略数时结。先后给予血府逐瘀汤、六味地黄汤和炙甘草汤口服，效果不佳。患者仍有心悸、期前收缩。后辨证为胸阳不振，痰瘀交阻。治宜宣痹通阳，涤痰宽胸。改服瓜蒌薤白白酒汤加味：瓜蒌 40g，薤白 15g，桂枝 10g，黄酒 100mL。每日 1 剂，水煎分 3 次温服。服药 1 周，期前收缩减少。服药 2 周后复诊：以前咳嗽、痰多，现咳嗽明显减轻，痰也减少；既往小腹发凉，现腹凉消失，而且睡眠好转，心率减慢，室性期前收缩明显减少。

芦剑峰. 经方应用 4 则[J]. 河北中医，2004，（2）：122.

二、胸阳不振兼证

胸阳不振兼证，是以胸阳不振为基础，又兼夹有其他证候。临床多以喘息咳唾、胸背痛、短气为基本表现。胸阳不振兼证主要包括兼痰浊壅塞证、兼痰浊气滞证、兼阳气不足证、兼寒湿痹阻证等。在《金匮要略》中，胸阳不振兼证分别见于胸痹、心痛等疾病中。现代临床上，胸阳不振兼证可见于胸痹、真心痛、哮病、喘证等内科病证中。

（一）兼痰浊壅塞证

主症　喘息咳唾，短气不得平卧，心痛彻背。
病机　痰饮壅盛、胸阳痹阻。
治法　化痰逐饮、通阳止痛。
方药　栝楼薤白半夏汤。

栝楼实一枚（捣）　薤白三两　半夏半斤　白酒一斗。

上四味，同煮，取四升，温服一升，日三服。

应用　胸痹。以痰饮壅盛，胸阳痹阻为病机，以喘息咳唾、短气不得平卧，心痛彻背为主症。本证在《金匮要略》中，见于胸痹痰饮壅盛证："胸痹不得卧，心痛彻背者，栝楼薤白半夏汤主之。（九·4）"

📖 病案选录

案一：胸痹。杨某某，女，70 岁。1994 年 1 月 31 日初诊。患者于两月前因冠心病大面积心肌梗死入某医院抢救。出院后，因气候突变，寒流袭来，又感胸部闷胀，气短，心前区隐隐作痛，两胁亦持痛不休，左手臂胀麻。伴有咳吐白黏痰，腹胀，大便干燥等症。患者精神紧张，夜寐易发惊悸。视其舌皆白腻，脉来沉弦而滑。脉证合参，辨为胸阳痹阻，痰浊凝聚，心胸脉络不通则痛。治宜宣痹通阳，豁痰通络止痛。书方：糖栝蒌 30g（先煎）、薤白 6g，半夏 15g，旋覆花 10g，红花 10g，茜草 10g，桂枝 10g，丹参 20g，郁金 10g，木香 10g，紫降香 10g。服五剂后，胸满、胸痛大为缓解，咳痰减少，夜睡已能成寐。又续服五剂，诸症皆安。

陈明. 刘渡舟临证验案精选[M]. 北京：学苑出版社，1996.

案二：心悸。沈某，女，41 岁，工人。初诊：患者气肿，慢性肺源性心脏病史，数日前受凉后，曾发高热，经急诊用抗生素治疗后热已退，但心悸咳喘反甚，痰多清稀，胸闷气急不能平卧，畏冷浮肿尿少，口唇青紫，舌胖苔白腻，脉短而促，脉率 110 次/分，早搏 10 次/分。外院心电图示：肺型 P 波，右心室肥大，频发性早搏。证属心肾衰，肺伏痰饮，气不化水，水气凌心。拟温化痰饮，宣畅心脉，俾离照当空，则阴霾自散。附片 9g，桂枝 6g，全瓜蒌 15g，薤白 9g，制半夏 9g，川椒 1.5g，细辛 3g，五味子 9g，茯苓 9g，白芍 9g，生姜 3 片，方 7 剂。二诊：服上方后，心悸咳喘改善，浮肿已退，原方再加党参、黄芪各 12g，续服 14 剂。三诊：心悸咳喘已平，浮肿亦退，尿量正常，略有胸闷，脉率 80 次/分，无早搏，心电图检查：肺型 P 波，未见房型早搏，予原方继进 7 剂，以资巩固。

姜春华，戴克敏. 姜春华经方发挥与应用[M]. 第 2 版. 北京：中国中医药出版社，2012.

　　案三：心痛。胡某，男 65 岁，退休干部，2010 年 4 月 20 日初诊。患者胸闷憋气，善太息，右胁疼痛已 10 余年，曾在市人民医院确诊为"冠心病""胆囊炎胆石症"。近日来入夜则发胸痛，痛如针刺并放射到背部，每次约持续 3～5 分钟，伴胸闷紧束感，痰涕黄稠，咽干喜饮，大便不成形，日行 2～3 次，小溲正常，舌淡边红有瘀斑，苔薄白，脉涩结代。中医诊断：心痛。证属胸阳痹阻，气血瘀滞不通则痛。治以温通胸阳，活血祛瘀。予瓜蒌薤白半夏汤合丹参饮加减：全瓜蒌 18g，薤白 10g，半夏 5g，丹参 10g，檀香 6g，当归 6g，赤芍 10g，川芎 5g，茯苓 10g，苏梗 5g，甘草 5g，白酒 10mL，3 剂。取前 11 味，水煎白酒 10mL 冲服，日 1 剂，分 2 次服。2010 年 4 月 23 日复诊，药后胸痛程度及疼痛次数均减。3 剂尽后，胸痛已除，但仍有胸闷气短，痰涕多。苔白厚脉涩。疼痛既除，治转求本。考虑到上述诸症乃痰瘀互阻之候，治宜燥湿化痰，活血化瘀。处方：半夏 6g，陈皮 5g，茯苓 10g，甘草 5g，紫苏 10g、杏仁 5g，丹参 10g，檀香 5g，川芎 5g，厚朴 5g，5 剂。水煎服，日 1 剂，分 2 次服。药后随访 4 个月来胸痛未再发作。

周辉林. 瓜蒌薤白半夏汤合丹参饮加减治疗心痛验案三则[J]. 江西中医药，2010，41（12）：31-32.

　　鉴别　瓜蒌薤白白酒汤和瓜蒌薤白半夏汤均可用于胸痹痰饮壅盛、胸阳痹阻证，都具备喘息咳唾、胸背痛、短气等胸痹的主症。所不同者，瓜蒌薤白半夏汤证痰饮较重，故在加入半夏的基础上，白酒用至一斗，从日二服改至日三服，意在增强通阳止痛，逐饮散结的作用。故二者也有程度轻重之别、病程久暂之分。二方区别如表 5-9。

表 5-9　瓜蒌薤白白酒汤与瓜蒌薤白半夏汤鉴别

	瓜蒌薤白白酒汤	瓜蒌薤白半夏汤
病证	喘息咳唾、胸背痛、短气之胸痹轻证	喘息咳唾、短气不得平卧，心痛彻背之胸痹重证
病机	阳虚阴盛、本虚标实	痰饮壅盛、胸阳痹阻
治法	通阳散结、豁痰下气	化痰逐饮、通阳止痛
药物	瓜蒌实一枚、薤白半升、白酒七升	瓜蒌实一枚、薤白三两、半夏半斤、白酒一斗
用法	同煮，取二升，分温再服	同煮，取四升，温服一升，日三服

（二）兼痰浊气滞证

主症　喘息咳唾，胸背痛，短气，心中痞闷，胸满，胁下逆抢心。

病机　痰饮上逆、结滞心胸。

治法　通阳宣痹、泄满降逆。

方药　枳实薤白桂枝汤。

枳实四枚　厚朴四两　薤白半斤　桂枝一两　栝楼一枚，捣

上五味，以水五升，先煮枳实、厚朴，取二升，去滓，内诸药，煮数沸，分温三服。

应用　胸痹。以胸阳不振，痰饮上逆，结滞胸中为病机，以喘息咳唾、胸背痛、短气、心中痞闷、胸满、胁下逆抢心等为主症。在《金匮要略》中，治气结在胸之胸痹实证："胸痹心中痞，留气结在胸，胸满，胁下逆抢心，枳实薤白桂枝汤主之；人参汤亦主之。（九·5）"

病案选录

案一： 冠心病。王某，男，62岁。患冠心病已5年。经某医院心电图检查：诊断"冠心病心绞痛，左前支部分瘀阻，后壁供血不良。"现症胸闷、心悸，心痛，痰多气短，纳呆食少，形寒肢冷，酸痛，畏寒重，虽近火盖被亦无减轻，苔薄白，舌胖，脉弦滑。辨证属心肾阳衰，寒痰停滞，心脉瘀阻，痹阻经络。治拟温肾强阳，蠲除寒痰，宣畅心脉，通痹活络。以附片加枳实薤白桂枝汤与二陈汤加减：附片9g，桂枝6g，厚朴9g，枳实9g，瓜蒌实15g，薤白9g，半夏9g，陈皮6g，茯苓9g，丹参30g，桑枝30g，甘草6g，方14剂药后，胸闷、心悸、心痛及痰饮均减少，但肢冷畏寒略减。守上方加干姜5g，党参、黄芪各12g，续服2个月。复查心电图未见异常，已正式上班。

姜春华，戴克敏. 姜春华经方发挥与应用[M]. 第2版. 北京：中国中医药出版社，2012.

案二： 月经先期。患者，女，17岁，2018年7月23日就诊。主诉：月经周期提前3个月。既往月经规律，近3个月来月经提前12～14d，末次月经7月18日，前次月经7月2日，平素月经量多，行经5～6d，色淡红，无血块，经行期间伴头晕。刻下症：面色白，唇颊无泽，偶有乏力，纳可，大便偏干，舌红稍胖，苔薄，脉细，寸沉而关上弦数。中医诊断：月经先期；阳虚血亏证。治宜温阳化气，补气养血。予枳实薤白桂枝汤合人参汤加减。处方：瓜蒌20g，薤白15g，清半夏12g，枳实12g，厚朴15g，桂枝15g，党参片15g，白术25g，干姜10g，炙甘草15g，当归20g。3剂，煎服。服药3剂后未复诊。1个月后随访，患者诉本次月经周期恢复正常，周期为28d。嘱原方续服6剂。半年后随访，月经周期均正常，28～29d。

王帅，汤毅. 枳实薤白桂枝汤应用浅析[J]. 中国民间疗法，2021，29（18）：78-80.

案三： 肺癌。初诊：患者，男，72岁。一个月前，因头晕，胸闷，气喘，腿软，走路不稳，去医院住院治疗，CT示：右上肺周围型肺癌，伴上纵隔淋巴结转移，行支气管镜检查，活检组织未找到癌细胞，建议到上级医院进一步诊治。家属考虑患者年事已高，又有高血压、冠心病等基础病，经过反复考虑，决定先开些中药看看。刻下：胸部憋闷，用拳捶之则舒，受凉感冒后则剧；气喘，即使步行上一层楼，也须停下休息数次；不咳，痰不多，易出，色白不黏；腿软，稍行则觉乏力；蹲身或弯腰后起来即感头晕剧烈；全身畏寒，脚心热，无汗；口不干，晨起口黏、口苦；纳可，稍多食则胃胸痞满，大便调，夜尿多。舌相片示：舌淡胖，有口疮，苔白滑（因为病人在外地，无法摸脉）。处方：茯苓20g，桂枝10g，生白术10g，炙甘草10g，炒枳实10g，薤白10g，厚朴10g，全瓜蒌10g，白芥子6g，仙鹤草30g，生姜3片、大枣10枚。二诊：服药4服后，胸部憋闷大有好转（以前必须捶胸才能缓解，现在只有比较劳累之后稍感胸闷，休息片刻即能缓解）；气喘明显改善，以前爬一楼即发，现可爬四楼，尚不太累；走路较前有力；头晕明显好转，"起则头眩"消失；全身畏寒感明显改善，自述以前要穿好多衣服，现穿衣量接近平常；口疮已好。仍口苦，便偏干。减苓、桂、草、白芥子量，全瓜蒌加量，加柴胡、黄芩。继服4剂，症状进一步减轻，口苦除。后以上方加减化裁，间断服用数月。患者症状日渐减轻，生活质量大有改善。后来电话得知，患者又活了3年多，最终因全身骨转移而去世。

董正平. 经方浅悟[M]. 北京：中医古籍出版社，2017.

（三）兼阳气不足证

主症 胸闷，胸痛，脘痞，倦怠乏力，四肢不温，舌淡，脉迟弱无力。

病机 中阳虚衰、寒凝气滞。

治法 温中益气、扶助中阳。

方药 人参汤。

人参 甘草 干姜 白术各三两

上四味，以水八升，煮取三升，温服一升，日三服。

应用

1. 胸痹。以中阳虚衰，寒凝气滞为病机，以胸闷、胸痛、脘痞、倦怠乏力、四肢不温、舌淡、脉迟弱无力为主症，在《金匮要略》中治胸痹偏虚证："胸痹心中痞，留气结在胸，胸满，胁下逆抢心，枳实薤白桂枝汤主之；人参汤亦主之。（九·5）"

2. 吐利霍乱病。见脾阳虚证之脾胃虚寒证。

3. 唾涎。见脾阳虚证之脾胃虚寒证。

病案选录

案一： 口疮。患儿，陈某，男，4 岁。因"反复口腔溃烂 1 年"就诊。患儿近 1 年来口腔溃烂反复发作，疼痛，流涎。曾反复服用抗生素、维生素、清热解毒药物治疗，时愈时发，均未获效。症见：上唇、上腭、舌边、右颊内侧黏膜各见一处黄白色溃疡点，如绿豆大小，咀嚼、进食、说话时灼痛，此起彼伏，平素易疲倦、纳欠佳、消瘦、易汗出、面色萎黄、怕冷、口臭明显，大便干。舌质淡胖，苔白滑，脉沉迟。诊断：口疮（脾胃虚寒，虚火上浮证）。治宜温阳散寒，补益脾胃。处方：太子参 15g，茯苓 10g，炮姜 5g，炙甘草 10g，熟地黄 10g，陈皮 5g，熟附子 3g，肉桂 3g。5 剂，水煎服，日 1 剂，分次温服。服药后溃疡面开始收敛，疼痛减轻，未见新发溃疡点，守方再服用 5 剂，溃疡面愈合，未见新生溃疡点，胃纳渐佳，口臭基本消失。随访半年，无再复发口腔溃疡。

张海丹，梁泽平. 儿科临床运用理中汤探析[J]. 中国中医药现代远程教育，2016，14（9）：56-58.

案二： 腹泻。患儿，男，7 个月，1990 年 9 月 18 日初诊。代述：患腹泻一周余，病起于喂养不当，始见呕吐一次，继则下利，大便稀薄，日行五六次，外院诊断：小儿腹泻。住院治疗一周，病情未见缓解，自动要求出院，前来中医门诊求治。现证：腹泻频作，稀水便中夹有不消化之物，时有粪水从肛门流出，两目微陷，面色苍白，手足清冷，形体消瘦，神疲倦怠，腹软，时时欲睡，指纹淡而不显，苔薄白，舌质淡，心、肺未闻异常。证属脾肾阳虚，固摄失司而致腹泻。治以温中散寒止利。方用：党参 8g，炒白术 8g，干姜 2g，炙甘草 3g，炒薏苡仁 10g，神曲 10g，茯苓 10g。水煎服，进药三剂，诸症皆减。二诊：守方治疗一周，大便正常。追访一年，未见复发。

聂惠民. 伤寒论与临证[M]. 广州：广东科技出版社，1993.

案三： 水肿。患者，男，62 岁。因"慢性心功能不全急性发作"在某县人民医院住院治疗 10 余天，心功能不全纠正可，但不欲食，乏力，无胸闷，转入我院继续治疗。1 周后，小便正常，心功能 2 级，但乏力、不欲食症状无改善。邀我科会诊。症见：患者消瘦，精神差，面色㿠白，颧红如妆，言语声低，舌质淡红，苔光剥，中有裂痕。双下肢无水肿，脉象虚大无力而数，夜晚睡眠易惊醒。患者饥而不欲食，大便两三日一行且质稀。观其脉证，诊为气阴两虚。给予生脉饮加味：红参 9g，麦冬 15g，五味子 6g，黑附片 9g（先煎），熟地黄 15g。服用 1 剂后，乏力稍好转，但仍不欲食，遂以理中汤加味：红参 9g，白术 15g，干姜 10g，炙甘草 10g，麦冬 15g。服用 1 剂后，患者有食欲，效不更方，继以上方连服 6 剂，患者饮食好转，乏力明显好转。出院后以理中汤加味（红参 9g，白术 15g，干姜 10g，炙甘草 10g，麦冬 15g，生山药 15g）服用 1 个月。随后复诊，面色红润，言语有力，行动自如，舌质淡红，苔薄白，脉象细滑有力，嘱咐其继续以中成药理中丸调理。该患者长期久病水肿，脾肾阳虚，影响脾胃运化功能，故予理中丸以健脾温中，补气助运治疗。

郭长江. 陈树森运用理中汤治疗脾胃病经验[J]. 中国民间疗法，2018，26（6）：54-55.

案四：腰痛、乏力。莫某，女，43 岁，2015 年 12 月初诊。诉腰痛，四肢乏力 2 年余，潮热，面色红，夜间身冷，动则气促，饮食差，大便稀。舌淡、苔白，脉沉微。曾多处求医，服用补中益气汤，八珍汤，六味地黄汤等均无效。处方：党参 10g，干姜 10g，白术 15g，炙甘草 6g。7 剂，小有成效，再予 7 剂症状大减，信心倍增，再连续服用 28 剂，痊愈。

李震时，朱华，王懋心. 李兴云常用经方集解[M]. 成都：四川科学技术出版社. 2017.

三、气机痞塞证

气机痞塞证是由气滞饮停，胃失和降所致。临床以胸中气塞、短气、心下痞满、呕吐气逆等为主症。本证在《金匮要略》中见于胸痹轻证。本证在现代临床主要见于胸痹、痞满、呕吐、反胃、肺痿等中医内科疾病。

主症　胸中气塞，短气，心下痞满，呕吐气逆等。

病机　气滞饮停、胃失和降。

治法　行气化饮、和胃降逆。

方药　橘枳姜汤。

橘皮一斤　枳实三两　生姜半斤

上三味，以水五升，煮取二升，分温再服。《肘后》《千金》云：治胸痹，胸中愊愊如满，噎塞习习如痒，喉中涩，唾燥沫。

应用　胸痹。以气滞饮停，胃失和降为病机，以胸中气塞、短气、心下痞满、呕吐气逆为主症。在《金匮要略》中，治饮阻气滞胸痹："胸痹，胸中气塞，短气，茯苓杏仁甘草汤主之；橘枳姜汤亦主之。（九·6）"

病案选录

案一：胸痹。何某，男，34 岁。咳嗽 5 年，经中西医久治未愈。西医拟诊为支气管炎，屡用棕色合剂、青霉素等药；中医认为"久嗽"，常用半夏露、麦金杏仁糖浆等，皆不效。细询咳虽久而并不剧，痰亦不多；其主要症候为入夜胸中似有气上冲至咽喉，呼呼作声，短气，胃脘胸胁及背部隐隐作痛，畏寒，纳减。脉迟而细，苔薄白。颇似《金匮》胸痹、胸中气塞、短气证，乃以橘枳生姜汤加味治之。橘皮12g，麸枳实12g，生姜15g，姜半夏12g，茯苓12g。二诊：服药3剂后，诸症消退，胁背部痛亦止，惟胃脘尚有隐痛，再拟原方出入。橘皮12g，麸枳实9g，生姜12g，桂枝6g，陈薤白9g，全栝楼12g。三诊：5年宿疾，基本痊愈，痛亦缓解，再拟上方去薤、楼、桂枝，加半夏、茯苓、甘草以善其后。

姚国鑫，蒋钝儒. 橘枳生姜汤治疗胸痹的体会[J]. 中医杂志，1964，（6）：22.

案二：妊娠恶阻。张某，26岁，2005年7月20日初诊。停经54天，恶心4天，无呕吐，偶有中下腹隐痛，今日B超检查提示：宫内见3.3cm×1.0cm×2.0cm妊囊回声，胎心管搏动规则。7月18日检测血β-HCG 50889mU/mL，P124nmol/L。舌淡红，苔薄白，脉细。治法：调气温中降逆。方用橘枳姜汤加味：陈皮9g，枳壳3g，干姜5g，党参12g，炒白术10g，炙甘草5g。5剂。2005年7月25日复诊，恶心消失，腹痛除，口微苦，舌脉如上。治法：健脾调气，温中清热。方剂：香砂六君子汤加川黄连3g，4剂而愈。

马大正. 运用仲景小方治疗妊娠恶阻验案六则[J]. 甘肃中医，2006，（12）：7-8.

案三：梅核气。马某，男，58岁，干部，1990年11月30日来诊。自述，老伴说他一入睡就鼾声大作，似喉中有痰像拽锯一样上下出入，并自觉入夜后胸中似有气上冲至咽喉，呼呼作声，胸闷短气，胃脘胸胁及背部隐隐作痛，畏寒，纳差，舌淡苔白厚腻，脉迟而细。诊病前几年，经常咳嗽喉痒，受寒加重，用中西药久治不效。吾反复推测，此患者为阳虚气滞痰凝，正像《千金》评《金匮》橘枳姜汤条文说的那样："治胸痹，胸中愊愊如满，噎塞习习如痒，喉中涩燥，唾沫"，所以此症颇似《金匮》橘枳姜汤证，故加味治之。方药：橘皮10g，炒枳实10g，干姜15g，半夏12g，茯苓12g，射干10g，紫石英30g，海浮石10g。用此方先服三剂，气上冲咽症明显减轻，惟胃脘背部隐隐作痛，故在原方上加桂枝10g，薤白10g，以振奋阳气又服三剂，痛止，鼾声时有发作，再用首方服十五剂而愈。

高怀杰. 用《金匮》方治疗"梅核气"验例[J]. 陕西中医函授，1999，（1）：39-40.

四、饮邪内停证

饮邪内停证是由饮邪上乘及肺，肺失宣降所致。临床以胸中气塞、短气、咳嗽气逆、吐涎沫、小便不利等为主症。本证在《金匮要略》中见于胸痹轻证。现代临床本证主要见于咳嗽、胸痹、心痛、心悸、痞满、呕吐等中医内科疾病。

主症　胸中气塞，短气，咳嗽气逆，吐涎沫，小便不利。

病机　饮邪乘肺，肺失宣降。

治法　宣肺化饮。

方药　茯苓杏仁甘草汤。

茯苓三两　杏仁五十个　甘草一两

上三味，以水一斗，煮取五升，温服一升，日三服。不差，更服。

应用　胸痹。以饮邪上乘及肺，肺失宣降为病机。临床以胸中气塞、短气、咳嗽气逆、吐涎沫、小便不利等为主症。在《金匮要略》中治疗胸痹轻证之饮邪偏盛者："胸痹，胸中气塞，短气，茯苓杏仁甘草汤主之；橘枳姜汤亦主之。（九·6）"

病案选录

案一：心脏神经官能症。崔某，女，54 岁，2015 年 10 月 15 日初诊。患者 1 年前出现劳累或生气后胸闷、心慌、短气，在我院门诊查心电图和胸片未见明显异常，给予活血化瘀中成药治疗 1 周无效，后住院进一步查冠状动脉 64 排 CT 成像示冠脉未见明显异常，诊断为心脏神经官能症。无高血压、糖尿病等慢性病史。诊见阵发胸闷，心慌短气，劳累和生气后发作较多，形体偏胖，胃脘痞满，纳少，口干，少饮，夜眠可，大便黏腻不爽，舌体胖大，质暗，苔白滑，脉细。治疗之初，给予理气活血方药治疗 1 周，乏效。后根据患者舌象及脉症，考虑为饮阻气滞兼有血瘀证，乃易法宣肺化饮、行气化瘀，予茯苓杏仁甘草汤化裁：茯苓 30g，杏仁 12g，甘草 6g，枳实 10g，陈皮 10g，丹参 15g，砂仁 10g，红花 10g，桂枝 10g，生姜 5 片、大枣 3 枚。每日 1 剂，水煎分早晚空腹服用。服上方 1 剂后诸症明显减轻，后守方隔日 1 剂又继服 15 剂，诸症消除。随访半年未复发。

张克清. 茯苓杏仁甘草汤加味治疗胸痹的体会[J]. 国医论坛，2016，（5）：8-9.

案二：胸闷胸痛。申某，男，61 岁，2016 年 1 月 14 日初诊。诉胸闷、胸痛 2 年余。1 年半前曾因心绞痛发作，在地区医院行冠脉造影示三支病变，并于前降支植入支架 1 枚，后症状减轻，发作减少。最近 1 月余又出现活动时胸闷、胸痛，发作频繁，伴气短乏力，纳食可，夜眠欠佳，脾气暴躁，形体肥胖，舌体胖大，质暗红，苔滑腻，脉弦滑。既往有吸烟史，已戒。有痔疮病史 5 年，时有出血情况。心电图示心肌供血不足。中医辨证为痰湿阻滞兼气滞血瘀。治宜宣痹渗湿化痰，活血行气。以茯苓杏仁甘草汤合栝楼薤白白酒汤加减：茯苓 30g，杏仁 10g，栝楼 10g，薤白 20g，黄芪 30g，佛手 15g，栀子 10g，丹参 15g，赤芍 10g，陈皮 15g，桂枝 10g，生姜 3 片、大枣 5 枚。4 剂，每日 1 剂，水煎分服。现服西药不变。2016 年 1 月 20 日再诊，诉服上方后，胸闷气短明显减轻，胸痛减轻，夜眠改善，急躁减轻，舌质暗红，苔滑腻，脉弦滑。考虑到患者服药后痔疮再次出血，停药后减轻，说明本方活血力量偏大，故上方去赤芍、陈皮，加槐花 15g、大蓟 15g 以清肝凉血止血，4 剂，每日 1 剂，水煎分服，并用药渣煎汤坐浴。2016 年 1 月 26 日三诊，患者胸闷、胸痛之症基本缓解，活动耐量明显增加，可上 4 层楼不发作，痔疮未再出血。效不更方，继服 15 剂，2 日 1 剂，以巩固疗效。

张克清. 茯苓杏仁甘草汤加味治疗胸痹的体会[J]. 国医论坛，2016，（5）：8-9.

案三：胸痹。患者，女，49 岁。初诊日期：2018 年 11 月 12 日。主诉：气短喜长出气、胸骨中段刺痛 1 年余。现病史：患者 2017 年 4 月因冠心病在中国人民解放军总医院行支架植入治疗，植入支架 2 个。术后自 2017 年 7 月起，出现气短、喜长出气的症状，每天均发作；并有明显的胸骨中段刺痛，每在情绪紧张或劳累后发作，难以进行做饭等日常活动，胸骨中段刺痛不牵掣肩背。患者甚苦于此，遂至本科室就诊。刻下症：气短，喜长出气，胸骨中段刺痛，偶有头晕，无视物昏花，畏寒，大便 1 日 1 次，成形，夜尿 3 次。查体：舌黯红，苔白腻，舌有液线，脉沉滑。中医诊断：胸痹，寒饮内停、瘀血阻络证。治则：温化寒饮、活血止痛。治疗：方用茯苓杏仁甘草汤合栝楼薤白白酒汤合延胡索散：茯苓 42g，杏仁 14g，生甘草 14g，栝楼 25g，薤白 45g，延胡索 18g，加白酒 20mL 同煎服，日 1 剂，分早晚饭后服用，共服用 21 剂。2018 年 12 月 10 日该患者因其他原因复来就诊时，自诉服药后近 2 周来，气短，喜长出气未见发作，胸骨中段的刺痛亦愈，现全身有力，走路不似先前缓慢。

李安琪，林巧. 何庆勇主任医师运用茯苓杏仁甘草汤心悟[J]. 环球中医药，2020，（2）：239-241.

案四：胸痹痰饮痹阻，风寒犯卫证。王某，男，65岁，2015年11月2日初诊。自述反复咳嗽、咳痰10余年，加重并伴胸闷气短10天。曾被诊为慢性支气管炎、肺气肿。咳嗽每于冬、春季易发，每年迁延近3个月。今年入冬以来一直间断咳嗽、咳痰，近10天因出现痰多并伴胸闷气短，自服化痰及抗炎药物无效而来诊。诊见咳嗽，咳白稀痰且量多，睡前及晨起较重，伴胸闷气短，活动时尤甚，间恶风，时汗出，脘痞纳差，小便不利，舌质淡紫，苔白腻，脉细滑。查体：口唇紫绀（＋），颈静脉充盈，桶状胸，两肺可闻及干啰音，心率89次/分，律齐，双下肢轻度浮肿。胸片示两肺纹理增粗、紊乱。中医辨证属痰饮痹阻，风寒犯卫。治宜宣肺化饮，解表散寒。予茯苓杏仁甘草汤合桂枝加厚朴杏子汤加减：茯苓30g，杏仁15g，厚朴15g，桂枝10g，生姜10g，葶苈子12g，苏子12g，苏叶6g，白术12g，当归10g，甘草10g。每日1剂，水煎分服。药进4剂后咳嗽咳痰、胸闷气短明显减轻，小便量增多，恶寒汗出消除。上方减苏叶，加防风10g、黄芪15g，继服10剂。药后患者胸闷气短消除，时有咳嗽、咳痰，纳食可，二便调，基本恢复到入冬前的状态。

张克清. 茯苓杏仁甘草汤加味治疗胸痹的体会[J]. 国医论坛，2016，（5）：8-9.

案五：心律失常。富某某，女，56岁，干部，1985年4月5日就诊。证见：心动悸，脉结代。心电图：频发室性早搏。经中西药（中药如炙甘草汤等；西药如氯化钾，乙氨碘呋酮等）治疗不效。伴胸闷窒塞、短气、脘闷、纳呆、恶心欲吐，一日中之大半倚卧床榻，动之稍剧即短气动悸不已。观其体丰、面白、舌略胖、苔薄白润。拟茯苓杏仁甘草汤加味：茯苓30g，杏仁10g，炙甘草10g，枳壳10g，水煎，日一剂。1剂入咽，短气窒塞大减，3剂毕，早搏消失，脉缓匀齐，纳增，追访至今未再发。

陈津生. 运用经方治疗心律失常[J]. 北京中医，1988，（3）：19-21.

五、阴寒痹阻证

阴寒痹阻证是由阳气衰微，阴寒内生，阻滞气机所致。临床以胸痛剧烈或心痛彻背、肢体冷痛、筋脉拘急、面白唇青等为主症。本证在《金匮要略》中见于胸痹寒湿急证。本证在现代临床主要见于哮病、喘证、胸痹、真心痛等中医内科疾病。

主症 胸痛剧烈或心痛彻背，肢体冷痛，筋脉拘急，喘息咳唾，短气，面白唇青。

病机 胸阳不足、寒湿痹阻。

治法 温阳散寒、除湿止痛。

方药 薏苡附子散。

薏苡仁十五两　大附子十枚，炮

上二味，杵为散，服方寸匕，日三服。

应用 胸痹阴寒痹阻证。以胸阳不足，寒湿痹阻为病机。临床以胸痛剧烈或心痛彻背，肢体冷痛、筋脉拘急、喘息咳唾、短气、面白唇青等为主症。在《金匮要略》中，本证见于胸痹急证："胸痹缓急者，薏苡附子散主之。（九·7）"

▌ **病案选录**

案一：胸痹。曹某，男，50岁，工人。患肋间神经痛10余年，1975年1月4日晚，因连日劳累，觉胸部胀痛加重，至次晨痛无休止。此后，20 余日来，胸部持续胀痛不止。严重时，常令其子女坐压胸部，以致寝食俱废，形体衰疲。伴有呕恶感，口唾清涎，畏寒肢冷等症。经西医检查，超声波提示肝大，X 线为陈旧性胸膜炎，钡餐显示胃小弯有一龛影，其他无阳性发现。曾用西药解热镇痛剂、血管扩张剂、制酸、解痉、保肝、利胆及中药活血化瘀祛痰法，均无效。疼痛严重时，用杜冷丁能控制 3～4h。1975 年 1 月 28 日初诊：形证如上，闻及胃部有振水音，脉细弦，舌淡苔白润多水。属寒湿胸痹，宜温阳利湿。先予薏苡附子散：附子 15g，苡仁 30g。2 剂。1 月 30 日复诊：述服药当晚痛减，可安卧 3～4h。两服后，胸痛又减，饮食转佳。即于前方合理中及栝楼半夏汤，3 剂。2 月 2 日三诊：疼痛大减，仅遗胸中隐隐不舒，体力有增，饮食渐趋正常。改拟附子理中合小建中汤 3 剂，胸痛止。又续服 10 余剂，钡餐透视龛影消失，胸痛未再复发。

尚炽昌. 胸痹[J]. 河南中医学院学报，1978，（2）：39-40.

案二：胸痹。吴某，女，49 岁，干部。患冠心病心绞痛已近 2 年，常感胸膺痞闷，憋气，甚则不能平卧，服栝楼薤白半夏汤加丹参、鸡血藤、降香等多剂，证情已趋和缓。今日突然心胸疼痛，痛连脊背，呻吟不已，口唇青紫，手足冰冷，额汗如珠，家属急来邀诊，舌暗水滑，脉弦迟极沉。询其原因，系由洗头劳累受凉所致。此属寒甚而阳衰，痹甚而血阻，若疼痛不解，阳将脱散，生命难保，故急以大剂薏苡附子散合独参汤加味救治：薏苡仁 90g，熟附子 30g，人参 30g，参三七 24g。先煎参、附，后纳苡仁、三七，浓煎频呷。只 2 剂，疼痛即缓解，厥回肢温，额汗顿止。

杨医亚. 中医自学丛书 第 7 分册 金匮[M]. 石家庄：河北科学技术出版社，1985.

案三：胸痹。吴某，女，47 岁。胸痛，背痛已有五年之久，时好时坏。反复无常，于 1981 年 4 月 28 日来我处就诊。体验：胸透心肺无异常变化，心电图正常，平素无肋软骨炎和气管炎病史。每次胸痛发作，先以背部开始放射到前胸，若劳累和寒冷后加重，疼痛剧烈时喜欢人家用足蹈其背当可缓解。舌暗淡尖有紫斑，舌苔白腻。曾用逍遥散，九气拈痛，栝楼薤白白酒汤等治疗无效。故初步考虑为：阳虚血瘀，寒湿胸痹。试投薏苡附子散合参苏饮加味：薏苡仁 15g，炮附子 9g，丹参 20g，苏木 10g，制乳没各 9g，白芥子 5g，灵脂 10g，元胡 12g，丝瓜络 10g，广郁金 10g，菖蒲 6g，柴胡 12g，橘络 10g。服药 3 剂，疼痛大减，又用原方继进 6 剂疼痛全止。但不能干重活，稍累即复发。后用上方减灵脂，加当归、白芍、党参、配丸剂 1 料以善后。

王占玺. 张仲景药法研究[M]. 北京：科学技术文献出版社，1984.

案四：脚气病。刘某，男，17 岁，中学生。因长期吃白大米，且寄宿学校，少吃青菜，近日来下肢浮肿，心悸，胸闷，稍微活动即感气促。观其舌苔薄白，脉沉迟，拟薏苡附子散加味：薏苡仁 20g，附子 9g，糙米 20g，水煎服，连用三剂瘥愈。

吴腾师. 薏苡附子散治疗脚气病[J]. 福建中医药，1985，（1）：63.

六、寒饮上逆证

寒饮上逆证是由于胃气因寒饮闭塞不能通降下行，反与寒邪、痰饮一同向上冲逆所致。临床以胸胃满闷、心窝部位向上牵引悬痛等为主症。本证在《金匮要略》中见于心痛。本证在现代临床主要见于胸痹、心痛、痞满、呕吐、反胃、胃痛等中医内科疾病。

主症 胸胃满闷，心窝部位向上牵引悬痛。

病机 寒饮上逆、遏阻心阳。

治法 通阳化饮、降逆消痞。

方药 桂枝生姜枳实汤

桂枝 生姜各三两 枳实五枚

上三味，以水六升，煮取三升，分温三服。

应用 心痛。以中焦阳虚，寒饮上逆，阻遏心阳为病机，临床以胸、胃脘部满闷不舒、心窝部位向上牵引悬痛为主症。本证在《金匮要略》中见于心痛："心中痞，诸逆，心悬痛，桂枝生姜枳实汤主之。（九·8）"

病案选录

案一：功能性消化不良。患者，女，46 岁。经常性胃胀满闷，食不消化，口吐涎水，饱胀嗳气，按之心下有振水音，气短疲惫，营养欠佳。吞钡影示：胃下垂，张力低，有大量潴留液。刻诊：面容憔悴，色萎黄，形体瘦弱，经常性少食，多食胃胀，甚者吐水带食，舌胖淡，有齿痕，脉虚大而滑。治法：补气温胃，通阳化饮。方：桂枝生姜枳实汤加味。组成：桂枝 20g，生姜 30g，枳实 15g，苍白术各 15g，党参 30g，吴茱萸 9g，草果仁 12g（去皮打碎入煎）、猪苓 18g，槟榔片 10g，厚朴 15g，茯苓 30g。1 剂/日，水煎分早晚 2 次温服。复诊：药服 7 剂，胃中水饮减少，胀满减轻，纳谷渐增，脉转虚缓，气短疲乏之感仍觉明显，于上方加黄芪 30g，大枣 10 枚，治疗月余，诸症悉除。

陈锐. 桂枝生姜枳实汤临床新用[J]. 中国社区医师，2011，27（17）：15.

案二：妊娠恶阻。金某，27 岁，2005 年 9 月 13 日初诊。妊娠 43 天，9 月 8 日曾经出现阴道少量出血，当天出血即止。嘈杂，恶心，口不渴，纳欠，二便正常。舌淡红，苔薄白，脉细。治法：温中和胃降逆。方用桂枝生姜枳实汤加味：桂枝 6g，生姜 5 片、枳实 5g，半夏 12g，茯苓 10g。3 剂。2005 年 9 月 16 日二诊。恶阻好转，纳可，嗳气，舌脉如上。上方加砂仁（冲）5g，3 剂。2005 年 9 月 23 日三诊。恶阻继续减轻，嗳气已除，纳可，多涎唾，二便正常。舌略红，苔薄白，脉细。治法：温中健脾降逆。方用桂枝人参汤加味：桂枝 6g，党参 12g，炒白术 10g，干姜 5g，炙甘草 6g，半夏 15g，茯苓 10g，生姜 6 片。3 剂。2005 年 10 月 5 日四诊。恶阻消失，口燥，纳欠，舌脉如上。治法：健脾助运。参苓白术散加鸡内金 6g，炒谷芽 10g，炒麦芽各 10g，5 剂而愈。

马大正. 运用仲景小方治疗妊娠恶阻验案六则[J]. 甘肃中医，2006，（12）：7-8.

案三：胸痹。吴某，男，45 岁。近年来自觉胸中郁闷，常欲叹息，胃中嘈杂，时有涎唾。最近病情加重，有胸前压痛感，心悬如摆，短气不足以息。闻声则惊，稍动则悸，心烦失眠，精神困倦，食纳尚可，口干不欲饮，小便频而短。察其体质肥胖，素贪甘脂。诊脉弦而数，舌胖苔白。此属脾失健运，痰饮上凌，以致心阳被遏，肺气郁滞而病胸痹。本案脉弦数，弦系痰饮上盛，数乃心阳不伸。病由脾气虚而不能散精，反化成痰。逆于肺则唾浊，聚于心则惊悸。治法当予驱逐痰饮为主，兼运脾胃。方用桂枝生姜枳实汤加味。处方：嫩桂枝 5g，淡生姜 5g，炒枳实 6g，法半夏 9g，鲜竹茹 10g，云茯苓 10g，广橘皮 6g，全瓜蒌 9g，薤白头 6g，炙甘草

5g。5剂。复诊：数象转缓，苔呈薄腻，胸满略舒，心痛已止。但惊悸仍影响睡眠。津液布化不施，乃由脾气之虚。法当治以辛散，佐以苦温，化饮运脾，以护心阳，此为"子来救母"之法。处方：云茯苓 10g，漂白术 9g，嫩桂枝 5g，法半夏 6g，广橘皮 6g，炒枳实 6g，全瓜蒌 9g，薤白头 9g，炙甘草 5g，九节菖蒲 3g。本方服至 20 余剂，诸症若失。

李聪甫. 试论胸痹与脾胃辨证的关系[J]. 中医杂志，1983，（1）：13-15.

鉴别　枳实薤白桂枝汤、桂枝生姜枳实汤两方同主心中痞、气逆之证。但两方又有所不同。枳实薤白桂枝汤是以气滞为主的病变，其病理因素多兼夹痰，属于胸痹心中痞之实证，病位主要在心胸部，病变范围比较广泛，不仅影响胃腑、两胁，胸背疼痛的症状也更为明显，主治痰饮痹阻胸阳，并波及胃脘、胁下的胸痹实证。桂枝生姜枳实汤是以气逆为主的病变，多兼夹饮证，病位局限在心和胃，且更偏于胃，主要治疗中焦阳虚、寒饮上逆、阻遏心阳引起的心痛病症。二方区别如表 5-10。

表 5-10　枳实薤白桂枝汤与桂枝生姜枳实汤鉴别

	枳实薤白桂枝汤	桂枝生姜枳实汤
病证	喘息咳唾、胸背痛、短气、心中痞闷、胸满、胁下逆抢心之心胃病证	胸胃满闷、心窝部位向上牵引悬痛之心胃病证
病机	痰饮上逆、结滞心胸	寒饮上逆、遏阻心阳
治法	通阳宣痹、泄满降逆	通阳化饮、降逆消痞
药物	枳实四枚、厚朴四两、薤白半斤、桂枝一两、栝楼一枚	桂枝、生姜各三两、枳实五枚
用法	以水五升，先煮枳实、厚朴，取二升，去滓，内诸药，煮数沸，分温三服。	以水六升，煮取三升，分温三服

七、寒凝心脉证

寒凝心脉证是由阳气衰微，阴寒痼结，经脉凝滞不通所致。临床以心痛彻背、背痛彻心为主症，甚者伴四肢厥冷，冷汗出，面色灰黯，脉沉紧或细微欲绝等。本证在《金匮要略》中见于心痛。现代临床本证主要见于心痛、胸痹、胃腹痛等中医内科疾病。

主症　心痛彻背，背痛彻心，舌质暗青或紫，苔白滑有水气，脉沉紧。

病机　阴寒痼结、寒气攻冲。

治法　温阳散寒、峻逐阴邪。

方药　乌头赤石脂丸。

蜀椒一两　乌头一分，炮　附子半两，炮　干姜一两　赤石脂一两

上五味，末之，蜜丸如桐子大，先食服一丸，日三服。不知，稍加服。

应用　心痛。以阴寒痼结，寒气攻冲为病机，临床以心痛彻背，背痛彻心，痛势剧烈，痛无休止为主症，甚者可伴四肢厥冷，冷汗出，面色灰黯，脉沉紧或细微欲绝等。在《金匮要略》中本证见于心痛："心痛彻背，背痛彻心，乌头赤石脂丸主之。（九·9）"

病案选录

案一：胸痹。洪某，女，39 岁。有冠心病史，4 年前在北京某医院确诊。近来心前区隐痛，憋闷，畏寒怕冷，入冬尤甚。自述在京虽盛夏之时，夜眠都要垫狗皮褥子，舌淡苔白，脉沉弦。

证属阴寒内盛，宜温阳逐寒止痛。予《金匮》乌头赤石脂丸：川椒80g，制川乌40g，制附子40g，干姜40g，赤石脂80g。研末，蜜为丸。每丸9g，每日1丸，分早晚两次食前服用。服后隐痛明显减轻，至第5天，心前区疼痛消失。服15天后，每天加服人参粉3g，分2次，与乌头赤石脂丸一起吞服。1个月后，停服乌头赤石脂丸，嘱常服人参以善其后。1年后随访。病情稳定。

周冠群. 临床应用《金匮要略》方三例[J]. 上海中医药杂志，1983，（1）：20.

案二：真心痛。吕某某，女，62岁，1983年2月15日就诊。间发左胸疼2年。近日天气寒冷，自觉胸闷不适，今晨突发心绞痛不休，急用硝酸甘油片含舌下无效，求余诊治。证见心痛彻背，时有昏厥，汗出肢冷，唇舌青紫，脉细微欲绝，心电图示：急性下壁心肌梗死。证属寒凝痹阻，阳虚欲脱之候。治法：回阳救逆固脱。急用乌头赤石脂丸加减：乌头10g，乌附片30g，干姜10g，川椒8g，赤石脂15g，桂枝15g，红参15g。水煎。一昼夜急服2剂，心痛大减，汗止肢温，昏厥随之而除。共服5剂，心痛消失，唯有胸闷不适，舌质淡红，苔白，脉象沉细。心电图复查提示：窦性心动过缓；冠状动脉供血不足。危证已去，改用枳实薤白桂枝汤加丹参20g，栝楼10g，黄芪20g，红花4g，调治一月而愈。随访一年未见复发。

李济民. 经方治疗急证二则[J]. 国医论坛，1989，（2）：14-15.

案三：胃脘痛。姜某某，男，28岁。患者胃脘痛2年余。经常复发，遇冷加重，痛甚时冷汗出，食纳减少。舌淡苔白，脉紧。辨证为寒凝气滞性胃痛。方用乌头赤石脂丸治疗，处方：乌头8g，川椒30g，干姜30g，附片15g，赤石脂30g。共为细末，炼蜜为丸如豌豆大，每服5丸，日服1次，早饭后服。服药数日后，症状减轻，疼痛明显缓解。继服1个月之后病愈，再未复发。

权依经. 古方新用[M]. 兰州：甘肃人民出版社，1981.

案四：寒痹。张某某，女，43岁，1983年3月26日初诊。左大腿疼痛，且向小腿、脚放射，怕冷年余，无外伤史，疼痛与天气变化无关。两便正常，舌正，脉滑。检查：病人俯卧，左大腿后侧、臀大肌均有明显疼痛。病人仰卧，左大腿直腿高举征阳性，高抬50°后左大腿后侧有明显疼痛。西医诊为左大腿坐骨神经痛，中医辨证为寒痹，治以温经活血，乌头赤石脂丸加减。川椒9g，细辛3g，干姜9g，益母草30g，老鹳草15g，牛膝15g，甘草30g，制川草乌各3g，赤石脂30g，川芎9g，当归9g，穿山龙10g。上方6剂后左大腿疼痛大减，原方再服12剂。1983年4月20日三诊，服用12剂后，疼痛已完全消失。6月18日复查，左侧直腿高举征阴性，无疼痛。

刘俊士. 乌头赤石脂丸的辨证新用[J]. 北京中医，1987，（4）：28-29.

案五：荨麻疹。吴某某，男，57岁，1983年6月27日初诊。全身荨麻疹时发时愈已十余年，全身瘙痒难忍，皮疹以上半身多见，怕冷，平时遇冷即全身发作，经多方治疗，虽有时亦能暂时缓解，但疗效总不理想，遇冷就发。舌体有齿痕，两脉滑缓。证属素体阳虚，挟有风邪，拟温阳散寒，乌头赤石脂丸加减。制川草乌各3g，桂枝3g，白芍9g，细辛3g，干姜9g，白芷4g，川椒9g，甘草9g，赤石脂30g，3剂。1983年6月30日二诊，荨麻疹大减，皮肤瘙痒缓解，仍以原方3剂，继续治疗。7月5日三诊，荨麻疹已全部消退，随访二年，基本上未见复发。

刘俊士. 乌头赤石脂丸的辨证新用[J]. 北京中医，1987，（4）：28-29.

八、湿气上冲证

　　湿气上冲证，是由心阳不振，肾气虚不能化气行水，湿浊毒气上冲心肺所致。临床以脚腿肿胀痛重或软弱无力、麻木不仁为主症，严重者可发展为脚气冲心，出现心悸、喘急、胸中胀闷、呕吐等症。本证在《金匮要略》中见于历节病。在现代临床本证主要见于胸痹、心悸、呕吐等中医内科疾病，以及脚气、湿疹等外科疾病，带下量多等妇科疾病，以及历节等骨伤科疾病。

　　主症　腿脚肿胀痛重或软弱无力、麻木不仁。严重者可见脚气冲心，出现心悸、喘急、胸中胀闷、呕吐等症。

　　病机　湿毒郁滞、日久化热、循经上冲。

　　治法　燥湿降浊解毒。

　　方药　矾石汤。

矾石二两

上一味，以浆水一斗五升，煎三五沸，浸脚良。

　　矾石性燥酸涩，有收湿解毒之功；浆水煎煮，增强解毒之力。故脚气上冲，用矾石汤温洗浸脚，以燥湿降浊解毒。

　　应用　历节脚气冲心病。以湿毒郁滞，日久化热，循经上冲为病机，临床以腿脚肿胀痛重或软弱无力、麻木不仁为主症。在《金匮要略》历节病中记载有："矾石汤：治脚气冲心。"

病案选录

　　案一：脚气冲心。刘某，女，34岁。1983年8月25日诊。5年来为脚气所苦，经治不愈。冬春减轻，夏秋增剧，甚时脚肿如脱，趾缝溃烂流水，难以动作。今岁入秋，阴雨偏多，其疾大作，除前述症外，又见痒痛难耐，心中烦乱，起卧不安，饮食减半，恶心欲吐，小溲短赤，带多色黄。某医院诊为脚气感染，肌内注射青霉素、日服维生素B1、外涂脚气膏，2周无效。诊见脉沉细而滑数，舌质偏红，苔黄略腻。辨为湿毒郁滞，日久化热，循经上冲，正仲景所谓脚气冲心之候也。处方：白矾40g（研细），浆水3000g，空煮数沸，投矾于内，搅化，倾入盆中，乘热浸脚半时许，尔后仰卧一时许。每日1剂，浸1次，3日后痛止肿消痒除，溃烂愈合，诸症悉平，嘱服龙胆泻肝丸2周，以清残湿余毒。观察至今已6年，病未复发。

王恒照. 矾石汤治脚气冲心[J]. 四川中医，1990，（2）：46.

　　案二：耳部湿疹。阎某，男，17岁。患者耳内湿疹感染，黄水淋沥，溃烂成疮，痛痒难忍，起初湿疹局限于外耳道，后则浸淫面部及耳后周围，曾用西药治疗无效。舌苔白腻，脉见沉滑而数。乃肝胆湿毒为患，急投龙胆泻肝汤原方，外以枯矾加少许冰片为粉外擦。共外用上药三次，服药3剂而告痊愈。

王占玺. 张仲景药法研究[M]. 北京：科学技术文献出版社，1984.

　　案三：带下。初诊：2006年5月29日。周某，39岁，带下量多已经一年，如水样阵下5天，外阴潮湿，难以终日，纳可，二便正常，月经周期30～40天一潮，经量正常，经色鲜红，7～10天净，经前乳房胀痛。B超检查提示：子宫三径之和16.9cm，未发现输卵管积水现象。

曾以脾肾阳虚辨证治疗，投以真武汤合五苓散 5 剂无效。末次月经 4 月 23 日来潮，5 月 20 日净。舌淡红，苔薄白，脉细。妇科检查：外阴无殊，阴道通畅，宫颈轻炎，子宫后位，略大，质地中等，活动，无压痛，两侧附件无压痛。西医诊断：（1）慢性子宫颈炎。（2）子宫肥大症。治法：温经燥湿止带。方剂：温经汤合矾石汤。桂枝 5g，吴茱萸 3g，川芎 5g，当归 6g（炒），白芍 10g，丹皮 10g，炮姜 5g，半夏 10g，麦门冬 10g，党参 12g，炙甘草 5g，阿胶（烊冲）10g，苍术 12g，5 剂。明矾粉每日 30g，加水适量浸洗外阴。二诊：2006 年 6 月 2 日。带下已除，外阴潮湿已消，舌脉如上。中药守上方续进 7 剂。明矾外洗如上。三诊：2006 年 6 月 10 日。带下不多，外阴潮湿未再发生，舌脉如上。中药守上方续进 7 剂。

马大正. 妇科证治经方心裁[M]. 北京：人民卫生出版社，2007.

案四：足跟痛。张某某，女，50 岁。四川省万县市某医院职工家属。初诊时间 1988 年 3 月。自述右足跟反复疼痛 1 年。患者于 1 年前出现脚跟疼痛，经 X 摄片证实"右跟骨轻度骨质增生"。曾先后服用强的松、扑炎痛、安定片及痛点注射地塞米松等，症状虽有缓解，但停药后常复发。1 年来因长期接受激素治疗而导致水钠潴留和抵抗力下降，不得已又停用激素。其足跟痛又再次复发，为避免激素治疗的副作用而求治于中医。刻诊右足跟疼痛，站立和步行时疼痛加剧。在右足跟骨内侧有一压痛点，压痛明显。面色萎黄，颜面浮肿，头昏眼干。舌质淡，苔薄白，脉弦。此肝肾不足，又为风寒湿所伤之证。治以调补肝肾，祛风除湿，散寒止痛。药用羌活 15g，川芎 15g，杜仲 15g，独活 10g，防己 10g，防风 10g，细辛 6g，骨碎补 10g，淫羊藿 15g，以上诸药水煎，去渣温服，1 日 1 剂。另以明矾 100g 加入前述取汁后的药渣中，再加米泔水 2000mL 煮沸 15 分钟后，去渣留汁，趁热熏、洗、揉、搽。洗毕后，药汁留用，第 2 次再煎洗如前法，每日 2 次。经以上措施治疗 1 月，疼痛逐渐消失，腰膝酸软好转。又治 1 月，诸症全消，活动如常，追访半年，未见复发。

寿彭. 中医药疗法治疗足跟痛症 38 例[J]. 成都中医学院学报，1993，（4）：26-27.

第四节　心　热　证

心热证，是指因热邪直中心经，或心阴、心血虚损等所引起的一类证候。本证临床多有因心经有热而致面赤，络脉血溢，烦躁，睡卧不宁，口舌生疮等症状。或因心阴血不足而见虚热症状，心阴血不足而致虚热症状可参心肺阴虚证节。本节根据《金匮要略》的基本内容，将心热证分为心火亢盛证和湿热火毒证两种。心火亢盛证，是由心火亢盛、迫血妄行所致；湿热火毒证，是由湿热内蕴，火毒炽盛所致。

一、心火亢盛证

心火亢盛证是由心火亢盛、迫血妄行所致。临床以心烦不安，吐血，衄血，面赤舌红等为主症。在《金匮要略》中见于吐衄血病及妇人饮证误下成痞。本证在现代临床主要见于血证、痞满、心悸等。

主症　吐血衄血，血色鲜红，来势较急，面赤口渴，烦躁便秘，舌红苔黄，脉数有力。

病机　火热炽盛、迫血妄行。

治法　泻火解毒、燥湿泻热。

方药　泻心汤。

大黄二两　黄连一两　黄芩一两

上三味，以水三升，煮取一升，顿服之。

应用

1. 出血证。以火热旺盛，迫血妄行为病机，以吐血、衄血、心烦不安等为主症，如《金匮要略》所载："心气不足，吐血，衄血，泻心汤主之。（十六·17）"

2. 上焦寒饮吐涎沫误下后痞证。以热壅中焦，气机不畅为病机，以心下痞满为主症，可伴口干而臭、大便干、舌红苔黄厚腻等症。如《金匮要略》所述："妇人吐涎沫，医反下之，心下即痞，当先治其吐涎沫，小青龙汤主之。涎沫止，乃治痞，泻心汤主之。（二十二·7）"

病案选录

案一： 鼻衄。贺某某，男，26岁，工人，1980年9月10日初诊。鼻衄已二十余年，患者自4岁开始，每年春季流鼻血，出血前先头痛，全身不适，胃脘憋闷，每次流血40～50mL，每二三日流血一次，一两个月后缓解。自今年以来，症状加剧，不分季节，经常发作，屡经中西医治疗无效，大便干，有下坠感。舌苔白，脉左右上关上滑。辨证：心火亢盛，迫血妄行。治则：泻心止血。处方：黄连8g，黄芩9g，大黄6g，生地24g，侧柏叶30g，服三剂，鼻衄止，又服六剂，痊愈。

刘景祺. 经方验[M]. 呼和浩特：内蒙古人民出版社，1987.

案二： 鼻衄，腹泻。于某某，女，37岁，农民，1982年11月17日初诊。鼻衄腹泻已三月余。胃脘经常憋胀，饭后胀满较剧，纳呆，大便稀，每日七八次，每天夜间大便二三次，且有五更泻。血常规化验：红细胞2.85×10^{12}/L，血色素7g，白细胞5.6×10^{9}/L，屡治未愈。舌淡，苔薄白，脉左右上关上滑。印象：鼻衄，下痢。辨证：邪热塞聚，上逆下迫。治则：泻热除痞。处方：大黄6g，苦参9g（代黄连）、黄芩9g，炒莱菔子15g，藿香叶12g，竹茹12g，六剂。11月24日复诊：服药后诸症状大减，恶心止，鼻衄止，纳增，大便每日一二次，成形，夜间已不大便。又按原方服六剂，巩固疗效。

刘景祺. 经方验[M]. 呼和浩特：内蒙古人民出版社，1987.

案三： 原发性血小板减少症。王某，男，18岁，学生，1980年2月20日初诊。自1979年8月21日鼻出血不止，当时化验血小板8×10^{9}/L，血色素6g，乃入某医院住院治疗。曾于发病前十天患感冒，咽喉痛，曾服土霉素五天，过二三天后突然鼻流血不止。住院期间曾服激素，注射止血剂，并口服犀角地黄汤十余剂无效，前后共输血3000mL多，但仍经常大出血，血小板始终在（5～8）$\times 10^{9}$/L，血色素4～6g，后来曾注射长春新碱两次，住院六个月，病情未见好转，自动出院。乃邀吾诊治。病人胃脘憋闷，面色苍白，形如圆月，皮肤毳毛增长，肝脾未触及，齿龈向外渗血。舌淡，苔白，舌边有齿印，脉左右上关上浮滑。印象：鼻衄、齿衄。辨证：阴气不足，阳气独盛，迫血妄行。治则：清热除痞，降火止血。处方：大黄9g，黄连6g，黄芩9g，生地24g，藕节30g，白茅根30g，服二十一剂，未有大出血，但齿龈仍向外渗血，血小板上升至1.2×10^{10}/L。又按原方服六十剂，齿龈渗血停止，出血凝血时间正常，血

小板上升至 2.4×10^{10}/L。纳增，体力增加，能自由外出活动。苔薄白，脉左右上关上浮滑。处方：大黄9g，黄连6g，黄芩9g，鲜荷叶30g，鲜藕节30g，鲜茅根60g，鲜侧柏叶30g，服九十剂，临床症状消失，血小板升至 3.2×10^{10}/L。至九月初复学上课。疗后一年半复查，未有出血现象，血小板仍为 3.2×10^{10}/L，出血凝血时间正常。疗后二年半复查，血小板 5.2×10^{10}/L，出血凝血时间正常。

刘景祺. 经方验[M]. 呼和浩特：内蒙古人民出版社，1987.

案四：吐血。陈某，男，60 岁。1994 年 4 月 20 日初诊。述患"十二指肠球部溃疡"多年，近日因劳累，胃脘部疼痛难忍，今晨饭后即感恶心欲吐，随之呕出鲜血约 300mL，夹有瘀块和未消化食物，继而恶心呕血频作，遂来就诊。舌红，苔薄黄，脉弦滑数。诊为吐血。证属胃中积热，迫血妄行。治宜清胃泻热、化瘀止血。方药：大黄 30g，黄芩 9g，黄连 9g，代赭石 30g。上药急煎服。药后吐血立止，胃脘痛消失。续服 2 剂以清余邪。

罗卫东. 经方治验4则[J]. 国医论坛，1995，（6）：18.

案五：心胃火盛，阳亢热实证。杨某，男，38 岁。因与家人争吵，气恼之后，精神异常烦躁，坐立不安，怒目向人，握拳欲击，六七日不眠，反欲奔跑为快。切其脉洪大有力，舌苔厚黄，口味臭秽喷人，问其家人，大便已 7 日未解。辨为心胃火盛，阳亢热实。当泻心胃之实火。大黄 10g，黄连 10g，黄芩 10g。连服几剂，患者狂热未减，大便未下。病重药轻，将大黄剂量增至 15g。服后大便泻下较多，患者顿觉神疲思睡，寐而打鼾，两日后始醒，狂证如失。

刘渡舟. 伤寒论临证指要[M]. 北京：学苑出版社，1993.

二、湿热火毒证

湿热火毒证，是由于湿热内蕴，火毒炽盛所致。临床常见疮起形如粟米，范围较小，瘙痒不止，搔破则黄水淋漓，浸渍皮肤，蔓延迅速，浸淫成片，遍及全身为主的症状。在《金匮要略》中见于浸淫疮病。现代临床主要见于浸淫疮、疖肿、丹毒、赤眼、牙痛等。

主症　初起形如粟米，范围较小，瘙痒不止，搔破则黄水淋漓，浸渍皮肤，蔓延迅速，浸淫成片，遍及全身。

病机　湿热火毒内扰。

治法　泻心火、解热毒、燥湿浊。

方药　黄连粉。

黄连十分　甘草十分

上二味，捣为末，饮服方寸匕，并粉其疮上。

《金匮要略》黄连粉未载药方，据桂林古本《伤寒杂病论》补。黄连粉泻心火、解热毒，燥湿浊，内服外用皆可；甘草清热解毒。后世医家亦有单用黄连一味治黄水疮及一切疮疖痈肿等，并治赤眼、牙痛、舌肿等属湿热火毒者。

应用　浸淫疮病。以湿热火毒内扰为病机，以初起形如粟米，范围较小，瘙痒不止，搔破则黄水淋漓，浸渍皮肤，蔓延迅速，浸淫成片，遍及全身为主症。在《金匮要略》中，治浸淫疮病："浸淫病，黄连粉主之。方未见。（十八·8）"

病案选录

案一： 急性传染性结膜炎。王某，女，21岁，学生。1988年9月26日就诊。昨晚左眼忽然痛痒交作，流泪难睁，畏光羞明。今晨起床眼眵甚多，白睛红赤（网状充血），脉浮数有力，舌红苔黄薄。此乃心火上炎。予黄连粉5g，陈细茶一撮，共放入茶杯内，加滚开水泡约5分钟揭开杯盖，置患眼于其上熏之，以有热感而不烫为度。药液冷却后用3层纱布过滤去渣，用滤液反复洗患眼。仅治2次，即告愈。

陈寿永. 黄连粉外用举隅[J]. 安徽中医学院学报，1991，10（2）：48.

案二： 阴囊湿疹。王某，男，19岁，学生。1989年10月18日就诊，昨日阴囊瘙痒，睡后渐甚，难以忍受，抓破后流黄色汁样水。阴囊后方见不规则皮损7处，有点状渗出液和抓痕，腹股沟淋巴结肿大，脉数，舌红苔黄腻。此乃湿热下注，拟黄连粉6g，枯明矾4g，冰片少许，共研细和匀，擦搽阴囊。第2天水止痒渐失。

陈寿永. 黄连粉外用举隅[J]. 安徽中医学院学报，1991，10（2）：48.

案三： 夏令性皮炎。谢某，男，32岁，干部。1990年8月17日就诊，昨日骑自行车烈日下往返50多公里，汗出先多后少，回来后两下肢发红，有小丘疹，瘙痒难忍，脉浮大，舌红，苔黄薄而腻。此乃暑热外熏，汗滞腠理。予黄连粉10g加陈茶汁调擦，自觉清凉，后渐汗出，疹消痒止。

陈寿永. 黄连粉外用举隅[J]. 安徽中医学院学报，1991，10（2）：48.

案四： 嘈杂。患者黄某，男，35岁，建筑工人。2016年4月15日就诊。患者述2月余前与工友聚餐，饮白酒至醉，此后反复出现胃中空虚，消谷善饥，似痛非痛，口苦，每日进食7～8次仍时有饥饿感，渴喜冷饮，无明显反酸，偶有嗳气，大便质硬，1～2日一行，小便色黄，夜寐尚安，舌红，苔黄，脉数。就诊前已经服用过奥美拉唑、铝碳酸镁等药，服药时症状缓解，停药后上述症状反而加重。处方：黄连10g。7剂。研粉，晨起空腹时用凉开水冲服。连服7日。复诊时患者自述用药3天后上述症状便明显缓解，服药7日后已无明显消谷善饥感。以玉女煎7剂巩固善后。随访1年，未再复发。

陈余圣. 黄连粉空腹吞服治疗嘈杂验案2则[J]. 江西中医药，2017，48（12）：22.

案五： 黄水疮。李某，女，6岁。1985年7月10日诊。述其半月前耳后及后头部有十多个黄豆大红丘疹，强痒焮热疼痛，继则破溃流黄水，黄水所过之处又有新疹出现。经用西药（不详）外涂无效。查：后头部、两耳后及额下均有散在红丘疹，小如黄豆，大如指头，双耳后溃烂流黄黏水，瘙痒热痛。舌尖红，苔薄黄，脉稍数。诊为黄水疮。属湿热毒盛。用黄连粉10g，渗水处干撒，余处用麻油调涂。次日，渗水减少，痛痒减轻。共用药三次，结痂而愈。

刘天骥. 黄连粉治黄水疮[J]. 四川中医，1991，（11）：42.

第六章

脾 证 类

脾证类是由脾的运化、升清功能失职，致使运化失司，升降失常为主要病理改变而出现的一类证候。脾病的证候一般可分为虚、实两类，以虚证居多，往往因饮食、劳倦、思虑过度所致，或病后失调形成。脾实证多由饮食不节，或外感之邪内阻形成。脾虚证多因外感或内伤等各种原因损伤脾脏气血阴阳所致。脾证类临床症状纷繁复杂，可见腹满、腹痛、呕吐、下血、下利、便秘、黄疸、水肿等表现。在治法上，由于脾病的病因病机及临床表现极为复杂，故以临床表现为凭依，据证立法，依法定方，灵活多变。本章根据《伤寒论》和《金匮要略》的基本内容以及引起脾证的病邪属性，将脾证分为脾实证、脾气虚证、脾阳虚证、脾气血（阴阳）两虚证四类证候，兼有其他证候但以脾证为主者亦归于本章论述。脾证类证候主要见于《伤寒论》太阳病、阳明病、少阳病、太阴病、少阴病和厥阴病等疾病，也见于《金匮要略》血痹虚劳病、肺痿肺痈咳嗽上气病、腹满寒疝宿食病、痰饮咳嗽病、消渴小便不利病、水气病、黄疸病、惊悸吐衄下血胸满瘀血病、呕吐哕下利病、妇人妊娠病、妇人产后病、妇人杂病等多种疾病。现代临床将脾、胃、大肠类疾病统归脾胃疾病，包括呕吐、噎膈、反胃、呃逆、胃脘痛、腹痛、泄泻、便秘等。

第一节 脾 实 证

脾实证泛指因食积不化，或寒湿、湿热等邪犯脾，使脾失健运引起的一类病证。《素问·玉机真脏论》："脾为孤脏，中央土以灌四旁，其太过与不及，其病皆何如？"《灵枢·本神》指出："脾藏营，营舍意，脾气虚则四肢不用，五脏不安，实则腹胀，经溲不利。"故《内经》已经提出脾有太过不及或虚实之分。脾实证多以风热、痰饮水湿、食积不化等外感内伤病邪伤脾所致，以脾失健运、水湿内停为多，本节脾实证仅论及《金匮要略》水气病之皮水证。

皮水夹热证

皮水夹热证，因脾失健运、肺失通调，不能下输膀胱致水气内停、郁热内生，或兼风邪夹热侵袭，属水气内停而有里热或兼有外感风热者。临床以一身面目悉肿、小便不利，脉沉为主症。可兼发热、肢节酸楚、咽痛、舌红等症。本证见于《金匮要略》水气病之皮水。亦可见于风水、历节等病证。现代临床主要见于中医内科水肿及风湿热痹等病证。

主症　一身面目悉肿、按之凹陷，腹胀，小便不利，脉沉；或发热恶风，汗出，口渴，关节肿痛，下肢软弱无力，脉浮。

病机　脾失健运、肺失通调、水湿内停，或兼风热侵袭。

治法　发汗利水、兼燥脾湿、疏风泄热。

方药　越婢加术汤。

麻黄六两　石膏半斤　生姜三两　甘草二两　白术四两　大枣十五枚

上六味，以水六升，先煮麻黄，去上沫，内诸药，煮取三升，分温三服。恶风加附子一枚，炮。

应用

1. 皮水。以脾失运化、肺失通调、水停皮下、郁而生热为病机。临证可见一身面目悉肿、按之凹陷、小便不利、脉沉。因水郁皮下肌表、郁而生热，故用越婢汤发汗利水，兼清郁热，加白术运脾燥化水湿，表里同治。如《金匮要略》所述："皮水，其脉亦浮，外证胕肿，按之没指，不恶风，其腹如鼓，不渴，当发其汗。（十四·1）""渴而不恶寒者，此为皮水。（十四·4）""里水者，一身面目黄肿，其脉沉，小便不利，故令病水。假如小便自利，此亡津液，故令渴也，越婢加术汤主之。（十四·5）""里水，越婢加术汤主之。（十四·25）"

2. 肉极。以风气入营、热盛津脱、风湿水邪痹阻肌肉关节、经脉郁阻、郁而化热为病机。临证可见发热，汗出恶风，肌肉消灼，形体消瘦，下肢软弱无力。原方可见于《金匮要略》："《千金方》越婢加术汤：治肉极，热则身体津脱，腠理开，汗大泄，历风气，下焦脚弱。（五·附方）"临床常用于风湿痹症，脚气胫肿而弱。

越婢加术汤肺、脾两治，对外感或内伤引起的脚气或浮肿，辨证为脾失健运，肺热内郁，营卫通调失职，水湿内停者，皆可使用。

⬇️ 病案选录

案一：皮水。兰女，14 岁。脉数，水气由面肿至足心，经谓病始于上而盛于下者，先治其上，后治其下。议腰以上肿当发汗例，越婢加术汤法。麻黄（去节）15g，白术 9g，杏仁泥 15g，石膏 18g，桂枝 9g，炙甘草 3g。水 5 杯，煮取 2 杯，先服 1 杯，得汗止后服，不汗再服。二诊：生石膏 24g，麻黄（去节）9g，生姜 3 片，炙甘草 6g，杏仁泥 15g，桂枝 6g，大枣（去核）2 枚。水 8 杯，煮取 3 杯，分 3 次服，以汗出至足为度，又不可使汗淋漓。三诊：水气由头面肿至足下，与越婢法，上身之肿已消其半，兹脉弦而数，以凉淡复微苦利其小便。飞滑石 15g，生苡仁 15g，杏仁 9g，茯苓皮 18g，黄柏炭 3g，海金沙 18g，泽泻 9g，白通草 9g。不能戒咸，不必服药。3 剂。

吴瑭. 吴鞠通医案[M]. 北京：人民卫生出版社，1960.

案二：风水。陈修孟，男，25 岁，缝纫业。上月至邻村探亲，归至中途，猝然大雨如注，衣履尽湿，归即浴身换衣，未介意也。3 日后，发热，恶寒，头疼，身痛，行动沉重。医与发散药，得微汗，表未尽解，即停药。未数日，竟全身浮肿，按处凹陷，久而始复，恶风身疼无汗。前医又与苏芩五皮饮，肿未轻减，改服五苓散，病如故。医邀吾会诊，详询病因及服药经过，认为风水停留肌腠所构成。虽前方有苏、桂之升发，但不敌渗利药之量大，一张一弛，效故不显。然则古人对风水之治法，有"开鬼门"及"腰以上肿宜发汗"之阐说，而尤以《金匮》风水证治载述为详。有云："寸口脉沉滑者，中有水气，面目肿大，有热，名曰风水。视人之目窠上微肿，如蚕新卧起状，其颈脉动，时时咳，按其手足上，陷而不起者，风水。"又"风水恶风，一身悉肿，……续自汗出，无大热，越婢汤主之"。根据上述文献记载，参合本病，实为有力之指归。按：证先由寒湿而起，皮肤之表未解，郁发水肿。诊脉浮紧，恶风无汗，身沉重，口舌干燥，有湿郁化热现象。既非防己黄芪汤之虚证，亦非麻黄加术汤之表实证，乃一外寒湿而内郁热之越婢加术汤证，宜解表与清里同治，使寒湿与热均从汗解，其肿自消，所谓因势利导也。方中重用麻黄（两半）直解表邪，苍术（四钱）燥湿，姜皮（三钱）走表行气，资助麻黄发散之力而大其用，石膏（一两）清理内热，并制抑麻黄之辛而合力疏表，大枣、甘草（各三钱）和中扶正，调停其间。温服 1 剂，卧厚覆，汗出如洗，易衣数次，肿消大半。再剂汗仍大，身肿全消，竟此霍然。风水为寒湿郁热肤表之证，然非大量麻黄不能发大汗开闭结，肿之速消以此，经验屡效。若仅寻常外邪，则又以小量微汗为宜，否则漏汗虚阳，是又不可不知者。

赵守真. 治验回忆录[M]. 北京：人民卫生出版社，1966.

案三：热痹。李某某，女，23 岁。慢性风湿性关节炎患者，自诉发热伴四肢酸楚 3 载有余。体温一直在 38℃左右。初时常常四肢酸楚，头昏乏力，间有乳蛾肿痛发作。多次检查血沉、抗"O"均明显升高，无结核及其他感染征象，屡经肾上腺皮质激素、水杨酸制剂、中药等治疗，热终不退。刻诊：下肢稍觉酸楚，易疲倦，体温 38.1℃，据依舌脉、气色等，诊为风湿热郁伏所致。试以越婢加术汤。拟方：清炙麻黄6g，生石膏（打、先煎）15g，白术 10g，生甘草6g，防己 10g，防风 10g。药进 3 剂，热退症平。

钱大霖，陈正平. 越婢加术汤治疗热痹的临床体会[J]. 中医药信息，2014，31（4）：158.

第二节 脾 气 虚 证

脾气虚证是指脾气虚弱，运化失职，致使水谷及水液运化功能减弱而出现的证候。本证多因饮食失节，过度劳累或由他病传脾；或忧思日久，损伤脾土；或禀赋不足，素体虚弱；或年老体衰；或大病初愈，调养失慎等所致。如《儒门事亲·饮当去水温补转剧论》言："人因劳役远来，乘困饮水，脾胃力衰。"《杂病广要·水饮》言："水谷不化而停为饮者，其病全由脾胃。"其临床特征多见腹胀纳少，甚则食后胀甚，大便溏薄；或肢体倦怠，形体消瘦，神疲乏力，少气懒言，面色萎黄；或见肥胖、浮肿；舌正常或偏淡苔白，脉缓弱。其中以倦怠乏力、食少腹胀、便溏、舌淡苔白为辨证要点。根据《伤寒论》和《金匮要略》中脾气虚证的临床特点，本证主要包括脾虚气滞证、脾虚气逆证、脾虚寒湿证、脾虚寒湿兼证四类证候。脾气虚证主要见于《伤寒论》中太阳病、阳明病、太阴病以及《金匮要略》呕吐、哕、妇人产后病等。

一、脾虚气滞证

脾虚气滞证多因秉质脾虚，或久思伤脾，病后中气不复，气机阻滞，脾失健运所致。临床以脐腹胀痛，得嗳气或矢气则缓，肠鸣漉漉，便溏不爽，舌质淡，苔薄白，脉弦或紧，伴见食少，神疲，乏力等为主要表现。《伤寒论》和《金匮要略》中既有"通因通用"之法偏重祛实邪，也有"塞因塞用"之法偏重补虚损。《伤寒论》和《金匮要略》中，脾虚气滞证主要有脾虚气滞证和脾虚气滞水停证两大证候。本证现代临床上主要见于腹满、便秘、呕吐、哕、泄泻、痰饮、水肿等中医内科疾病。

（一）脾虚气滞证

主症　腹胀满，饮食不振，四肢倦怠，或腹微痛，其腹满时减，喜温喜按，舌淡苔薄白，脉弱。

病机　脾虚湿阻、气机不利。

治法　温运脾阳、宽中除满。

方药　厚朴生姜半夏甘草人参汤。

厚朴半斤，炙，去皮　生姜半斤，切　半夏半升，洗　甘草二两　人参一两

上五味，以水一斗，煮取三升，去滓。温服一升，日三服。

应用　腹胀。以脾虚湿阻气滞为主要病机。临床辨证以腹胀，食入增剧，食消则减，舌淡苔白腻为要点。见于《伤寒论》"发汗后，腹胀满者，厚朴生姜半夏甘草人参汤主之。（66）"本方为消补兼施之剂，对虚实夹杂之腹胀，最为适用。本证因气滞较重，故行滞除满之药量远大于益气补脾之品，临床应用可据脾虚与气滞轻重不同，灵活调整用量。

病案选录

案一： 腹胀。尹某，男性，患腹胀症。自述心下胀满，日夜有不适感，是属虚胀症。投以厚朴生姜甘草半夏人参汤：厚朴 12g，生姜 9g，半夏 9g，甘草（炙）6g，党参 4.5g。经复诊一次，未易方而愈。

中国中医研究院. 岳美中医案集[M]. 北京：人民卫生出版社，2005：42.

案二： 泄泻。张路玉治陈总戎泄泻，腹胀作痛，服黄芩芍药之类，胀急愈甚，其脉洪盛而数，按之则濡，气口大三倍于人迎，此湿热伤脾胃之气也。与厚朴生姜半夏甘草人参汤二剂，痛止胀减而泻利未已，与干姜黄连黄芩人参汤二剂，泻利止而饮食不思，与半夏泻心汤二剂而安。

明·江瓘. 名医类案[M]. 北京：人民卫生出版社，2005.

（二）脾虚气滞水停证

主症　胃脘胀满不适，按之坚大如盘，小便不利，脉沉弦或沉紧。

病机　脾虚气滞、水饮内停。

治法　行气散结、健脾利水。

方药　枳术汤。

枳实七枚　白术二两

上二味，以水五升，煮取三升，分温三服，腹中软，即当散也。

应用　腹胀。以脾虚气滞，水饮内停为病机。临证以心下坚，按之坚硬如盘并有痞胀脘痛

为要点。见于《金匮要略》:"心下坚大如盘,边如旋盘,水饮所作,枳术汤主之。(十四·32)"方中枳实用量倍于白术,是消重于补,为补寓于消中。本证临床常见于腹胀、腹痛、水肿等病证。

病案选录

案一:腹胀。张某,女,32 岁。患慢性胃扩张,饮与食后中脘皆胀痛,按其胃部膨满,痰多,纳呆,苔白腻,脉弦滑。证属痰饮积聚,湿阻中焦,治宜祛痰蠲饮,理气畅中,拟以枳术汤与二陈汤加减:枳实 12g,白术 6g,半夏 6g,陈皮 6g,茯苓 9g,藿、苏梗各 12g。方 5剂。按:本例慢性胃扩张,为水饮所作,故以枳实白术汤消水饮,与二陈汤相配,理气祛痰;苓、术健脾利湿;加藿、苏梗理气畅中。药后腹胀减,食欲增加,续方 5 剂终获痊愈。

姜春华,戴克敏. 姜春华经方发挥与应用[M]. 北京:中国中医药出版社,2012.

案二:胃痛。史某某,男,29 岁,初诊:2010 年 10 月 27 日。主诉:胃脘痛反复发作 2年。现病史:患者平素工作压力大,饮食不规律,饮酒史。2008 年因胃脘痛,入院查胃镜示:"浅表性胃炎、反流性食管炎"。2 周前因情绪波动,发生胃脘痛,服用养胃舒冲剂、逍遥丸,未缓解,故来求诊。刻下症:饥饿时胃隐痛,饭后稍缓解,反酸烧心,食欲不佳,易胀气,呃逆,睡眠差,易醒,小便频,时有稀便,不成形,日 1 次。舌淡苔白厚,脉沉。中医诊断为胃脘痛,脾虚胃滞证;西医诊断为浅表性胃炎。处方:枳实 30g,炒白术 30g,清半夏 15g,白及 15g,煅瓦楞子(先煎)30g,生姜(自备)5 大片。14 剂,水煎服,日 1 剂。复诊:2010年 11 月 10 日。服上方 14 剂,反酸烧心消失,胃脘痛、睡眠均好转。以上方去煅瓦楞子、白及,制水丸,服用 3 个月,告愈。

周强,彭智平,赵锡艳,等. 全小林运用枳术汤经验[J]. 河南中医,2013,(4):497-498.

二、脾虚气逆证

脾虚气逆证指素秉脾虚,损及胃纳,而致脾胃升降功能失常,清浊不分,胃气上逆而出现的证候。因脾与胃同居中焦,《诸病源候论·脾胃诸门》云:"脾者脏也,胃者腑也,脾胃二气互为表里。胃受谷而脾磨之,二气平调,则谷化而能食"。脾气一虚,鲜有胃气不虚者,故临床往往称"脾胃气虚",脾虚运化水湿之功能失健,或为痰涎,或为水饮,影响胃之受纳通降,清浊不分,邪气阻于胃脘,胃气不和而上逆,变而为哕、呕。临床以嗳气、呃逆、反胃呕吐,腹部痞满,纳差,多呕涎沫,肠中沥沥有声,心烦,脉缓滑而弱为主要表现。本证现代临床上主要见于腹满、寒疝、呕吐、哕、噎膈、痰饮等中医内科疾病。

(一)脾虚饮停证

主症 反胃,朝食暮吐,暮食朝吐,多呕涎沫,心下痞,肠中沥沥有声,大便燥结如羊屎,苔薄腻,舌质淡红少津,脉濡。

病机 脾虚饮停、气逆肠燥。

治法 化饮止呕、补虚润燥。

方药 大半夏汤。

半夏二升（洗完用）　人参三两　白蜜一升

上三味，以水一斗二升，和蜜扬之二百四十遍，煮取二升半，温服一升，余分再服。

应用　胃反呕吐。以脾虚饮停，气逆肠燥为病机。本证以呕吐、脉虚大为辨证要点，常兼见心下痞硬，神疲乏力，形体消瘦，便如羊屎等症。见于《金匮要略》："胃反呕吐者，大半夏汤主之。（十七·16）"重用半夏二升以增强化饮降逆之功，人参、白蜜补虚润燥。本证治疗据"脾气虚寒"立论，即"中气立则谷气得以下行，呕逆自平"。临床常用于噎膈、呕吐、胃痛等病证。

病案选录

案一：噎膈。刘某某，男，52岁，1999年4月21日初诊。患者数年来胃脘部经常疼痛，呕吐1年，加重4个月。吐物为黏液及食物，大便秘结，3～4日一行，胃脘灼热隐痛，舌苔白，脉虚大。上消化道钡餐造影诊断为：幽门不全梗阻。证属脾虚夹饮，久吐伤阴。处方：半夏15g，人参10g，蜂蜜60g，生姜4片。每日1剂，水煎服。服药2剂，呕吐减轻，大便正常，胃脘部仍稍感灼痛。6剂后呕吐停止，胃脘部灼热隐痛未再发作。按：本例幽门梗阻乃脾胃虚寒，痰饮内生，阻于幽门而致。方中半夏化饮降逆，人参、蜂蜜补虚润燥，生姜温胃止吐，共奏和胃补虚，降逆润燥之功。饮邪结聚得除，梗阻之症消失。

胡兰贵. 朱进忠老中医应用大半夏汤经验举隅[J]. 山西中医，1999，（6）：1-2.

案二：不食。孙，长夏热伤，为疟为痢，都是脾胃受伤。老年气衰，不肯自复。清阳不肯转旋，脘中不得容纳，口味痰吐不清，脉弦，右濡涩，下焦便不通调。九窍不和，都胃病也。此刚补不安，阳土不耐辛热矣。议宣通补方，如大半夏汤之类。大半夏汤加川连、姜汁。

清·叶天士. 临证指南医案[M]. 北京：人民卫生出版社，2006.

鉴别　大半夏汤与小半夏汤均是呕吐的主治方。大半夏汤主治虚寒性呕吐，本方重用半夏，比小半夏汤中半夏多一倍，重在化饮降逆止呕，合人参益气安胃而生津，白蜜滋润肠腑而通腑气，使胃气足、腑气行而胃反呕吐可愈。小半夏汤主治胃中寒饮上逆的呕吐，为实证，方中半夏、生姜相合，善于散寒蠲饮，降逆和胃，常用作止呕的基础方。二者区别如表6-1。

表6-1　大半夏汤与小半夏汤鉴别

	大半夏汤	小半夏汤
病证	朝食暮吐，暮食朝吐的胃反呕吐证	痰饮呕吐，反不渴，心下支饮；诸呕吐谷不得下之病证
病机	脾虚饮停、气逆肠燥	寒饮上逆、胃失和降
治法	开结降逆、补虚润燥	降逆蠲饮
药物	半夏二升、人参三两、白蜜一升	半夏一升、生姜半斤
用法	以水一斗二升，和蜜扬之二百四十遍，煮取二升半，温服一升，余分再服	分温再服

（二）脾虚痰阻气逆证

主症　心下痞硬，按之不痛，噫气不除，或呕吐呃逆，时吐涎沫，或噎嗝反胃，大便秘结，舌苔薄白或微腻，脉弦缓而濡。

病机 脾虚痰阻气逆。

治法 补虚降逆、消痰下气。

方药 旋覆代赭汤。

旋覆花三两 人参二两 生姜五两 代赭一两 甘草三两，炙 半夏半升，洗 大枣十二枚，擘

上七味，以水一斗，煮取六升，去滓再煎，取三升。温服一升，日三服。

应用 嗳气、呃逆。以脾虚痰阻气逆为病机。临证以频频嗳气，腹部痞满，纳差，或见呃逆、呕吐，脉缓滑而弱为要点。本证见于《伤寒论》："伤寒发汗，若吐，若下，解后，心下痞硬，噫气不除者，旋覆代赭汤主之。（161）"许宏《金镜内台方议》卷8有"汗吐下后，大邪虽解，胃气已弱而未和，虚气上逆，故心下痞硬，而噫气不除者，与旋覆花下气除痰为君，以代赭石为臣，而镇其虚气；以生姜、半夏之辛，而散逆气，除痞散结为佐；人参、大枣、甘草之甘，而调缓其中，以补胃气而除噫也"的论述，言明其病机药理。本证临床可见于梅核气、嗳气、呃逆、呕吐、咳喘、咯血等诸多病证。

病案选录

案一：噎膈。倪庆云病膈气十四日，粒米不入咽。始吐清水、次吐绿水、次吐黑水、次吐臭水，呼吸将绝。医已歇手，余适诊之，许以可救，渠家不信。余曰：今一昼夜，先服理中汤六剂，不令其绝，来早转方，一剂全安。渠家曰：病已至此，滴水不能入喉，安能服药六剂乎？余曰：但得此等甘温入口，必喜而再服，不须过虑。渠诸子或痒或弁，亦知理折，金曰：既有妙方，何不即投见效，必先与理中，然后乃用，此何意耶？余曰：《金匮》有云，病人噫气不除者，旋覆代赭石汤主之。吾于此病分别用之者有二道：一者以黑水为胃底之水，臭水为肠中之水，此水且出，则胃中之津液久已不存，不敢用半夏以燥其胃也；一者以将绝之气，止存一系，以代赭坠之，恐其立断，必先以理中分理阴阳，俾气易于降下，然后代赭得以建奇奏绩。一时之深心，即同千古之已试，何必更疑？及简仲景方，见方中止用煨姜而不用干姜。又谓干姜比半夏更燥，而不敢用。余曰：尊人所噫者，下焦之气也，所呕者，肠中之水也。阴乘阳位，加以日久不食，诸多蛔虫，必上居膈间，非干姜之辣，则蛔虫不下转，而上气亦必不下转，妙处正在此，君曷可泥哉！诸子私谓，言有大而非夸者，此公颇似。姑进是药，观其验否。进后果再索药，三剂后病者能言，云内气稍接，但恐太急，俟天明再服，后且转方为妥。至次早，未及服药，复请前医参酌，众医交口极沮，渠家并后三剂不肯服矣。余持前药一盏，勉令服之，曰：吾即于众医前，立地转方，顷刻见效，再有何说！乃用旋覆花一味煎汤，调代赭石末二茶匙与之，才一入口，病者曰：好药，吾气已转入丹田矣！但恐此药难得。余曰：易耳。病者十四日衣不解带，目不交睫，惫甚，因图脱衣安寝。冷气一触，复呕，与前药立止，思粥，令食半盏。渠饥甚，竟食二盏，少顷已食六盏。复呕，与前药立止。又因动怒，以物击婢，复呕，与前药立止。已后不复呕。但困倦之极，服补药二十剂，丸药一斤，将息二月，始能远出，方悔从前少服理中二剂耳。胡卣臣先生曰：旋覆代赭一方，案中屡建奇绩，但医家未肯信用，熟读前后诸案，自了无疑惑矣。

清·喻嘉言. 寓意章[M]. 北京：中国中医药科技出版社，2011.

案二： 视歧。段某，女，10岁，1986年12月25日诊。父代诉：30天前突感上腹部不适，嗳气反胃，呕吐涎沫，后出现视一为二，双眼视物均有复影，头晕目眩，颜面抽搐，纳食不振，口渴不欲饮，心烦不寐，虽多方求医，获效不佳。诊见：目光呆滞，眼球转动不灵，上睑下垂，神倦萎靡，舌体肥胖，舌质淡，苔白滑，脉弦而虚。在某医院眼底检查左眼视盘色泽较浑浊，右眼视盘充血。双眼无红赤浮肿。左侧视力0.8，右侧视力0.5。左眼向内外活动稍好，右眼向内转运动稍差。证属中阳不足，升降失司，浊阴上逆，痰浊阻滞窍络所致。治宜降逆化痰，益气和胃。旋覆代赭汤加味：旋覆花（包煎）、姜半夏、石决明、草决明各10g，代赭石15g，人参10g，甘草6g，大枣5枚。水煎服。5剂后，双目复视症发作次数减少，精神较振，纳食有味，舌淡，苔白，脉弦缓。原方再进10剂，诸症消失。复查眼底正常。双眼视力恢复至1.0。随访至今，病未复发。

黄道富. 旋覆代赭汤治视歧[J]. 四川中医，1991，（4）：40.

（三）脾虚气逆痰热证

主症 久病体弱，或吐下后，呃逆或呕吐，呃声低频而不连续，少气，口干但饮水不多，胃纳欠佳，苔多薄黄或少，脉虚数或细弦而数。

病机 脾虚夹热、痰阻气逆。

治法 清热补虚、降逆和胃。

方药 橘皮竹茹汤。

橘皮二升 竹茹二升 大枣三十枚 生姜半斤 甘草五两 人参一两

上六味，以水一斗，煮取三升，温服一升，日三服。

应用 呕吐、哕逆。以脾虚夹热，痰阻气逆为病机。临床辨证以呕吐，虚烦不安，少气，口干，手足心热，脉虚数为要点。如《金匮要略》："哕逆者，橘皮竹茹汤主之。（十七·23）"《金匮方歌括》云："凡呃逆证皆是寒热错乱，二气相博使然，故方中用生姜、竹茹，一寒一热以祛之；人参、橘皮一开一阖以分之；甘草、大枣奠中安土，使中土有权，而呃逆自平矣。"本证临床可见于嗳气、呃逆、呕吐、眩晕、咳喘、咯血等病证。

病案选录

案一： 呃逆。患者，男，64岁。主诉：呃逆，食欲不振。既往史：1963年在集检中被诊有"食管裂孔疝"。因无症状，未予治疗。现病史：于1982年6月15日突然出现呃逆，经憋气和冷饮等治疗无效，伴有干呕、呕吐、烧心，不能摄取固体食物等症，因而就医。经服镇静剂、止吐剂无效。胃透视见有食管裂孔疝。于6月21日被介绍到本院第二外科，诊断为"混合型食管裂孔疝"而入院手术治疗。此间，患者呃逆基本上没有改善，同时伴有食欲不振、失眠等症，处于神形消耗状态。入院后，立即对患者施行膈肌神经阻断术，但此疗法仅能维持约2h的效果，故改为汉方疗法。作者根据呃逆、烧心、呕吐、便秘等症状及舌红干燥、苔黄、脉数的体征，将呃逆辨为胃热型的胃气上逆。予橘皮竹茹汤加柿蒂，水煎冷服。日3次，进行治疗。方剂组成：橘皮12g，竹茹6g，大枣18g，生姜3g，炙甘草9g，人参4g，柿蒂5g。服后次日，呃逆减轻，干呕、呕吐消失，夜寐佳。但自饭后30分钟至1h后仍出现轻度呃逆。继服5日后，呃逆完全消失。因患者饭后食道有憋闷感，又继服8日而痊愈。以后症状全无，食欲、体力也完全恢复。

金七龙，林栋. 橘皮竹茹汤加柿蒂治疗顽固性呃逆伴食管裂孔疝[J]. 四川中医，1984，（6）：47.

案二：眩晕。梅某，女，56 岁，1974 年 5 月 15 日初诊。眩晕伴呕吐反复发作已 5 年，屡治罔效。经某医院诊断为内耳性眩晕。近月来，发作频繁，头晕目眩，常呕吐，痰色白稀而多，面色青黄。舌苔白腻而基部黄，脉象弦滑。证属痰浊壅阻，肝风上逆，以致眩晕。治宜化痰降逆，以旋覆代赭合橘皮竹茹汤加减。处方：旋覆花（包）、竹茹、制半夏各 9g，代赭石 15g，陈皮 6g，生姜 3 片，大枣 4 枚。每日 1 剂，水煎服。服药 3 剂后，眩晕呕吐即止，腻苔渐化，惟食量减少，改用香砂六君善后。随访 1 年未发。按：本例内耳眩晕兼有呕吐症状，属于土壅木旺，所以用旋复代赭合橘皮竹茹汤温化痰浊。仿朱丹溪"阳明土气一通，厥阴风木自平"之法，治愈痰阻肝风上逆之眩晕。

戴克敏. 姜春华治疗眩晕的经验[J]. 山西中医，2006，（5）：7-9.

（四）脾虚气逆虚热证

主症　哺乳期中，心中烦乱，时时呕吐，或见低热，脉虚数。

病机　气阴不足、虚热内扰、胃失和降。

治法　清热降逆、安中益气。

方药　竹皮大丸。

生竹茹二分　　石膏二分　　桂枝一分　　甘草七分　　白薇一分

上五味，末之，枣肉和丸弹子大，以饮服一丸，日三夜二服。有热者，倍白薇，烦喘者，加柏实一分。

应用　产后心烦、呕逆。以气阴不足，虚热内扰，胃失和降为病机。临床辨证以呕逆，心中烦乱，脉虚数为要点。如《金匮要略》："妇人乳中虚，烦乱呕逆，安中益气，竹皮大丸主之。（二十一·10）"方中甘草用量最重，达七分，复以枣肉为丸，意在使脾气复，胃气和，达到益气安中之效；竹茹、石膏、白薇三味相合共五分，意在清热降逆；桂枝辛温，用量仅一分，助竹茹降逆，又佐寒凉之品从阴引阳。本证临床可见于呕吐、呃逆、癔症等疾病。

病案选录

案一：产后呕逆。华某，女，31 岁，1979 年 7 月 10 日来诊。产后 3 个月，哺乳。身热 38.5℃已七八日，偶有寒栗状，头昏乏力，心烦忐躁，呕逆不已，但吐不出。察其舌质红，苔薄，脉虚数。治以益气安胃为主。按《金匮要略》有妇人"乳中虚，烦乱呕逆"，用安中益气之竹皮大丸。方药组成：淡竹茹 9g，生石膏 9g，川桂枝 5g，白薇 6g，生甘草 12g，制半夏 9g，大枣 5 枚。两剂。药后热除，寒栗解，烦乱平，呕逆止。唯略头昏，复予调治痊愈。

何任. 金匮方临床医案[J]. 中医学报，2012，27（5）：559.

案二：不寐。宋某，男，38 岁，2007 年 6 月 2 日初诊，以"入睡困难 2 年余"为主诉，患者 2 年前无明显原因出现入睡困难，每晚仅能睡 3～4h，夜眠时睡不着时烦躁，反复颠倒，平时心烦、急躁、易怒，大便干，2～3 天一行，纳可，口稍干，小便可，舌质红，苔薄白而燥，脉弦细。诊为不寐，证属阴虚内热。方用酸枣仁汤、竹皮大丸、防己地黄汤加味，处方：炒枣仁 30g，柏子仁 15g，川芎 10g，知母 15g，茯苓 15g，竹茹 10g，生石膏 30g，白薇 10g，桂枝3g，防己3g，防风3g，生地黄30g，炙甘草6g。7付。二诊，服药后睡眠明显好转，每晚能睡6h左右，大便已正常，心烦、急躁亦有减轻。效不更方，继服10剂，诸症消失，随访1年无复发。按仲景云："妇人乳中虚，烦乱呕逆，安中益气，竹皮大丸主之"，竹皮大丸原是治疗产后烦乱呕逆之方，李教授用于治疗不寐，主要是抓住"烦"这一着眼点，再结合"虚热内扰"这一病机而选用。至于防己地黄汤，李教授常用来治疗便秘，此方妙在阴药之中加用风药，静中有动，以利于大便的畅通，此方尚有辅助酸枣仁汤养阴清热之功。

封倩，冯来会.李发枝教授辨治不寐经验[J].光明中医，2012，（2）：235-236.

鉴别　橘皮竹茹汤与竹皮大丸的主治病证均为中虚夹热的哕逆、呕吐，方中均使用竹茹清热止呕，甘草益气补虚，也都属于寒热并用、祛邪扶正的配伍方法。橘皮竹茹汤重在用橘皮、生姜散寒理气，竹茹清热，三药共调寒热于膈胃，再以人参、甘草、大枣益气补虚，使气机调达，哕逆自愈，故此方以祛邪为主，补虚为辅。竹皮大丸用竹茹、石膏清热降逆，然方中以甘草七分独多，配众药六分，又以枣肉和丸，少佐桂枝温阳，白薇滋阴，使阴阳调和，为大补中虚之剂，故此方以补虚为主，祛邪为辅。二者区别如表6-2。

表6-2　橘皮竹茹汤与竹皮大丸鉴别

	橘皮竹茹汤	竹皮大丸
病证	哕逆、呕吐之脾虚气逆夹热证	烦乱，呕逆，低热，乳中虚之气阴不足、虚热内扰证
病机	脾虚夹热、痰阻气逆	气阴不足、虚热内扰、胃失和降
治法	清热补虚、降逆和胃	清热降逆、安中益气
药物	橘皮二升、竹茹二升、大枣三十枚、生姜半斤、甘草五两、人参一两	生竹茹二分、石膏二分、桂枝一分、甘草七分、白薇一分
用法	日三服	末之，枣肉和丸弹子大，以饮服一丸，日三夜二服

三、脾虚寒湿证

脾虚寒湿证指因阴寒之邪直中脾经，或后天失调，久病损伤脾气、脾阳所引起的一类证候。本证以脾虚寒湿中阻，中阳受困为病机特点，多由饮食不节，过食生冷；或因居处潮湿，阴雨气候，寒湿内侵伤中；或因嗜食肥甘，湿浊内生，困阻中阳所致。临床以脘闷、腹胀、口腻、不渴、食少、纳呆、肠鸣作泻，或肢体浮肿，或身目发黄而晦暗，或白带量多，舌质淡胖，舌苔白腻，脉濡缓等为特征。辨证以纳呆、腹胀、便溏、身重、黄疸等为要点。现代临床上，本证主要见于腹满、便秘、呕吐、哕、泄泻及妊娠胎动不安等中医内科及妇科疾病。

主症　妊娠胎动不安，或属习惯性流产，脘腹时痛，呕吐清涎，不思饮食，白带时下，舌淡苔白润或腻，脉缓滑。

病机　脾虚寒湿中阻、气血不和。

治法　温中除湿、健脾安胎、调和气血。

方药　白术散。

白术　芎䓖　蜀椒三分，去汗　牡蛎二分，"二分"据《外台》补入上四味，杵为散，酒服一钱匕，日三服，夜一服。但苦痛，加芍药；心下毒痛，倍加芎䓖；心烦吐痛，不能食饮，加细辛一两、半夏大者二十枚。服之后，更以醋浆水服之。若呕，以醋浆水服之；复不解者，小麦汁服之；已后渴者，大麦粥服之。病虽愈，服之勿置。

应用

1. 胎动不安。以寒湿中阻，气血不和为病机，主要用于妊娠脾虚有寒湿者。其辨证要点为纳差，呕吐，脘腹时痛，苔白滑，脉缓滑。如《金匮要略》："妊娠养胎，白术散主之。（二十·10）"条文中的"妊娠养胎"为泛指之词，即白术散适用于脾虚而寒湿中阻之人，通过去病达到养胎安胎的作用。临床常用于妊娠养胎、胎动不安以及小产等疾病。

2. 应用注意：本证兼症较多，临证宜根据病情灵活加减用药。如疼痛较重，为脾络不和，加芍药活血缓急止痛，即"但苦痛，加芍药。"若心下胃脘疼痛，为气滞血瘀，络脉不和，则加川芎行气活血止痛，即"心下毒痛，倍加芎䓖。"若见心烦呕吐疼痛，不能饮水，为饮停胃脘，中焦不和，则加细辛、半夏温化水饮，和中降逆，并服醋浆水和胃止呕，即"心烦吐痛，不能食饮，加细辛一两、半夏大者二十枚。服之后，更以醋浆水服之"。若服用醋浆水后，呕不能止，则以小麦汁服之以和胃降逆止呕。呕止口渴者，则用大麦粥温养中焦，即"若呕，以醋浆水服之；复不解者，小麦汁服；已后渴者，大麦粥服之"。

病案选录

案一：妊娠胎动不安。孙某，女，29岁，工人。1978年3月5日初诊：妊娠4月余，3天前因饮食不慎而致上腹部隐痛不舒，泛吐清水，不思饮食，大便溏薄，日1～2次。昨日起伴腰骶酸楚，小腹胀坠疼痛，虽经服西药未见好转。形体肥胖，舌淡苔薄白微腻，脉弦滑。拟健脾温中、除湿安胎，白术散加减。药用：焦白术9g，川椒5g，牡蛎15g，制川芎3g，砂仁3g，苏梗6g，焦六曲12g，菟丝子10g，制狗脊12g，炒白芍9g，炙甘草5g，4剂。药后腹痛减，胃纳增，后继服5剂，诸证均除。

张秀萍，周维顺.浅谈《金匮要略》的安胎法及其临床应用[J].浙江中医学院学报，1990，（5）：6-7.

案二：痛经。王某，女，27岁。2018年3月9日初诊：经行腹痛6年，加重半年；既往月经规则，每于行经首日巳至未时（中午10～15点）小腹疼痛难忍，痛时吐泻相兼，冬季尤甚，温覆按揉不可缓，伴腰部酸胀，月经量少，偶经前乳房胀痛，平素恶风恶寒，乏力易倦，背略汗多，寐差多梦，脾气急躁，晨起口干苦，纳可贪凉，喜辛厌酸甘，饥则泛酸，脘腹喜暖喜按，大便溏泄，粘厕不爽，日一行，小便平；舌淡红、苔白稍腻，脉一息五至，左脉寸弱、关尺弦，右脉寸旺、关尺弱。中医诊断：痛经（土湿侮木证）。治以暖土祛湿疏木，处方：白术20g，牡蛎15g，川芎、花椒各5g。7剂，早晚温服150mL。且嘱咐患者平时食用牛肉、羊肉、土鸡等甘温之品以助药力，少食水果、牛奶等生冷饮食以顾护脾胃。后两月间断多次复诊，继进该方，经期症状缓解，但停药则作，复药则止。2018年6月14日二诊：诉停药1月，痛经复作，症状同上，大便不再溏泄，处原方去川芎5g，加白芍10g。14剂，服法如前。2018年9月14日回访，患者诉已两月行经不痛仅微腰酸。按：本患者行经腹痛实因脾土虚寒，脾胃阳衰，中焦寒湿凝滞肝脉。脾土运化失司，肝失疏泄，久而肾水亏虚，阳不入阴。木以升发条达为性，己土湿陷，抑遏乙木升发条达之气，郁而成风，风动则生疏泄，风动则引动相火升炎，加之寒湿困脾，故可见大便溏泄、呕逆、寐差，痛甚之时吐泻相兼。冬季收藏抑制肝木生长之性，肝木疏泄失调，全身气机功能下降，故行经腹痛冬季尤甚，温覆、按揉不可缓。肝主筋，失却阳气、精血温煦濡养则见经期腰部酸胀、月经量少。肝木不升则胆木冲逆，相火不归，因而脾气急躁，晨起口干苦。故初诊予白术散暖土祛湿疏木，二诊诸症略同，以白芍换川芎，配伍白术加强补脾之功。

章青青，熊卫标，杨文园，等. 熊卫标基于"水寒土湿木郁"活用白术散治验三则[J]. 浙江中医杂志，2022，57（1）：66-67.

四、脾虚寒湿兼证

脾虚寒湿兼证是以脾虚寒湿中阻为基础，兼夹有其他证候。病机以脾虚寒湿中阻为主，兼有其他证候，临证当审证求因，随证治之。在《伤寒论》和《金匮要略》中脾虚寒湿兼证主要有兼肾经虚热证和兼发黄证两类。现代临床本证主要见于黄疸，淋证如石淋、劳淋、膏淋等，亦可见于水肿病等中医内科病证。

（一）兼肾经虚热证

主症　小便不利，茎中轻微刺痛，或尿后余沥，或有少量尿血或白浊。
病机　寒湿困脾、肾经虚热。
治法　利湿运脾、兼敛虚热。
方药　茯苓戎盐汤。
茯苓半斤　白术二两　戎盐弹丸大一枚
上三味，先将茯苓、白术煎成，入戎盐，再煎，分温三服。

应用　小便不利。以寒湿中阻、脾阳不振兼肾经虚热为病机，本证当有小便不利，腹部胀痛，或尿有余沥等症状。如《金匮要略》："小便不利，蒲灰散主之，滑石白鱼散、茯苓戎盐汤并主之。（十三·11）"临床常见于淋证，如石淋，劳淋、膏淋等病证，亦常见于水肿病。

病案选录

案：石淋。文某某，男性，40岁，业农，杨桥乡钱溪社人。于1958年7月前来就诊。自诉从3月份起，小便微涩，点滴而出，至4月上旬溺时疼痛，痛引脐中，前医投以五淋散连服5剂无效。诊其脉缓，独尺部细数，饮食正常。予踌躇良久，忽忆及《金匮要略》淋病篇有云："淋之为病，小便如粟状，痛引脐中"等语，但有症状未立治法。又第二节云：苦渴者，瓜蒌瞿麦丸主之。但此病不渴，小便频数，经查阅余无言《金匮释义》曰：不渴者茯苓戎盐汤主之，滑石白鱼散并主之。遂将两方加减变通，处方如下：茯苓八钱，白术二钱，戎盐二钱，化滑石六钱，去发灰、白鱼，易鸡肫皮二钱，冬葵子三钱。立方后嘱患者连服8剂，日服1剂，每剂2煎，每次放青盐3g，煎成1小碗，每碗2次分服，忌鱼腥腻滞、辛辣之物。患者遵嘱服完8剂后，前来复诊，喜笑告称：我病已痊愈矣。乃详询病情，据患者自述服完8剂后，中午时忽觉小便解至中途突有气由尿道中冲射而出，尿如涌泉，遂痛止神爽，病即若失。再诊其脉已缓和，尺部仍有弦数，此系阴亏之象，继以猪苓汤合芍药甘草汤育阴利小便而愈，现身健体胖。

贺昌. 膀胱结石三例治验[J]. 江西中医药，1959，（10）：30.

（二）兼发黄证

主症 身目发黄，黄色晦暗，倦怠无力，畏寒肢冷，口不渴或渴喜热饮，食欲不振，脘腹痞满，大便溏薄，舌淡苔白腻，脉沉缓。

病机 脾阳不足、寒湿中阻。

治法 温中散寒、除湿退黄。

方药 无。

临证可参考《伤寒微旨论》治寒湿发黄诸方。如茵陈四逆汤（茵陈、炙甘草各二两，干姜一两半，炮附子一个。上为末，水四升，煮取二升，去滓放温，作四服。）

应用 黄疸。以脾虚寒湿中阻，疏泄失职为病机。以身目发黄，黄色晦暗，舌苔白腻，脉沉为主症。此证见于《伤寒论》中："伤寒发汗已，身目为黄。所以然者，以寒湿在里不解故也。以为不可下也，于寒湿中求之。（259）"亦可见于《金匮要略》中："阳明病，脉迟者，食难用饱，饱则发烦头眩，小便必难，此欲作谷疸。虽下之，腹满如故，所以然者，脉迟故也。（十五·3）"仲景未出对应方剂，后世多用茵陈术附汤、茵陈四逆汤、理中汤加茵陈加减治之。

第三节 脾 阳 虚 证

脾阳虚证是指脾阳虚衰，失于温运，虚寒内生而出现运化失常的证候。脾阳虚为诸脏阳虚证中的基本证型，本证多因脾气虚衰进一步发展而成，也可因饮食失调，过食生冷；或因寒凉药物太过，损伤脾阳；或肾阳不足，命门火衰，火不生土所致。脾阳虚证除脾气虚证的症状之外，往往有畏寒肢冷的寒证表现，其他如泄泻、完谷不化，阳不化水、水饮停聚等症状，也为脾阳虚证所常见。临床表现可见脘腹疼痛而喜暖喜按；肠鸣泄泻而完谷不化；口吐清涎，胸胁支满，短气心悸；小便不利，肢体浮肿；腹胀大，青筋外露，下肢水肿，舌质淡胖或有齿痕，苔白滑，脉沉迟细弱等阳虚不足之症。脾阳虚证以腹痛，泄泻，痢疾，痰饮，水肿，臌胀等与虚寒征象并见为临床辨证着眼点。脾阳虚证包括脾阳虚证、脾阳虚兼证、阳虚水饮内停证、阳虚水饮内停兼证、脾不统血证五类。见于《伤寒论》中太阳病、太阴病、霍乱病以及《金匮要略》中历节、脚气、肺痿、咳嗽上气、腹满、寒疝、痰饮、水气、呕吐、泄泻、妇人产后病中。

一、脾 阳 虚 证

脾阳虚证，又称脾阳亏虚证或脾虚寒证，因脾阳亏虚，阴寒内生，运化失职所致。临床以食少、腹胀，脐腹疼痛，喜温、喜按，大便稀溏，畏冷、肢凉，或肢体困重，或下肢浮肿，小便不利，或白带量多、质稀，舌质淡胖，舌苔白润，脉虚缓或沉迟无力等为特征。在《伤寒论》中见于太阳病变证和霍乱病，《金匮要略》中见于肺痿、胸痹、腹满等病。现代临床多见于肺痿、胸痹、呕吐、胃痛、腹痛、泄泻等中医内科疾病。

（一）脾胃虚寒轻证

主症　腹胀满，时腹自痛，喜温喜按，呕吐，下利，自利不渴，饮食不下，或多涎唾。或胸痹又见胸脘痞满，逆气上冲心胸。舌质淡嫩，苔白，脉沉缓迟弱。

病机　脾阳不足、中焦虚寒。

治法　温中祛寒、补益脾胃。

方药　理中丸（汤）。

人参　干姜　甘草，炙　白术各三两

上四味，捣筛，蜜和为丸，如鸡子黄许大。以沸汤数合，和一丸，研碎温服之，日三四，夜二服，腹中未热，益至三四丸，然不及汤。汤法：以四物依两数切，用水八升，煮取三升，去滓。温服一升，日三服。若脐上筑者，肾气动也，去术，加桂四两；吐多者，去术，加生姜三两；下多者，还用术；悸者，加茯苓二两；渴欲得水者，加术，足前成四两半；腹中痛者，加人参，足前成四两半；寒者，加干姜，足前成四两半；腹满者，去术，加附子一枚。服汤后，如食顷，饮热粥一升许，微自温，勿发揭衣被。

应用

1. 吐利。以脾胃虚寒，寒湿中阻清阳不升，浊阴不降为病机。临床以脘腹疼痛，呕吐，大便稀溏，畏寒肢冷，口不渴，舌淡苔白润，脉沉细或沉迟无力为主症。原方可见于《伤寒论》中"伤寒服汤药，下利不止，心下痞硬。服泻心汤已，复以他药下之，利不止，医以理中与之，利益甚。理中者，理中焦，此利在下焦，赤石脂禹余粮汤主之。复不止者，当利其小便。（159）""霍乱，头痛，发热，身疼痛，热多欲饮水者，五苓散主之。寒多不用水者，理中丸主之。（386）"

2. 唾涎。以脾气虚寒，不能摄津，津上溢于口为病机。临床以病后多生涎唾，久久不已为主症。原方可见于《伤寒论》中"大病差后，喜唾，久不了了，胸上有寒，当以丸药温之，宜理中丸。（396）"

3. 胸痹。是中焦阳虚，痰饮上犯胸膈所致。临床以心中痞坚，逆气上冲心胸为主症，原方可见于《金匮要略》"胸痹心中痞，留气结在胸，胸满，胁下逆抢心，枳实薤白桂枝汤主之；人参汤亦主之。（九·5）"

4. 应用注意：本方治病虽多，其病机总属中焦虚寒，可异病同治。本方在《金匮要略》中作汤剂，称"人参汤"。理中丸方后亦有"然不及汤"四字。盖汤剂较丸剂作用力强而迅速，临床可视病情之缓急酌定使用剂型。临床尚需注意加减应用，若下焦水寒之气盟动，气机上逆，则去白术加桂枝以平冲降逆，如"若脐上筑者，肾气动也，去术，加桂四两。"若胃气上逆，呕吐较重，则去白术加生姜以和胃降逆，如"吐多者，去术，加生姜三两。"若脾胃水湿下趋，下利较重，则用白术，如"下多者，还用术。"若阳虚水湿内停心悸者，则加茯苓淡渗利水，如"悸者，加茯苓二两。"若脾虚不运，水津不布，症见口渴欲饮水者，则重用白术以运脾布津，如"渴欲得水者，加术，足前成四两半。"若脾络不和，症腹痛，则重用人参以补气和络，如"腹中痛者，加人参，足前成四两半。"若阴寒较重，则重用干姜温中散寒，如"寒者，加干姜，足前成四两半。"若阳气虚损，阴寒凝滞，病见腹满者，则去白术加附子温里散寒，如"腹满者，去术，加附子一枚。"

病案选录

案一：泄泻。常某，男，15岁。7月中，恣食生冷之品，晚间纳凉受寒，致使腹中雷鸣，泄泻昼夜廿余行，目眶下陷，手指厥凉，苔白脉沉。证为寒性洞泻，亟宜温中回阳，以附子理中汤加减。炮附片6g，干姜6g，党参15g，焦术9g，神曲9g，山楂9g，乌梅6g，诃子6g。按：本例属《内经》所称："长夏善病洞泄寒中"之证，用附子理中汤温中回阳，佐以神曲、山楂行滞，乌梅、诃子固肠止泻。其病甚急，凡急性肠炎或中毒性腹泻，须防其休克，治疗除用汤剂外，必要时尚须补液，纠正电解质紊乱。

姜春华，戴克敏. 姜春华经方发挥与应用[M]. 北京：中国中医药出版社，2012.

案二：呕吐。向某，男，30岁。素患胃病，吃生冷或油腻食物则作呕，反胃，嗳气，喜唾涎沫，大便亦常溏薄，舌淡苔白，脉弦。证属脾胃虚寒，以理中汤加减：干姜6g，党参9g，白术9g，甘草6g，嫩苏梗12克。方5剂。第1剂药后即觉唾液明显减少，嗳气、反胃大减，继续服药，症状完全消失，大便亦恢复正常。按：本例类似《伤寒论》："中寒霍乱，胃中寒饮，喜唾涎沫。"辨证为脾胃虚寒，用理中汤温暖中焦，加嫩苏梗理气止呕和胃。

姜春华，戴克敏. 姜春华经方发挥与应用[M]. 北京：中国中医药出版社，2012.

案三：便秘。黄某，女，35岁。患水肿新瘥，面部仍有轻微浮肿，面色淡黄，唇色不荣。近日胃脘作痛，绵绵不休，口中干燥，大便3日未通。脉象沉涩，舌白而干。我拟理中汤1剂，方用：党参12g，白术9g，干姜6g，炙甘草9g。门人问：口燥便秘而用理中汤，岂不怕使燥结更甚吗？我说：此证乃脾虚中阳不振，运化失司，水津不布。津液不上输，故口燥舌干；不下行，故大便秘。证属太阴里虚寒，而非阳明里实热证。从患者以往病史及当前面色、脉象可知，其痛绵绵不休，腹无便结，不拒按，是虚痛。故用理中汤温中健脾，使脾阳振奋，津液得行，所有症状即可解除。次日复诊，大便已通，口舌转润，胃脘痛随之而减，遂与六君子汤以善其后。

俞长荣. 伤寒论汇要分析[M]. 福州：福建科学技术出版社，1964.

案四：胸痹。武昌宋某，患胸膺痛数年，延予诊治。六脉沉弱，两尺尤甚。予曰：此为虚痛，胸中为阳气所居。经云上焦如雾，然上天之源在于地下，今下焦虚寒，两尺沉弱而迟，在若有若无之间，生阳不振，不能化水为气，是以上焦失其如雾之常，虚滞作痛。治此病，宜摆脱气病套方，破气之药，固在所禁，顺导之品，亦非所宜。盖导气始服似效，久服愈导愈虚，多服一剂，即多加虚痛。胸膺为阳位，胸痛多属心阳不宣，阴邪上犯。脉弦，气上抢心，胸中痛，仲景用栝楼薤白汤泄其痞满，降其喘逆，以治阴邪有余之证。此证六脉沉弱，无阴邪盛之弦脉，胸膺作痛，却非气上撞心，胸中痛之剧烈，与寻常膺痛迥别。病在上焦，病源在下焦，治法宜求之中焦。盖执中可以运两头，且得谷者为后天之谷气充，斯先天之精气足，而化源有所资生。拟理中汤加附子，一启下焦生气；加吴茱萸，一振东土颓阳。服十剂后，脉渐敦厚，痛渐止，去吴萸，减附子，又服二十余剂全愈，数月不发。次年春赴乡扫墓，因外感牵动又作，体质素弱，真气未能内充，扶之不定，而况加以外邪，嗣后再发，再治再愈。治如前法，与时消息。或温下以启化源，或温上以宣化机，或温中以培生生之本，又或申引宣发，合上下而进退之，究之时仍微发，未能除根。盖年逾八八，肾气就衰，未能直养无害。经进一步筹划，觉理中加附子虽曰对证，而参术呆钝，徒滞中焦；桂附刚烈，反伤阴液。因借镜虚劳而悟到仲景小建中汤刚中之柔，孙处士复脉汤之柔中之刚，纯在凌空处斡旋，不以阳求阳，而以阴求阳，直于阴中生出阳来。丸剂常饵，带病延年，克享遐龄，于此盖不无帮助。

冉雪峰. 冉雪峰医著全集[M]. 北京：京华出版社，2003.

（二）脾胃虚寒重证

主症 脘腹剧痛，寒气攻冲，腹皮突起似有头足状物上下冲动，痛不可近，呕不能饮食，舌淡或紫黯，脉沉弦或弦迟。

病机 中焦虚弱、阴寒内盛。

治法 温中补虚、散寒止痛。

方药 大建中汤。

蜀椒二合，去汗 干姜四两 人参二两

上三味，以水四升，煮取二升，去滓，内胶饴一升，微火煎取一升半，分温再服；如一炊顷，可饮粥二升，后更服，当一日食糜，温覆之。

应用 腹满、腹痛。以中焦虚弱，阴寒内盛为病机。其辨证要点：腹痛腹满，痛势剧烈，病位较广，腹部可见移动性包块，呕吐等。原方可见于《金匮要略》："心胸中大寒痛，呕不能饮食，腹中寒，上冲皮起，出见有头足，上下痛而不可触近，大建中汤主之。（十·14）"需要注意的是此证虽为虚寒性腹满、腹痛，但因寒邪太甚，收引凝滞太过，以致腹痛不是起病缓慢、喜温喜按，而是起病急、腹痛拒按、腹皮拘急，甚或上冲皮起，如有头足之象。本方临床上尚可治疗蛔厥、寒疝、腹胀、呕吐等，属中焦阳虚寒盛者。

病案选录

案一：胃脘痛。严某，男，43岁。胃痛八年，平时无形，痛甚则有块，每每呕吐酸水，喜进温热，得食则痛缓，舌淡苔白，脉弦。证属虚寒胃痛，拟用大建中汤及芍药甘草汤加减。蜀椒6g，干姜6g，党参12g，白芍18g，甘草6g，饴糖30g（冲入和服）。方3剂。药后胃痛消除立安。按：本例胃痛，证属阳虚大寒痛，故用大建中汤，大建虚弱之中阳，驱逐内盛之阴寒。芍药甘草汤治腹痛如神，加大芍药剂量则止痛效果更为显著。

姜春华，戴克敏. 姜春华经方发挥与应用[M]. 北京：中国中医药出版社，2012.

案二：蛔厥。杨某，男，6岁。患蛔虫性肠梗阻，脐腹绞痛、呕吐不能食，吐出蛔虫一条。其父正拟护送进城就医，适我自省城归里，转而邀我诊视。患儿面色萎黄有虫斑，身体瘦弱，手脚清冷，按其腹部有一肿块如绳团状，舌苔薄白，脉象沉细。此中气虚寒、蛔虫内阻，治以温中散寒，驱蛔止痛，用大建中汤：西党10g，川椒3g，干姜3g，饴糖30g，加槟榔10g，使君子10g，嘱服两剂。因患儿哭闹不休，进城买药，缓不济急，乃先用青葱、老姜切碎捣烂，加胡椒末拌匀，白酒炒热，布包揉熨腹部，冷则加热再熨，肠鸣转气，腹痛渐减。此时药已买到，急煎成汤，分小量多次服一剂，呕吐已止，再剂腹痛消失，并排出蛔虫一百多条，后用当归生姜羊肉汤，加盐少许佐餐，治其贫血。

谭日强. 金匮要略浅述[M]. 北京：人民卫生出版社，2006.

鉴别 大建中汤与理中汤的主治病证均为脾胃虚寒的腹满、腹痛、呕吐、下利，均有温中散寒，降逆止痛之效，均用人参安中益气，干姜温中散寒。大建中汤重用干姜和蜀椒温中散寒降逆，用人参和胶饴建中益气，四味共奏甘温建中，甘缓止痛之功，温中止呕止痛之力更强。

理中汤用人参、甘草安中益气，用干姜散寒，用白术燥湿，四味共奏温中健脾之功，止利之力更强。二者区别如表 6-3。

表 6-3 大建中汤与理中汤鉴别

	大建中汤	理中汤
病证	心胸中大寒痛，呕不能饮食，腹中寒，上冲皮起，出见有头足，上下痛而不可触近之腹满、腹痛、呕吐之病证	下利不止，心下痞鞕的吐利；大病差后，喜唾，久不了了，胸上有寒的唾涎；心中痞，留气结在胸，胸满，胁下逆抢心的胸痹
病机	中焦虚弱、阴寒内盛	脾胃虚寒
治法	温中补虚、散寒止痛	温中祛寒、补益脾胃
药物	蜀椒二合、干姜四两、人参二两、胶饴一升	人参、干姜、炙甘草、白术各三两
用法	以水四升，煮取二升，去滓，内胶饴一升，微火煎取一升半，分温再服；如一炊顷，可饮粥二升，后更服，当一日食糜，温覆之	日三服

（三）脾肺虚冷证

主症 吐涎沫，头眩，不渴，遗尿，小便数，恶寒，自汗，肢冷，胃脘冷痛，舌质淡，苔薄白，脉迟缓。

病机 中阳不足、肺中虚冷。

治法 振奋中阳、温肺益气。

方药 甘草干姜汤。

甘草四两，炙 干姜二两，炮

上咬咀，以水三升，煮取一升五合，去滓，分温再服。

应用 肺痿。以中焦虚弱，损及上焦，肺中虚冷为病机。其辨证以吐涎沫，头眩，少气，脉迟弱为要点。如《金匮要略》："肺痿吐涎沫而不咳者，其人不渴，必遗尿，小便数，所以然者，以上虚不能制下故也。此为肺中冷，必眩，多涎唾，甘草干姜汤以温之。若服汤已渴者，属消渴。（七·5）"治疗用药时甘草剂量倍于干姜，强调"培土生金"之意。本方通治诸虚出血，夹食夹阴，面赤足冷，发热喘咳，腹痛便滑，辨证属于中焦虚寒者。

病案选录

案一：鼻鼽。患者女性，62 岁。有过敏性鼻炎、哮喘病史，曾因喷嚏、流涕、稀白痰多于 2014 年 5 月就诊，予小青龙汤加味后症减八九，但仍间或出现喷嚏流涕。2014 年 8 月 6 日患者来诊，诉晨起、遇冷时喷嚏清涕，无痰，口不干、不苦，大便不成形。舌胖暗，苔薄，脉细滑。中医诊断为：鼽嚏，肺脾两虚证。处方予干姜 30g，炙甘草 60g。服上方 14 剂后复诊。患者诉喷嚏流涕减少，痰少，大便不成形。舌淡暗，苔薄，脉左弦滑，右细滑。调整处方为干姜 15g，炙甘草 30g，巴戟天 15g，14 剂。2 个月后患者因咳嗽就诊，诉服上方后喷嚏流涕消失，大便成形，故未再复诊。按语：过敏性鼻炎，中医称之为"鼻鼽"或"鼽嚏"，常反复发作，发病可呈季节性或全年性，不易根治。该患者初诊时喷嚏、流涕，晨起及遇冷加重，稀白痰多，考虑外寒里饮证，予小青龙汤治疗后显效。本次就诊，由于症状日久，程度较轻，依照

"缓则治其本"的原则做进一步处理。陈士铎曰："人有鼻流清涕，经年不愈，是肺气虚寒，非脑漏也。"认为慢性迁延的清涕症状是由肺气虚冷所致，与本案患者的情况颇为契合。肺主皮毛，开窍于鼻，肺气虚冷则易受外邪侵袭，金叩则鸣，故喷嚏、流清涕。除此之外还有大便不成形、舌体胖大等脾虚见证。四诊合参，辨证肺脾两虚，选取甘草干姜汤治疗。复诊告知有效。因考虑肾阳为诸阳之根，加用巴戟天补肾助阳，进一步温养肺脾阳气，收获显效。

孔维鑫，张立山，弓雪峰，等. 甘草干姜汤验案举隅[J]. 天津中医药，2021，（3）：366-368.

案二：吐血。 左某，男，71岁，1975年11月26日就诊。心境不旷，复因劳累，晨起突然吐血数口，一天连续吐血四次，每次吐血量10～40mL，色暗红，夹有血块。翌日晨起又吐血数口，遂来门诊诊治。查患者面颊浮红，间或有稀白痰涎咳出，脘腹轻微胀满，倦怠不思饮食，小便素频，余沥不尽，舌质淡嫩，苔薄，脉虚大而数。诊为阳虚吐血，拟加味甘草干姜汤治之（黑甘草30g，黑干姜15g，炒青皮12g，炒牡丹皮12g，竹茹30g）。服1剂吐血即止，仅痰中略带血丝，再剂获痊愈。

袁熙骏. 曹仁人经验三则[J]. 山东中医杂志，1984，（5）：33-34.

二、脾阳虚兼证

脾阳虚兼证是以脾阳虚证为基础，兼夹有其他证候。病机为脾阳虚损，或兼感外邪，或失治误治，或久病导致正气进一步受损，邪气外束或内陷，形成变证，临床当审证求因，随证治之。其兼证主要包括风寒束表证、肾阳虚证。本证在现代临床可应用于感冒、内伤发热、胸痹、心痛、腹满、腹痛、寒疝等中医内科疾病。

（一）兼风寒束表证

主症　下利不止，心下痞硬，腹痛绵绵，恶寒发热，头痛，汗出，或见心下悸，四肢倦怠，肢冷。舌质淡，舌苔白滑，脉浮弱。

病机　脾胃虚寒、兼风寒束表。

治法　温中解表。

方药　桂枝人参汤。

桂枝四两，别切　甘草四两，炙　白术三两　人参三两　干姜三两

上五味，以水九升，先煮四味，取五升，内桂，更煮取三升，去滓。温服一升，日再夜一服。

本方服法宜白天服二次，夜间服一次，即"日再夜一服。"可使药力作用持久，以提高疗效。

应用　协热利。以脾胃虚寒，夹有表证为病机。其辨证要点：下利不止，心下痞，兼发热恶寒。原方可见于《伤寒论》："太阳病，外证未除，而数下之，遂协热而利，利下不止，心下痞硬，表里不解者，桂枝人参汤主之。（163）"此方为表里双解之剂。理中汤先煎，意在发挥其温中散寒和补益脾胃的作用，桂枝后下，意在使其气锐而解表。临床可运用于虚寒下利，肠胃间有水饮，纳少口淡便溏，带下淋漓清稀，虚胀虚肿等等。总之，辨证体质虚弱、肠胃不健有虚寒现象兼有表证者。

病案选录

案一：发热。患者女孩，三岁许，疹子已收，身热不退，体温 39℃（有无头痛恶寒，不得而知），下利日十余次，俱为黄色粪水，脉数无歇止，舌质尚正常，遂诊为疹后热毒不净作利，与葛根芩连汤加石榴皮，服后体温反升至 39.5℃，仍下利不止。嗅其粪味，并无恶臭气，沉思再三，观病孩颇有倦容，乃毅然改用桂枝人参汤仍加石榴皮，一服热利俱减，再服热退利止。

沈炎南. 伤寒论医案选评[J]. 广东中医, 1963, （30）: 39.

案二：白带异常。何某，女，40 岁。近月来白带增多，清稀如水，腰酸乏力，素有胃寒，纳差，口淡，大便亦溏薄，舌淡白，唇色亦淡，脉沉滑。辨证属中焦虚寒，气血不足，以桂枝人参汤及补血汤加减：桂枝 9g，党参 9g，白术 9g，干姜 6g，炙甘草 6g，黄芪 12g，当归 9g，桂圆肉 9g，诃子 6g，椿根皮 15g，方 7 剂。药后带下大减，大便正常，胃纳改善，但仍腰酸，于上方加川续断 9 克，续方 5 剂。按：本例白带清稀，兼气血两虚，辨证属中焦虚寒，故以桂枝加人参汤加减温补中焦。加补血汤益气生血，佐诃子、椿根皮收敛，固带止下。

姜春华, 戴克敏. 姜春华经方发挥与应用[M]. 北京: 中国中医药出版社, 2012.

鉴别 人参汤与桂枝人参汤的主治病证均为脾胃虚寒的腹满、腹痛、呕吐、下利。人参汤即理中汤，温中健脾以治在里的脾胃虚寒证。桂枝人参汤即理中汤加桂枝，以里虚寒为重，兼夹外寒，治疗表里俱寒的协热利，为表里同病。二者区别如表6-4。

表 6-4 人参汤与桂枝人参汤鉴别

	人参汤（理中汤）	桂枝人参汤
病证	下利不止，心下痞鞕的吐利；大病差后，喜唾，久不了了，胸上有寒的唾涎；心中痞，留气结在胸，胸满，胁下逆抢心之胸痹	发热，利下不止，心下痞鞕的协热利
病机	脾胃虚寒	脾胃虚寒、兼风寒束表
治法	温中祛寒、补益脾胃	温中解表
药物	人参、干姜、炙甘草、白术各三两	桂枝四两、炙甘草四两、白术三两、人参三两、干姜三两
用法	日三服	先煮理中汤，后下桂枝，煮取三升，温服一升，日再夜一服

（二）兼肾阳虚证

主症 腹痛剧烈，少腹拘急，手足厥冷，心动悸，恶心欲呕，舌淡，苔白滑，脉沉滑或沉弦。

病机 阴寒内盛遏阳、水饮上逆。

治法 通阳散寒止痛、除饮降逆。

方药 赤丸。

茯苓四两 乌头二两，炮 半夏四两，洗，一方用桂 细辛一两，《千金》作人参

上四味，末之，内真朱为色，炼蜜丸如麻子大，先食酒饮下三丸，日再夜一服，不知，稍增之，以知为度。

本方宜饮前用酒送服，白天服 2 次，夜间服 1 次。且宜根据服药后的病情变化，以灵活加

量，取效为度。即"先食酒饮下三丸，日再夜一服，不知，稍增之，以知为度。"

应用　腹痛。以阴寒内盛遏阳，寒饮上逆为病机。临床以腹痛拘急，手足厥逆，心悸呕恶等为特征。原方可见于《金匮要略》："寒气厥逆，赤丸主之。（十·16）"此为腹中陈寒痼冷夹水饮上逆之重证，宜用大辛大热的赤丸救治，要注意赤丸中乌头、细辛、半夏、朱砂四味有毒药物并用，且乌头与半夏又属反药，故炼蜜为丸，小剂量连续服用，以求缓图，中病即止。临床可运用于腹满、腹痛属于阴寒内盛，水饮上逆证者。

病案选录

案一：痰厥。石某，男，4岁。患结核性脑膜炎而入院治疗。余随石季竹老中医会诊：患儿昏迷不醒，痰声漉漉，双目斜视，四肢厥冷，时而抽搐。苔白微腻，指纹青黯。乃属痰浊蒙闭心包，肝风内动。宜《金匮要略》赤丸方损益：制川乌、法半夏、石菖蒲各6g，茯苓9g，细辛1g，远志5g，生姜汁5滴，竹沥10滴。2剂后，吐出小半碗痰涎，神清厥回，肝风遂平。续经中西药治疗3月而愈。

马先造. 半夏、贝母不反乌头[J]. 上海中医药杂志，1983，（11）：39.

案二：胸痹。赵某，男，63岁，1984年11月13日初诊。是日早餐时，突然胸室暴痛，头汗淋淋，昏倒在地，面苍肢冷，短气不足以息，移时方醒，急送至医院。患者胸痛如揪，脉寸关微弱，尺部小紧而涩，间有结代，唇青，舌淡晦苔薄白，目光晕滞乏神。心电图示：急性心肌梗死（前间壁）。急给输氧，肌注杜冷丁100mg，参附注射液2支，合服麝香保心丸2粒。针膻中、气海、双内关，得气后加大艾炷灸0.5h，同时以《金匮要略》赤丸合人参汤化裁急煎与服，处方：乌头10g，细辛10g，红参20g，半夏15g，茯苓15g，干姜10g，川椒10g，炙甘草10g，2h服一煎。下午4时，疼减气匀，肢暖色活。上方易乌头为附子15g，减红参为10g，去干姜，加白芍12g。4h服一煎。夜12时，疼除，脉不紧，结代少，仍迟涩弱。14日按上方继服1剂，早晚两服。药后脉转缓，稍有散象。处方：红参10g，麦冬10g，五味子10g，附子10g，细辛10g，半夏15g，茯苓15g，白芍15g，炙甘草6g，3剂，日1剂。18日，脉平缓，神安。继以上方加减出入，调治3月，康复出院。

贺念曾.《金匮》方治胸痹三则[J]. 河南中医，1988，8（4）：26.

鉴别　赤丸与理中丸均可治疗寒证之腹痛、呕吐、下利。理中丸以中焦虚寒为病机，脘腹疼痛一般喜温喜按，痛势不剧，虽有畏寒肢冷，但四肢厥逆不如赤丸症明显。赤丸是腹中陈寒痼冷夹水饮上逆之重证，痛势较剧，四肢厥逆症状突出，乌头、细辛通阳回阳，茯苓、半夏祛痰利饮，朱砂安神宁心，药物大多有毒，且乌头与半夏又属反药，相激相荡，药力峻猛，虽是丸药缓以留中，渐拔病根，仍需中病即止。二者区别如表6-5。

表6-5　赤丸与理中丸鉴别

	赤丸	理中丸
病证	四肢厥逆之腹痛证	下利不止，心下痞鞕的吐利；大病差后，喜唾，久不了了，胸上有寒的唾涎；心中痞，留气结在胸，胸满，胁下逆抢心的胸痹
病机	阴寒内盛遏阳，水饮上逆	脾胃虚寒
治法	通阳散寒止痛，除饮降逆	温中祛寒，补益脾胃

续表

	赤丸	理中丸
药物	茯苓四两、炮乌头二两、半夏四两、细辛一两	人参、干姜、炙甘草、白术各三两
用法	末之，内真朱为色，炼蜜丸如麻子大，先食酒饮下三丸，日再夜一服，不知，稍增之，以知为度	捣筛，蜜和为丸，如鸡子黄许大。以沸汤数合，和一丸，研碎温服之，日三四，夜二服，腹中未热，益至三四丸，然不及汤

三、阳虚水饮内停证

阳虚水饮内停证是指脾阳不足则运化水湿功能失职，导致水液运行障碍，蓄积体内，泛滥于脏腑与躯体之间成为痰饮、水肿等证。仲景论治痰饮、水气病多从脾肾论治，尤重于脾。因脾主运化水湿，水湿易困阻脾阳甚则损及脾阳，脾阳渐损，水湿内停，且脾阳虚则运化水谷精微力弱，日久则上不能输精养肺以通调水道与气机，下不能温阳助肾以化气利水，故水液停聚更甚，久积成饮，饮聚成水，上下流行，侵袭内外，诸症繁出，则有喘咳、心悸、眩冒、痞满、下利、水肿等诸多表现。由此可见，不健脾阳，难消其水。治疗当温阳化气行水。临床以咳嗽吐稀白痰，喘促，或眩晕，胸闷，心悸，或脘痞，呕吐清水，或胁肋饱胀，气促，或肢体浮肿，小便不利，舌质淡胖，舌苔白滑，脉弦滑或弦紧或沉迟，伴见形寒，肢冷等为特征的证候。本证以脾阳虚证和痰饮、水肿并见为辨证要点。本证在现代临床可见于历节、脚气、肺痿、咳嗽、腹满、寒疝、痰饮、水肿、呕吐、泄泻、湿疮等中医内、妇、儿科及皮肤科疾病。

（一）脾阳虚水停证

主症 胸胁支满，气上冲胸，头眩心悸，短气而咳，小便不利，苔水滑，脉沉弦或沉紧。

病机 脾阳不振、水饮中阻。

治法 健脾利水、温阳化饮。

方药 苓桂术甘汤。

茯苓四两　桂枝三两，去皮　白术二两　甘草二两，炙

上四味，以水六升，煮取三升，去滓。分温三服。

应用 痰饮。以脾阳不振，痰饮中阻为病机。本证常见于胸膈胃间水饮所致短气、眩晕、心悸、胃纳不振等辨证水饮在中上焦者。治疗痰饮病"以温药和之"为原则。脾阳虚水停证见于《伤寒论》中："伤寒，若吐若下后，心下逆满，气上冲胸，起则头眩，脉沉紧，发汗则动经，身为振振摇者，属茯苓桂枝白术甘草汤。（67）"亦见于《金匮要略》中："心下有痰饮，胸胁支满，目眩，苓桂术甘汤主之。（十二·16）""夫短气有微饮，当从小便去之，苓桂术甘汤主之；肾气丸亦主之。（十二·17）"

⫴ **病案选录**

案一： 眩晕。郭某，女，48岁。患头晕1年多，每于饮食不适，或者感受风寒时发作。头晕时目眩，耳鸣，脘闷，恶心，欲吐不得，食欲减退，不喜饮水，甚时不能起床。脉缓，舌淡，苔白。证属脾胃阳虚，中气虚衰，致水气内停，清阳不得上升，浊阴不得下降。治以苓桂

术甘汤 2 剂后，头晕及烦满、恶心，皆有好转。后宗此方制成散剂，日服四钱，服 1 个月痊愈，以后未复发。

赵明锐. 经方发挥[M]. 北京：人民卫生出版社，2009.

案二：胸痹。陆某，男，42 岁。形体肥胖，患有冠心病心肌梗死而住院，抢治两月有余，未见功效。现症：心胸疼痛，心悸气短，多在夜晚发作。每当发作之时，自觉有气上冲咽喉，顿感气息窒塞，有时憋气而周身出冷汗，有濒死感。颈旁之血脉又随气上冲，心悸而胀痛不休。视其舌水滑欲滴，切其脉沉弦，偶见结象。辨为水气凌心，心阳受阻，血脉不利之水心病。处方：茯苓30g，桂枝 12g，白术 10g，炙甘草 10g。此方服 3 剂，气冲得平，心神得安，心悸、胸痛及颈脉胀痛诸症明显减轻。但脉仍带结，犹显露出畏寒肢冷等阳虚见证。乃于上方加附子9g，肉桂 6g，以复心肾之气。服 3 剂手足转温，而不恶寒，然心悸气短犹未痊愈，再于上方中加党参、五味子各10g，以补心肺脉络之气。连服 6 剂，诸症皆瘥。

陈明，刘燕华. 刘渡舟临证验案精选[M]. 北京：学苑出版社，2005.

案三：咳嗽。姜某，男，49 岁。初诊：形体消瘦，素有慢性胃炎，纳差，咳嗽，痰多胸闷，舌苔白腻而润，脉弦滑。茯苓 12g，桂枝 9g，白术 9g，炙甘草 3g，半夏 9g，陈皮 6g。方7 剂。二诊：痰少，但纳差。原方加砂仁 1.5g，续方 7 剂。按《金匮要略》说："病痰饮者，当以温药和之。"本案属慢性胃炎，又患咳嗽，《内经》谓"病在胃，盖脾阳不振，水饮内停，随咳嗽而上逆也"。方用苓桂术甘汤温阳化饮，加半夏、陈皮和胃降逆。

姜春华，戴克敏. 姜春华经方发挥与应用[M]. 北京：中国中医药出版社，2012.

（二）脾虚水停气滞证

主症　胸满脘痞，呕吐清水，腹胀不能食，便溏，形瘦肢软，舌苔白滑，脉虚。

病机　脾虚饮停。

治法　健脾补中、理气消痰。

方药　《外台》茯苓饮。

茯苓　人参　白术各三两　枳实二两　橘皮二两半　生姜四两

上六味，水六升，煮取一升八合，分温三服，如人行八九里进之。

应用　痰饮。以脾虚饮停为病机。临证常见胃脘胀满，纳呆食少，乏力，呕吐清涎，便溏，舌质淡白，苔白滑或薄白，脉沉弦或迟缓。原文可见于《金匮要略》："《外台》茯苓饮：治心胸中有停痰宿水，自吐出水后，心胸间虚，气满不能食。消痰气，令能食。（十二·附方）"《金匮要略编注》曰："脾虚不与胃行津液，水蓄为饮，贮于胸膈之间，满而上逆，故自吐出水后，邪去正虚，虚气上逆，满而不能食也，所以参、术大健脾气，使新饮不聚；姜、橘、枳实以驱胃家未尽之饮，日消痰气，令能食耳。"《外台》茯苓饮临床上常治疗腹胀、呕吐、泄泻、痰饮、水气等，属中虚饮停者。

▮ 病案选录

案一：痰痞。女，48 岁。主诉：胃胀 1 年。患者近 1 年来胃胀，多在进食后出现，有时呕吐、嗳气、口苦或口甜，诊断为慢性胃炎，经治疗未获好转。刻诊：胃胀，嗳气，纳差，口干不欲饮，颈部活动不适，背部针扎感，腰部凉，大便 2～3 日 1 次，时干时稀，小便少，夜尿 2~3 次。舌淡苔白,脉沉弦细数无力。体征:上腹无压痛。西医诊断:慢性胃炎。中医诊断:痞满;辨证:胃虚饮停、气郁气逆、饮郁化热兼太阳表证。方选外台茯苓饮合五苓散加半夏。处方:茯苓 12g,苍术 18g,泽泻 18g,猪苓 10g,党参 10g,枳实 10g,陈皮 30g,清半夏 15g,桂枝 10g,生姜 15g。7 剂,每日 1 剂,水煎分 3 次温服。二诊:患者胃胀、口干、颈背部不适明显减轻,纳食增加,嗳气减少。继服 7 剂,基本痊愈。

丁红平. 冯世纶应用外台茯苓饮临床经验[J]. 山东中医杂志, 2016, 35 (11): 981-982.

案二:泄泻。王某,男,3 岁。其母代述:患儿 1 个月前曾因急性肠胃炎住院,治疗 1 周(具体用药不详),情况好转后出院,3 天前因过食生冷瓜果而腹痛腹泻,日 6~7 次,伴不消化食物,刻诊:形体瘦弱,面色不佳,倦怠无力,夜寐欠安,肠鸣漉漉,腹痛喜温喜按,舌质淡白腻苔稍黄,脉细弱无力。中医诊断为:泄泻,脾胃虚弱,食滞中焦证。治宜:温中健脾,辅以导滞。方宜外台茯苓饮化裁:党参 6g,白术 6g,茯苓 6g,枳实 3g,陈皮 3g,白芍 6g,干姜 3g,焦三仙各 10g,鸡内金 6g,3 剂,水煎服,日 1 剂。复诊,腹泻次数减少,纳增,夜寐仍欠安,遂于原方基础上加生龙骨、生牡蛎各 6g,再服 3 剂,渐趋康复。后改服香砂养胃丸冀以巩固,并嘱其节饮食,调起居。追访半年,未复发。

闫敏娜. 外台茯苓饮临证举隅[J]. 光明中医, 2017, 32 (2): 431-433.

鉴别 《外台》茯苓饮与厚朴生姜半夏甘草人参汤均可治疗脾虚气滞的腹胀、腹痛、水饮内停等病证,均为攻补兼施的方剂。《外台》茯苓饮由四君子汤合橘枳姜汤化裁而来,方中以人参、茯苓、白术健脾益气,去性缓壅滞的甘草,加橘枳姜汤以温中行气化饮,强调补虚祛实齐头并进,在补脾的基础上以化饮为主,行气为辅;厚朴生姜半夏甘草人参汤重用厚朴行气为先,生姜、半夏化饮居后,佐以人参、甘草健脾和中,此方重在祛实,而补虚力量较外台茯苓饮薄弱,且祛实中以行气为主,健脾化饮为辅。二者区别如表6-6。

表6-6 《外台》茯苓饮与厚朴生姜半夏甘草人参汤鉴别

	《外台》茯苓饮	厚朴生姜半夏甘草人参汤
病证	心胸中有停痰宿水,自吐出水后,心胸间虚,气满不能食之痰饮、腹满	发汗后,腹胀满之痰饮、腹满
病机	脾虚气滞饮停	脾虚湿阻、气机不利
治法	健脾补中、理气消痰	温运脾阳、宽中除满
药物	茯苓、人参、白术各三两,枳实二两,橘皮二两半,生姜四两	炙厚朴半斤、生姜半斤、半夏半升、甘草二两、人参一两
用法	分温三服	日三服

(三)脾胃虚寒饮逆证

主症 腹满且痛,痛势较甚,肠鸣漉漉,胸胁逆满,呕吐痰涎或不消化食物,四肢厥冷,脉细而迟,舌苔白滑。

病机 脾胃阳虚、寒饮上逆。

治法 温阳散寒、化饮降浊。

方药 附子粳米汤。

附子一枚，炮　半夏半升　甘草一两　大枣十枚　粳米半升

上五味，以水八升，煮米熟，汤成，去滓，温服一升，三日服。

应用　腹满、腹痛。以脾胃虚寒，寒饮上逆为病机。辨证以腹满冷痛，痛势较甚，腹中雷鸣，胸胁逆满，舌淡苔白滑，脉沉迟为要点。见于《金匮要略》："腹中寒气，雷鸣切痛，胸胁逆满，呕吐，附子粳米汤主之（十·10）"《金匮要略正义》言："附子温通三焦以散阴寒，半夏降逆以止呕吐，粳米甘草以扶持胃气，犹大建中之意也。然寒气充塞，治贵温通，无取人参、胶饴之守，且脾为稼穑之区，胃为仓廪之腑，腹痛呕逆，脾胃极伤，用粳米所以承土德培元气也。"常见于虚寒饮逆所导致的腹满、腹痛、寒呕等病证。

病案选录

案一：呕吐。 彭某，初夜半来谓："家母晚餐后腹内痛，呕吐不止。煎服姜艾汤，呕痛未少减，且加剧焉，请处方治之。"吾思年老腹痛而呕，多属虚寒所致，处以砂半理中汤。黎明彭君仓卒入，谓服药后腹痛呕吐如故，四肢且厥，势甚危迫，恳速往。同诣其家，见伊母呻吟床第，辗转不宁，呕吐时作，痰涎遍地，唇白面惨，四肢微厥，神疲懒言，舌质白胖，按脉沉而紧。伊谓："腹中雷鸣剧痛，胸膈逆满，呕吐不止，尿清长。"凭证而论，则为腹中寒气奔迫，上攻胸胁，胃中停水，逆而作呕，阴盛阳衰之候。《灵枢·五邪》有云："邪在脾胃……阳气不足，阴气有余，则寒中肠鸣腹痛。"《金匮要略》叙列证治更切："腹中寒气，雷鸣切痛，胸胁逆满，呕吐，附子粳米汤主之。"尤在泾对此亦有精辟之论述："下焦浊阴之气，不特肆于阴部，而且逆于阳位，中虚而堤防撤矣。故以附子补阳祛阴，半夏降逆止呕，而尤赖粳米、甘草，培令土厚而使敛阴气也。"其阐明病理，译释方药，更令人有明确之认识。彭母之病恰切附子粳米汤，可以无疑矣！但尚恐该汤力过薄弱，再加干姜、茯苓之温中利水以宏其用。服两剂痛呕均减，再两剂痊愈。改给姜附六君子汤从事温补脾胃，调养十余日，即健复如初。

赵守真. 治验回忆录[M]. 北京：人民卫生出版社，1966.

案二：下利。 孙某，男，38岁，病例号134809。初诊日期1968年4月6日：1961年因腹泻诊断为无黄疸型肝炎。经治疗肝功能正常，但腹胀、胁痛、腹泻不已。于1964年8月来我院先找西医治疗无效，后找中医治疗，治疗三月，胁痛及胃脘疼好转而腹泻不见好转，每日大便2～3次，有时5～6次，腹胀明显。饭后尤甚，肠鸣、矢气多，口苦，食欲差，自感腹中有凉气、腰腿冒凉气，四肢冷，平时怕冷，晚上常冻醒，舌苔白，脉沉细，查体：肝大一指，质中硬，压痛轻微，心下有振水声。此为里虚寒饮，为太阴下利，与附子粳米汤合人参汤：炮附子二钱，半夏三钱，生姜三钱，大枣四枚，炙甘草二钱，粳米五钱，党参三钱，苍术三钱。结果：上药服三刻，自感有效，又连续服九剂，腹泻止，诸症痊愈。按：虚寒里甚，加之水饮着于胃肠，因而阻滞气机，故有腹中雷鸣、腹泻、心下振水等证，其腹胀、胁痛、口苦、纳差、怕冷皆因虚寒在里，《金匮要略》脾胃病证治规律研究脾阳不足，气机受阻。此与《金匮》附子粳米汤证"腹中寒气，雷鸣切痛，胸胁逆满"症机相类。胡老为经方大家，倡方证辨治之法，有是证即用是方，以附子粳米汤合人参汤以温中健脾，散寒除饮。方中附子与半夏相伍，多见报道，辨证使用，皆言良效，不可因乌头反半夏而废用。

冯世伦. 百年中医临床家丛书·胡希恕[M]. 北京：中国中医药出版社，2001.

鉴别　附子粳米汤、大建中汤与茯苓桂枝白术甘草汤均有脾虚饮停，用于治疗脾胃虚寒及脾虚水饮内停的病证，但大建中汤以腹痛为主且疼痛较剧烈，证属中焦虚弱、阴寒内盛者；附子粳米汤以腹中寒气为主，可见胸胁逆满、腹中雷鸣切痛、呕吐等证；茯苓桂枝白术甘草汤以脾阳虚水饮内停为主，以心下逆满，气上冲胸，起则头眩等为主症。三者区别如表6-7。

表6-7　大建中汤、附子粳米汤、茯苓桂枝白术甘草汤鉴别

	大建中汤	附子粳米汤	茯苓桂枝白术甘草汤
病证	心胸中大寒痛，呕不能饮食，腹中寒，上冲皮起，出见有头足，上下痛而不可触近之腹满、腹痛、呕吐之病证	胸胁逆满、腹中雷鸣切痛、呕吐之腹中寒气病证	心下逆满，气上冲胸，起则头眩，脉沉紧，身为振振摇之狭义痰饮病及短气微饮病
病机	中焦虚弱、阴寒内盛	脾胃虚寒、饮停上逆	脾阳不振、痰饮中阻
治法	温中补虚、散寒止痛	温中散寒、化饮降逆	健脾利水、温阳化饮
药物	蜀椒二合、干姜四两、人参二两、胶饴一升	炮附子一枚、半夏半升、甘草一两、大枣十枚、粳米半升	茯苓四两、桂枝三两、白术二两、炙甘草二两
用法	以水四升，煮取二升，去滓，内胶饴一升，微火煎取一升半，分温再服；如一炊顷，可饮粥二升，后更服，当一日食糜，温覆之	以水八升，煮米熟，汤成，去滓，温服一升，三日服	分温三服

（四）脾肺阳虚饮停证

主症　咳吐涎沫频数，咽喉干燥而渴，气短乏力。

病机　脾肺阳虚、痰涎内停。

治法　健脾补肺、益气润燥。

方药　《千金》生姜甘草汤。

生姜五两　人参三两　甘草四两　大枣十五枚

上四味，以水七升，煮取三升，分温三服。

应用　肺痿。以脾肺阳虚，痰涎内停为病机。其辨证要点：咳吐涎沫，咽干不渴，气短乏力，脘中不适。原方可见于《金匮要略》："治肺痿咳唾涎沫不止，咽燥而渴。（七·附方）"

鉴别　生姜甘草汤与甘草干姜汤均可治疗脾肺阳虚饮停的肺痿。生姜甘草汤中生姜温脾阳散水饮，人参、甘草、大枣补脾和中；甘草干姜汤中干姜炮用增强温阳散寒祛饮之力，甘草剂量虽倍用以补土生金，但明显本方补虚力量弱于前方，而温阳力量更强。二者区别如表6-8。

表6-8　生姜甘草汤与甘草干姜汤鉴别

	生姜甘草汤	甘草干姜汤
病证	咳唾涎沫不止，咽燥而渴之肺痿	吐涎沫、遗尿，小便数，必眩，多涎唾之肺痿
病机	脾肺阳虚饮停	肺脾虚冷
治法	健脾补肺、润燥化饮	振奋中阳、温肺益气
药物	生姜五两、人参三两、甘草四两、大枣十五枚	炙甘草四两、炮干姜二两
用法	分温三服	分温再服

（五）脾胃阳虚饮逆证

主症　干呕，或吐出稀薄清冷的黏液与白沫，畏寒喜温，舌淡苔白滑，脉沉迟。

病机　胃寒饮停。

治法　温中散寒、降逆止呕。

方药　半夏干姜散。

半夏　干姜各等分

上二味，杵为散，取方寸匕，浆水一升半，煎取七合，顿服之。

应用　干呕。以胃寒饮停为病机。以干呕，吐涎沫，脉沉迟为主证。原方可见于《金匮要略》："干呕，吐逆，吐涎沫，半夏干姜散主之。（十七·20）"本方即小半夏汤易生姜为干姜而成，治宜温胃降逆。因胃寒饮停，胃失和降，上逆而为干呕，或为吐逆，或吐涎沫。本方临床上尚可治疗冷痰宿饮，胸膈气满吐逆，见有属中焦阳虚寒盛者。

病案选录

案一：呕吐。罗某，女，34岁，成都市某厂工人。1976年5月，突感眩晕，如坐舟中，卧床不起。成都市某医院内科确诊为梅尼埃病。数日后转来求诊。初诊：4天前，患者下班回家，自觉头胀痛，眩晕甚，颇欲吐。次日上班，到厂后片刻即晕倒。呕吐频繁，吐出大量清涎，头晕似天旋地转。恶寒、咳嗽、无汗。舌质偏淡，苔微黄。此太阳证，水饮内停而致眩晕。法宜先从温化寒饮，祛痰降逆入手，以半夏干姜散加味主之。法半夏18g，干姜18g，茯苓30g，甘草3g。二诊：干呕消失，头胀痛，眩晕减轻。再宜表里同治，散外寒，涤内饮，以小青龙汤加减主之。麻黄10g，法半夏15g，干姜10g，甘草15g。三诊：头晕，咳嗽进一步好转，痰涎减。表邪未尽，阳气尚虚，继以麻黄细辛附子汤，助阳解表。麻黄10g，制附片60g（久煎），辽细辛6g，桂枝10g，干姜60g，甘草30g，4剂。服药后，自己单独乘公共汽车前来诊病，尚有头晕胀之感，舌淡红，苔薄白微黄。又少进散寒除湿，安中攘外之品，数日后病愈。1979年10月26日追访，3年来坚持上班，病未复发。

范学文. 范中林六经辨证医案[M]. 北京：学苑出版社，2011.

案二：眩晕。吴某，女，42岁，干部。患高血压病已三年，遍服中西药均无显效，于1962年夏从南方赴京求治于秦老。观其服用的中药处方，大都是生石决明、灵磁石、生龙牡、杭菊花、双钩藤、生白芍、桑寄生、怀牛膝等平肝降逆辈……患者形体肥胖，自述常头晕胀痛，眩晕甚时如坐舟中，颇欲吐，曾数次呕出大量清涎。纳食欠馨，胸脘部常有胀闷感，心悸，多梦，二便尚可。舌质淡，苔薄白腻，脉象右寸关滑甚……观此患者之形证，乃中阳不足，寒饮上逆所致，且患者数年来所服中药多系寒凉重降之品，更伤中焦，故当温中止呕，以《金匮》半夏干姜散加味治之。处方：法半夏9g，淡干姜9g，云茯苓9g。水煎服……两天后，亲友兴致而来，言几年来服药后从未如此舒服，因此两天即把三剂药痛快服完。嗣后以温中化饮法加减，治疗月余病愈，患者高兴返里。

吴大真. 秦伯未经方验案举隅[J]. 国医论坛，1986，（2）：20.

鉴别　半夏干姜散与吴茱萸汤均可治疗胃寒饮逆之干呕、吐涎沫。半夏干姜散病位在于胃，以守而不走的干姜暖胃温中，等量半夏降逆化饮，浆水之甘酸调味和中，顿服以取速效，偏于实证；吴茱萸汤病位涉及肝、胃，用吴茱萸、生姜温肝胃阳气，降逆化饮，用人参、大枣补中益气，偏于虚实夹杂证。二者区别如表 6-9。

表 6-9 半夏干姜散与吴茱萸汤鉴别

	半夏干姜散	吴茱萸汤
病证	干呕、吐逆、吐涎沫等	干呕或呕吐、吐涎沫、头痛、下利、四肢逆冷，烦躁欲死等
病机	胃寒饮逆	肝胃虚寒、浊阴上逆
治法	温中散寒、降逆止呕	温中补虚、散寒降逆
药物	半夏、干姜各等分	吴茱萸一升、人参三两、生姜六两、大枣十二枚
用法	取方寸匕，浆水一升半，煎取七合，顿服	日三服

四、阳虚水饮内停兼证

阳虚水饮内停兼证是以阳虚水饮内停证为基础，兼夹有其他证候。病机为阳虚饮停水泛，或兼感外邪，或失治误治导致内外合邪，正虚邪恋，形成变证，临床当审证求因，随证治之。其兼证主要包括经气不利证、卫阳郁滞证。现代临床可见于感冒、内伤发热、咳嗽、腹满、痰饮、脚气、水肿、妊娠浮肿等中医内科、妇科疾病。

（一）兼经气不利证

主症 发热，恶风寒，无汗，头项强痛，心下满微痛，小便不利，苔白，脉浮缓。
病机 水饮内停、经气不利。
治法 利水通阳。
方药 桂枝去桂加茯苓白术汤。

芍药三两 甘草二两，炙 生姜切 白术 茯苓各三两 大枣十二枚，擘

上六味，以水八升，煮取三升，去滓。温服一升。小便利则愈。本云桂枝汤，今去桂枝，加茯苓、白术。

应用 经气不利证。以水饮内停，经气不畅为病机。其辨证要点：发热，无汗，头项强痛，心下满微痛，小便不利。原方可见于《伤寒论》："服桂枝汤，或下之，仍头项强痛，翕翕发热，无汗，心下满，微痛，小便不利者，桂枝去桂加茯苓白术汤主之。（28）"本方可治胃肠胸膈间有水饮，吞酸吐水多涎沫，浮肿小便不利，心下满不欲食，持久咳嗽痰涎多，脚气胫肿，妊娠浮肿，阴天而身体疼重，鼻多清涕，困倦多寐等等，凡属此水饮内停，经气不利证者。

病案选录

案一： 低热。刘某，女，53 岁。患者低热（37.5℃左右）持续 2 个多月不退。伴见胃脘胀满，项部拘急不舒，询知小便短涩不利，有排而不尽之感。舌体肥大，苔水滑，脉弦。辨为水郁阳抑之发热，用桂枝去桂加茯苓白术汤治疗。处方：茯苓 30g，白术 10g，白芍 15g，生姜 10g，大枣 7 枚，炙甘草 6g。此方连服 5 剂后，小便畅利，发热等症皆愈。

刘渡舟，姜元安. 经方临证指南[M]. 天津：天津科学技术出版社，1993.

案二： 子肿。谢某，女，32 岁。妊娠已七月，两足浮肿，少气乏力，脉弱。此为子肿，

拟以桂枝去桂加茯苓白术汤再加附子。桂枝 9g，附片 6g，白术 9g，茯苓 9g，炙甘草 6g，生姜 3 片 大枣 5 枚。方 5 剂。按：本案子肿，表示循环障碍，殆由于怀孕七月之压迫，心脏负担太重所致，故加附片与桂枝同用，增强心力，加茯苓、白术利水，颇有实际效果。

姜春华，戴克敏. 姜春华经方发挥与应用[M]. 北京：中国中医药出版社，2012.

鉴别 桂枝去桂加茯苓白术汤与茯苓桂枝白术甘草汤均可治疗脾阳不振之水气病及狭义痰饮病，方中均有茯苓、白术、甘草健脾以利水。桂枝去桂加茯苓白术汤表里俱病，外有水走经脉、营卫不和，内有水饮结聚于心下；茯苓桂枝白术甘草汤为水气在里，主为水饮结聚于心下。二者区别如表 6-10。

表 6-10　桂枝去桂加茯苓白术汤与茯苓桂枝白术甘草汤鉴别

	桂枝去桂加茯苓白术汤	茯苓桂枝白术甘草汤
病证	头项强痛，翕翕发热，无汗，心下满，微痛，小便不利之经气不利证	心下逆满，气上冲胸，起则头眩，脉沉紧，身为振振摇之狭义痰饮病及短气微饮病
病机	水饮内停、经气不利、营卫不和	脾阳不振、痰饮中阻
治法	健脾利水、调和营卫	健脾利水、温阳化饮
药物	芍药三两，炙甘草二两，生姜、白术、茯苓各三两，大枣十二枚	茯苓四两、桂枝三两、白术二两、炙甘草二两
用法	煮取三升，去滓，温服一升	分温三服

（二）兼卫阳郁滞证

主症 皮水脉浮，四肢胕肿，按之没指，不恶风，其腹如鼓，不渴，四肢聂聂动者，舌质淡，苔白滑或有水气，脉浮。

病机 脾虚失运、水气内停、阳气郁滞。

治法 健脾益气、通阳化气、利水消肿。

方药 防己茯苓汤。

防己三两　黄芪三两　桂枝三两　茯苓六两　甘草二两

上五味，以水六升，煮取二升，分温三服。

应用 皮水。以脾虚失运，水气内停，阳气郁滞为病机。其辨证要点：四肢浮肿，可伴有肿处轻微颤动、小便不利。原方可见于《金匮要略》："皮水，其脉亦浮，外证胕肿，按之没指，不恶风，其腹如鼓，不渴，当发其汗。（十四·1）""皮水为病，四肢肿，水气在皮肤中，四肢聂聂动者，防己茯苓汤主之。（十四·24）"本方善于祛除在表之水气。临床既可用于治疗腹水、浮肿，也可用于风湿痹症。

病案选录

案一： 水肿。男，28 岁。病浮肿 1 年，时轻时重，用过西药，也用过中药健脾、温肾、发汗、利尿法等，效果不明显。当我会诊时，全身浮肿，腹大腰粗，小便短黄，脉象弦滑，舌质嫩红，苔薄白，没有脾肾阳虚的证候。进一步观察，腹大按之不坚，叩之不实，胸膈不闷，能食，食后不作胀，大便每天 1 次，很少矢气，说明水不在里而在肌表。因此考虑到《金匮要略》上所说的"风水"和"皮水"，这两个证候都是水在肌表，但风水有外感风寒证状，皮水则否。所以不拟采用麻黄加术汤和越婢加术汤发汗，而用防己茯苓汤行气利尿。诚然，皮水也可用发汗法，但久病已经用过发汗，不宜再伤卫气。处方：汉防己、生黄芪、带皮茯苓各五钱，桂枝二钱，炙甘草一钱，生姜两片，红枣三枚。用黄芪协助防己，桂枝协助茯苓，甘草、姜、枣调和营卫，一同走表，通阳气以行水，使之仍从小便排出。服两剂后，小便渐增，即以原方加减，约半个月症状完全消失。

秦伯未. 谦斋医学讲稿[M]. 上海：上海科学技术出版社，2009.

案二：风湿热痹。熊某，50 岁，女，饮食业职工，1978 年初诊。患下肢酸胀痛 2 年，近 2 个月来右膝关节肿灼痛，行走困难，诊为"风湿性关节炎"，经用保太松、消炎痛及中药治疗均无效。余诊时见患者面目浮肿苍黄，右膝明显胀肿灼热，活动受限。尿黄口苦，舌红苔淡黄薄腻，脉沉细弦软，血沉、抗链"O"、尿检均正常。证属风湿热痹，治宜燥湿清热，益气利水，祛风止痛，方用防己茯苓汤合四妙散，防己 15g，茯苓 20g，黄芪 20g，白术 10g，苍术 10g，黄柏 10g，牛膝 15g，薏苡仁 30g，金毛狗脊 10g。服 10 剂后，肿胀疼痛明显减轻，续服 10 剂，灼热消失，行走尚可，能上班工作，再进 10 余剂以巩固疗效，2 年未见复发。

徐克明，黄文清. 应用防己茯苓汤临床经验与体会[J]. 江西医药，1981，（5）：34-35.

鉴别　防己茯苓汤与防己黄芪汤均有防己、黄芪，均有益气通利之功。防己茯苓汤主要用于水湿盛于肌肤之四肢肿而肌肉聂聂动，且有小便不利之证，重在益气通阳，化气利水，表里分消；而防己黄芪汤主要用于水湿滞于皮肤之脉浮身重、汗出恶风之证，重在益气固表，利水化湿。二者区别如表 6-11。

表 6-11　防己茯苓汤与防己黄芪汤鉴别

	防己茯苓汤	防己黄芪汤
病证	四肢肿，聂聂动，小便不利之水气盛于肌肤、阳气郁滞证	脉浮、身重、汗出、恶风之风湿表虚或风水表虚证
病机	脾虚水气内停、阳气郁滞	脾虚水湿在表、卫表不固
治法	益气通阳、化气利水、表里分消	益气固表、利水化湿
药物	防己三两、黄芪三两、桂枝三两、茯苓六两、甘草二两	防己一两、炒甘草半两、白术七钱半、黄芪一两一分、生姜四片、大枣一枚
用法	以水六升，煮取二升，分温三服	上锉麻豆大，每抄五钱匕，生姜四片，大枣一枚，水盏半，煎八分，去滓，温服，良久再服

五、脾不统血证

脾不统血证是指脾阳虚弱，不能统摄血液，导致出血的证候。本证多由久病气虚；或劳倦过度，损伤脾阳，以致阳虚统血失权所致。临床表现：面色萎黄或苍白无华，神疲乏力，气短懒言；或食少便溏；并见吐血，或便血，或溺血，肌衄，鼻衄，或妇女月经过多、崩漏；舌淡，脉细无力等。辨证要点：本证以脾阳虚症和出血症并见为辨证要点。现代临床可见于各种出血证，如咳血、吐血、衄血、崩漏、血尿、便血等。

（一）吐血

主症   吐血日久不止，量少，血色淡红或暗，面色苍白或萎黄，形倦神疲，舌淡苔白，脉虚缓无力。

病机   中气虚寒、气不摄血。

治法   温中摄血、引血归经。

方药   柏叶汤。

柏叶　干姜各三两　艾三把

上三味，以水五升，取马通汁一升，合煮取一升，分温再服。

应用   吐血。以中气虚寒，气不摄血为病机。其辨证要点：吐血色淡红，面色苍白或萎黄，舌质淡，脉缓无力。原方可见于《金匮要略》："吐血不止者，柏叶汤主之。（十六·14）"本证吐血当以日久不止、色淡不鲜为主要特点。而且虽以"柏叶"为名，但并非主治热性吐血，而是治疗虚寒吐血。柏叶主要取其清降止血之功，用量不宜太大，干姜、艾叶用量不可太小。用方时如无马通汁，可用童便代替。临床可用于治疗各种出血证。

病案选录

案一：吐血。段某，男，38岁，干部，1960年10月1日初诊。旧有胃溃疡病，并有胃出血史，前20日大便检查潜血阳性，近因过度疲劳，加之公出逢大雨受冷，饮葡萄酒一杯后，突然发生吐血不止，精神萎靡，急送某医院检查为胃出血，经住院治疗2日，大口吐血仍不止，恐导致胃穿孔，决定立即施行手术，迟则将失去手术机会，而患者家属不同意，半夜后请蒲老处一方止血。蒲老曰：吐血已两昼夜，若未穿孔，尚可以服药止之。询其原因由受寒饮酒致血上溢，未可以凉药止血，宜用《金匮要略》侧柏叶汤，温通胃阳，消瘀止血。处方：侧柏叶三钱，炮干姜二钱，艾叶二钱。浓煎取汁，兑童便60mL，频频服之。次晨往诊，吐血渐止，脉沉细涩，舌质淡，无苔，原方再进，加西洋参四钱益气摄血，三七（研末吞）二钱，止血消瘀，频频服之。次日复诊，血止，神安欲寐，知饥思食，并转矢气，脉两寸微，关尺沉弱，舌质淡无苔，此乃气弱血虚之象，但在大失血之后，脉证相符为吉，治宜温运脾阳，并养营血，佐以消瘀。主以理中汤，加归芍补血，佐以三七消瘀。服后微有头晕耳鸣，脉细数，此为虚热上冲所致，于前方内加入地骨皮二钱，藕节三钱，浓煎取汁，仍兑童便60mL续服。再诊：诸证悉平，脉亦缓和，纳谷增加，但转矢气而无大便，继宜益气补血，养阴润燥兼消瘀之剂。处方：白人参三钱，柏子仁二钱，肉苁蓉四钱，火麻仁四钱（打），甜当归二钱，藕节五钱，新会皮一钱，山楂肉一钱，浓煎取汁，清阿胶四钱（烊化）和童便60mL内入，分四次温服。服后宿粪渐下，食眠俱佳，大便检查潜血阴性，嘱其停药，以饮食调养，逐渐恢复健康。

中国中医研究院. 蒲辅周医案[M]. 北京：人民卫生出版社，2005.

案二：咳血。彭某某，男，43岁。患支气管扩张，咯血，并有结核病史。一般来说，此类病人多属阴虚血热之体，治宜养阴清肺。但此患者咳痰稀薄，形寒畏冷，舌苔薄白，脉象沉缓。前医用四生丸加白芍、白及、仙鹤草之类，反觉胸闷不适，食纳减少，此肺气虚寒，不能摄血所致。拟温肺摄血，用柏叶汤：侧柏叶12g，干姜炭5g，艾叶3g，童便1杯兑。服2剂，咯血已止，仍咳稀痰，继用六君子汤加干姜、细辛、五味子，服3剂，咳嗽减轻，食欲转好。

谭日强. 金匮要略浅述[M]. 北京：人民卫生出版社，2006.

（二）便血

主症　先便后血，血色淡，或解黑便，面色苍白，肢冷，舌淡苔白，脉虚缓无力。

病机　脾气虚寒、统摄无权。

治法　温中健脾、益血摄血。

方药　黄土汤。

甘草　干地黄　白术　附子，炮　阿胶　黄芩各三两　灶中黄土半斤

上七味，以水八升，煮取三升，分温二服。

应用　便血。以脾气虚寒，统摄无权为病机。其辨证要点：黑便，先便后血，脘中冷痛，面色苍白或萎黄，舌质淡，脉缓无力。原方可见于《金匮要略》："下血，先便后血，此远血也，黄土汤主之。（十六·15）"因阳气不足，无以温煦固摄，阴血下渗可致便血，应温阳摄血。白术、附子温阳健脾，以复统血之权；灶心黄土既能温中又能涩肠止血；生地黄、阿胶养血止血；佐以黄芩苦寒制白术、附子温燥动血之弊；甘草和中缓急。临床可用于治疗各种虚寒出血者，亦主产后下利。

病案选录

案一：便血。苗某，女，58岁，患者大便后流鲜血，或无大便亦流大量鲜血，每次流血量约1～2茶碗之多，每日2～3次，已20余日。两少腹有隐痛，自觉头晕心慌、气短、自汗、脸肿、饮食尚可，素有失眠及关节疼痛，月经已停2年，脉沉数、舌微淡无苔。《内经》谓："结阴者，便血一升，再结二升，三结三升。"以阴气内结，不得外行，血无所禀，渗入肠间。今去血过多，治宜温养脾肾，方用《金匮要略》黄土汤加味：熟地一两，白术六钱，炙甘草六钱，黑附子三钱，黄芩二钱，阿胶五钱，黄土二两。用开水泡黄土，澄清取水煎药，服2剂。复诊时服上方已有好转，昨日大便3次，仅有1次流血，今日又便后流血1次，仍心跳气短，无头晕及自汗出，饮食尚可，眠佳，舌无苔，脉为沉数，原方再服3剂。三诊便血已很少，心跳气短亦减，舌薄苔微黄，脉如前。此证血虽渐止，但日久伤血，中气已伤，仍宜益气滋阴补血以资善后。处方：生黄芪五钱，当归二钱，干地黄四钱，东阿胶三钱，甘草二钱，生地榆二钱，侧柏叶（炒）二钱，枯黄芩一钱五分，炒槐花二钱，地骨皮二钱。5剂。3个月后随访，未再便血，心跳气短亦较前好转。

中国中医研究院. 蒲辅周医案[M]. 北京：人民卫生出版社，2005.

案二：半产漏下。赵某，女，婚后初孕，患早期流产出血不止，索方求治。书加味黄土汤予以数剂而愈，后生一女。二孕又显流产先兆，又服前方数剂得保无恙，两女均甚健。处方：熟地黄60g，桂圆肉30g，当归12g，黄芪18g，白术9g，附子9g，甘草9g，黄芩9g，鹿角胶30g，伏龙肝12g。以上十味，以水十二杯，先煮伏龙肝取八杯去渣，再煎前八味二杯去渣入鹿角胶，再上火候胶化尽，分二次服。

中国中医研究院西苑医院. 赵锡武医疗经验[M]. 北京：人民卫生出版社，2005.

第四节　脾气血（阴阳）两虚证

脾气血（阴阳）两虚证，指各种原因致使脾阳气虚与阴血虚征象并见，形神失养，或兼夹外邪等所引起的一类证候。本证是阳气虚弱而无以温运，阴血虚损而濡润不足所形成的证候。脾胃为后天之本，气血生化之源，若脾胃生化乏源，气血不足，形成气血两虚或气血阴阳俱虚。另外，虚人外感过汗损及脾阳和阴血，或者久病津液大伤累及脾阳等等都会导致脾之阴阳气血两虚。其主症可见腹部挛急或腹痛，心悸，衄血，咽干口燥，手足烦热，梦失精，四肢酸痛，皮肤萎黄等。本证见于《伤寒论》太阳病以及《金匮要略》虚劳、妇人产后病。

一、脾气血（阴阳）两虚证

脾气血（阴阳）两虚证，是由于中焦脾胃运化无力致气血阴阳不足所致，临床以面色无华、神疲乏力、腹中冷痛，舌淡苔白，脉弱，或手足烦热，咽干，腰酸，失精为主要表现。本证见于《伤寒论》太阳病及《金匮要略》虚劳、黄疸、妇人杂病等病。现代临床可见于虚人感冒、胃痛、腹痛、虚劳等素体脾胃不足、兼感外邪，或大病久病后气血阴阳不足诸病证。

主症　心中悸而烦，腹中疼痛，喜温喜按，神疲乏力，虚怯少气，面色无华，或见手足烦热，咽干口燥，四肢酸痛，梦遗滑精，鼻衄。舌质淡，舌苔白润，脉涩或弦，或缓弱。

病机　阴阳气血俱不足。

治法　平补阴阳、调和气血。

方药　小建中汤。

桂枝三两，去皮　甘草二两，炙　大枣十二枚，擘　芍药六两　生姜三两，切　胶饴一升

上六味，以水七升，煮取三升，去滓，内饴，更上微火消解。温服一升，日三服。呕家不可用建中汤，以甜故也。

应用

1. 腹痛。以邪陷少阳，土虚木乘为病机。其辨证要点：腹中急痛，脉涩或弦。原方可见于《伤寒论》："伤寒，阳脉涩，阴脉弦，法当腹中急痛，先与小建中汤。不差者，小柴胡汤主之。（100）"

2. 悸烦。以心脾两虚，复感风寒为病机。其辨证要点：心中悸而烦，脉涩或弦。原方可见于《伤寒论》："伤寒二三日，心中悸而烦者，小建中汤主之。（102）"

3. 虚劳。以中焦阴阳气血俱不足，升降失司为病机。其辨证要点：悸，衄，腹中痛，烦热，脉缓弱无力。原方可见于《金匮要略》："虚劳里急，悸，衄，腹中痛，梦失精，四肢酸疼，手足烦热，咽干口燥，小建中汤主之。（六·13）"

4. 萎黄。以中焦阴阳气血俱不足，肌肤失荣为病机。其辨证要点：皮肤黄，小便自利，脉缓弱无力。原方可见于《金匮要略》："男子黄，小便自利，当与虚劳小建中汤。（十五·22）"

5. 妇人腹痛证。以中焦阴阳气血俱不足，络脉失养，升降失司为病机。其辨证要点：腹痛，脉涩或弦。原方可见于《金匮要略》："妇人腹中痛，小建中汤主之。（二十二·18）"

本方凡肝脾不调的土虚木乘，或中焦阴阳俱不足所致病证，均可酌情用之。本方由桂枝汤倍芍药加饴糖组成，从而变调和营卫为建中柔肝补脾胃之剂。临床广泛应用于多种消化系统虚弱性病证，如内伤发热、咳嗽、腹痛、腹泻、便秘、黄疸、虚劳等中医内、外、妇、儿疾病均可酌情使用。

病案选录

案一： 产后腹痛。李妇，38 岁，大连人。产后失血过多，又加天气酷寒，而腹中疼痛，痛时自觉肚皮向里抽动。此时，必须用热物温暖，方能缓解。切其脉弦细而责，视其舌淡嫩，苔薄。辨为血虚而不养肝，肝急而刑脾，脾主腹，是以拘急疼痛，而遇寒更甚。为书：桂枝 10g，白芍 30g，炙甘草 6g，生姜 9g，大枣 7 枚，当归 10g，饴糖 40g（烊化）。此方服 3 剂，而腹痛不发。转方用双和饮气血两补收功。

刘渡舟. 新编伤寒论类方[M]. 北京：人民卫生出版社，2013.

案二： 胃脘痛。张某，男，42 岁，1966 年 6 月 10 日初诊。胃脘隐痛反复发作已 5 年，经检查诊为"胃黏膜脱垂"。近来常于饥饿时胃脘痛，恶寒怕冷，口中和不思饮，无恶心吞酸，大便微溏、日行两次，下肢酸软。先与附子理中汤治之不效，后细问症，有汗出恶风，脉缓。处方：桂枝 10g，白芍 18g，生姜 10g，大枣 4 枚，炙甘草 6g，饴糖 45g（分冲）。上药服 6 剂，胃脘痛消失，但饥饿时仍感胃脘不适，便溏好转，仍日行两次。仍服上方。7 月 1 日复诊，除大便微溏外，无其他不适。

冯世纶. 经方传真——胡希恕经方理论与实践[M]. 北京：中国中医药出版社，1994.

案三： 噎膈。李某，女，24 岁，1987 年 6 月 6 日就诊。于 6 个月前觉吞咽梗阻，食后呕吐，时轻时重。轻时，吞咽干食困难；重时，稀饭、开水均难咽下。伴胸胁疼痛，失眠易怒。一个多月前，曾先后在我院及重庆市某医院进行食道钡餐检查，均示：食道边缘光滑，下端变尖，成锥形改变，被诊断为"贲门失弛缓症"。今日因吞咽梗阻，食后呕吐加重，而来我处就诊。刻下：面色苍白，语声低微，倦怠乏力，烦躁易怒，舌质淡嫩，苔少而干，脉细弱。辨证：中焦虚寒，脾胃失健。治法：温中补虚，健脾强胃。小建中汤主之：桂枝 30g，白芍 60g，炙甘草、大枣、生姜各 10g，饴糖 100g。8 剂后，症状消失，再做食道钡餐检查数次，均未发现异常。

魏传余，刘帮林. 小建中汤治愈一例贲门失弛缓症[J]. 四川中医，1987，（12）：22.

案四： 虚黄。彭某，年二十余，身面俱黄，目珠不黄，小便自利，手足烦热。诸医治疗无功，予诊其脉细弱，默思黄疸虽有阴阳之不同，未有目珠不黄，小便自利者，脉证合参，脾属土为荣之源，而主肌肉，此为脾虚荣血馁，不能荣于肌肉，土之本色外越也。《金匮》云："男子黄，小便自利，当与虚劳小建中汤。"仲师明训"虚劳"也能发黄，与寒湿、湿热诸黄不同，当从虚劳治例，与小建中汤加参、归以益气养荣。十余服，热止黄退。

汤万春. 万健臣先生医案摘录[J]. 中医杂志，1963，（9）：25-26.

鉴别 小建中汤、大建中汤、理中汤的治疗病证中均有中焦阳虚的腹满、腹痛，病位均在中焦脾胃。小建中汤辛甘化阳，酸甘化阴，是气血阴阳双补之剂。大建中汤和理中汤主要是温阳之剂，大建中汤辛甘化阳，温以散寒，甘以止痛，温阳散寒止痛之力较强；理中汤人参、干姜、甘草、白术共用，偏于温阳散寒燥湿。三者区别如表 6-12。

表 6-12　小建中汤、大建中汤、理中汤鉴别

	小建中汤	大建中汤	理中汤
病证	阳脉涩，阴脉弦的腹中急痛；心中悸而烦；悸、衄，腹中痛，梦失精，四肢酸疼，手足烦热，咽干口燥的虚劳腹痛；男子黄，小便自利的萎黄	心胸中大寒痛，呕不能饮食，腹中寒，上冲皮起，出见有头足，上下痛而不可触近之腹满、腹痛、呕吐	下利不止，心下痞硬的吐利；大病差后，喜唾，久不了了，胸上有寒的唾涎；心中痞，留气结在胸，胸满，胁下逆抢心的胸痹
病机	阴阳气血俱不足	中焦虚弱、阴寒内盛	脾胃虚寒
治法	平补阴阳、调和气血	温中补虚、散寒止痛	温中祛寒、补益脾胃
药物	桂枝三两、炙甘草二两、大枣十二枚、芍药六两、生姜三两、胶饴一升	蜀椒二合、干姜四两、人参二两、胶饴一升	人参、干姜、炙甘草、白术各三两
用法	以水七升，煮取三升，去滓，内饴，更上微火消解。温服一升，日三服	以水四升，煮取二升，去滓，内胶饴一升，微火煎取一升半，分温再服；如一炊顷，可饮粥二升，后更服，当一日食糜，温覆之	日三服

二、脾阴阳两虚证

　　阴阳两虚证，指阴液阳气俱亏所致的证候，以阳气虚弱而无以温运，阴血虚损而濡润不足为特征。临床以畏寒、肢冷，自汗，烦热，小便数，舌质淡而少津，脉弱而数等为特征。《伤寒论》中见于阴阳两虚兼表证误治后，现代临床可见于心悸、失眠、腹痛、转筋、内伤发热、咳嗽等中医内科疾病。

　　主症　畏寒、四肢厥逆，自汗，烦躁，吐逆，咽中干，小便数，小腿拘急或筋脉挛急不适。

　　病机　阴阳两虚。

　　治法　先辛甘扶阳、后酸甘复阴。

　　方药　先服甘草干姜汤，继服芍药甘草汤。

　　甘草干姜汤

　　甘草四两，炙　干姜二两

　　上二味，以水三升，煮取一升五合，去滓。分温再服。

　　芍药甘草汤

　　白芍药　甘草各四两，炙

　　上二味，以水三升，煮取一升五合，去滓。分温再服。

　　应用　烦躁肢厥。以阴阳两虚为病机。其辨证要点：四肢厥逆，烦躁，吐逆，咽中干，小腿拘急或筋脉挛急。原方可见于《伤寒论》："伤寒脉浮，自汗出，小便数，心烦，微恶寒，脚挛急，反与桂枝欲攻其表，此误也。得之便厥，咽中干，烦躁，吐逆者，作甘草干姜汤与之，以复其阳。若厥愈足温者，更作芍药甘草汤与之，其脚即伸。若胃气不和，谵语者，少与调胃承气汤。若重发汗，复加烧针者，四逆汤主之。（29）"揭示了仲景补益阴阳的先后顺序，先复其阳气而后复其阴液，而复阳中又强调重阴轻阳，即阴中求阳。甘草干姜汤临床应用见前。而芍药甘草汤临床应用甚广，不仅治脚弱无力行步艰难，亦用于胃痛、头痛、痢疾等。

病案选录

案一：转筋。史某，女，32 岁。劳力后周身酸痛，尤以两腿腓肠肌痉挛，舌淡，苔白，脉弱。拟以活血解痉，用加味芍药甘草汤。芍药 30g，甘草 9g，当归 9g，鸡血藤 15g，方 3 剂。按：本案以芍药甘草汤治腓肠肌痉挛，加大芍药剂量，则镇痛效果更好。以芍药配伍当归及鸡血藤，活血养血，果药后患者症状大减。

姜春华，戴克敏. 姜春华经方发挥与应用[M]. 北京：中国中医药出版社，2012.

案二：头痛。罗某，女，64 岁，门诊号 3225，1964 年 7 月 12 日初诊。患者左侧面颊阵发性剧痛已有两周，曾经某医院诊断为"三叉神经痛"。近来发作次数更加频繁，每因吞咽或说话而引起剧痛，痛时闭目流泪，翘嘴咬牙，历十余秒钟可得暂停，旋止旋作，日渐精神萎靡，头晕目眩，食饮皆废，脉缓大，舌上无苔，中见裂纹。投以养血祛风法（药用四物汤加细辛、钩藤、姜虫等），两剂之效。乃改用芍药甘草汤，方用芍药（酒炒）1 两，甘草（蜜炙）4 钱。服两剂后疼痛若失，唯感痛处尚有麻木感，守原方续服两剂，诸症悉除。至今虽操劳家务，7 个月来未曾复发。

陈汉雄. 芍药甘草汤治愈三叉神经痛一例[J]. 江西医药，1965，5（7）：909.

三、脾气血（阴阳）两虚兼证

脾气血两虚兼证是以气血两虚证为基础，兼夹有其他证候。病机为气血阴阳两虚，或兼感外邪，或失治误治，或久病导致正虚邪恋，形成变证，临床当审证求因，随证治之。本证在现代临床可应用于感冒、内伤发热、咳嗽、腹满、痰饮、脚气、水肿、妊娠浮肿等中医内科、妇科疾病。气血两虚兼证主要包括气虚不固证、外邪侵袭证、血虚内寒证。

（一）兼气虚不固证

主症 脘腹拘急疼痛，时痛时缓，喜温喜按，四肢酸痛，头眩心悸，失精亡血，咽干口燥，气短乏力，自汗，盗汗，身重不仁，舌苔薄，质淡红，脉沉涩细弱。

病机 阴阳气血俱不足、以气虚为主。

治法 益气建中、调补阴阳。

方药 黄芪建中汤。

于小建中汤内加黄芪一两半，余依上法。气短胸满者加生姜，腹满者去枣，加茯苓一两半，及疗肺虚损不足，补气加半夏三两。

应用 腹痛。以阴阳气血俱不足，以气虚为著为病机。以虚劳，时腹自痛，喜温喜按，多汗，舌质淡作为辨证要点。原方可见于《金匮要略》："虚劳里急，诸不足，黄芪建中汤主之。（六·14）"本方于小建中汤内加甘温之黄芪，健脾补虚，扶助阳气。临床多用于慢性病虚寒不足之证，尤其多用于消化系统疾病，针对于溃疡病属于虚寒者疗效甚好。

病案选录

案一：胃脘痛。李某，女，28 岁，1991 年 5 月 29 日初诊。产后失血，形体瘦羸，饮食衰退，脾气先伤。近日又因气恼，发生胃脘拘急疼痛，喜温喜按，泛吐清水，自汗而面色青黄，后背酸痛，并有带下，大便溏又有虚寒之象，舌淡，苔薄白，脉弦按之无力。证属产后脾虚肝逆，阴阳失调。治当温中补虚，和里缓急。为书黄芪建中汤：黄芪 15g，桂枝 10g，白芍 30g，炙甘草 6g，生姜 10g，大枣 12 枚，饴糖 30g。服 5 剂而病愈。

刘渡舟. 刘渡舟验案精选[M]. 北京：学苑出版社，1994.

案二：泄泻。胡晓鹤孝廉尊堂，素体虚弱，频年咳嗽，众称老痨不治。今春咳嗽大作，时发潮热，泄泻不食。诸医进参、术之剂，则潮热愈增，用地黄、鹿胶之药，而泄泻胸紧尤甚，延医数年，无非脾肾两补，迨至弗效，便引劳损咳泻不治辞之。时值六月，始邀余诊，欲卜逝期，非求治也。诊之脉俱迟软，时多歇止，如徐行而怠，偶羁一步之象，知为结代之脉。独左前肝部弦大不歇，有土败木贼之势。因思诸虚不足者，当补之以味，又劳者温之，损者益之，但补脾肾之法，前辙可鉴，然舍补一着，又无他法可施。因悟各脏俱虚之脉，独肝脏自盛，忽记洁古云：假令五脏胜，则各刑己胜，法当补其不胜，而泻其胜，重实其不胜，微泻其胜。此病肝木自盛，脾土不胜，法当补土制肝，直取黄芪建中汤与之。盖方中桂、芍微泻肝木之胜；甘、糖味厚，重实脾土之不胜；久病营卫行涩，正宜姜、枣通调，而姜以制木，枣能扶土也；用黄芪补肺者，盖恐脾胃一虚，肺气先绝。连进数剂，果获起死回生。但掌心微热不除，且口苦不寐，咳泻虽止，肝木犹强，原方加入丹皮，重泻肝木之胜，再进而安。

谢映庐. 谢映庐得心集医案[M]. 北京：学苑出版社，2011.

（二）兼外邪侵袭证

主症　头昏目眩，倦怠乏力懒言，心悸气短，形疲纳少，微有恶寒发热，骨节酸痛或舌淡脉弱。

病机　气血阴阳皆不足兼外感风邪。

治法　扶正祛邪、解外和内。

方药　薯蓣丸。

薯蓣三十分　当归　桂枝　干地黄　曲　豆黄卷各十分　甘草二十八分　芎劳　麦门冬　芍药　白术　杏仁各六分　人参七分　柴胡　桔梗　茯苓各五分　阿胶七分　干姜三分　白敛二分　防风六分　大枣百枚，为膏

上二十一味，末之，炼蜜和丸，如弹子大，空腹酒服一丸，一百丸为剂。

应用　虚劳。以气血阴阳皆不足兼感风邪为病机。以头昏心悸，气短乏力，形疲纳少，恶风等作为辨证要点。原方可见于《金匮要略》："虚劳诸不足，风气百疾，薯蓣丸主之。（六·16）"临床应用非常广泛，常用于治疗气血阴阳俱虚及在此基础上与"风"相关的多种慢性虚损性疾病，如内伤发热、肺痨、胃脘痛、血证、脱肛等。

病案选录

案一：虚劳。姜某，女，76 岁，1984 年 11 月 13 日初诊。患白内障（双侧）12 年，近 3 年来病情加重，头痛头晕，视物昏蒙不清，两眼仅有光感，心烦不安，动时心慌，四肢酸软无力，食欲不振，面黄消瘦，舌质略红，舌苔薄白，脉沉细无力。患者虚损之体，脾胃虚弱，中土不运，精气不能上荣于目，故见眼疾。拟扶正祛邪之薯蓣丸加减治之。处方：薯蓣 30g，当归 12g，桂枝 6g，干地黄 12g，神曲 12g，豆黄卷 12g，川芎 9g，麦冬 10g，白芍 10g，白术

10g，杏仁 10g，党参 15g，柴胡 9g，桔梗 10g，茯苓 10g，阿胶 15g，防风 12g，甘草 3g，大枣 5 枚，枸杞子 15g，菊花 10g，石斛 12g，日服 1 剂，分早晚两次服。服药 25 剂，头痛头晕好转。继服 55 剂，食欲增，四肢酸软无力明显好转，视力有所恢复，能视眼前手动。舌质正常，苔薄白，脉沉细。此时患者已符合手术指征，动员患者去眼科手术治疗。患者考虑年老体弱，谢绝手术治疗，继服前方 65 剂，诸症明显好转，体力恢复，自行停药，随访 1 年余，未见复发。

姜彩兰，苏万庆.薯蓣丸的临床应用[J]. 山东中医杂志，1987，（6）：23.

案二：吐血。黄左 吐血后，咳嗽吐涎沫，形瘦色萎，阴损及阳，土不生金。脾为生痰之源，肺为贮痰之器，脾虚不能为胃行其津液，水谷之湿，生痰聚饮，渍之于肺，肺失清肃之权，涎出于脾，脾无摄涎之能，谷气既不化精微，何以能生长肌肉，形瘦色萎，职是故也。经云：一损损于皮毛，皮聚而毛落。二损损于肌肉，肌肉消瘦。病情参合，肺劳之势渐著。书云：损之自上而下者，过于胃则不可治，自下而上者，过于脾则不可治。盖深知人身之气血，全赖水谷之所化。当宜理胃健脾，顺气化痰，取虚则补母之意，《金匮》薯蓣丸加减。怀山药三钱，炙甘草五分，仙半夏一钱五分，旋覆花（布包）一钱五分，潞党参二钱，云茯苓三钱，炙苏子一钱五分，川贝母三钱，野於术一钱，薄橘红五分，甜光杏三钱，炙远志五分，核桃肉二个。

丁甘仁著. 丁甘仁医案[M]. 北京：人民卫生出版社，2007.

（三）兼血虚内寒证

主症　产后腹中刺痛不已，或少腹拘急不舒，喜温喜按，并牵引腰背作痛。兼见气短，食少神疲；或产后虚弱形瘦，面色不华，口淡便溏，唇舌淡，苔薄，脉象虚缓。

病机　产后虚羸、气血不足。

治法　补血建中、和营止痛。

方药　内补当归建中汤。

当归四两　桂枝三两　芍药六两　生姜三两　甘草二两　大枣十二枚

上六味，以水一斗，煮取三升，分温三服，一日令尽，若大虚，加饴糖六两，汤成内之，于火上暖，令饴消。若去血过多，崩伤内衄不止，加地黄六两、阿胶二两，合八味，汤成内阿胶。若无当归，以芎劳代之；若无生姜，以干姜代之。

应用

1. 腹痛。以产后气血不足为病机。以妇女疲劳倦怠，腹中冷痛，或腰痛，有贫血的倾向，作为辨证要点。原方可见于《金匮要略》："《千金》内补当归建中汤：治妇人产后虚羸不足，腹中刺痛不止，吸吸少气，或苦少腹中急，摩痛引腰者，不能食饮。产后一月，日得服四五剂为善，令人强壮宜。（二十一·附方）"当归建中汤乃小建中汤之变方，同属调补阴阳之剂，但养血补益之力优于小建中汤。临床除治疗产后腹痛、身痛等产后病，亦用于治疗消渴、饥伤、肠痛、血虚自汗等以气血虚弱为病机的其他疾患。

2. 应用注意：当归建中汤本为治疗产后血虚内寒腹痛之病证。若气血虚损较重，则饴糖加至六两。如"若大虚，加饴糖六两，汤成内之，于火上暖，令饴消。"若失血过多，或出血不止，则加地黄、阿胶养血止血。如"若去血过多，崩伤内衄不止，加地黄六两、阿胶二两，合八味，汤成内阿胶。"若无当归，则可用川芎暂时代用；若无生姜，可用干姜代用。如"若无当归，以穹穷代之；若无生姜，以干姜代之。"

病案选录

案一：经后腹痛。郑某，女，35 岁，患经后腹痛。月经周期 35 天，量少色淡，3 天即净，净后少腹疼痛，需用热水袋温按，痛可稍减，患者食纳较差，面色不华，舌淡苔薄，脉象沉细而弦。用当归建中汤：当归 12g，桂枝 10g，白芍 20g，甘草 3g，生姜 5 片，大枣 5 枚，饴糖 90g（蒸兑），加吴茱萸 3g，嘱温服 5 剂，并于下月月经净再服 5 剂，尔后月经正常，腹痛未发，身体亦较前健壮。

谭日强. 金匮要略浅述[M]. 北京：人民卫生出版社，1981.

案二：虚劳。张康甫妇，新产患虚证，治之者反以攻表出之，犯虚虚之禁。今见舌胀大而色淡，虚证一；脉洪无力，不耐重取，虚证二；大便不通，无气推下，虚证三；口噤，是牙关硬，不能大开，非咬牙之比，其虚证四；遍体麻木，血失濡养之权，气失温煦之力，其虚证五；头痛亦是虚阳上冲。全是虚证，而反以攻表之剂投之，宜乎？故愈医愈剧也，不得已，姑救之。桂枝 4.5g，白芍 12g，炙甘草 4.5g，当归身 9g，生姜 6g，红枣 8 枚，化龙骨 9g，饴糖 2 匙，真阿胶 6g。

浙江省中医研究所，浙江省宁波市中医学会. 现代老中医名著重刊丛书（第三辑）·范文甫专辑[M].
北京：人民卫生出版社，2007.

鉴别 小建中汤与大建中汤、黄芪建中汤、当归建中汤均可治疗中焦阳虚的腹痛里急，方中均有胶饴，有缓急止痛之效，故均有"建中"之名。其中大建中汤腹痛症状较重，病机为阴寒内盛重，故纯用甘辛温阳，祛内盛之阴寒之药，力厚气专。小建中汤症状较轻，辛甘兼酸苦，气血阴阳共调，为调补之剂，力薄气散；黄芪建中汤、当归建中汤均由小建中汤加减而来，其中黄芪建中汤加黄芪补气，用于气虚较甚者；当归建中汤加当归以补血，故用于血虚较甚者。四者区别如表 6-13。

表 6-13 小建中汤、大建中汤、黄芪建中汤、当归建中汤鉴别

	小建中汤	大建中汤	黄芪建中汤	当归建中汤
病证	阳脉涩，阴脉弦的腹中急痛证；心中悸而烦；悸、衄、腹中痛，梦失精，四肢酸疼，手足烦热，咽干口燥的虚劳腹痛证；男子黄，小便自利的萎黄病	心胸中大寒痛，呕不能饮食，腹中寒，上冲皮起，出见有头足，上下痛而不可触近之腹满、腹痛、呕吐等病证	虚劳里急，诸不足之虚劳腹痛等病证	产后虚羸不足，腹中刺痛不止，吸吸少气，或苦少腹中急，摩痛引腰者，不能食饮之虚劳腹痛证或产后虚弱病证
病机	阴阳气血俱不足	中焦虚弱、阴寒内盛	阴阳气血俱不足、以气虚为著	阴阳气血俱不足，以血虚为著
治法	平补阴阳，调和气血	温中补虚、散寒止痛	益气建中、调补阴阳	补血建中、和营止痛
药物	桂枝三两、炙甘草二两、大枣十二枚、芍药六两、生姜三两、胶饴一升	蜀椒二合、干姜四两、人参二两、胶饴一升	于小建中汤内加黄芪一两半	当归四两、桂枝三两、芍药六两、生姜三两、甘草二两、大枣十二枚
用法	以水七升，煮取三升，去滓，内饴，更上微火消解。温服一升，日三服	以水四升，煮取二升，去滓，内胶饴一升，微火煎取一升半，分温再服；如一炊顷，可饮粥二升，后更服，当一日食糜，温覆之	依小建中汤法	分温三服，一日令尽，若大虚，加饴糖六两，汤成内之，于火上暖，令饴消

第七章

胃 证 类

胃证类是由于各种原因所致的胃受纳、腐熟水谷，主通降及其络属经脉的功能失常，或兼夹寒热、水湿、气滞、气逆、食积、瘀血、蛔虫等邪及胃的阴阳、气血不足所引起的一类证候。胃的证候以胃的受纳腐熟和通降功能失常为基本病机，临床多以食纳异常、胃脘疼痛、痞胀、恶心呕吐、嗳气、呃逆、心下悸、吐血、便秘等为基本表现。根据《伤寒论》《金匮要略》所述以及引起胃证的病邪属性，将胃证分为胃热证、胃热脾寒证、湿热发黄证、胃虚寒证等四类证候，多兼气津不足、气滞、水饮停聚、瘀血等病机。由于蛔虫病多致胃升降失常，故亦归于本章论述。胃证类证候主要见于《伤寒论》太阳病、阳明病、厥阴病等疾病，亦可见于《金匮要略》暍病、脾约证、痰饮、消渴、呕吐、哕、下利、吐血、黄疸等疾病中。中医内科将胃证统归于脾胃系疾病，与《伤寒论》《金匮要略》有所不同。

第一节 胃 热 证

胃热证，是指因热邪蕴结于胃经，兼气津不足、气滞、水停所致，以胃热炽盛为基本病机的一类证候，临床以口渴、胃脘疼痛、呕吐、嗳气、呃逆、吐血、便秘等胃的受纳、腐熟功能异常及胃失和降为基本表现。本证多见于《伤寒论》中太阳病、阳明病、厥阴病和《金匮要略》中暍病、狐蜮病、脾约证、消渴、呕吐、吐血、小便不利等病证。根据《伤寒论》《金匮要略》的基本内容及本证的病邪特点，胃热证分为胃热炽盛证、胃热津伤（脾约）证、胃热气滞证、胃热气逆证、胃津不足证和胃热炽盛兼气津不足证、兼津伤水停证、兼风寒外袭证，以及胃热气滞兼阳虚证等证候。

一、胃热炽盛证

胃热炽盛证，又称阳明气分热盛证，是以阳明胃经气分热盛为基本病机，表现为阳明热盛表里俱热、三阳合病偏于阳明热盛、厥阴病热甚厥深。临床以壮热、不恶寒、反恶热、脉洪大或滑数、汗大出、面赤、口大渴欲饮水、烦躁，或有谵语，或手足厥冷、舌红苔黄为主症，可伴见牙龈肿痛、齿衄，口臭等为特征，在《伤寒论》《金匮要略》分别见于太阳病、阳明病和厥阴病。现代临床，本证主要见于发热、胃痛、胃痞、呃逆、便秘、消渴、汗证、厥证、谵语等中医内科疾病，以及口疮、牙龈肿痛、齿䘌等外科和五官科病证。

主症　壮热，不恶寒，反恶热，面赤，口大渴欲饮水，汗大出，或有谵语，或手足厥冷，脉洪大或滑数，舌红苔黄。

病机　阳明气分热盛。

治法　清透热邪。

方药　白虎汤。

知母六两　石膏一斤，碎　甘草二两，炙　粳米六合

上四味，以水一斗，煮米熟汤成，去滓。温服一升，日三服。

应用

1. 伤寒邪传阳明气分，表里俱热证。以伤寒邪传阳明气分、里热炽盛、充斥内外为病机，临床以壮热、不恶寒、反恶热、口渴、汗大出、脉洪大或滑数为主要症状。如《伤寒论》所述："伤寒脉浮滑，此以表有热，里有寒，白虎汤主之。（176）"

2. 三阳合病偏于阳明热盛证。以素体积热或感受热邪所致，以阳明胃经气分热盛，积热过甚为病机，临床以壮热、口大渴、谵语、手足厥冷、脉洪大或滑数、舌红苔黄等为主要症状。如《伤寒论》所述："三阳合病，腹满身重，难以转侧，口不仁，面垢，谵语遗尿。发汗则谵语，下之则额上生汗，手足逆冷。若自汗出者，白虎汤主之。（219）"

3. 厥阴病中，热厥格阴证。以热邪深伏于里，阳郁不外达为病机，临床以壮热、口渴、四肢厥冷、脉洪大或滑数等为主要症状。如《伤寒论》所述："伤寒脉滑而厥者，里有热，白虎汤主之。（350）"

病案选录

案一：阳明发热。江阴缪姓，女，予族侄子良妇，自江阴来上海居小西门寓所。偶受风寒，恶风自汗，脉浮，两太阳穴痛，授以轻剂桂枝汤。计桂枝2钱，芍药3钱，甘草1钱，生姜2片，大枣3枚。汗出，头痛瘥，寒热亦止。不料一日后，忽又发热，脉转大，身烦乱，因与白虎汤。生石膏8钱，知母5钱，生草3钱，粳米一撮。服后，病如故。次日，又服白虎汤，孰知身热更高，烦躁更甚，大渴引饮，汗出如浆。又增重药量，为石膏2两，知母1两，甘草5钱，粳米两杯，并加鲜生地黄2两，天花粉1两，大蓟、小蓟各5钱，牡丹皮5钱。令以大锅煎汁，口渴即饮。共饮三大碗，神志略清，头不痛，壮热退，并能自起大小便。尽剂后，烦躁亦安，口渴大减。翌日停服。至第三日，热又发，且加剧，周身骨节疼痛，思饮冰凉之品，夜中令其子取自来水饮之，尽一桶。因思此证乍发乍止，发则加剧，热又不退，证大可疑。适余子湘人在，曰：论证情，确系白虎，其势盛，则用药宜加重。用白虎汤原方，加石膏至八两，余仍其旧。仍以大锅煎汁冷饮。服后大汗如注，湿透衣襟，诸恙悉除，不复发。唯大便不行，用麻仁丸2钱，芒硝汤送下，一剂而瘥。

曹颖甫. 经方实验录[M]. 上海：上海科学技术出版社, 1979.

案二：消渴。友人郁祖安君之女公子，方三龄，患消渴病。每夜须大饮十余次，每饮且二大杯，勿与之，则吵闹不休，小便之多亦如之，大便不行，脉数，别无它苦。时方炎夏，尝受治于某保险公司之西医，盖友人也，逐日用灌肠法，大便方下，否则不下。医诚勿与多饮，此乃事实所绝不可能者。累治多日，迄无一效。余诊之，曰：是白虎汤证也。方与生石膏四钱，

知母二钱，生草钱半，粳米一撮。加其他生津止渴之品，如洋参、花粉、茅根之属。五剂而病瘥。顾余热未除。孩又不肯服药。遂止服。越五日，旧恙复发，仍与原方加减、先后计服石膏达半斤之谱。

曹颖甫. 经方实验录[M]. 上海：上海科学技术出版社，1979.

案三： 热厥症。郑某，男，22 岁。外感时令邪气，高热，口燥渴，神志昏糊，睡时呓语频作，手足厥冷，小便色黄，大便尚能通畅，脉洪大有力，舌质绛红苔黄。此属"热厥"，而有内闭心包之势，治当辛寒重剂，急清邪热；少佐芳香开窍，以杜邪气逆传心包。生石膏 30g，知母 9g，炙甘草 6g，粳米一大撮，广角 3g，连翘心 3g，石菖蒲 3g，郁金 3g。服药仅两剂，热消厥退，神志清醒。

刘渡舟. 经方临证指南[M]. 天津：天津科学技术出版社，1993.

二、胃热炽盛兼证

胃热炽盛兼证，是以胃热炽盛为基础，兼夹有其他证候。病机以阳明气分热盛为基本病机，兼夹有其他病理机制。临床多以发热、汗大出、口大渴、脉洪大或滑数为基本表现。胃热炽盛兼夹证主要包括兼气津不足证、兼津伤水停证、兼风寒外袭证等。在《伤寒论》中，胃热炽盛兼夹证分别见于太阳病、阳明病、厥阴病等疾病中，在《金匮要略》中，本证分别见于暍病、消渴、吐血、小便不利。临床上，胃热炽盛兼夹证常见于感冒、发热、胃痛、胃痞、便秘、汗证、厥证、伤暑、消渴、吐血、小便不利、口疮等病证中。

（一）兼气津不足证

主症 身大热，大汗出，烦渴不解，口干舌燥，脉大无力，舌红苔黄。
病机 热盛气阴两伤。
治法 清热益气生津。
方药 白虎加人参汤。

知母六两　石膏一斤，碎，绵裹　甘草炙，二两　粳米六合　人参三两

上五味，以水一斗，煮米熟汤成，去滓。温服一升，日三服。

应用

1. 伤寒大汗后，阳明热盛耗伤气津证。以伤寒大汗后，阳明热盛，气津耗伤为病机。临床以大汗出、身大热、烦渴更甚、脉洪大、不恶寒、反恶热为主要症状。若伤寒脉浮兼有里热，不可单用白虎汤，当先解表；渴欲饮水，无表证当为白虎加人参汤临床应用辨证要点。如《伤寒论》所述："服桂枝汤，大汗出后，大烦渴不解，脉洪大者，白虎加人参汤主之。（26）""伤寒脉浮，发热无汗，其表不解，不可与白虎汤。渴欲饮水，无表证者，白虎加人参汤主之。（170）"

2. 阳明热盛，热结在里，表里俱热证。以伤寒误治失治后，表邪入里化热，热结于里，迫津外出，耗伤气津，充斥内外为病机。若汗出极多，外表之热得以疏散，虽扪之肌肤热势不高，甚至背微恶寒，但里热亦甚。临床以身热势不高、汗大出、时时恶风或背微恶寒、口干舌燥、大渴、心烦为主要症状。如《伤寒论》所述："伤寒若吐若下后，七八日不解，热结在里，表里俱热，时时恶风，大渴，舌上干燥而烦，欲饮水数升者，白虎加人参汤主之。（168）""伤

寒无大热，口燥渴，心烦，背微恶寒者，白虎加人参汤主之。（169）"

3. 阳明误下，气津两伤证。以阳明误下，邪热未除，耗伤气津为病机。临床以渴欲饮水、口干舌燥为主要症状。如《伤寒论》所述："若渴欲饮水，口干舌燥者，白虎加人参汤主之。（222）"

4. 肺胃热盛，气津两伤之消渴病。以肺胃热盛，气津耗伤，不能布化津液为病机。临床以渴饮不解、口干舌燥、消谷善饥、小便频数等为主要症状。如《金匮要略》所述："渴欲饮水，口干舌燥者，白虎加人参汤主之。（十三·12）"

5. 伤暑偏于热盛之暍病。以暑热内盛，熏蒸汗出，耗伤气津为病机。临床以身热、大汗出、渴欲引饮、恶寒、倦怠少气、脉虚等为主要症状。如《金匮要略》所述："太阳中热者，暍是也。汗出恶寒，身热而渴，白虎加人参汤主之。（二·26）"

病案选录

案一：发热。杨某，男，32岁，社员。1963年9月2日出诊。病人体质营养良好，发病已二三日，发热，体温39.8℃，大汗，口渴引饮，皮肤湿润灼热，口干舌燥，主诉烦热，有轻度恶风、脉见滑数而芤，心下痞，为处白虎加人参汤，次日体温正常。有头痛口渴，续服前方二日，数日后随访，言服药二日后已复常。

雷声. 白虎汤及白虎加人参汤临床运用体会[J]. 中医杂志，1964，（11）：22-24.

案二：消渴。金某，男，55岁，工人，1981年3月11日初诊。口渴多饮，神疲消瘦，全身无力已五六个月。当时至某医院诊断为糖尿病，服中西药未效，来此就诊。化验：尿糖（+++），空腹血糖240mg/dL。舌苔黄白厚，脉洪滑而有力。中医诊断：消渴。辨证：阳明热盛，气阴两伤。治则：清热益气生津。处方：石膏60g，知母18g，甘草12g，粳米18g，麦冬30g，沙参30g，葛根18g，天花粉30g，党参9g。服6剂。二诊：口干与全身无力好转，尿糖（-），脉洪，前方继服十二剂。三诊：口渴大减，饮水基本正常，全身较前有力。苔薄，脉洪。尿糖（-），空腹血糖140mg/dL。前方继服六十剂。四诊：症状消失，精神体力正常。苔薄白，脉滑。尿糖（-），空腹血糖80mg/dL。

刘景祺. 经方验[M]. 呼和浩特：内蒙古人民出版社，1986.

案三：夏月伤暑。林某，女，38岁。夏月午睡后，昏不知人，身热肢厥，汗多，气粗如喘，不声不语，牙关微紧，舌苔黄燥，脉象洪大而芤。证属暑厥，暑为大热之邪，燔灼阳明，故见身热炽盛；暑热内蒸，迫津外出，则多汗而气粗如喘；热郁气机，所以四肢反见厥冷；邪热内迫，扰于心神，正又不能胜邪，故神昏不语，脉洪大而芤。治以清暑泻热，益气生津，投以白虎人参汤。朝鲜白参、知母、粳米各15g，石膏30g，甘草9g。服一剂后，脉静汗止，手足转温，神识清爽，频呼口渴，且欲冷饮，再投一剂而愈。

苏伯鳌. 白虎加人参汤治疗中暑作厥[J]. 浙江中医杂志，1965，8：7.

（二）兼气阴两伤证

主症 发热，烦渴，呕而不食，神疲少气，舌红少津，脉数。
病机 肺胃热盛、气阴两伤、胃失和降。
治法 清热和胃、益气生津。

方药 竹叶石膏汤。

竹叶二把　石膏一斤　半夏半升，洗　麦门冬一升，去心　人参二两　甘草二两，炙　粳米半升

上七味，以水一斗，煮取六升，去滓，内粳米，煮米熟，汤成去米。温服一升，日三服。

应用 肺胃热盛，气阴两伤，胃失和降证。以伤寒热病之后余热未清，气阴两伤，胃失和降为病机。临床以发热、神疲少气、呕而不食、烦躁等为主要症状。如《伤寒论》所述："伤寒解后，虚羸少气，气逆欲吐，竹叶石膏汤主之。（397）"

病案选录

案一：消渴。患者，女，56 岁，农民。患糖尿病多年，近来自觉神疲乏力，口渴引饮，溲多。诊得脉细数，舌红少津，身形消瘦。凭证参脉，系胃热内盛，气津俱损，宜清胃热，益气阴，方用竹叶石膏汤加味：竹叶 12g，生石膏 30g，麦冬 12g，法半夏 6g，甘草 3g，北沙参 12g，天花粉 12g，怀山药 18g，粳米一撮。服上方 3 剂后，口渴显著减轻。

王琦. 经方应用[M]. 银川：宁夏人民出版社，1981.

案二：呕吐。张某，女，25 岁。乳腺炎术后发热，体温为 38.5～39.5℃，经用抗生素无效，又用药物发汗以退热，屡退屡升，几经周折，患者疲惫不堪。更见呕吐不能饮食，心烦口干，头晕而肢颤。舌质红，苔薄黄。此乃气阴两伤，气逆呕吐，必须清热扶虚，气阴两顾，方为合拍。生石膏 30g，竹叶 10g，麦冬 24g，党参 10g，半夏 6g，粳米一撮，炙甘草 10g。服药 4 剂，热退而安。过两周后，又出现寒热往来，口苦喜饮，心烦口渴，脉弦苔滑等症，此为外感邪气内并少阳，用小柴胡汤加生石膏、桔梗，1 剂而愈。

刘渡舟. 经方临证指南[M]. 天津：天津科学技术出版社，1993.

鉴别 白虎加人参汤与竹叶石膏汤主治病证均与热盛气阴两伤有关，二方均可用于胃病的治疗，方中以石膏清透气热，人参、炙甘草、粳米益气养阴。但白虎加人参汤偏于热盛，而用知母泻火滋阴；而竹叶石膏汤偏于津伤，胃失和降，而用竹叶、麦门冬滋阴清热，配人参、甘草补气滋阴，半夏和胃降逆。二者区别如表 7-1。

表 7-1　白虎加人参汤与竹叶石膏汤鉴别

	白虎加人参汤	竹叶石膏汤
病证	身大热，大汗出，烦渴不解，脉大无力，舌红苔黄	高热，烦渴，呕而不食，神疲，舌红少津，脉数
病机	热盛气阴两伤、偏于热盛	肺胃热盛、气阴两伤、胃失和降、偏于津伤
治法	清热益气生津	清热和胃、益气生津
药物	知母六两，石膏一斤，炙甘草二两，粳米六合，人参三两	竹叶二把，石膏一斤，半夏半升，麦门冬一升，人参二两，炙甘草二两，粳米半升
用法	以水一斗，煮米熟汤成，去滓，分三次服	煮取六升，去滓，内粳米，煮米熟，汤成去米，分三次服

（三）兼津伤水停证

主症 脉浮，发热，烦渴欲饮水，汗多，小便不利，灼热涩痛，舌上少津。

病机 水热互结、郁热伤阴。

治法　滋阴清热、化气行水。

方药　猪苓汤。

猪苓去皮　茯苓　泽泻　阿胶　滑石碎，各一两

上五味，以水四升，先煮四物，取二升，去滓，内阿胶，烊尽。温服七合，日三服。

应用

1. 阴伤水热互结之小便不利证。以阳明误下之后，余热犹存，热邪伤阴，水热互结，膀胱气化不行为病机。临床以脉浮、发热、渴欲饮水、小便不利等为主症。猪苓汤虽能清热滋阴，但水热两邪互结，当攻其有形之水邪，故此方为利水剂，若阳明汗多而口渴，阳明热盛的病人，误用此方必使津液更伤，故不可用猪苓汤。如《伤寒论》所述："若脉浮发热，渴欲饮水，小便不利者，猪苓汤主之。（223）""阳明病，汗出多而渴者，不可与猪苓汤，以汗多胃中燥，猪苓汤复利其小便故也。（224）"又如《金匮要略》所述："脉浮发热，渴欲饮水，小便不利者，猪苓汤主之。（十三·13）""夫诸病在脏，欲攻之，当随其所得而攻之，如渴者，与猪苓汤。余皆仿此。（一·17）"

2. 少阴热化，阴虚水热互结证。以少阴下利而致伤阴化热，水热互结为病机。临床以下利、心烦、不得眠、咳嗽、口渴、小便不利等为主症。此证虽有心烦不得眠，但属阴虚阳亢，上扰心神而致，病机以水热互结、水气不利为主，因此伴随水气运行失常症状出现。如《伤寒论》所述："少阴病，下利六七日，咳而呕渴，心烦不得眠者，猪苓汤主之。（319）"

3. 应用注意：猪苓汤重在利水，其养阴与清热之力较弱，对热盛伤阴所致小便不利、口渴证不宜使用，此当以清热生津为主。如《伤寒论》"阳明病，汗出多而渴者，不可与猪苓汤，以汗多胃中燥，猪苓汤复利其小便故也。（224）"

病案选录

案一：小便不利。张某，男，30 岁。由于夏日长途跋涉，暴于烈日之下，又无水可饮，次日即发现尿中带血，到午后排出的全是血尿，不能畅利解出，并有热涩感觉。诊得脉象大而数，舌上少津。口渴能饮，身热微汗。证属热邪侵入下焦血分，血络受伤，服猪苓汤再加黄柏、知母、栀子、木通，连服 3 剂痊愈。

赵明锐等. 经方发挥[M]. 北京：人民卫生出版社，2009.

案二：淋病。高某，女，干部，患慢性肾盂肾炎，因体质较弱，抗病能力减退，长期反复发作，经久治不愈。发作时有高热，头痛，腰酸，腰痛，食欲不振，尿意窘迫，排尿少，有不快与疼痛感。尿检查：混有脓球，上皮细胞，红、白细胞等；尿培养：有大肠杆菌。中医诊断：属淋病范畴。此为湿热侵及下焦，法宜清利下焦湿热，选张仲景《伤寒论》猪苓汤。因本方为治下焦蓄热之专剂。淡能渗湿，寒能胜热。茯苓甘淡，渗脾肾之湿；猪苓甘淡，泽泻咸寒，泄肾与膀胱之湿；滑石甘淡而寒，体重降火，气轻解肌，彻除上下表里之湿热；阿胶甘平滑润，既能通利水道，使热邪从小便下降，又能止血。即书原方予服。猪苓 12g，茯苓 12g，滑石 12g，泽泻 18g，阿胶 9g（烊化兑服），水煎服 6 剂后，诸症即消失。

中国中医研究院编. 岳美中医案集[M]. 北京：人民卫生出版社，2006.

案三：产后尿闭。幽某，23 岁，业医。新产未久，小便癃闭，小腹胀痛拘急，心烦渴饮，但以尿闭故，不敢稍饮。病急投诊，先是西医利尿剂，无显著效果。惟导尿方可缓解一二。越

三日，又因导尿所致尿道口肿大，痛苦难当，乃邀余会诊。视其舌质红而无苔，脉来洪数无伦。据悉，初由失利而胀急，继转胀急而拘痛。病系产后血虚，阴阳失调，膀胱气化不利。水热搏结使然。取育阴利水法，宗仲景猪苓汤意，加乌药、小茴香以行气，俾使阴阳互根，小便自然通利无阻。顿服一剂溲利；再剂，尿溲如注，胀痛除，三剂病乃瘥。

湖南省中医药研究所编.《湖南省老中医医案选》第一辑[M]. 长沙：湖南人民出版社出版，1960.

鉴别 猪苓汤与五苓散主治病证均与水停小便不利相关，二方均有小便不利，渴欲饮水、脉浮、发热等主症，都有茯苓、猪苓、泽泻淡渗利水。但猪苓汤偏于水热互结，郁热伤阴，用阿胶滋阴润燥，滑石利水清热；而五苓散偏于下焦蓄水兼表邪不解，用桂枝、白术通阳兼解表。二者区别如表7-2。

表7-2 猪苓汤与五苓散鉴别

	猪苓汤	五苓散
病证	脉浮，发热，烦渴欲饮水，汗多，小便不利，灼热涩痛，舌上少津	脉浮，小便不利，微热消渴，渴欲饮水，水入则吐
病机	膀胱气化不行、内兼郁热伤阴	膀胱气化不行、外兼表邪不解
治法	化气行水、滋阴清热	通阳化气行水、兼以解表
药物	猪苓、茯苓、泽泻、阿胶、滑石各一两	泽泻一两一分，猪苓三分，茯苓三分，白术三分，桂枝二分
用法	先煮四物，取二升，去滓，内阿胶，烊尽。温服七合，日三服	为末，白饮服方寸匕，日三服，多饮暖水，汗出愈

（四）兼风寒外袭证

主症 发热，不恶寒或微恶寒，身痛，汗多，口渴喜饮，舌红苔黄，脉滑数或洪滑。

病机 里热炽盛、风寒外袭。

治法 清里热、解表邪。

方药 白虎加桂枝汤。

知母六两　甘草二两，炙　石膏一斤　粳米二合　桂枝三两，去皮

上剉，每五钱，水一盏半，煎至八分，去滓，温服，汗出愈。

应用 里热炽盛兼有外寒之温疟。以里热炽盛，外有表寒为病机。临床以发热、不恶寒或微恶寒、骨节疼烦、汗多、口渴喜饮等为主症。本方因内热重表寒轻，因此重用白虎汤以清热，轻用桂枝以解表。如《金匮要略》所述："温疟者，其脉如平，身无寒但热，骨节疼烦，时呕，白虎加桂枝汤主之。（四·4）"

病案选录

案一：温疟。谭某，男，31岁。患温疟，发作时微恶寒，继发高热，头痛面赤，身痛，呕吐，持续约8h之久，然后大汗自出，高热始退，口渴喜冷饮，小便短赤，舌红无苔，脉弦大而数。前医曾用清脾饮，未效。此阳气独盛，阴气偏虚，治易抑阳扶阴，清热抗疟，用白虎加桂枝汤：生石膏15g，知母10g，粳米10g，甘草5g，桂枝5g（去皮），加瓜蒌根15g，生牡蛎30g。服3剂，病势减轻，但仍发作，后用清中祛疟饮（何首乌、党参、柴胡、黄芩、天

花粉、知母、醋炒常山、甘草）连服 5 剂，其症遂止。

谭日强. 金匮要略浅述[M]. 北京：人民卫生出版社，1981.

案二：瘟症。陈右，发热，微恶寒，口燥渴，脉弦滑，牙龈肿痛，病名瘟症，证属阳明，宜桂枝白虎汤。川桂枝三钱，地骨皮三钱，生甘草三钱，知母三钱，生石膏六钱，芦根一两，米一撮。二诊：昨进桂枝白虎汤，略有微汗，热邪应汗而解，脉左三部已和，右脉尚弦，仍从原法加减。川桂枝三钱，知母钱半，白薇三钱，生石膏三钱，青蒿三钱，生甘草一钱，米一撮。

曹颖甫. 经方实验录[M]. 上海：上海科学技术出版社，1979.

三、胃热津伤（脾约）证

胃热津伤证，是由于胃肠燥热，脾津不足所致，由于胃气过强，脾难以运化津液所致，即脾的功能受约制，故又称脾约证。临床以大便秘结、小便频数为主症。本证出自《伤寒论》阳明病篇太阳阳明病，在《金匮要略》中为脾约证。现代临床见于便秘、腹胀等中医内科疾病。

主症　大便秘结，小便频数，口干口臭、腹胀、舌苔微黄少浸，脉浮数或滑数。

病机　胃肠燥热、脾阴不足。

治法　润肠泻热、行气通便。

方药　麻子仁丸。

麻子仁二升　芍药半斤　枳实半斤，炙　大黄一斤，去皮　厚朴一尺，炙，去皮　杏仁一升，去皮尖，熬

上六味，蜜和，丸如梧桐子大。饮服十丸，日三服，渐加，以知为度。

应用　胃肠燥热，脾阴亏虚证。以胃强脾弱，约束津液，致使津液偏渗膀胱，不能濡润大肠为病机。临床以大便秘结、小便频数、口干口臭、腹胀、舌苔微黄少浸、脉浮数或滑数为主症。如《伤寒论》阳明病和《金匮要略》脾约证中所述："跌阳脉浮而涩，浮则胃气强，涩则小便数，浮涩相搏，大便则硬，其脾为约，麻子仁丸主之。（247）（十一·15）"

病案选录

案一：脾约。一豪子郭氏，得伤寒数日，身热头痛恶风，大便不通，脐腹膨胀，易数医，一医欲用大承气，一医欲用大柴胡，一医欲用蜜导。患者相知凡三五人，各主其说，纷然不定，最后请子至。问小便如何？患者云：小便频数。乃诊六脉，下及跌阳脉浮而涩。子曰：脾约证也。此属太阳阳明。仲景云：太阳阳明者，脾约也。仲景又曰：跌阳脉浮而涩，浮则胃气强，涩则小便数，浮涩相搏，大便则硬，其脾为约者，大承气、大柴胡恐不当。仲景法中，麻子仁丸不可易也。主病亲戚尚尔纷纷。予曰：若不相信，恐别生他证，请辞，无庸召我。坐有一人，乃弟也，遽巡曰：诸君不须纷争，既有仲景法相当。不同此说何据？某虽愚昧，请终其说，诸医若何，各请叙述，众医默默，纷争始定。予以麻仁丸百粒，分三服，食顷间尽，是夕大便通，中汗而解。

许叔微. 伤寒九十论[M]. 上海：商务印书馆，1956.

案二：脾约。刘某，男，28 岁。大便燥结，五六日一行，每次大便困难异常，往往因用力太过而汗出如雨，口唇发干，以舌津舐之则起厚皮如痂，撕则唇破血出，其脉沉滑，舌苔

干黄，是胃强脾弱之脾约证。因脾荣在唇，故脾阴不足，则唇燥干裂，为书麻仁丸一料，服之而愈。

刘渡舟. 伤寒论通俗讲话[M]. 上海：上海科学技术出版社，1982.

四、胃热气滞证

胃热气滞证，是由于无形邪热壅聚于中，气机痞塞所致。临床以胃脘堵闷窒塞、心烦口渴、舌红苔黄、脉数等为主症，本证在《伤寒论》见于太阳病气痞证，在《金匮要略》见于吐衄下血之热盛吐衄证。现代临床可见于痞证、胃胀、胃疼、嗳气、口疮、吐血、衄血、霍乱等中医内科疾病，及丹毒、痈肿、疔疮等中医外科疾病。

主症 心下痞，按之柔软不痛，心烦，口渴，口臭，吐血，衄血，舌红苔黄，脉关上数。

病机 热壅于胃、气机痞塞。

治法 泻热消痞、凉血止血。

方药 大黄黄连泻心汤；泻心汤。

大黄黄连泻心汤

大黄二两，酒洗　黄连一两

上二味，以麻沸汤二升渍之，须臾绞去滓。分温再服。臣亿等看详，大黄黄连泻心汤，诸本皆二味。又后附子泻心汤，用大黄、黄连、黄芩、附子，恐是前方中亦有黄芩，后但加附子也，故后云附子泻心汤，本云加附子也。

泻心汤

大黄二两　黄连　黄芩各一两

上三味，以水三升，煮取一升，顿服之。

本方运用之妙，在于煎法。《伤寒论》大黄黄连泻心汤与《金匮要略》泻心汤组成相同，但煎服法不同。前者不取煎煮而以麻沸汤浸渍少顷，去滓温服，以取其气之轻扬，薄其味之重浊，使之利于清心下热结而消痞，而不在于泻下燥结以荡实；后者则三药同煎，以水三升，煮取一升，顿服之，以取其降火止血之功。

应用

1. 太阳病气痞证。无形邪热壅聚心下，致气机痞塞，乃气痞之证，以邪热内聚为病机，临床以心下痞、按之濡、关脉浮为症状特点，伴有口渴心烦、小便短赤、舌红苔黄、甚至吐衄等。如《伤寒论》所述："心下痞，按之濡，其脉关上浮者，大黄黄连泻心汤主之。（154）"

2. 热结心下气痞兼表证。太阳病误用下法，致表邪内陷化热，结于心下形成气痞兼表证。该证属表兼里实证，仲景治法当先解表，治宜先桂枝汤解表，后大黄黄连泻心汤攻痞。临床以恶寒已罢、心下痞为症状特点。如《伤寒论》所述："伤寒大下后，复发汗，心下痞，恶寒者，表未解也。不可攻痞，当先解表，表解乃可攻痞。解表宜桂枝汤，攻痞宜大黄黄连泻心汤。（164）"

3. 吐衄下血病之热盛吐衄。心火亢盛，扰乱心神，迫血妄行，致热盛吐衄。临床以心烦不安、吐血、衄血、伴面赤、口渴、溲赤、便秘等为症状特点。治宜泻心汤清热泻火以止血。如《金匮要略》所述："心气不足，吐血、衄血，泻心汤主之。（十六·17）"

病案选录

案一：齿衄。刘某，女，30岁。齿衄半个多月，心烦，夜寐多恶梦，小便黄赤。舌质红，苔薄黄，脉滑。以泻心火为先。大黄6g，黄连6g，黄芩6g，二剂。服药后小便黄色加深而味浓，随之衄血明显减少。此热从小便而去，改用清胃滋阴之法。生石膏15g，知母9g，竹叶10g，粳米10g，玄参12g，生地10g，龙骨10g，牡蛎10g，炙甘草6g。四剂后，诸证皆消。

刘渡舟，姜元安. 经方临证指南[M]. 天津：天津科学技术出版社，1993.

案二：心下痞满。王某，女，42岁，1994年3月28日初诊。患者心下痞满，按之不痛，不欲饮食，小便短赤，大便偏干，心烦，口干，头晕耳鸣。西医诊断为"自主神经紊乱"。其舌质红，苔白滑，脉来沉弦小数。此乃无形邪热痞于心下之证，治当泄热消痞，当法《伤寒论》大黄黄连泻心汤之法：大黄3g，黄连10g，沸水浸泡片刻，去滓而饮。服3次后，则心下痞满诸症爽然而愈。

陈明，刘燕华，李芳. 刘渡舟临证验案精选[M]. 北京：学苑出版社，1996.

案三：鼻衄兼心下痞。孙某，男，60岁。病鼻衄而心烦，心下痞满，小便色黄，大便不爽，舌苔黄，脉寸、关皆数。辨为心胃之火，上犯阳络，胃气有余，搏而成痞。用大黄9g，黄连6g，黄芩6g，以麻沸汤浸药，只饮一碗，其病应手而愈。

刘渡舟等. 伤寒论通俗讲话[M]. 上海：上海科学技术出版社，1982.

五、胃热气滞兼阳虚证

胃热气滞兼阳虚证，是由于无形邪热，痞塞心下，同时兼表阳虚，卫外不固所致。临床以心下痞、恶寒、汗出为主症。在《伤寒论》见于太阳病热痞证，现代临床主要见于胃痛、胃痞、腹痛、下利、痢疾、便秘、热厥、中风、淋证、癃闭等疾病。

主症　心下痞，恶寒，汗出。

病机　胃热气滞、卫阳不足。

治法　泻热消痞、扶阳固表。

方药　附子泻心汤。

大黄二两　黄连一两　黄芩一两　附子一枚，炮，去皮，破，别煮取汁

上四味，切三味，以麻沸汤二升渍之，须臾绞去滓，内附子汁。分温再服。

本方由大黄黄连泻心汤加附子而成。寒温并用，补泻兼施，必须采用特殊煎服法，尤在泾《伤寒贯珠集》说："方以麻沸汤渍寒药，别煮附子取汁，和合与服，则寒热异其气，生熟异其性，药虽同行而功则各奏，乃先圣之妙用也。"

应用　胃热气痞兼表阳虚证。以热邪结聚于里，复见表阳虚卫外不固为病机。临床以心下痞、恶寒、汗出为症状特点。本证恶寒汗出与表证相似，但只恶寒不发热，说明属阳虚失温于外，而非表不解。如《伤寒论》所述："心下痞，而复恶寒汗出者，附子泻心汤主之。（155）"

病案选录

案一：上热下寒证。韩某，男，28岁，未婚。患背热如焚，上身多汗，齿衄，烦躁不安。但自小腹以下发凉，如浴水中，阳缩囊抽，大便溏薄，尿急尿频，每周梦遗二到三次。在当地

易数医治疗无效，专程来京请刘老诊治。视其舌质偏红。舌苔根部白腻，切其脉滑而缓。刘老曰：此上热下寒之证，治当清上温下。然观病人所服之方，率皆补肾固涩之品，故难取效。刘老处以附子泻心汤：黄芩6g，黄连6g，大黄3g（沸水浸泡十分钟去渣），炮附子12g（文火煎四十分钟，然后兑"三黄"药汤，加温后合服）。药服三剂，大便即已成形，背热减轻，汗出止，小腹转暖，阴囊上抽消失。又续服三剂而病愈。

陈明，刘燕华，李芳. 刘渡舟临证验案精选[M]. 北京：学苑出版社，1996.

案二：心下痞。挽某，男，72岁。半月前受凉后脘腹疼痛，不欲饮食，小便短少，下肢浮肿，某医院诊断为慢性胃炎后，治疗未效。近日心下痞闷，胃脘胀痛轻微，干呕心烦，大便已3日不解，口苦，畏寒，多汗，四肢欠温，舌淡胖，苔黄腻，脉濡数。证属肾阳虚弱，脾胃湿热。拟温肾回阳，清热泻痞，以附子泻心汤加减。附片6g，黄芩6g，黄连4.5g，大黄6g，黄芪15g，白术9g，茯苓12g，苡仁9g。服药2剂，诸症消失，继用香砂六君子汤以善后。

姜春华，戴克敏. 姜春华经方发挥与应用[M]. 北京：中国中医药出版社，2012.

六、胃热气逆证

胃热气逆证，是由于实热蕴结于胃肠，胃热上冲所致。临床以食已即吐、胃脘疼痛拒按、口苦口臭、大便不通、舌红苔黄为主症，见于《金匮要略》呕吐病。现代临床主要见于呕吐、呃逆、胃反、胃痛、胃胀、腹痛、膨胀、便秘、肠结等中医内科疾病。

主症　食已即吐，胃脘疼痛拒按，口苦口臭，大便不通，小便短赤，舌红苔黄，脉滑有力。

病机　实热蕴结胃肠。

治法　泻热通腑。

方药　大黄甘草汤。

大黄四两　甘草一两

上二味，以水三升，煮取一升，分温再服。

应用　胃肠实热之呕吐证。本证以实热蕴结于胃肠，腑气不通，胃热上逆为病机。临床以食已即吐等为主症，伴随胃脘疼痛拒按、口苦口臭、大便不通等症。如《金匮要略》所述："食已即吐者，大黄甘草汤主之。（十七·7）"

病案选录

案一：呕吐。郭某，男，35岁，工人，1982年8月17日初诊。每于饭后1h出现胃脘疼痛，继则呕吐，已十一年。每年春秋季犯病，自1982年以来症状加剧，经常胃脘不适，纳呆，有时脘痛剧烈，呕吐后疼痛减轻，胀满稍减。X线钡剂透视发现胃及十二指肠第一、二段扩张。舌淡，苔白腻，脉滑。印象：呕吐。辨证：胃热上冲。治则：清热降逆。处方：大黄12g，甘草8g，半夏12g，竹茹12g，服1剂后呕吐即止，共服3剂诸症状消失。疗后两年复查无复发。本方配合止咳平喘药，可治胃热上逆之喘咳，随着胃脘憋胀加剧而喘剧的病人，采用此方可起到泻大肠、降胃火之釜底抽薪作用。

刘景祺. 经方验[M]. 呼和浩特：内蒙古人民出版社，1987.

案二：妊娠恶阻。束某，女，26岁。1983年5月26日初诊。停经52天，查为有孕，头痛恶心泛泛，食入即吐，尚伴尿痛，以往有热淋病，先予泄肝和胃，清热利湿之剂，尿痛、尿频好转，但呕吐不已，渐至米难进，察苔薄黄而偏干，脉弦滑。仲师云："食已即吐者，大黄甘草汤主之。"陈林曰："食已即吐，是胃热上逆而不能容食，与反胃寒呕水饮不同。"此案系胎气夹热上循，但恐药过病所，有伤胎元，故取其味而变其制。处方：生军 2g，生甘草 5g，分两次泡茶频饮。6 月 1 日复诊，自述当天下午用保温杯将药泡后，约 0.5h 喝一大口，三四次后，口干明显缓解。晚上进少量稀饭未见呕吐。次晨又泡服上药，中午吐止，已能正常进食。后又见胃内嘈杂恶心，仍用上法一次即已。

吴汉民. 仲景方治疗急症举隅[J]. 江苏中医杂志，1984，（3）：38-39.

案三：顽固性呕吐。白某，女，65 岁，1979 年 6 月 2 日诊。一月前，因家庭纠纷，大怒而病，出现呕吐，食入即吐，有时汤水难下，经 X 线食管钡餐检查报告：钡剂在贲门部通过困难，食管下端有约 2cm 长的、对称的、黏膜纹正常的漏斗形狭窄。印象：贲门痉挛。经口服西药对症治疗无效，且越发严重，直至卧床不起，靠输液维持，曾服旋覆代赭汤，橘皮竹茹汤等，罔效，甚至有时药入即吐，刻诊：形体消瘦，精神萎靡，食入即吐，腹软，口中乏味，苔厚略腻，脉缓。此乃胃失和降，气逆作呕，前医投大方而未能及，故拟仲景大黄甘草汤治之。处方：大黄 12g，甘草 6g，水煎分两次服。药进 1 剂，食入而不吐，继进 2 剂而告痊愈。

房景芬，赵景华. 仲景小方应用举隅[J]. 河南中医，1989，9（5）：14.

案四：便秘。连建伟医案：罗某，男，4 岁。1986 年 8 月 5 日初诊。患儿长期大便秘结，常三四日一行，尚须用"开塞露"通便方行。时常鼻衄，纳食少进。其父系余幼时同窗好友，特来信求治。余特从杭州赴嘉兴，知患儿又大便 4 日未解，共进午餐时，见患儿纳食不多，且食已即吐。脉滑数，舌质红苔薄黄。此属阳明胃热不得下降而反上冲。故便秘而食已即吐，治拟《金匮》大黄甘草汤法清热通便，缓其急迫。方用：生大黄 4.5g，生甘草 4.5g，水煎服。2 剂。当日中午服药，至下午 3 时许大便畅行，毫无痛苦。因余急欲离禾，故嘱服完大黄甘草汤后接服：玄参 9g，生地 9g，麦冬 9g，麻仁 10g，杏仁 6g，炙紫菀 6g，枇杷叶 6g，包煎，5 剂。8 月 25 日二诊：服上方后至今每日大便畅通，舌苔薄白，继用降气润肠法以善其后。方用：麻仁 10g，杏仁 6g，炙紫菀 6g，枇杷叶 6g，包煎全瓜蒌 12g（仁打），桔梗 3g，枳壳 4.5g。5 剂。10 月 3 日三诊：服前方后大便一直正常，然近来又二三日一行，大便干燥，时有咳嗽，舌质红苔根腻，再拟养阴生津，宣肺润肠。方用：玄参 9g，生地 9g，麦冬 9g，麻仁 10g，杏仁 6g，炙紫菀 6g，全瓜蒌 12g（仁打），枇杷叶 6g，包煎。7 剂。

何任. 金匮方百家医案评议[M]. 杭州：浙江科学技术出版社，1991.

七、胃津不足证

胃津不足证，是由于阴津耗伤，燥热内生所致。临床以渴欲饮水不止、燥热口干等为主症，本证《金匮要略》中见于消渴病。本证在现代临床主要见于发热、消渴等中医内科疾病。

主症　发热，心烦，燥热口干，渴欲饮水不止，舌红苔少，脉数。

病机　阴津耗伤。

治法　滋阴润燥、潜降虚火。

方药　文蛤散。

文蛤五两

上一味为散。以沸汤和一方寸匕服，汤用五合。

应用

1. 津伤而燥之消渴证。以阴津耗伤，燥热内生为基本病机，临床以口渴饮水不止、舌红苔少为主症，见于《金匮要略》消渴病中，以文蛤散味咸入肾，益水制火，生津润燥止渴。如《金匮要略》所述："渴欲饮水不止者，文蛤散主之。（十三·6）"

2. 外感风寒之邪不解，腠理闭塞之水寒郁表证。病机为水寒之邪束表，在表阳气郁遏，腠理闭塞，营卫不调。以发热、无汗、皮肤起粟样小粒、心烦、舌苔薄白、脉浮或紧为主症。以文蛤一味，即文蛤散，味咸质燥以渗散水气，肌表之水寒得解，则被遏之阳得以伸展而心烦等症随除。如《伤寒论》所述："病在阳，应以汗解之，反以冷水潠之，若灌之，其热被劫不得去，弥更益烦，肉上粟起，意欲饮水，反不渴者，服文蛤散；若不差者，与五苓散。（141）"

文蛤散所主为水寒郁遏表阳，表寒不甚，虽有心烦，但无里热，烦为表不得解，热不得去所致。若文蛤散服后未效，可用五苓散温阳化气，利水和表。

第二节 胃热脾寒证

胃热脾寒证，因素体脾胃虚弱或误治伤及脾胃所致，以脾胃升降失常，气机痞塞，寒热错杂等为病机特点。临床以心下痞满、呕恶、肠鸣、下利为基本表现。多见于《伤寒论》太阳病、阳明病、厥阴病，《金匮要略》狐惑病、黄疸病、呕吐病。根据《伤寒论》《金匮要略》的内容所述，本节以寒热错杂，脾胃升降失常为主，或脾胃虚甚，或兼水饮食滞，共包括胃热脾寒气逆证、胃热脾寒水气证、胃热脾寒气虚证、胃热脾寒格证以及上热下寒证等证候。

一、胃热脾寒气逆证

胃热脾寒气逆证，是由于寒热互结于中焦，脾胃升降失常，气机痞塞所致。临床以心下痞满、恶心、呕吐、肠鸣下利、舌红苔腻为主症。《伤寒论》见于太阳病寒热错杂痞证，《金匮要略》见于呕吐病寒热错杂证。现代临床见于呕吐、呃逆、腹泻、胃痛、胃痞、胃胀、腹痛、厌食等中医内科疾病，以及口疮、湿疹等中医外科疾病。

主症 恶心，呕吐，心下痞满，肠鸣下利，舌红苔腻。

病机 寒热错杂、中焦痞塞。

治法 和中降逆、消痞散结。

方药 半夏泻心汤。

半夏半升，洗 黄芩 干姜 人参 甘草炙，各三两 黄连一两 大枣十二枚，擘

上七味，以水一斗，煮取六升，去滓再煎，取三升。温服一升，日三服。

"去滓再煎"，意使寒热药性和合，作用协调，并行不悖，而利于和解中焦脾胃。

应用

1. 太阳病寒热错杂痞证。本证以中焦寒热错杂，脾胃升降失常，气机痞塞为病机。临床

以心下痞满、呕恶、肠鸣下利为症状特点。此方半夏、干姜辛温消痞散结、温胃降逆止呕，黄连、黄芩苦寒泄热，散结消痞，人参、大枣、甘草补益中气之虚，全方寒温并用，辛开苦降，阴阳并调，消补兼施，是为和解剂，为调理脾胃升降失常的代表剂。本证在《伤寒论》中见于柴胡汤误下柴胡证仍在，成为心下痞硬证，如"伤寒五六日，呕而发热者，柴胡汤证具，而以他药下之，柴胡证仍在者，复与柴胡汤。此虽已下之，不为逆，必蒸蒸而振，却发热汗出而解。若心下满而硬痛者，此为结胸也，大陷胸汤主之。但满而不痛者，此为痞，柴胡不中与之，宜半夏泻心汤。（149）"

2. 寒热错杂证之呕利病。以寒热互结于中焦，气机阻滞，胃气上逆为病机。临床以恶心、呕吐、肠鸣下利、心下痞为主症。如《金匮要略》所述："呕而肠鸣，心下痞者，半夏泻心汤主之。（十七·10）"

病案选录

案一： 胃胀胃痛。苏某，男，46岁，干部，1982年2月1日初诊。胃脘憋胀已一年余，近三个月来食入即吐。1981年10月19日和11月19日曾在×医院作胃镜检查两次。诊断为萎缩性胃炎。现胃胀纳呆，呕吐较剧，并有上腹疼痛，未见泛酸。两天前曾在×医院作X线钡剂透视，诊断为幽门梗阻。脉左右微下关滑，舌苔白腻。中医印象：呕吐。辨证：中焦阻滞，胃失和降。治则：通腑、理气、止呕。处方：大黄12g，甘草8g，防风15g，没药9g，服3剂，呕吐疼痛止，但胃脘仍憋闷，纳呆。脉左右上关上滑，舌苔白。印象：心下痞。辨证：脾胃升降失调。治则：辛开苦降，消痞散结。处方：枳实9g，苦参6g（方中黄连由于药源较缺，作者以苦参6g代之），黄芩9g，半夏8g，党参15g，干姜6g，甘草9g，大枣3个，服24剂后症状明显好转，纳增，唯胃脘部仍有疼痛。脉两关浮。处方：桂枝9g，白芍18g，生姜9g，炙甘草9g，大枣3个，饴糖18g，防风15g，没药9g，服21剂，诸症状消失。至1982年10月28日又至×医院作胃镜检查：胃黏膜正常。追访半年无复发。

刘景祺. 经方验[M]. 呼和浩特：内蒙古人民出版社，1987.

案二： 胃脘痛。江氏运用半夏泻心汤治疗胃脘痛属虚实兼夹，寒热并见，或虚寒兼见热象者四例，获得较好的疗效。如患者某某，男，36岁。胃脘闷痛反复发作已三四年，近月脘痛加重，发作频繁，喜温喜按，或吐清水，口苦胸闷，纳呆泛恶，头晕，四肢疲乏，排便无力，面色不华，舌苔厚微黄，脉细弱。此乃体虚，胃寒郁久化热，寒热互结，故先投辛通苦降以解寒热之结，半夏泻心汤治之：党参15g，半夏6g，枯芩6g，胡连6g，干姜1.5g，红枣2枚，炙甘草3g。二诊：服2剂诸证已减，惟仍不思食，苔微黄。脉细弱。继上方加内金9g。三诊：上方服2剂后，脘痛已罢，食增，苔已净化，脉细弱，续服2剂。

江守銮. 运用"半夏泻心汤"治疗胃脘痛的临床体会（附四例治疗情况报告）[J]. 福建医大，1975，（1）：31-33.

案三： 失眠。李某，女，年约六旬，山东大学干部家属。1970年春，失眠症复发，屡治不愈，日渐严重，竟至烦躁不食，昼夜不眠，每日只得服安眠药片，才能勉强略睡一时。当时我院在曲阜开门办学，应邀往诊。按其脉涩而不流利，舌苔黄厚黏腻，显系内蕴湿热。因问其胃脘满闷否？答曰：非常满闷。并云大便数日未行，腹部并无胀痛。我认为这就是"胃不和则卧不安"，要使安眠，先要和胃。处方：半夏泻心汤原方加枳实。傍晚服下，当晚就酣睡了一整夜，满闷烦躁都大见好转。接着又服了几剂，终至食欲恢复，大便畅行，一切基本正常。

李克绍. 伤寒解惑论[M]. 济南：山东科学技术出版社，1978.

鉴别　半夏泻心汤与大陷胸汤主治病证均有心下痞相同主症。但半夏泻心汤偏于中焦寒热错杂，脾胃升降失常，气机痞塞，症见心下满而不痛的痞证，而半夏、干姜辛温消痞散结，黄连、黄芩苦寒泄热，辛开苦降，泻心消痞；而大陷胸汤偏于热与水互结于胸，形成热实结胸，症见心下满而硬痛的结胸证，而用大黄、芒硝、甘遂泻热逐水破结。二者区别如表 7-3。

表 7-3　半夏泻心汤与大陷胸汤鉴别

	半夏泻心汤	大陷胸汤
病证	心下痞满不痛，恶心，呕吐，肠鸣下利	心下满而硬痛，短气，烦躁，心中懊侬
病机	中阳被伤、阴寒内生、寒热互结于中焦、气机痞塞	素有水饮、邪热内陷、热与水互结于胸、热实结胸
治法	和中降逆、消痞散结	泻热逐水破结
药物	半夏半升，黄芩三两，干姜三两，人参三两，甘草三两，黄连一两，大枣十二枚	大黄六两，芒硝一升，甘遂一钱匕
用法	水煎，以水一斗，煮取六升，去滓再煎，取三升。温服一升，日三服	水煎，以水六升，先煮大黄取二升，去滓，内芒硝，煮一两沸，内甘遂末，温服一升。得快利，止后服

二、胃热脾寒水气证

胃热脾寒水气证，是由于寒热错杂于中，中焦痞塞不通，胃中不和，水气不行所致。临床以心下痞硬、按之不痛、干噫食臭、腹中雷鸣、下利为主症，《伤寒论》见于太阳病寒热错杂痞证。现代临床可见于呕吐、恶心、嗳气、呃逆、胃痛、胃胀、腹痛、腹泻、妊娠恶阻等中医内、妇科疾病。

主症　心下痞硬，按之不痛，干噫食臭，腹中雷鸣，下利，舌苔水滑，脉弦滑。

病机　寒热错杂、中焦痞塞、水气不化。

治法　消食和胃、散水消痞。

方药　生姜泻心汤。

生姜四两，切　甘草三两，炙　人参三两　干姜一两　黄芩三两　半夏半升，洗　黄连一两　大枣十二枚，擘

上八味，以水一斗，煮取六升，去滓，再煎取三升。温服一升，日三服。附子泻心汤，本云加附子。半夏泻心汤、甘草泻心汤，同体别名耳。生姜泻心汤，本云理中人参黄芩汤，去桂枝、术，加黄连并泻肝法。

应用　寒热错杂痞硬兼有水饮食滞证。伤寒表证，虽经发汗表解，但因胃虚，邪气乘机内陷，寒热错杂于中焦，痞塞不通而成痞证。同时，本证夹杂水饮内停有形之邪。临床以心下痞硬、干噫食嗅、腹中雷鸣、下利为主症。如《伤寒论》所述："伤寒汗出，解之后胃中不和，心下痞硬，干噫食臭，胁下有水气，腹中雷鸣，下利者，属生姜泻心汤。（157）"

本方为半夏泻心汤减干姜二两加生姜四两而成，重用生姜之理，借助其辛散之力，健胃消水散饮。临床上，凡见有心下痞满、噫气、肠鸣、下利、胁下疼痛、或见下肢浮肿、小便不利

者，用本方治疗效果甚佳。

病案选录

案一：胃肠停水心下痞。胡某，男。患慢性胃炎，自觉心下有膨闷感，经年累月当饱食后嗳生食气，所谓"干噫食臭"；腹中常有走注之雷鸣声，形体瘦削，面少光泽。认为是胃功能衰弱，食物停滞，腐败产气，增大容积，所谓"心下痞硬"，胃中停水不去，有时下走肠间，所谓"腹中雷鸣"。以上种种见症，都符合仲景生姜泻心汤证。因书方予之：生姜12g，炙甘草9g，党参9g，干姜3g，黄芩9g，黄连3g（忌用大量），半夏9g，大枣4枚（擘）。以水8盏，煎至4盏，去滓再煎，取2盏，分两次温服。服1周后，所有症状基本消失，唯食欲不振，投以加味六君子汤，胃纳见佳。

中医研究院. 岳美中医案集[M]. 北京：人民卫生出版社，1978.

案二：心下痞。柏某，男，49岁。患者形体瘦削，面色少华。主诉嘈杂易饥，但食后心下痞闷，觉胃部热甚，腹部常胀气并有走注之雷鸣声，大便溏薄，如此已数年，请中、西医治疗罔效。诊为胃肠机能衰弱，食物停滞，腐败成气，法宜辛开苦降，用生姜泻心汤加减。生姜12g，甘草9g，党参9g，干姜3g，黄芩9g，黄连3g，半夏9g，大枣4枚，藿、苏梗各9g，方7剂。药后症状基本消失，唯食欲欠佳，后投以香砂六君子汤，胃纳见佳。

姜春华，戴克敏. 姜春华经方发挥与应用[M]. 北京：中国中医药出版社，2012.

案三：呃逆。郭某，男，46岁。患呃逆证八个多月，呃逆频作，顽固不休，以致不能坚持工作。曾服丁香柿蒂汤，旋覆代赭汤及香砂六君子汤等无效。神疲乏力，大便稀溏，每日一二次，脉沉弦无力，舌苔润滑。上有呃逆之气，下有泻利之情，此必先病其中，脾胃升降失司。用手按其心下，告知有堵塞之感，当按心下痞证治疗。生姜12g，干姜3g，半夏12g，黄连6g，黄芩6g，党参10g，炙甘草6g，大枣7枚，刀豆子10g。连服6剂，呃逆不作，心下痞与便溏均消，从此病愈。

刘渡舟. 经方临证指南[M]. 天津：天津科学技术出版社，1993.

三、胃热脾寒气虚证

胃热脾寒气虚证，是由于寒热错杂于中，中焦痞塞不通，脾胃虚甚所致。临床以心下痞硬而满、干呕、心烦不安、水谷不化、下利频作、或咽喉及前后二阴溃疡为主症，《伤寒论》见于太阳病寒热错杂之痞证，《金匮要略》中见于狐蟹病。现代临床主要见于呕吐、恶心、嗳气、呃逆、腹泻、胃痛、胃胀、狐蟹病、复发性口疮、妊娠恶阻等疾病。

主症　心下痞硬而满，干呕，心烦不安，水谷不化，下利频作，苔黄腻，脉濡数；咽喉及前后二阴溃疡，卧起不安，不欲饮食，恶闻食臭。

病机　脾胃气虚、寒热错杂、中焦痞塞；湿热虫毒、内蕴脾胃。

治法　补中降逆、和胃消痞、清热解毒。

方药　甘草泻心汤。

甘草四两，炙　黄芩三两　干姜三两　大枣十二枚，擘　半夏半升，洗　黄连一两
上六味，以水一斗，煮取六升，去滓再煎，取三升。温服一升，日三服。有人参。

甘草四两　黄芩　人参　干姜各三两　黄连一两　大枣十二枚　半夏半升

上七味，水一斗，煮取六升，去滓再煎，温服一升，日三服。

《伤寒论》与《金匮要略》的甘草泻心汤药物组成、用量均相同，唯甘草炮制方法不同，而使功效有别。

应用

1. 寒热错杂之痞。本证以脾胃素虚，寒热错杂，运化失职，气结成痞为病机。临床以心下痞硬而满、干呕、心烦不安、水谷不化、腹中雷鸣、下利日数十行为主症。治宜甘草泻心汤补中和胃消痞，重用炙甘草增强补中益气之力。如《伤寒论》所述："伤寒中风，医反下之，其人下利日数十行，谷不化，腹中雷鸣，心下痞硬而满，干呕心烦不得安，医见心下痞，谓病不尽，复下之，其痞益甚，此非结热，但以胃中虚，客气上逆，故使硬也，属甘草泻心汤。(158)"

2. 狐蟚。本证由湿热虫毒内蕴脾胃所致，临床以咽喉及前后二阴溃疡、卧起不安、不欲饮食、恶闻食臭等为症状特点。治宜甘草泻心汤清热燥湿、和中解毒，重用生甘草增强清热解毒之功。如《金匮要略》所述："狐蟚之为病，状如伤寒，默默欲眠，目不得闭，卧起不安，蚀于喉为蟚，蚀于阴为狐，不欲饮食，恶闻食臭，其面目乍赤、乍黑、乍白。蚀于上部则声喝，甘草泻心汤主之。(三·10)"

病案选录

案一：胃痞。邹某，男，37岁。患外感病，服感冒药后，由于心烦而饮冰汽水，旋即发生大便泻利，继而下利不消化食物，恶心干呕，胃脘痞胀，某医院门诊为饮食停滞。又服消食药，泻利不止而干呕，胃脘痞胀更甚而烦闷不安，腹中水声漉漉作响，舌质红，苔薄黄白相间而腻，脉弦。余谓实习生曰，此表邪未尽而冰水寒中，以致清不升而泻利，浊不降而干呕，寒热互结而痞胀。复以消食药伤致胃气，气虚不运而痞胀愈甚，升降失调而干呕泻利不止，腹中雷鸣，此甘草泻心汤之证。药用：炙甘草10g，黄芩10g，干姜10g，黄连4.5g，姜半夏10g，大枣5枚，党参10g。水煎。日1剂，分3服，3剂而愈。

贺有琰. 伤寒论纵横[M]. 武汉：湖北科学技术出版社，1986.

案二：狐蟚病。郑某，女，32岁。患病而有上、中、下三部的特点。在上则有口腔经常糜烂作痛，而不易愈合；在下则有前阴黏膜溃破，既痛以痒，中部则见心下痞满，饮食之味。问其小便尚可，大便则每日两次犹能成形。切其脉弦而无力，舌苔薄白而润。三部之证由中州发起。辨证为脾虚不运，升降失常，气痞于中，而挟有湿蟚之毒。治宜健脾调中，升清降浊，兼解虫毒之侵蚀。处方：炙甘草12g，黄芩9g，人参9g，干姜9g，黄连6g，半夏10g，大枣7枚。共服10余剂，以上诸症逐渐获愈。

陈明，刘燕华，李芳. 刘渡舟临证验案精选[M]. 北京：学苑出版社，1996.

案三：复发性口疮。李某，男，76岁。2013年11月8日初诊。主诉：复发性口腔溃疡15年。现病史：反复口腔溃疡15年，每年复发20余次，每发或舌或唇或两颊或咽2～3处溃疡，常服B族维生素、黄连上清丸、栀子金花丸等，服中成药时便溏、偶有泄泻，时或便秘。食欲尚可，但吃东西时患处疼痛。刻诊：舌边、下唇、上颊各有1处如黄豆大溃疡不等，接触食物疼痛，此次发作半月未愈合，舌质淡，苔白滑，脉弦。辨病：口疮（复发性口腔溃疡）。辨证：甘草泻心汤证。处方：清半夏20g，黄芩10g，黄连3g，干姜12g，党参20g，淡附片

12g，上肉桂 6g，甘草 20g，大枣 5 枚。12 剂，每日 1 剂，每剂煎两次，每次久煎 1h。嘱忌食水果、蜂蜜、白糖、果汁饮料、蛋糕、羊肉、辣椒。2013 年 11 月 20 日二诊：口腔溃疡愈合，再服上方 12 剂。2013 年 12 月 2 日三诊：口腔溃疡未再发作，仍服上方 12 剂以巩固之。

李发枝. 李发枝方证辨证选录[M]. 北京：人民卫生出版社，2021.

鉴别 半夏泻心汤、生姜泻心汤与甘草泻心汤主治证候、病机、主症、治法、方药大致相同。病机为中焦寒热错杂，脾胃升降失常，气机痞塞；症见心下痞硬，兼见呕吐、肠鸣、下利；治法为辛开苦降，泻心消痞；方药均以半夏为主药，干姜辛温与黄连、黄芩苦寒泄热配伍，辛开苦降消痞散结，人参、甘草、大枣以补为消。三方以半夏泻心汤为中心，水饮偏重者，加生姜成为生姜泻心汤；胃虚偏重者，重用甘草成为甘草泻心汤。三者区别如表 7-4。

表 7-4 半夏泻心汤、生姜泻心汤与甘草泻心汤鉴别

	半夏泻心汤	生姜泻心汤	甘草泻心汤
病证	心下痞硬，按之不痛，恶心，呕吐，肠鸣，下利	心下痞硬，按之不痛，干噫食臭，腹中雷鸣，下利	心下痞硬而满，干呕，心烦不安，水谷不化，下利频作
病机	寒热互结于中焦、气机痞塞	寒热错杂、中焦痞塞、水气不化	寒热错杂、中焦痞塞、脾胃虚甚
治法	和中降逆、消痞散结	消食和胃、散水消痞	补中降逆、和胃消痞
药物	半夏半升，黄芩三两，干姜三两，人参三两，炙甘草三两，黄连一两，大枣十二枚	生姜四两，炙甘草三两，人参三两，干姜一两，黄芩三两，半夏半升，黄连一两，大枣十二枚	炙甘草四两，黄芩三两，干姜三两，大枣十二枚，半夏半升，黄连一两，人参三两
用法	水煎，以水一斗，煮取六升，去滓再煎，取三升。温服一升，日三服	水煎，以水一斗，煮取六升，去滓，再煎取三升。温服一升，日三服	水煎，以水一斗，煮取六升，去滓再煎，取三升。温服一升，日三服

四、胃热脾寒格证

胃热脾寒格证，是由于胃热脾寒，寒热格拒所致。临床以食入口即吐、下利便溏为主症，出《伤寒论》厥阴病寒热错杂证。现代临床见于呕吐、腹满、下利、痢疾，尤其是噤口痢等中医内科疾病。

主症 食入口即吐，下利，便溏。

病机 胃热脾寒、寒热相格。

治法 苦寒泄降、辛温通阳。

方药 干姜黄芩黄连人参汤。

干姜 黄芩 黄连 人参各三两

上四味，以水六升，煮取二升，去滓。分温再服。

应用 厥阴病寒热错杂，寒热相格证。本证病机属素体虚寒，复感外邪，误用吐下中阳更伤，同时表邪内陷化热，被虚寒格拒，形成"寒格"。临床以食入口即吐、下利、便溏为主症，发病较急。如《伤寒论》所述："伤寒本自寒下，医复吐下之，寒格更逆吐下，若食入口即吐，干姜黄芩黄连人参汤主之。（359）"

病案选录

案一：呕吐下利。白叶乡林某，50 岁，患胃病已久。近来时常呕吐，胸间痞闷，一见食物便产生恶心感，有时勉强进食少许，有时食下即呕，口微燥，大便溏泄，一二日二三次，脉虚数。与干姜黄芩黄连人参汤。处方：潞党参 15g，北干姜 9g，黄芩 6g，黄连 4.5g。水煎。煎后待稍凉时分 4 次服。服 1 剂后，呕恶泄泻均愈。因病者中寒为本，上热为标；现标已愈，应扶其本。乃遵《黄帝内经》"寒淫于内，治以甘热"之旨，嘱病者生姜、大枣各 500g，切碎和捣，于每日三餐蒸饭时，量取一酒盏置米上蒸熟，饭后服食。取生姜辛热散寒和胃气，大枣甘温健脾补中，置米上蒸熟，是取得谷气而养中土。服一疗程（即尽生姜、大枣各 500g）后，胃病几瘥大半，食欲大振。后病又照法服用一个疗程，胃病因而获愈。

俞长荣. 伤寒汇要分析[M]. 福州：福建科学技术出版社，1964.

案二：呕吐。王某，男，29 岁。夏月炎热时贪食寒凉之物，以致吐泻交作，但以呕吐为主，伴见心烦、口苦等证。舌苔黄而润，脉滑数。黄连 6g，黄芩 6g，人参 6g，干姜 3g，另捣生姜汁 1 盏，兑入药汤冲服。只服 1 剂则呕止而安。

刘渡舟. 经方临证指南[M]. 天津：天津科学技术出版社，1993.

案三：腹泻。杜某，男，1 周岁。患儿自生下后即大便溏泄，每日数次，吮乳不佳，而且多吐，伴见口舌糜烂等证，久治不效。舌尖红，苔白，脉缓。党参 4.5g，干姜 3g，黄连 3g，黄芩 3g，白术 4.5g，竹叶 3g，炙甘草 4.5g。服药 3 剂，腹泻与舌糜俱愈。

刘渡舟. 经方临证指南[M]. 天津：天津科学技术出版社，1993.

五、上热下寒证

上热下寒证，是由于表邪入里，胸胃有热而气逆，腹中寒凝脾络所致。临床以腹中痛、欲呕吐为主症，本证见于《伤寒论》太阳病上热下寒证。本证在现代临床主要见于呕吐、胃痛、腹痛、下利、口疮等疾病。

主症 腹中痛，欲呕吐。

病机 胸热腹寒、胃失和降。

治法 清上温下、和胃降逆。

方药 黄连汤。

黄连三两　甘草三两，炙　干姜三两　桂枝三两，去皮　人参二两　半夏半升，洗　大枣十二枚，擘

上七味，以水一斗，煮取六升，去滓。温服，昼三夜二。疑非仲景方。

黄连汤昼三夜二频服，使药性持久，交通阴阳，调理脾胃。

应用 上热下寒证。胸胃有热而气逆，腹中寒凝，热寒分居上下，格拒不交。临床以腹中痛、欲呕吐为主症，治宜黄连汤清上温下，和胃降逆。如《伤寒论》所述："伤寒胸中有热，胃中有邪气，腹中痛，欲呕吐者，黄连汤主之。（173）"

本证病位在胸膈、胃肠，以腹中痛、欲呕吐为审证要点，区别于栀子干姜汤证病位在胸、肠，以心烦、下利为审证要点。

病案选录

案一：慢性非特异性溃疡性结肠炎。时某，女，32 岁，1984 年 5 月 16 日初诊。大便夹带脓血，便秘与腹泻交替出现已二年多。经常腹痛，有痛泻现象，大便每日六七次，消瘦，全身无力，胸闷脘憋，发病原因不明，久治未效。大便培养：痢疾菌（-）。钡剂灌肠：降结肠中段至横结肠，黏膜粗乱，肠袋变浅，并有痉挛及激惹征。舌苔薄白，脉左右上关上滑。印象：腹泻。辨证：湿热蕴结，气血凝滞。治则：除湿祛热，温胃健脾。处方：黄连9g，桂枝9g，半夏9g，党参15g，干姜9g，甘草9g，大枣3个，防风18g，没药9g。服 6 剂。5 月 21 日复诊：症状显著好转，腹痛大减，大便渐成形，日二三次。又服上方 60 剂，症状消失，大便正常，于 1984 年 9 月 6 日又作钡剂灌肠复查，结肠黏膜纹理正常，无激惹现象。半年后无复发。

刘景祺. 经方验[M]. 呼和浩特：内蒙古人民出版社，1987.

案二：久利。李某，男。患大便下痢夹有红白黏液，每日三四次，且里急后重已一年多，伴恶心呕吐，腹痛，各处就医无效。舌质红而苔白，脉弦滑按之无力，此乃寒热错杂之邪，分据脾胃上下，若纯用寒药治热，或纯用热药治寒，皆不能奏效，必须寒热并治。黄连9g，干姜9g，桂枝9g，半夏9g，党参6g，大枣 7 枚，炙甘草6g。前后共服 6 剂，一年之病从此而愈。

刘渡舟. 经方临证指南[M]. 天津：天津科学技术出版社，1993.

案三：上热下寒证。侯某，女，55 岁。患上热下寒证，每于进食后约 1h，胃气上逆而泛恶吐酸，胸中憋闷疼痛；同时伴见腹痛肠鸣，大便溏稀。舌淡苔白，脉弦。黄连汤主之。黄连10g，干姜7g，桂枝9g，炙甘草10g，党参10g，半夏10g，大枣 5 枚。服药 5 剂，寒热之证尽愈。

刘渡舟. 经方临证指南[M]. 天津：天津科学技术出版社，1993.

鉴别　黄连汤与干姜黄芩黄连人参汤均治脾胃升降失常、寒热格拒的上热下寒证。黄连汤以腹中痛、欲呕吐为主症，是未经误治的上热下寒证，其治较缓，用药较多；干姜黄芩黄连人参汤证属误治而成，以食入口即吐、下利为主症，发病较急，其药从简，体现急急救误的治疗思路。二者区别如表 7-5。

表 7-5　干姜黄芩黄连人参汤与黄连汤鉴别

	干姜黄芩黄连人参汤	黄连汤
病证	食入口即吐，下利，便溏	腹中痛，欲呕吐
病机	胃热脾寒、寒热相格	胸热腹寒、胃失和降
治法	苦寒泄降、辛温通阳	清上温下、和胃降逆
药物	干姜、黄芩、黄连、人参各三两	黄连三两，甘草三两，干姜三两，桂枝三两，人参二两，半夏半升，大枣十二枚
用法	水煎，以水六升，煮取二升，去滓。分温再服	水煎，以水一斗，煮取六升，去滓。温服，昼三夜二

第三节　湿热发黄证

湿热发黄证，是因湿热蕴郁于脾，溢入血分，熏蒸于外，脾色外现于体表所致。临床以身黄、目黄、口渴、小便短赤、舌苔黄腻、脉沉为基本表现。本证多见于《伤寒论》的阳明病及《金匮要略》的黄疸病。本节根据《伤寒论》《金匮要略》所述，湿热发黄证主要包括湿热结滞证、热重于湿证、湿热郁表证、热盛里实证、湿重于热证、阴虚湿热瘀血证等证候。

一、湿热结滞证

湿热结滞证，是由于湿热郁蒸，里有结滞，湿热熏蒸于体表所致。临床以身目发黄如橘子色、腹满而痛、口渴欲饮、心烦、小便短赤、大便秘结或黏腻不爽、舌红苔黄腻、脉滑数为主症。本证在《伤寒论》见于阳明病，在《金匮要略》见于黄疸病中谷疸。本证在现代临床主要见于黄疸、膨胀、便秘、小便不利、眩晕等中医内科疾病。

主症　身黄，目黄，腹部胀满，口渴欲饮，心烦，小便短赤，大便秘结或黏腻不爽，舌红苔黄腻，脉滑数。

病机　湿热蕴积、里有结滞。

治法　清利湿热、活血退黄。

方药　茵陈蒿汤。

茵陈蒿六两　栀子十四枚，擘　大黄二两，去皮

上三味，以水一斗二升，先煮茵陈，减六升，内二味，煮取三升，去滓。分三服。小便当利，尿如皂荚汁状，色正赤，一宿腹减，黄从小便去也。

应用

1. 湿热发黄，里有结滞证。以阳明热盛，湿热郁蒸，里有结滞为病机，临床以面目与周身皮肤均黄如橘子色、小便短赤、大便秘结、渴欲饮水、腹部胀满、周身无汗、但头汗出、小便不利为主要症状。如《伤寒论》中所述："阳明病，发热汗出者，此为热越，不能发黄也。但头汗出，身无汗，剂颈而还，小便不利，渴引水浆者，此为瘀热在里，身必发黄，茵陈蒿汤主之。（236）""伤寒七八日，身黄如橘子色，小便不利，腹微满者，茵陈蒿汤主之。（260）"

2. 湿热内蕴的黄疸证。以饮食不节，湿热蕴阻脾胃，溢入血分，熏蒸于体表而发黄为病机，临床以身目发黄如橘皮色、腹满而痛、口渴欲饮、心胸不安、食则头晕目眩、小便短黄、大便秘结或黏腻不爽等为主要症状。如《金匮要略》中所述："谷疸之为病，寒热不食，食即头眩，心胸不安，久久发黄，为谷疸，茵陈蒿汤主之。（十五·13）"

病案选录

案一：黄疸。李某，男，52岁。初诊（1971年3月25日）：患者自觉腹胀痛，纳呆，全身不爽半月余，近日巩膜轻度黄染，面部及周身皮肤微黄，色尚鲜明，唯眼圈及面颊青黯，整个腹部均胀满。叩之无移动性浊音，肝大右胁下锁骨中线一横指，剑突下两横指，轻度压痛，质中等硬度，边钝，脾未触及，但超声波检查脾较正常为厚。自感厌食油腻，时而恶心，纳食后脘腹更胀，喜饮茶水，大便时干时稀，大便不畅，日2至3次，小便黄如浓茶。脉沉弦滑，舌红略紫，苔厚黄腻。曾检查肝功能：转氨酶500U以上，高田氏（+），余在正常范围。同位素肝扫描：分布尚均匀，肝内未见占位疾患。结合患者以往曾患过无黄疸型肝炎，诊断为复发性肝炎。辨证：属阳黄证，热重湿轻，湿热壅滞中焦，胃肠气机不畅。且因病经日久，有肝

血瘀滞现象。治宜泄热利湿，佐以化瘀消导，仿茵陈蒿汤加味。处方：茵陈60g，大黄9g（后下），栀子12g，连翘30g，板蓝根24g，金钱草24g，茯苓12g，泽泻9g，丹参30g，郁金12g，麦芽12g，神曲9g，炒枳实9g，生甘草6g。6剂，水煎服。二诊：服上药后自感腹胀减轻，纳食略增，大便较前畅利、次数未增加，小便仍黄，但量较前增加，黄疸未退。脉弦滑，舌质同前，苔黄较前稍薄。湿热有减轻之势，仍守原法原方。继进6剂。三诊：黄疸略减轻，面颊青黯稍减，余如前。脉沉弦。舌红略紫，苔黄白相兼、根部苔厚。前方去神曲，加厚朴12g，服6剂。四诊：黄疸更退淡，腹胀减轻，食欲增进。脉沉弦有力。舌红微紫，苔薄黄。肝功化验：转氨酶降至240U，余如前。上方去枳实，加白芍12g。6剂。五诊：黄疸退去，脘腹不胀，饮食如前，午后感到疲乏，大便日1次。脉沉弦。舌同前。守四诊之方，减去大黄3g。6剂。六诊、七诊：各症续有好转，守五诊之方，共进12剂。八诊：各症基本消退，精神好转。惟午后稍感腹胀，右胁下偶感不舒。肝功化验：各项均在正常范围。脉缓，舌红，苔薄黄。用五诊之方去大黄、金钱草，减板蓝根为12g，加当归9g，再服6剂，并注意调养。

杜雨茂. 伤寒论释疑与经方实验[M]. 北京：中医古籍出版社，2004.

案二：黄疸。刘某，男，14岁。春节期间，因食荤腥肥甘太过，又感受时邪，因而发病。开始时发热恶寒，不欲饮食，心中懊侬，不时泛恶欲吐，小便黄赤。继而全身面目黄染，体疲乏力，大便尚可。经某医院确诊为"急性黄疸性肝炎"。脉弦而滑数，舌苔黄腻。此为外感时邪与内湿相合，蕴郁肝胆疏泄不利所致。茵陈30g，大黄9g，栀子9g，土茯苓12g，草河车9g，凤尾草9g。上方服3剂后，证情减半。去土茯苓，草河车，凤尾草，加柴胡12g，黄芩，半夏，生姜各9g，大黄减至6g，又服3剂，黄疸已退，诸证皆平，改用茵陈五苓散善后。

刘渡舟. 经方临证指南[M]. 天津：天津科学技术出版社，1993.

案三：黄疸。方某，女，55岁。因胆囊结石症，面目皆黄，纳差，消瘦，胆区疼痛反射到两肩背，舌根黄腻苔，脉弦急。法胆道排石汤，以茵陈蒿汤加味：生大黄9g，山栀9g，柴胡9g，虎杖9g，郁金15g，茵陈蒿30g，大叶金钱草30g，方7剂。药后，果黄疸退，余症显著好转。

姜春华，戴克敏. 姜春华经方发挥与应用[M]. 北京：中国中医药出版社，2012.

案四：崩漏。陈某，56岁。1970年秋，突然下血，淋漓不止，经武汉等地医院诊为功能性子宫出血，服西药效果不佳，延袁老诊治。患者每月2次来经。每次约有10天，淋漓不断，饮食欠佳，头晕恶心，身热乏力，苔黄腻，脉滑数。袁老认为此为湿热所致，书以茵陈蒿汤原方：茵陈15g，大黄6g，炒栀子6g。3剂病大减，又3剂告愈。

袁西三. "茵陈蒿汤"治疗崩漏[J]. 河南中医，1981，（1）：45.

鉴别　栀子大黄汤与茵陈蒿汤两方均治疗湿热黄疸，均用栀子、大黄清热退黄。但两者病位病机不同，栀子大黄汤为心胃实热偏盛，故以清泄心胃实热为主；茵陈蒿汤是腹中三焦湿热俱盛，故以利湿泄热通便。二者区别如表7-6。

表7-6　茵陈蒿汤与栀子大黄汤鉴别

	茵陈蒿汤	栀子大黄汤
病证	心下痞硬，按之不痛，恶心，呕吐，肠鸣，下利	心中懊侬而热，或心中疼痛，身热，烦躁不眠，不能食，食欲吐，腹满，小便不利，足下热，大便秘结，全身发黄如橘色
病机	湿热蕴积、里有结滞	湿热内蕴脾胃、热重于湿

续表

	茵陈蒿汤	栀子大黄汤
治法	清利湿热、活血退黄	清热除烦、兼以燥湿
药物	茵陈蒿六两，栀子十四枚，大黄二两	栀子十四枚，大黄一两，枳实五枚，豉一升
用法	水煎，以水一斗二升，先煮茵陈，减六升，内二味，煮取三升，去滓。分三服	水煎，以水六升，煮取二升，分温三服

二、热重于湿证

热重于湿证，是由湿热内郁，里热炽盛，熏蒸于体表所致。临床以发热、身黄、小便短赤、心烦、口渴、苔黄腻、脉濡数或滑数等为主症。本证在《伤寒论》见于阳明病湿热发黄证。本证在现代临床主要见于发热、黄疸、口疮、失眠、小便不利、痢疾等中医内科疾病，又见于丹毒、斑疹等外科皮肤疾病。

主症 发热，身黄，头汗出而身无汗，小便短赤，心烦，口渴，苔黄腻，脉濡数或滑数。

病机 湿热蕴结、热重于湿。

治法 清泄里热、利湿退黄。

方药 栀子柏皮汤。

肥栀子十五个，擘　甘草一两，炙　黄柏二两

上三味，以水四升，煮取一升半，去滓。分温再服。

应用 湿热发黄，热重于湿证。本证以湿热壅遏三焦，里热不得宣泄，熏蒸于外而发黄为病机。临床以发热、身黄、心烦、小便不利等为主症。栀子柏皮汤侧重于苦寒清热，主治阳黄发热、热重于湿，但腹不胀满、大便自调者，所以方中不用大黄而用黄柏、栀子、甘草。如《伤寒论》所述："伤寒身黄发热，栀子柏皮汤主之。（261）"

▼ 病案选录

案一：阳黄。盛某，男，28岁。初起发热恶寒，体温38.2℃，浑身骨节酸痛，汗出不畅，诊为感冒而投发散之剂，发热缠绵周余不退，继则出现胸脘痞满，不思饮食，食入加胀，身面渐黄，尿色如浓茶样，经肝功能检查，黄疸指数20单位，谷丙转氨酶600单位，诊断为急性黄疸型肝炎。舌苔黄腻，脉滑数。中医辨证为湿热黄疸，属阳黄之证。方用栀子柏皮汤合茵陈五苓散加减：茵陈18g，栀子12g，黄柏9g，泽泻9g，猪、茯苓各12g，生麦芽15g，甘草4.5g。上方随证出入服10余剂后，黄疸消退，肝功能恢复正常。后以原法更小其制，并配入运脾和胃之品，调理月余，身体康复。

王琦. 经方应用[M]. 银川：宁夏人民出版社，1981.

案二：丹毒。蒋某，女，41岁。右颊皮肤烦红，皮色红赤，形如云片略肿，灼手，颌下淋巴结肿胀，初发时每半年发作一次；近半年来几乎每月均有发作，这次来诊已发病3天，体温38.5℃，证属丹毒，治宜清热解毒，解表祛风，用栀子柏皮汤加减。栀子9g，黄柏9g，荆芥9g，防风9g，薄荷9g（后下），牛蒡子9g，玄参9g，方5剂。服药后红肿渐退，肿

胀全消。

姜春华, 戴克敏. 姜春华经方发挥与应用[M]. 北京: 中国中医药出版社, 2012.

案三：日光性皮炎。李某，男，60岁，农民。1991年8月13日就诊，患者自诉每遇炎热季节躯干、四肢皮肤瘙痒已4年，抓搔之苦不堪言。就诊时见抓搔之处皮肤表面平滑，留下黑色斑块状色素沉着。天气转凉时，皮痒渐减，寒冷季节恢复正常，诊为日光性皮炎，曾多方求治不效，转来试诊。询投本方加苦参、土茯苓、生地、生大黄，共服9剂获愈，追访3年未见复发。

袁文福. 栀子柏皮汤加味临床治验举隅[J]. 实用中医内科杂志, 1995, (1): 34.

主症　心中懊𢙐而热，或心中疼痛，身热，烦躁不眠，不能食，食欲吐，腹满，小便不利，足下热，大便秘结，全身发黄如橘色。

病机　湿热内蕴脾胃、热重于湿。

治法　清热除烦、兼以燥湿。

方药　栀子大黄汤。

栀子十四枚　大黄一两　枳实五枚　豉一升

上四味，以水六升，煮取二升，分温三服。

应用　湿热蕴结脾胃黄疸证。病机为湿热蕴结脾胃，热重于湿证，病位偏于中上二焦。临床以胸脘懊𢙐而热或疼痛、身热、全身发黄如橘色、烦躁不眠、不能食、食欲吐、腹满、小便不利、大便秘结为主症。本证为酒疸实热瘀结之重证，湿热蕴结脾胃，胃热上熏心包而热偏盛，故以栀子大黄汤清泄心胃实热。如《金匮要略》所述："酒黄疸，心中懊𢙐或热痛，栀子大黄汤主之。(十五·15)"

本方与栀子柏皮汤均属于湿热蕴结，热重于湿证，但病位稍有不同。本方病位偏于中上二焦，为心胃实热瘀结，主治胸脘懊𢙐而热或疼痛、烦躁、腹满、大便秘结者，栀子柏皮汤为湿热壅遏三焦，为里热郁蒸，主治阳黄发热、热重于湿，但腹不胀满、大便自调者。

病案选录

案一：酒疸。吴某某，男，45岁，工人。1971年8月5日就诊。病者心中懊𢙐，发热身黄已二周。自述25年来嗜酒成癖，酒后多少食或不食。上月中旬，酒后心中烦扰热闷，小便不爽。次日身热瘙痒，腹满，恶心，继而发现全身微黄，经市医院诊断为急性传染性肝炎（黄疸期）。因西药过敏而求助中药治疗。现症：巩膜、周身皮肤黄染如橘子色，大便秘结，小便不利，舌红苔黄腻，脉沉弦。体温38.2℃，血压160/110mmHg。血检：白细胞$2.1×10^9$/L，肝功能和黄疸指数均有明显改变，据证诊为酒疸。治以清泄实热，方用栀子大黄汤加味：栀子15g，大黄10g，枳实15g，豆豉10g，黄芩15g，葛花5g。服上方17剂，大便通，小便利，热降黄退，思食神安。继以上方加减服用35剂，诸症悉除，肝功能基本恢复正常。嘱其断酒自养。

秦书礼, 冯军. 《金匮要略》清法临证运用举隅[J]. 江苏中医杂志, 1987, (2): 8-9.

案二：腹胀便秘。刘某，女，46岁，职工。2001年6月12日初诊。患者终日心烦急躁，不能自控，总想和丈夫吵架，或者想跑到空旷无人的地方大喊大叫大哭。胸中憋闷，胃中满，腹胀，无食欲，不知饥饿，也不欲进食。大便干燥，数日未解，口渴欲饮。舌红绛，苔薄黄，脉滑数，体瘦。此属典型的枳实栀子豉加大黄汤或栀子大黄汤证。处方：栀子10g，豆豉10g，枳实14g，生大黄6g。2剂。当晚服药，次晨服完1剂，至中午解下干结大便许多，腹胀顿时减轻。午休后感到胃腹空空，胃口大开，竟一次吃两包方便面和许多红烧肉。据述一个多月以来，因无食欲，从来没有这样吃过饭菜，也从未像今天这样感到饭菜的香味。继续服完第 2 剂药，烦躁，胸憋闷，胃满，腹胀诸症全消而愈。

张文选. 温病方证与杂病辨治[M]. 北京：人民卫生出版社，2007.

三、湿热郁表证

湿热郁表证，是湿热郁结，熏蒸发黄，又兼表邪不解所致。临床以发热、恶寒、无汗、身痒、身黄、小便不利为主症，本证在《伤寒论》见于阳明病阳黄兼表证中。本证在现代临床主要见于发热、感冒、喘咳、黄疸、小便不利、水肿等中医内科疾病，又见湿疹、荨麻疹、疮疡等外科皮肤病。

主症　发热，恶寒，无汗，身痒，身黄，小便不利，苔薄黄腻，脉浮数。

病机　湿热郁结、兼表邪不解。

治法　解表散邪、清热除湿退黄。

方药　麻黄连轺赤小豆汤。

麻黄二两，去节　连轺二两，连翘根是　杏仁四十个，去皮尖　赤小豆一升　大枣十二枚，擘　生梓白皮切，一升　生姜二两，切　甘草二两，炙

上八味，以潦水一斗，先煮麻黄再沸，去上沫，内诸药，煮取三升，去滓。分温三服，半日服尽。

潦水：地面流动之水。

应用　湿热兼表发黄证。病机为湿热郁蒸发黄，又兼有表证。临床以发热、恶寒、无汗、身黄、小便不利为主症。本证为湿热阳黄偏表证，湿热偏结于肌表，用麻黄连轺赤小豆汤解表散邪，清热除湿退黄。如《伤寒论》所述："伤寒瘀热在里，身必黄，麻黄连轺赤小豆汤主之。（262）"

病案选录

案一： 黄疸。倪某，男，28 岁，工人。赴鄞道中辛苦，加以酒食过度，遂发热，微恶寒，身目俱黄，心下痞，作呕，溲赤，苔白。以麻黄连翘赤小豆汤加减。麻黄9g，连翘9g，赤小豆15g，桂枝9g，桑白皮15g，杏仁9g，川黄连3g，鲜茅根15g，全瓜蒌15g，方 7 剂。药后，倦怠，尿欠多。上方加黄芪15g，太子参9g，防己15g，再进 7 剂后，黄疸退，诸证若失，随访一年未发。

姜春华，戴克敏. 姜春华经方发挥与应用[M]. 北京：中国中医药出版社，2012.

案二： 皮疹。高某，男，20 岁，学生。周身泛起皮疹，色红成片，奇痒难忍，用手搔之则画缕成痕而高出皮面。举凡疏风清热利湿之药尝之殆遍而不效。微恶风寒，小便短赤不利，舌苔白而略腻，切其脉浮弦。辨为风湿客表，阳气拂郁而有郁热成疱之机。书方：麻黄 9g，连翘9g，杏仁9g，桑白皮9g，赤小豆30g，生姜12g，炙甘草3g，大枣 7 枚。仅服 2 剂，微见汗出而瘥。

陈明，刘燕华，李芳. 刘渡舟临证验案精选[M]. 北京：学苑出版社，1996.

案三：湿毒疹。王某，女，8岁。有慢性肾炎病史。现症颜面浮肿，色黄不泽，周身皮肤刺痒颇剧，搔之则泛起小疙瘩。曾经中西医多方治疗无效。舌质红苔白滑，右脉滑左脉略浮。此证因于小便不利，湿邪内蓄，水毒不化而渗透于肌肤，郁遏阳气不得宣泄而致。麻黄 3g，连翘 6g，赤小豆 15g，杏仁 6g，桑白皮 6g，桔梗 3g，苦参 6g，生姜 12g，大枣 5 枚，炙甘草 3g，服药 1 剂，汗出而痒除。

刘渡舟. 经方临证指南[M]. 天津：天津科学技术出版社，1993.

鉴别 茵陈蒿汤、栀子柏皮汤、麻黄连轺赤小豆汤均可治疗湿热黄疸，但茵陈蒿汤适用于湿热并重，兼里有结滞，成腑实者，宜用大黄泄热除瘀，通利大便，活血退黄；栀子柏皮汤适用于热重于湿，偏阳明气分邪热较甚，腹不胀满、大便自调者，故不用大黄，惟以栀子、柏皮苦寒清热利湿；麻黄连翘赤小豆汤适用于兼有表证者，湿热偏结于肌表，宜用麻黄发汗解表，开鬼门，散湿热，退黄疸。三者区别如表 7-7。

表 7-7　茵陈蒿汤、栀子柏皮汤与麻黄连轺赤小豆汤鉴别

	茵陈蒿汤	栀子柏皮汤	麻黄连轺赤小豆汤
病证	心下痞硬，按之不痛，恶心，呕吐，肠鸣，下利	发热，身黄，头汗出而身无汗，小便短赤，心烦，口渴	发热，恶寒，无汗，身痒，身黄，小便不利
病机	湿热蕴积、里有结滞	湿热内郁、热重于湿	湿热郁结、兼表邪不解
治法	清利湿热、活血退黄	清泄里热、利湿退黄	解表散邪、清热除湿退黄
药物	茵陈蒿六两，栀子十四枚，大黄二两	肥栀子十五个，炙甘草一两，黄柏二两	麻黄二两，连翘根二两，杏仁四十个，赤小豆一升，大枣十二枚，生梓白皮一升，生姜二两，炙甘草二两
用法	水煎，以水一斗二升，先煮茵陈，减六升，内二味，煮取三升，去滓。分三服	水煎，以水四升，煮取一升半，去滓。分温再服	水煎，以潦水一斗，先煮麻黄再沸，去上沫，内诸药，煮取三升，去滓。分温三服，半日服尽

四、热盛里实证

热盛里实证，是由于湿热内郁，热重于湿，里热蕴结成实所致。临床以身目黄如橘子色、小便短赤、自汗出、腹部胀满拒按、大便不通、脉滑数有力为主症，在《金匮要略》见于黄疸病热盛里实黄疸。现代临床主要见于胃痛、胃胀、便秘、黄疸、臌胀、癃闭等中医内科疾病。

主症 身目黄如橘子色，小便短赤，自汗出，腹部胀满拒按，大便不通，舌红苔黄腻，脉滑数有力。

病机 湿热蕴结成实、热重于湿。

治法 清热退黄、攻下里实。

方药 大黄硝石汤。

大黄　黄柏　硝石各四两　栀子十五枚

上四味，以水六升，煮取二升，去滓，内硝，更煮取一升，顿服。

应用 湿热黄疸中热盛里实证。以湿热蕴结成实，热重于湿，熏蒸发黄为病机。临床以身目黄如橘子色、小便短赤、自汗出、腹部胀满拒按、大便不通、脉滑数有力为主症。本证针对

"内热成实"，宜用大黄硝石汤下法攻泄湿热，大黄、硝石攻下瘀热，通腑泄热；栀子、黄柏清热除湿。若内热未实，虽小便不利而赤，无腹满痛、大便秘结之证，不可轻用。如《金匮要略》所述："黄疸腹满，小便不利而赤，自汗出，此为表和里实，当下之，宜大黄硝石汤。（十五·19）"

■ 病案选录

案一：黄疸。郭某，男，48岁。患者开始发热，恶寒，头眩恶心，继而但热不寒，惟头汗出，心下烦闷，口干渴欲饮，下腹胀满，两胁下胀拒按，大便4日未解，一身面目尽黄，光亮有泽，小便短少，如栀子汁，脉滑数有力。肝功能：黄疸指数52mg/dl、硫酸锌浊度22U、谷丙转氨酶480U/L。脉证合参，系热瘀于内，湿热熏蒸，热胜于湿之"阳黄"。遂投大黄硝石汤合茵陈蒿汤，清泄胆胃湿热，更佐茯苓、扁豆淡渗利湿健脾：茵陈18g，栀子18g，大黄9g，黄柏9g，芒硝9g，茯苓18g，扁豆18g。二诊：服5剂后，大便通利，小便转淡黄，腹部微胀，其他症情亦有好转。肝功化验检查：黄疸指数7mg/dl、硫酸锌浊度15U、谷丙转氨酶185U/L。上方微事增损，去芒硝、大黄，加柴胡6g，龙胆草5g，以平肝泄热，勿使乘土，续服8剂。三诊：诸症已愈，以栀子柏皮汤合参苓白术散，清余邪而调脾胃，续服5剂善后，半月后访，已上班工作。

李哲夫. 黄疸湿热辨[J]. 湖北中医杂志, 1981, (6)：27.

案二：黄疸。获原辨藏，患黄疸，更数医，累月不见效，发黄益甚，周身如橘子色，无光泽，带黯黑，眼黄如金色，小便短少，色如黄柏汁，呼吸迫促，起居不安。享和癸亥7月，求治于予。以指按胸胁上，黄气不散，此为疸证之极重者，仍用茵陈蒿汤合大黄硝石汤，作大剂，日服三四剂。30日许，黄色始散，小便清利而痊愈。

日·汤本求真. 皇汉医学[M]. 北京：中国中医药出版社, 2007.

鉴别 茵陈蒿汤和大黄硝石汤两方均治疗湿热黄疸兼大便不通。但茵陈蒿汤治疗湿热蕴积脾胃，虽有大黄二两与栀子同煎，重在泄热逐瘀，不在通腑攻下；大黄硝石汤治疗湿热黄疸热盛里实，大黄四两与硝石同用，重在泄热攻下。二者区别如表7-8。

表 7-8　茵陈蒿汤与大黄硝石汤鉴别

	茵陈蒿汤	大黄硝石汤
病证	身黄如橘子色，心下痞硬，按之不痛，恶心，呕吐	身目黄如橘子色，小便短赤，自汗出，腹部胀满拒按，大便不通
病机	湿热蕴积、里有结滞	湿热蕴结成实、热重于湿
治法	清利湿热、导滞退黄	清热退黄、攻下里实
药物	茵陈蒿六两，栀子十四枚，大黄二两	大黄、黄柏、硝石各四两，栀子十五枚
用法	水煎，以水一斗二升，先煮茵陈，减六升，内二味，煮取三升，去滓。分三服	水煎，以水六升，煮取二升，去滓，内硝，更煮取一升，顿服

五、湿重于热证

湿重于热证，是由于湿热蕴结，湿重于热所致。临床以全身发黄、黄色不甚鲜明、呕恶纳呆、腹胀体倦、口渴不多饮、大便溏薄、苔腻淡黄等为主症。在《金匮要略》黄疸病中湿重于热黄疸，现代临床见于汗证、黄疸、臌胀、癃闭、带下等中医内、妇科疾病。

主症　全身发黄，黄色不甚鲜明，呕恶纳呆，腹胀体倦，口渴不多饮，大便溏薄，苔腻淡黄。

病机　湿热蕴结、湿重于热。

治法　清热利湿退黄。

方药　茵陈五苓散。

茵陈蒿末十分　五苓散五分

上二物和，先食饮方寸匕，日三服。

应用　湿重于热的黄疸病。病机为湿热蕴结，湿重于热。临床以全身发黄、黄色不甚鲜明、小便不利、呕恶纳呆、腹胀体倦、苔腻淡黄为主症。方中茵陈利湿退黄，五苓散化气行水，通利小便，二者相合，使湿热之邪从小便出，符合"诸病黄家，但利其小便"。本证见于《金匮要略》黄疸湿重于热证，如条文所述："黄疸病，茵陈五苓散主之。（十五·18）"

病案选录

案一：黄疸。姜某，男，26岁。久居山洼之地，又值秋雨连绵，雨渍衣湿，劳而汗出，内外交杂，遂成黄疸。前医用清热利湿退黄之剂，经治月余，毫无功效，几欲不支。就诊时，黄疸指数85mg/dl，转氨酶高达500U/L。察其全身色黄而暗，面色晦滞如垢。问其二便，大便溏，日行二三次，小便甚少。全身虚浮似肿，神疲短气，无汗而身凉。视舌质淡，苔白而腻，诊脉沉迟。脉证合参，辨为寒湿阴黄之证。治宜温阳化湿退黄。茵陈30g，茯苓15g，泽泻10g，白术15g，桂枝10g，猪苓10g，附子10g，干姜6g。初服日进2剂，3天后诸症好转。继则日服1剂，3周痊愈。化验检查：各项指标均为正常。

陈明，刘燕华，李芳.刘渡舟临证验案精选[M].北京：学苑出版社，1996.

案二：黄疸。王某，女，48岁，工人，1975年5月初诊。全身发黄，倦怠无力已十天。下午低烧（37.6℃±），腹胀纳呆，倦怠无力，上腹部不适，恶心呕吐，右胁下稍有隐痛。全身皮肤呈橘黄色，巩膜深黄，小便深黄色，黄疸指数64mg/dl，谷丙转氨酶180U/L，麝香草酚浊度试验11U，麝香草酚絮状试验（+++），肝大至肋下缘3cm，质软。舌苔黄白且腻，脉浮滑。印象：黄疸。辨证：湿热交蒸，胆汁外溢。治则：清热利胆，除湿退黄。用茵陈五苓散12剂后，恶心呕吐止，上腹部不适好转，纳增，皮肤和巩膜黄染减退，谷丙转氨酶120U/L，麝香草酚浊度试验6U，麝香草酚絮状试验（+）。肝已不能触及。又继服原方12剂，各项检查正常，皮肤和巩膜黄染消退，纳增，体力增加，腹胀消失。追访一年无复发。

刘景祺.经方验[M].呼和浩特：内蒙古人民出版社，1986.

案三：盗汗。刘某，男，20岁，工人，1987年8月23日初诊。盗汗三月。伴见四肢困倦，纳呆，小便黄等症。在县人民医院诊治，服药数十剂，疗效不佳，求医于我处。症见睡则汗出，寤则汗止，身体困倦，不思饮食，小便短赤，舌红苔黄腻脉滑。属湿热内蕴之盗汗，治以清热利湿为主，方用茵陈五苓散加减。处方：茵陈15g，白术10g，茯苓15g，猪苓10g，泽泻10g，小蓟10g，车前子15g，焦栀子10g，滑石30g，甘草5g，水煎服。服药2剂，汗出竟止，原方去栀子、茵陈、滑石，加扁豆、陈皮、佩兰。服3剂后，其他症状亦除。

陈兵跃，陈良秀.茵陈五苓散加减治疗盗汗62例[J].国医论坛，1989，（4）：17.

鉴别 茵陈五苓散、茵陈蒿汤、栀子大黄汤、大黄硝石汤四方药均治湿热黄疸，但病机病位有所不同。湿重于热，宜用茵陈五苓散；热重于湿，其病位偏中上者，宜用栀子大黄汤；湿热俱盛，病在中焦者，宜用茵陈蒿汤；病情急重，里热成实，病位偏于中下者，宜用大黄硝石汤。四者区别如表7-9。

表7-9　茵陈五苓散、茵陈蒿汤、栀子大黄汤、大黄硝石汤鉴别

	茵陈五苓散	茵陈蒿汤	栀子大黄汤	大黄硝石汤
病证	全身发黄，黄色不甚鲜明，呕恶纳呆，腹胀体倦，口渴不多饮，大便溏薄，苔腻淡黄	心下痞硬，按之不痛，恶心，呕吐，肠鸣，下利	心中懊侬而热，或心中疼痛，身热，烦躁不眠，不能食，食欲吐，腹满，小便不利，足下热，大便秘结，全身发黄如橘色	身目黄如橘子色，小便短赤，自汗出，腹部胀满拒按，大便不通
病机	湿热蕴结、湿重于热	湿热蕴积、里有结滞	湿热内蕴脾胃、热重于湿	湿热蕴结成实、热重于湿
治法	清热利湿退黄	清利湿热、活血退黄	清热除烦、兼以燥湿	清热退黄、攻下里实
药物	茵陈蒿末十分，五苓散五分	茵陈蒿六两，栀子十四枚，大黄二两	栀子十四枚，大黄一两，枳实五枚，豉一升	大黄、黄柏、硝石各四两，栀子十五枚
用法	二物和，先食饮方寸匕，日三服	水煎，以水一斗二升，先煮茵陈，减六升，内二味，煮取三升，去滓。分三服	水煎，以水六升，煮取二升，分温三服	水煎，以水六升，煮取二升，去滓，内硝，更煮取一升，顿服

六、阴虚湿热瘀血证

阴虚湿热瘀血证，是由于肾亏阴虚，湿热夹瘀互结下焦所致。临床以额上黑、手足心热、日晡所发热、少腹满、小便短赤、大便黑、时溏等为主症。本证在现代临床主要见于黄疸、腹痛、便血、下利、尿血、肝胆结石等中医内科疾病。

主症 额上黑，手足心热，日晡所发热，少腹满，小便短赤，大便黑，时溏，舌红质暗，苔黄腻或黑。

病机 肾亏阴虚、湿热夹瘀、血蓄下焦。

治法 消瘀退黄、化湿散结。

方药 硝石矾石散。

硝石　矾石烧，等分

上二味，为散，以大麦粥汁，和服方寸匕，日三服。病随大小便去，小便正黄，大便正黑，是候也。

应用 阴虚湿热夹瘀的黑疸证。以肾亏阴虚，湿热夹瘀互结下焦为病机。临床以膀胱急、额上黑、足下热、手足中热、日晡所发热、少腹满、大便黑、时溏为主症。本证在《金匮要略》见于湿热夹瘀血的女劳疸证，属于女劳疸发展成黑疸的治标之法，如条文所述："黄家日晡所发热，而反恶寒，此为女劳得之。膀胱急，少腹满，身尽黄，额上黑，足下热，因作黑疸。其腹胀如水状，大便必黑，时溏，此女劳之病，非水也。腹满者难治。硝石矾石散主之。（十五·14）"

此方不仅治女劳疸甚效，亦可用于治各种内伤黄疸。方中以硝石入血分消瘀除热，矾石入气分化湿利水，大麦粥保养胃气，使邪去不伤正，前后分消，正如方后注所云："病随大小便去，小便正黄，大便正黑，是候也。"

病案选录

案一： 黑疸。有伶人黑疸，投以硝石矾石散作丸，晨夕各进 5 丸，服至 4 日，少腹攻绞，小便先下瘀水，大便继下滴黑，至 11 日瘀尽，次与桂、苓、归、芍之类，调理半月而安。

张璐. 张氏医通[M]. 上海：上海科学技术出版社，1963.

案二： 黄疸。王某，32 岁，于季秋得黄疸证。病因：出外行军，夜宿帐中，勤苦兼受寒凉，如此月余，遂得黄疸证。证候：周身黄色甚暗似兼灰色，饮食减少，肢体酸懒无力，大便每日恒 2 次，似完谷不化，脉象沉细，左部更沉细欲无。诊断：此脾胃肝胆两伤之病也，为勤苦寒凉过度，以致伤其脾胃，是以饮食减少，完谷不化；伤其肝胆，是以胆汁凝结于胆管之中，不能输肠以化食，转由胆囊渗出，随血流行于周身而发黄。此宜用《金匮》硝石矾石散以化其胆管之凝结，而以健脾胃补肝胆之药煎汤送服。处方：用硝石矾石散所制丸药，每服 6g，每日服 2 次，用后汤药送服。汤药：生箭芪18g，白术12g（炒），桂枝尖9g，生鸡内金6g（黄色的，捣），甘草6g。共煎汤 1 大盅，送服丸药 1 次，至第 2 次服丸药时，仍煎此汤药之渣送之。复诊：将药连服 5 剂，饮食增加，消化亦颇佳良，体力稍振，周身黄退弱半，脉象亦大有起色。俾仍服丸药每次服4.5g，日 2 次，所送服之汤药宜略有加减。汤药：生箭芪18g，白术9g（炒），当归9g，生麦芽9g，生鸡内金6g（黄色的，捣），甘草6g，共煎汤 1 大盅，送服丸药 1 次，至第 2 次服丸药时，仍煎此汤药之渣送服。效果：将药连服 6 剂，周身之黄已退十分之七，身形亦渐强壮，脉象已复其常。俾将丸药减去 1 次，将汤药中去白术加生怀山药15g，再服数剂以善其后。

张锡纯. 医学衷中参西录[M]. 石家庄：河北人民出版社，1974.

案三： 胁痛。黎某，女，37 岁，农民，右上腹阵发性绞痛 1 年，加剧 7 天，于 1994 年 6 月 7 日来我院门诊求治。患者主诉 1 年前始起右上腹阵发性绞痛，有时胁痛彻背，经 B 超确诊为肝内结石。每次发作均在当地给予抗感染及对症处理，可缓解疼痛，就诊前因情绪不畅致右上腹疼痛，呈阵发性绞痛，伴胸闷脘痞，嗳气，两胁胀痛不舒，舌红苔薄黄，脉弦。B 超检查提示肝内多发性结石，最大直径约 0.9cm。中医辨证属肝郁气滞型，予硝石矾石散加味，每日 1 剂，服药 3 剂后疼痛缓解，连续守方治疗近 2 个月，B 超复查提示结石消失，随访至今未再发作。

李长春. 硝石矾石散治疗肝胆结石 128 例[J]. 湖北中医杂志，1996，（2）：42-43.

第四节 胃 虚 寒 证

胃虚寒证，又称胃阳虚证，是因胃阳素虚或邪气久客耗损胃阳所致，临床以嗳气、呃逆、呕吐、脘痛等为主，伴精神不振、面色淡白、畏寒肢冷、腹痛喜温喜按、大便溏薄、舌淡、脉微沉迟无力等为基本表现。本证多见于《伤寒论》太阳蓄水病、阳明病、少阴病、厥阴病和《金匮要略》呕吐哕下利病等篇，以胃阳虚为主，兼寒邪滞结、水饮内停。根据《伤寒论》《金匮要略》所述及病邪特点，将胃虚寒证分为胃寒气逆证、胃虚寒饮证、胃虚水停证、阴寒痼结证、胃中饮停证等证候。

一、胃寒气逆证

胃寒气逆证，是以胃阳素虚，阴寒内盛，浊阴上逆为基本病机。临床以干呕、泛泛欲呕，或呕吐清水，呃逆、胸满脘痛、下利便溏、手足逆冷、舌淡苔白、脉沉为主症，根据《伤寒论》和《金匮要略》中本证的临床特点，胃寒气逆证又分为阳（气）虚浊阴上逆证和阳郁气逆证两种证候。在《伤寒论》中分别见于阳明病、少阴病、厥阴病，在《金匮要略》中见于呕吐哕下利病。现代临床，主要见于头痛、呃逆、呕吐、胃痛、胃胀、下利、妊娠恶阻等病证。

（一）阳（气）虚浊阴上逆证

主症 干呕，泛泛欲呕，或呕吐清水涎沫，或下利便溏，胸满脘痛，巅顶头痛，畏寒肢冷，口不渴，舌淡苔白，脉沉。

病机 胃阳素虚、阴寒内盛、浊阴上逆。

治法 温中和胃、降逆止呕。

方药 吴茱萸汤。

吴茱萸一升　人参二两　生姜六两，切　大枣十二枚，擘

上四味，以水七升，煮取二升，去滓，温服七合，日三服。

应用

1. 阳明中寒呕吐证。以中焦阳虚，阴寒内盛，浊阴上逆为病机，临床以不能食、强食则欲呕、手足不温、口不渴等为主要症状。本证见于《伤寒论》阳明病中，如条文所述："食谷欲呕，属阳明也，吴茱萸汤主之。得汤反剧者，属上焦也。（243）"

2. 少阴吐利证。以少阴肾阳不足，寒邪犯胃为病机，临床以胃中不适、烦躁、呕吐频繁、手足发冷、下利等为主要症状。本证见于《伤寒论》少阴病，如："少阴病，吐利，手足逆冷，烦躁欲死者，吴茱萸汤主之。（309）"

3. 厥阴头痛，呕吐涎沫证。以肝寒犯胃，浊阴上逆为病机，临床以干呕、时时吐清涎冷沫、巅顶疼痛等为主要症状。本证见于《伤寒论》厥阴病厥阴头痛证所述："干呕吐涎沫，头痛者，吴茱萸汤主之。（378）"又见《金匮要略》虚寒呕吐证所述："呕而胸满者，茱萸汤主之。（十七·8）""干呕，吐涎沫，头痛者，茱萸汤主之。（十七·9）"

病案选录

案一：厥阴头痛。秦某，女，38岁，1981年2月18日初诊。食后干呕，口干，心下痞满，脘腹痛。头痛甚剧，及于巅顶，作则四肢凉，面微赤。舌质淡苔白滑，脉细。治宜温中益虚，降逆止痛。处方：吴茱萸9g，党参9g，川芎15g，藁本9g，女贞子9g，白芷9g，石楠叶12g，

生姜 9g，大枣 9g。3 剂。服药后头痛减其大半，干呕痞满亦解。再服 3 剂痊愈。

何若苹. 中国百年百名中医临床家丛书——何任[M]. 北京：中国中医药出版社，2001.

案二：呕吐。杨某，男，42 岁。偶尔食不适时即呕吐，吐出未经消化之食物及夹杂不少黏沫，吐出量并不多，为此未引起足够的重视，如此延续了将近 10 年。近 1 年多来病情加重，发展为每日饭后隔 1~2h，即频频呕吐不休，天气寒冷时尤其严重。曾用过不少止呕和胃健胃药品，未曾获效。现手足厥逆，消化迟滞，脉沉而迟。治以吴茱萸汤。吴茱萸 12g，人参 6g，生姜 30g，大枣 5 枚。服 3 剂后，呕吐减十之五六，继服 3 剂，呕吐又复发到原来的程度。经询问情况才知道因当时未找到生姜，而以腌姜代替，不仅无效反而又使病情反复。后配以生姜再进 4 剂，呕吐减十之七八，饮食增加，手足厥逆好转。宗此方化裁，共服 20 余剂，呕吐停止。观察 1 年来，未见复发。

赵明锐. 经方发挥[M]. 北京：人民卫生出版社，2009.

（二）阳郁气逆证

主症　干呕，呃逆，手足厥冷，脉细。
病机　寒气闭阻、胃阳被郁。
治法　通阳和胃、降逆止呕。
方药　橘皮汤。

橘皮四两　生姜半斤

上二味，以水七升，煮取三升，温服一升，下咽即愈。

此证有胃气上逆，应嘱咐患者汤药冷热得中，细细啜之，缓缓下咽，使药易于吸收。

应用　胃寒气逆之呃逆，呕吐证。以寒气闭阻于胃，胃气失于和降，气逆胸膈，阳气被郁不达四肢为病机。临床以干呕、呃逆、手足厥冷、脉细为主要症状。此证虽有手足厥，但非发于虚寒，实为气逆胸膈阳气被郁而得，治宜橘皮汤通阳和胃，降逆止呕，以橘皮为主药理气和胃，生姜散寒降逆止呕，两药相合，寒气得除，阳气得通，胃气和降则愈。凡食凉物或偶受风冷出现呃逆者可用本方。如《金匮要略》所述："干呕，哕，若手足厥者，橘皮汤主之。（十七·22）"

病案选录

案一：手足厥。方舆輗云：此证虽曰手足厥，实从气逆得之，而非发于虚寒。其手足之厥，以气逆于胸膈，不行于四末故也。故其证虽似危殆，用此轻淡之药、气行则愈。尝有一男子，暑月霍乱，吐泻虽已止，干呕未止，兼发哕，手足微厥，脉细至欲绝。更医数人，凡附子理中汤、四逆加人参汤、吴茱萸汤、参附、参姜之类，殆尽其术，一不容受。余最后至，诊之，少有所见，即作橘皮汤令意，斟取澄清，冷热得中，细细啜之。余镇日留连于病家，再诊视，指令服药之度，移时药达，稍安静，遂得救治。

陆渊雷. 金匮要略今释[M]. 北京：人民卫生出版社，1955.

案二：干呕。曾有一男子，于暑月患霍乱，吐泻虽已止，而干呕未除。兼有哕逆，甚至手足微厥，脉细欲绝。更医数人，殆皆附子理中汤及四逆加人参汤，或吴茱萸汤，参附、参姜之类，虽尽其术，不能稍稍容忍。余最后至，诊之，亦所少见，即作橘皮汤，令煮之，斟取澄清，冷热得中，使细细啜之。余亦整日留连病家，再诊视，甚至药之服法亦不使稍误时刻，减少药能。因是得以安静，遂得救治。

日·汤本求真. 皇汉医学[M]. 北京：中国中医药出版社，2007.

鉴别 橘皮汤和吴茱萸汤两方均治疗呃逆、呕吐、手足冷，但橘皮汤主治寒气闭阻，胃阳被郁，并非虚寒，为寒气郁闭上逆，主症以干呕、呃逆为主，兼手足厥冷，方用橘皮理气，生姜散寒降逆止呕；吴茱萸汤主治胃阳虚寒饮内盛，沿厥阴肝经上逆，主症为干呕、呕吐涎沫、巅顶头痛、畏寒肢冷，方用吴茱萸、生姜温中降逆止呕。二者区别具体见表7-10。

表 7-10　橘皮汤与吴茱萸汤鉴别

	橘皮汤	吴茱萸汤
病证	干呕，呃逆，手足厥冷，脉细	干呕，泛泛欲呕，或呕吐清水涎沫，或下利便溏，胸满脘痛，巅顶头痛，畏寒肢冷，口不渴
病机	寒气闭阻、胃阳被郁	胃阳素虚、阴寒内盛、浊阴上逆
治法	通阳和胃、降逆止呕	温中和胃、降逆止呕
药物	橘皮四两，生姜半斤	吴茱萸一升，人参二两，生姜六两，大枣十二枚
用法	水煎，以水七升，煮取三升，温服一升，下咽即愈	水煎，以水七升，煮取二升，去滓，温服七合，日三服

二、胃虚寒饮证

胃虚寒饮证，是由于胃虚寒饮中阻，浊气上逆，胃失和降所致。临床以妊娠呕吐不止或呕吐清水涎沫、口淡不渴、舌淡苔白滑为主症，本证在《金匮要略》见于妇人妊娠恶阻病证。在现代临床本证主要见于呕吐、妊娠恶阻、滑胎等病证。

主症 妊娠呕吐不止，频繁剧烈，呕吐清水涎沫，口淡不渴，舌淡苔白滑。

病机 胃虚寒饮、胃失和降。

治法 温中散寒、化饮降逆。

方药 干姜人参半夏丸。

干姜　人参各一两　半夏二两

上三味，末之，以生姜汁糊为丸，如梧子大，饮服十丸，日三服。

应用 妊娠恶阻证。以胃虚寒饮，浊气上逆，胃失和降为病机。临床以呕吐清水涎沫、口淡不渴、舌淡苔白滑为主要症状。本证为妊娠恶阻重证，呕吐不止，持续时间较长，宗妊娠病治疗"有故无殒"之意，选用干姜人参半夏丸温中散寒，化饮降逆。如《金匮要略》所述："妊娠呕吐不止，干姜人参半夏丸主之。（二十·6）"

病案选录

案一： 妊娠恶阻。郭某，女，成人，已婚。初诊日期：1959年6月18日。现妊娠1个半月，停经30天即有泛恶呕吐，近4天加重，不能进饮食，呕吐黄水，头晕，大便干燥，舌苔薄腻，根微黄垢，脉软滑微数。辨证：肝胃气逆，痰浊不降。治法：和肝胃，降痰浊。方药：北秫米12g，清半夏9g，2剂。6月20日二诊：入院后服药仍吐，心中烦热，口干且苦，但喜热饮，胃脘作痛，少腹胀坠，舌苔淡黄腻，根微垢，脉左细弦数，右滑数，病因痰湿中阻，胃浊不克下降，治以益气温中，化痰降浊。党参 3g，干姜 3g，清半夏 3g。三味研末，早晚各服 1.5g。服前再加生姜汁 4 滴，调和徐服。服上药后，呕吐止，诸恙渐安，以后未再服药。

中医研究院西苑医院. 钱伯煊妇科医案[M]. 北京：人民卫生出版社，1980.

案二：妊娠恶阻。《橘窗书影》载：一妇人，年 20 余，产后胃中不和，时时吐饮食，赢瘦极，遂发大呕吐，药食不能，脉微细，四肢微冷，口干燥，欲饮水，医束手无可奈何。余诊之，作半夏干姜人参丸料，煎为冷服，令时时饮少许，又以冷水送下乌梅丸，药始下咽，呕吐止，经二三日，啜稀粥，胃气渐复，用前方月余，肌肉肥胖，遂得痊愈。

谭日强. 金匮要略浅述[M]. 北京：人民卫生出版社，1981.

三、胃虚水停证

胃虚水停证，是由于寒饮中阻，胃中虚寒所致。临床以心下悸、手足厥、口不渴、或胃中振水声、小便不利、下利或便溏等为主症，在《伤寒论》见于太阳病、厥阴病等篇。现代临床主要见于心悸、厥证、呕吐、胃痛、下利等疾病。

主症　心下悸，手足厥，口不渴，或胃中振水声，小便不利，舌苔白腻，脉弦细。

病机　胃阳虚损、水停中焦。

治法　温胃化饮、通阳利水。

方药　茯苓甘草汤。

茯苓二两　甘草一两，炙　生姜三两，切　桂枝二两，去皮

上四味，以水四升，煮取二升，去滓。分温三服。

应用

1. 太阳病，中焦阳虚水停证。以胃阳不足，水停中焦为病机。临床以口不渴、手足不温、心下悸、胃中振水声为主要症状。本证属于胃内停水，蓄水程度较轻者，未影响上下焦的气化功能，所以津液尚能上承，故"口不渴"。如《伤寒论》所述："伤寒，汗出而渴者，五苓散主之；不渴者，茯苓甘草汤主之。（73）"

2. 厥阴病中，水饮内停厥证。以阳虚水停，水气凌心，阻遏阳气不达四肢为病机。临床以手足厥、心下悸为主要症状，心下悸为辨证关键。宜用茯苓甘草汤温胃散水，水饮散则阳气通，阳气通则厥逆回。如《伤寒论》所述："伤寒，厥而心下悸，宜先治水，当服茯苓甘草汤，却治其厥。不尔，水渍入胃，必作利也。（356）"

⊔ 病案选录

案一：水悸。闫某，男，26 岁。患心下築築然动悸不安，腹诊有振水音与上腹悸动。三五日必发作一次腹泻，泻下如水，清冷无臭味，泻后心下之悸动减轻。问其饮食、小便，尚可。舌苔白滑少津，脉象弦。辨为胃中停饮不化，与气相搏的水悸病证。若胃中水饮顺流而下趋于肠道，则作腹泻，泻后胃饮稍减，故心下悸动随之减轻。然去而旋生，转日又见悸动。当温中化饮为治，书方：茯苓 24g，生姜 24g，桂枝 10g，炙甘草 6g。药服 3 剂，小便增多，而心下

之悸明显减少。再进三剂，诸症得安。自此之后，未再复发。

陈明，刘燕华，李芳. 刘渡舟临证验案精选[M]. 北京：学苑出版社，1996.

　　案二：狭义痰饮。程某，男，48 岁，干部。病史：平素脾气衰弱，常患嗳气胃满、消化滞呆之证。后在溽暑季节，贪食瓜果，而患腹泻。服健脾利水之剂，腹泻止，而胸脘满闷异常，逆气上冲，烦躁不宁，头眩欲呕，心下漉漉作声，四肢逆冷，舌质淡，而苔白腻，脉象沉弦。证属：胃阳不足，水停心下。治宜：扶阳温胃利水。处方：茯苓 24g，桂枝 15g，生姜 15g，甘草 3g。……连服 2 剂，烦躁不作，胸闷消失，冲逆平息，脉象虚软。后以健脾行水之剂调理而愈。

邢锡波. 邢锡波医案集[M]. 北京：中国中医药出版社，2012.

　　鉴别　干姜人参半夏丸、茯苓甘草汤胃虚水饮停于中焦，但前者偏于寒饮，呕吐剧烈，以呕吐清稀涎沫为主，故用干姜温胃散寒，半夏、生姜汁温中降逆止呕；后者偏于阳虚水停，以心下悸、手足厥、或胃中振水声、小便不利为主，故用茯苓、桂枝、生姜通阳化饮，茯苓健脾淡渗利水。二者区别具体见表 7-11。

表 7-11　干姜人参半夏丸与茯苓甘草汤鉴别

	干姜人参半夏丸	茯苓甘草汤
病证	妊娠呕吐不止，频繁剧烈，呕吐清水涎沫，口淡不渴，舌淡苔白滑	心下悸，手足厥，口不渴，或胃中振水声，小便不利，舌苔白腻，脉弦细
病机	胃虚寒饮、胃失和降	胃阳虚损、水停中焦
治法	温中散寒、化饮降逆	温胃化饮、通阳利水
药物	干姜、人参各一两，半夏二两，生姜汁	茯苓二两，甘草一两，生姜三两，桂枝二两
用法	丸服，三药末之，以生姜汁糊为丸，如梧子大，饮服十丸，日三服	水煎，以水四升，煮取二升，去滓。分温三服

四、阴寒痼结证

　　阴寒痼结证，是以阴寒内盛，里阳亏虚为基本病机。临床以绕脐剧痛、四肢逆冷、冷汗淋漓、唇青面白、舌淡苔白、脉沉弦为主症，在《金匮要略》中见寒疝中。现代临床主要见于胃痛、腹痛、厥证等病证。

　　主症　绕脐剧痛，四肢逆冷，自汗出，脉沉弦。

　　病机　素体阳虚、阴寒内结。

　　治法　温经通脉、散寒止痛。

　　方药　乌头煎。

　　乌头大者五枚，熬，去皮，不㕮咀

　　上以水三升，煮取一升。去滓，内蜜二升，煎令水气尽，取二升，强人服七合，弱人服五合。不差，明日更服，不可一日再服。

　　本方使用乌头剂量较大，药力峻猛，煎服应注意以下几点：先煎久煎乌头，以减轻其毒性；与蜜同煎制乌头毒性，延长药效，助缓急止痛；药量因人而异，素体虚弱之人服用当减其药量，防止耗伤正气；以药液入口不麻为度；一日用量不可过大，防止药效叠加而中毒。

应用 阴寒内结之寒疝证。以素体阳虚，阴寒内结为病机。临床以绕脐剧痛、四肢逆冷、自汗出、脉沉弦为主要症状。本证阴寒内结，寒气极盛，宜用乌头煎破积散寒止痛。如《金匮要略》所述："伤腹痛，脉弦而紧，弦则卫气不行，即恶寒，紧则不欲食，邪正相搏，即为寒疝，绕脐痛，若发则白汗出，手足厥冷，其脉沉弦者，大乌头煎主之。（十·17）"

病案选录

案一： 寒疝。1973年6月间，有干部沈某，年50余岁，有多年宿恙，为阵发性腹痛，因旧病复发，自外地来京住我院。1959年曾在我院做阑尾炎手术，术后并无异常。此次诊为"胃肠神经官能症"。自述每发皆与寒冷疲劳有关。其证，腹痛频作，痛无定位，惟多在脐周围一带，喜温可按，痛甚以至汗大出。查舌质淡，苔薄腻而滑，脉沉弦。诊系寒气内结，阳气不运。寒则凝泣，热则流通。寒者热之，是为正治。曾投理中汤，药力尚轻，若不胜病。非乌头煎不可，故先小其量以消息之。乌头用4.5g，以药房蜜煎不便，盖蜜者缓其毒也，权以黑豆、甘草以代之。2剂后，腹痛未作。汗亦未出，知药证相符，乌头加至9g。4剂后复诊，腹痛已止，只腹部微有不适而已。第见腻苔已化，舌转嫩红，弦脉缓和，知沉寒痼冷得乌头大热之品，涣然冰释矣。病者月余痊愈出院。

魏龙骧. 续医话四则[J]. 新医药学杂志，1978，（12）：16.

案二： 疝瘕。吉益东洞医案：一男子，年七十余，自壮年患疝瘕，十日五日必一发。壬午秋，大发，腰脚挛急，阴卵偏大，欲入腹，绞痛不可忍，众医皆以为必死。先生诊之，作乌头煎（每剂重24g，原注每帖重八钱），使饮之。斯须，瞑眩气绝。又顷之，心腹鸣动，吐出水数升，即复原，尔后不复发。

陆渊雷. 金匮要略今释[M]. 北京：学苑出版社，1934.

五、胃中饮停证

胃中饮停证，是由于饮邪停留心下，胃失和降，饮随胃气上逆所致。临床以呕吐清水涎沫、口不渴、胸胁支满等为主症，在《金匮要略》痰饮中伴见呕吐，又称支饮呕吐，寒饮呕吐。现代临床主要见于呕吐、胃痛、胸满、眩晕等疾病。

（一）寒饮停胃证

主症 呕吐清水涎沫，口不渴，胸胁支满，苔白滑或白腻，脉弦或滑。
病机 饮停心下、胃气上逆。
治法 散寒化饮、降逆止呕。
方药 小半夏汤。
半夏一升　生姜半斤
上二味，以水七升，煮取一升半，分温再服。
"以水七升，煮取一升半"者，乃久煮浓煎之法，也可减缓生半夏之毒性。

应用

1. 支饮呕吐证。以饮停心下，胃失和降，胃气上逆为病机。临床以呕吐清水涎沫、呕后口不渴等为主症，治宜小半夏汤散寒化饮、降逆止呕。如《金匮要略》所述："呕家本渴，渴者为欲解；今反不渴，心下有支饮故也，小半夏汤主之。（十二·28）"

2. 黄疸病误治成哕证。以苦寒伤阳，胃失和降为病机。临床上以哕逆、少气不足、小便色不变为主要症状。如《金匮要略》所述："呕黄疸病，小便色不变，欲自利，腹满而喘，不可除热，热除必哕。哕者，小半夏汤主之。（十五·20）"

3. 寒饮呕吐证。以胃中停饮，胃失和降，胃气上逆为病机。临床上以呕吐、谷不得下为主要症状。本方为临床治疗呕吐的基本方，对辨属其他类型呕吐，随症加减。如《金匮要略》所述："诸呕吐，谷不得下者，小半夏汤主之。（十七·12）"

病案选录

案一：呕吐。陈某，男，53 岁。1973 年 10 月 22 日因慢性胃窦炎伴息肉样变，行胃次全切除术，术后第 6 天发生胆汁性呕吐，持续 70 多天不能进食，全靠输液维持。每次呕吐大量苦水（胆汁），曾于同年 12 月 21 日行第二次手术（松解粘连）。但呕吐未能缓解，予中药旋覆代赭汤、泻心汤、左金丸等加减以及益气养阴、生津和胃等剂治疗亦无效。1974 年 1 月 4日改用小半夏汤加人参。方用：生半夏 9g，生姜 9g，别直参 9g（另煎）。浓煎 40mL，分 2次服。服 1 剂后，苦水明显减少，连服 5 剂，未再呕吐，并能进食。

张剑秋. 小半夏汤止呕作用的临床观察[J]. 上海中医药杂志, 1979, （4）: 24.

案二：呕眩。王某，女，53 岁，1963 年 5 月 10 日初诊。眩晕 3 天，呕吐频繁，呕吐物俱是清水涎沫，量多盈盆，合目卧床，稍转动便感觉天旋地转。自述每年要发数次，每次发作长达月余，痛苦不堪，西医诊断为"内耳眩晕症"。刻诊见形体肥胖，苔薄白而腻，脉沉软滑。此水饮停胃，浊邪僭上，清空不清。法当和胃化饮，饮化浊降则诸症自除。处方：制半夏 12g，生姜 10g。2 剂。5 月 13 日复诊；眩晕、呕吐均止。原方加茯苓 12g，续服 2 剂。并予丸方（二陈汤加白术、姜汁泛丸）常服，以求巩固。追访 2 年，未发作。

陈嘉栋, 姚立丹, 陈苏. 眩晕十则[J]. 中医杂志, 1980, （7）: 16-19.

案三：胃咳。叶天士医案：王某，27 岁。脉沉，短气，咳甚，呕吐饮食，便溏泻，乃寒湿幽痹渍阳明胃，营卫不和，胸痹如闭，无非阳不旋运，夜阴用事，浊泛呕吐矣。庸医治痰顺气，治肺论咳，不思《内经》胃咳之状，咳逆而呕耶！小半夏汤加姜汁。

陈明. 金匮名医验案精选[M]. 北京：学苑出版社, 1999.

（二）饮阻脾虚证

主症　反复呕吐，口渴欲饮，眩晕，心下悸。

病机　饮阻气逆、脾虚不运。

治法　安中和胃、化气散饮。

方药　茯苓泽泻汤。

茯苓半斤　泽泻四两　甘草二两　桂枝二两　白术三两　生姜四两

上六味，以水一斗，煮取三升，内泽泻，再煮取二升半，温服八合，日三服。

应用   寒饮胃反呕吐证。以饮阻气逆，脾虚不运为病机。临床以反复呕吐、口渴欲饮为主要症状。如《金匮要略》所述："胃反，吐而渴，欲饮水者，茯苓泽泻汤主之。（十七·18）"

病案选录

案一：呕吐。一禅师，平日饮食停滞，胸腹动悸，雷鸣呕吐，腹中痛，志气郁郁不乐。一医与附子粳米汤或半夏泻心汤，不愈。一日呕吐甚，累日绝谷食，呕吐益甚，服小半夏汤或小半夏加茯苓汤，疲劳日加，烦闷欲死。予投以茯苓泽泻汤，呕吐止，翌日啜糜粥，不过十日，诸证痊愈。渊雷按：此案必有口渴证，否则投茯苓泽泻汤为尝试而偶中也。初与附子粳米汤不应者，为其腹痛不剧，且无寒证故也。与半夏泻心汤不应者，为其心下不痞硬与腹痛故也。与小半夏及加茯苓汤不应者，为其不渴故也。

陆渊雷. 金匮要略今释[M]. 北京：学苑出版社，1934.

案二：呕吐，心下痛。藤田谦造医案：一妇，年二十四五，患呕吐，三四日或四五日一发，发必心下痛，如此者二三月，后至每日二三发，甚则振寒昏迷，吐后发热。诸医施呕吐之治，或与驱蛔之药，无效。余诊之，渴好汤水甚，因与茯苓泽泻汤，令频服少量。自其夜病势稍缓，二十余日，诸症悉退，惟腰间有水气，今服牡蛎泽泻散而愈。

陆渊雷. 金匮要略今释[M]. 北京：学苑出版社，1934.

案三：腹水。藤田谦藏医案：80 岁老人，平素健壮，嗜酒，每日饮 2～3 次。某年夏，腹胀大，手足瘦，腹水蓄积。大便秘结，小便少而赤浊，脉滑数，舌苔黄而干燥，渴而喜饮开水，心下痛，厌酒味。余先以实证下之，与小承汤，引起下利，里急后重，频如厕且不爽，腹部逐渐增大，饮食不进。余悟有误，乃与茯苓泽泻汤，经 4～5 日诸症好转，仅 30 日腹膨满完全消除而愈。因气力衰，食欲不佳，用香砂六君子汤调理而愈。

日·矢数道明. 临床应用汉方处方解说[M]. 北京：人民卫生出版社，1983.

（三）饮停中焦上逆证

主症   头目眩晕，苔白腻，脉弦或滑。
病机   心下水饮上泛、蒙闭清阳。
治法   利水消饮、降逆止眩。
方药   泽泻汤。

泽泻五两   白术二两
上二味，以水二升，煮取一升，分温再服。

应用   支饮冒眩证。以饮停于中，升降失司，脾虚饮犯，蒙闭清阳为病机。临床以严重头晕目眩为主要症状。治宜泽泻汤利水消饮，兼以健脾制水。如《金匮要略》所述："心下有支饮，其人苦冒眩，泽泻汤主之。"（十二·25）

病案选录

案一：冒眩。朱某，男，50 岁，1967 年在湖北潜江县。因病退休在家，患病已两载，百般治疗无效。其所患之病，为头目冒眩，终日昏昏沉沉，如在云雾之中。且两眼懒睁，两手发颤，不能握笔写字，颇以为苦。切其脉弦而软，视其舌胖大异常，苔呈白滑，而根部略腻。辨证：此证为泽泻汤的冒眩证。因心下有支饮，则心阳被遏，不能上煦于头，故见头冒目眩；正虚有饮，阳不充于筋脉。则两手发颤；阳气被遏，饮邪上冒，所以精神不振，懒于睁眼。至于舌大脉弦，无非是支饮之象。治法：渗利饮邪，兼崇脾气。方药：泽泻24g，白术12g。患者服药后的情况，说来亦颇耐人寻味。他服第一煎，因未见任何反应，乃语其家属曰：此方药仅两味，吾早已虑其无效，今果然矣。孰料第二煎服后，覆杯未久，顿觉周身与前胸后背絷絷汗出，以手拭汗而有黏感，此时身体变爽，如释重负，头清目亮，冒眩立减。又服2剂，继续又出些小汗，其病从此而告愈。

刘渡舟. 谈谈《金匮》的泽泻汤证[J]. 中医杂志, 1980, (9)：17-18.

案二：眩晕。何某，女，42岁。初诊：患内耳眩晕，发作已3日，视物旋转，头目冒眩，呕吐痰涎，纳少胸闷，舌胖大，苔白腻而滑，脉沉弦。治宜竭除痰饮，以泽泻汤加味。处方：泽泻24g，白术12g，五味子9g，半夏12g，茯苓9g，生姜9g。服药3剂眩晕已止，随访半年未发。

姜春华, 戴克敏. 姜春华经方发挥与应用[M]. 北京：中国中医药出版社, 2012.

案三：眩冒呕吐。管有……九月一日咳吐沫，业经多年，时眩冒，冒则呕吐，大便燥，小溲少，咳则胸满。此为支饮，宜泽泻汤。泽泻一两三钱，生白术六钱。本案病者管妇，年三十余……素有痰饮病，自少已然。每届冬令必发，剧时头眩，不能平卧。师与本汤，妇服之一剂，即觉小溲畅行，而咳嗽大平。续服五剂，其冬竟得安度。明年春，天转寒；病又发。师仍与本方，泽泻加至二两，白术加至一两，又加苍术以助之，病愈。至其年冬，又发。宿疾之难除根，有如是者！

曹颖甫. 经方实验录[M]. 上海：上海科学技术出版社, 1979.

（四）水蓄下焦饮逆证

主症 渴欲饮水，水入则吐，小便不利，形体消瘦，脐下悸动，吐涎沫，头目眩晕，或伴发热，恶风寒，苔白腻，脉浮或浮数。

病机 下焦蓄水、饮逆中焦、兼表邪未解。

治法 通阳化气利水、兼以解表。

方药 五苓散。

猪苓十八铢，去皮　泽泻一两六铢　白术十八铢　茯苓十八铢　桂枝半两，去皮

上五味，捣为散，以白饮和服方寸匕，日三服，多饮暖水，汗出愈。

"多饮暖水，汗出愈。"是指借暖水之温以助药力，通玄府，使部分水饮之邪由汗而解。

应用

1. 太阳蓄水证。以太阳表邪循经入里，影响膀胱气化，引起水气内停为病机。临床以微恶风寒、渴欲饮水、水入即吐、脉浮而数为主要症状。本证在《伤寒论》见于太阳病篇，如"太阳病，发汗后，大汗出，胃中干，烦躁不得眠，欲得饮水者，少少与饮之，令胃气和则愈。若脉浮，小便不利，微热消渴者，属五苓散。（71）""发汗已，脉浮数，烦渴者，属五苓散证。（72）""伤寒汗出而渴者，五苓散主之；不渴者，茯苓甘草汤主之。（73）""中风发热，六七日不解而烦，有表里证，渴欲饮水，水入则吐者，名曰水逆，五苓散主之。（74）"又在《金匮要略》见于小便不利中，如"脉浮，小便不利，微热消渴者，宜利小便，发汗，五苓散主之。（十

三·4）""渴欲饮水，水入则吐者，名曰水逆，五苓散主之。（十三·5）"

2. 水痞证。以下焦邪陷，内犯膀胱，水气内停，气化失司为病机。临床以心下痞满、烦渴、小便不利、口干舌燥为主要症状。如《伤寒论》所述："本以下之，故心下痞，与泻心汤。痞不解，其人渴而口燥烦，小便不利者，五苓散主之。（156）"

3. 痰饮病中下焦饮逆证。以饮停下焦，气化不利，水饮逆动为病机。临床以形体消瘦、脐下筑筑悸动、吐涎沫、头目眩晕为主要症状。如《金匮要略》所述："假令瘦人，脐下有悸，吐涎沫而癫眩，此水也，五苓散主之。（十二·31）"

病案选录

案一：水逆。林幼春，青年木工。近日身发热，渴欲饮水，但水入则吐，饮食亦少进，常感胃脘满胀，舌苔淡黄不燥，小便黄短。先进不换金正气散无效，又转香砂二陈汤，胃胀虽得减，而呕吐终未止。历时半月，证情转剧。切脉浮数，身仍有热，胃胀时呕，吐水则胀减，水食皆难入，小便不利。本证为水气内阻，津液不生，而非由于胃中之燥热所致、故宜化气行水之五苓散。遂给予此方，呕吐遂止。

赵守真. 治验回忆录[M]. 北京：人民卫生出版社，1962.

案二：表证兼四肢浮肿。吕某，女，48 岁，干部。病史：患外感证，发热恶寒，肢体酸痛，自汗出，心烦，腹胀，小便不利，四肢浮肿，两腿胫部按之指痕凹陷，口干，舌苔白腻，脉象浮软。因与五苓散，变散剂为汤剂服。证属：表邪外袭，水饮停潴。治宜：疏表利水。处方：泽泻 15g，茯苓 15g，猪苓 12g，桂枝 10g，白术 10g。服药后再服热水 1 杯，以助药力，温覆以取微汗。1 剂后，汗出寒热减，小便稍畅，腹部轻松，而心烦较重，脉象略数。此系邪已化热，以桂枝为辛温之品，能助热增烦。因外邪已解，遂减桂枝为 5g，加滑石 15g，大腹皮 12g，以清热消胀利水。连进 3 剂，小便畅通，口亦不干。四肢肿消，腹已不胀而愈。因此知五苓散之用桂枝是取其疏散表邪。

邢锡波. 邢锡波医案集[M]. 北京：中国中医药出版社，2012.

案三：晕厥。王某，男，18 岁，河北晋县。症状：发病时感觉有一股气从心下往上冲，至胃则呕，至心胸则烦乱，至头则晕厥、人事不知；少顷，气下则苏。小便频数，但尿时不畅，尿量甚少。脉沉滑，舌质淡嫩，苔白。辨证：太阳膀胱蓄水，水气上冲，冒蔽清阳，证属"水气癫眩"。治法：通阳利水。方药：泽泻六钱，茯苓四钱，白术三钱，肉桂一钱，桂枝三钱，猪苓三钱。此方共服九剂而愈。

刘渡舟. 伤寒挈要[M]. 北京：人民卫生出版社，2006.

案四：阴肿。孙某，女，43 岁。会阴部位肿胀而有下坠之感，伴头晕而胀疼，口干但不欲饮，心中烦，小便不利，大便稀溏。舌质淡暗，苔薄白，脉沉。水停下焦之证。茯苓 12g，猪苓 10g，泽泻 10g，桂枝 6g，白术 6g，牛膝 10g。服药四剂后，小便得利而大便成形，会阴部肿胀消除。

刘渡舟. 经方临证指南[M]. 天津：天津科学技术出版社，1993.

鉴别 小半夏汤、茯苓泽泻汤、泽泻汤与五苓散均可治疗内有饮停，上泛气逆，但小半夏汤为饮停心下，胃气上逆，以呕吐清水涎沫为主症，故用半夏、生姜，重在利水蠲饮，和胃降逆；茯苓泽泻汤为饮阻气逆，脾虚不运，以反复呕吐、口渴欲饮、眩晕、心下悸为主症，故用茯苓、白术、泽泻，重在安中和胃，健脾蠲饮；泽泻汤饮停心下上泛，上蒙清窍，以严重眩晕为主症，故用泽泻、白术，重在利水祛饮，导浊阴下行；五苓散为饮停下焦，泛于中焦，兼表邪不解，口渴、小便不利、心下悸、吐涎沫等为主，兼表证，故用猪苓、泽泻、白术、茯苓化气利水，桂枝通阳化水兼解表。四者区别如表7-12。

表 7-12　小半夏汤、茯苓泽泻汤、泽泻汤与五苓散鉴别

	小半夏汤	茯苓泽泻汤	泽泻汤	五苓散
病证	呕吐清水涎沫，口不渴，胸胁支满，苔白滑或白腻，脉弦或滑	反复呕吐，口渴欲饮，眩晕，心下悸	眩晕严重	口渴，小便不利，形体消瘦，脐下悸动，吐涎沫，头目眩晕，或伴发热，恶风寒，脉浮
病机	饮停心下、胃气上逆	饮阻气逆、脾虚不运	饮停心下上泛、上蒙清窍	饮停下焦、泛于中焦、兼表邪不解
治法	重在利水蠲饮、和胃降逆	重在安中和胃、健脾蠲饮	重在利水祛饮、导浊阴下行	重在化气利水兼解表
药物	半夏一升、生姜半斤	茯苓半斤、泽泻四两、甘草二两、桂枝二两、白术三两、生姜四两	泽泻五两、白术二两	猪苓十八铢、泽泻一两六铢、白术十八铢、茯苓十八铢、桂枝半两
用法	水煎，以水七升，煮取一升半，分温再服	水煎，以水一斗，煮取三升，内泽泻，再煮取二升半，温服八合，日三服	水煎，以水二升，煮取一升，分温再服	捣为散，以白饮和服方寸匕，日三服，多饮暖水，汗出愈

六、胃（虚）寒肠热证

胃（虚）寒肠热证，是由于寒热错杂，脾胃虚寒，胃失和降，肠中有热，泌别清浊失司所致。临床以干呕、下利等为主症，见于《金匮要略》呕吐病中。现代临床见于呕吐、呃逆、泄泻等中医内科疾病。

主症　干呕或呕吐清稀水饮，下利腹中疼痛，肛门灼热，滞下不爽，舌质淡，苔黄腻，脉细或数。

病机　脾胃虚寒、肠中有热。

治法　温胃补虚、清肠止利。

方药　《外台》黄芩汤。

黄芩　人参　干姜各三两　桂枝一两　大枣十二枚　半夏半升

上四味，以水一斗，煮取三升，去滓。温服一升，日再夜一服。

应用　胃寒肠热的干呕下利证。以寒热错杂，脾胃虚寒，肠中有热，升降悖逆，泌别清浊失司为病机。清阳不升则利，浊阴不降则呕，故临床以呕吐无物，兼有下利为主症。宜用《外台》黄芩汤益气温中止呕，降逆清热止利。如《金匮要略》所述："《外台》黄芩汤：治干呕下利。（十七·附方）"

鉴别　《外台》黄芩汤与黄芩加半夏生姜汤均可治疗干呕、下利，但本方以中焦虚寒为主，肠热次之，故用干姜、半夏温胃止呕，人参大枣补脾益气，桂枝温中补虚，散寒邪，黄芩清热；

黄芩加半夏生姜汤以邪热内犯胃肠为主，胃气上逆而呕，邪热下迫于肠而利，故以黄芩清热止利为主，辅以半夏、生姜和胃降逆止呕。二者区别如表7-13。

表7-13　《外台》黄芩汤与黄芩加半夏生姜汤鉴别

	《外台》黄芩汤	黄芩加半夏生姜汤
病证	干呕或呕吐清稀水饮，下利腹中疼痛，肛门灼热，滞下不爽	干呕，利下热臭或下利脓血，腹痛，心烦，口渴
病机	脾胃虚寒、肠中有热、偏于虚寒重	邪热内犯胃肠、胃气上逆、热迫于肠
治法	温胃补虚、清肠止利	清热止利、和胃降逆
药物	黄芩三两、人参三两、干姜三两、桂枝一两、大枣十二枚、半夏半升	黄芩三两、炙甘草二两、芍药二两、半夏半升、生姜三两、大枣二十枚
用法	水煎，以水一斗，煮取三升，去滓。温服一升，日再夜一服	水煎，以水一斗，煮取三升，去滓，温服一升，日再夜一服

七、蛔虫上扰证

蛔虫上扰证，是由于蛔虫窜扰于胃肠所致。临床以呕吐、上腹部疼痛、发作有时为主症，在《金匮要略》见于蛔虫病，在现代临床见于蛔虫病之蛔虫性腹痛、蛔虫性肠梗阻、胆道蛔虫病等中医内、外科疾病。

主症　呕吐清水，腹痛，发作有时。

病机　蛔虫窜扰于胃肠。

治法　安蛔止痛。

方药　甘草粉蜜汤。

甘草二两　粉一两重　蜜四两

上三味，以水三升，先煮甘草，取二升，去滓，内粉、蜜，搅令和，煎如薄粥。温服一升，差即止。

应用　胃虚蛔虫上扰证。以蛔虫内聚，窜扰胃肠为病机。以发作性呕吐、腹痛为主症。治宜甘草粉蜜汤安蛔缓痛，方中甘草、粉、蜜皆为甘平安胃之剂，虫安则痛止。如《金匮要略》蛔虫病所述："蛔虫之为病，令人吐涎，心痛，发作有时。毒药不止，甘草粉蜜汤主之。（十九·6）"

📖 **病案选录**

案一：蛔虫病。患儿系3岁女童，因腹痛，其父给服"一粒丹"若干，腹痛转剧，呈阵发性，痛时呼号滚打，甚则气厥肢冷，并吐出蛔虫10余条。住院后一面输液以纠正水与电解质平衡，一面服中药以安蛔。处方：山药30g，甘草60g，共研为极细末，放入白蜜60g中，加水适量稀释之，令频频喂服。初起随服随吐，吐出蛔虫40余条，此后呕吐渐止，并排便数次，所排泄之物，粪便无几，悉为虫团。前后经吐泻排虫达300余条，病好告愈。

郭霭春，刘公望. 急重病证治验四则[J]. 广西中医药，1983，（4）：6-7.

案二：蛔厥。先母侍婢曾患此，始病吐蛔，一二日后暴厥若死。洽以乌梅丸入口即吐，予用甘草15g，先煎去滓，以铅粉6g，白蜜30g调饮之。半日许，下蛔虫如拇指大者9条，其病乃愈。

曹颖甫. 金匮发微[M]. 北京：上海科学技术出版社，1959.

案三：蛔虫病。王氏妇，年20余，素有蛔虫病史，1943年仲夏，旧恙复发，脘腹剧痛，呕吐不纳，辗转反侧，坐卧不宁。自服山道年药片无效，嘱余诊视。以驱虫理气之剂，数服不应，患者固请别筹良法，因忆《金匮要略》有甘草粉蜜汤方，主治蛔虫病吐涎心痛，发作有时，毒药不止者，曷与试之。遂用生甘草15g，煎汤去滓，加入铅粉5g，白蜜30mL拌匀，煎如薄粥状，分两次温服。初服稍安，再服痛呕渐止，次日大便排出蛔虫20余条，从此痊愈。

邵宝仁. 医案二则[J]. 浙江中医学院学报，1981，（2）：14.

鉴别 甘草粉蜜汤与乌梅丸两方均可治疗蛔虫病。甘草粉蜜汤治蛔虫窜扰胃肠，以发作性呕吐、腹痛为主症，甘草、粉、蜜皆为甘平安胃之剂，虫安则痛止；乌梅丸治肠寒胃热，蛔虫内扰，主症以腹痛、呕吐为主，时发时止，与饮食有关，故治疗用黄连、黄柏苦寒清上热，细辛、干姜、蜀椒、桂枝辛温以温下寒，乌梅酸养肝阴使肝气不逆，寒热错杂、清上温下、安蛔止痛。二者区别具体见表7-14。

表7-14 甘草粉蜜汤与乌梅丸鉴别

	甘草粉蜜汤	乌梅丸
病证	呕吐清水，腹痛，发作有时	时静时烦，呕吐，腹痛，时发时止，与饮食有关，痛剧时手足厥冷，有吐蛔史
病机	蛔虫窜扰于胃肠	肠寒胃热、蛔虫内扰
治法	安蛔止痛	清上温下、安蛔止痛
药物	甘草二两、粉一两、蜜四两	乌梅三百枚、细辛六两、干姜十两、黄连十六两、当归四两、附子六两、蜀椒四两、桂枝六两、人参六两、黄柏六两
用法	水煎，以水三升，先煮甘草，取二升，去滓，内粉、蜜，搅令和，煎如薄粥。温服一升，瘥即止	先食饮服十丸，日三服，稍加至二十丸。禁生冷滑物，臭食等

第八章

肝 证 类

　　肝证类是由于各种原因所致的肝主疏泄、主升发、主谋虑、主藏血养筋及其络属经脉、官窍功能失常等所引起的一类证候。多见于外感疾病的中期或内伤疾病的中后期。肝证类多由外邪侵袭、七情内伤、劳倦内伤所致，以肝失疏泄为基本病机，临床多以胸胁疼痛、神志异常、少腹疼痛、脉弦等为基本表现。根据《伤寒论》和《金匮要略》的基本内容以及引起肝证的病因病机，将肝证类分为肝实证、肝虚证、肝热证三类证候，兼有其他证候但以肝证为主者亦归于本章论述。肝证类证候主要见于《伤寒论》太阳病、阳明病、少阴病、厥阴病等篇章，亦可见于《金匮要略》虚劳病、中风病、奔豚病、阴狐疝病、妇人病等疾病中。后世将肝类疾病统归于肝胆疾病，包括黄疸、胁痛、肝痈、臌胀、眩晕、中风、疝气等病证，其证候多分为肝气郁滞证、肝郁化火证、肝阳上亢证、肝血不足证、肝经虚寒证和肝经湿热证等类型，实源于此。但与《伤寒论》《金匮要略》所述肝证有所不同，不能完整反映《伤寒论》《金匮要略》中肝证的辨证治疗思想。本章较系统论述《伤寒论》《金匮要略》肝证类证候的辨证施治，以丰富临床肝类病证的诊疗。

第一节　肝　实　证

　　肝实证，指肝脏邪气盛实出现的证候。因外邪侵袭、肝脏疏泄失常所致，临床以胸胁胀痛、烦躁易怒、头晕目眩、舌苔薄白、脉弦为基本表现。本证多见于《伤寒论》中少阳病热入血室、少阴病阳气郁滞、厥阴病肝疏泄失常，以及《金匮要略》中肝郁化热的奔豚证、瘀血阻络的肝着证、寒凝肝脉的阴狐疝病、气滞血瘀的产后病等。

一、肝郁气滞证

　　肝郁气滞证，是由于肝疏泄功能不及而致气机郁滞所致。临床以情志不舒、胸胁胀满疼痛、烦躁易怒、舌苔薄白、脉弦为主症，本证在《伤寒论》少阴病中伴见四逆者，又称少阴阳郁证。在《金匮要略》产后病中，由于肝气郁滞，气血运行不畅，亦可表现为腹部胀满疼痛。本证多因情志不遂，精神刺激，或病邪侵扰、阻滞肝脉导致肝失疏泄、条达所致。现代临床主要见于厥证、胁痛、腹痛、痛经、乳房胀痛等中医内科和妇科疾病。

主症 胸胁胀满或伴有疼痛，精神抑郁或烦躁，小腹胀满疼痛、痛经、月经不调、脉弦，舌淡苔薄白。

病机 肝气郁滞、疏泄失常。

治法 疏肝理气、调畅气机。

方药 四逆散；枳实芍药散。

四逆散方

甘草，炙 枳实，破，水渍，炙干 柴胡 芍药

上四味，各十分，捣筛。白饮和服方寸匕，日三服。咳者，加五味子、干姜，各五分，并主下利；悸者，加桂枝五分；小便不利者，加茯苓五分；腹中痛者，加附子一枚，炮令坼；泄利下重者，先以水五升，煮薤白三升，煮取三升，去滓，以散三方寸匕内汤中，煮取一升半，分温再服。

枳实芍药散方

枳实，烧令黑，勿太过 芍药等分

上二味，杵为散，服方寸匕，日三服。并主痈脓，以麦粥下之。

应用

1. 气厥证。本证以病邪侵袭、精神刺激或情志不遂、肝失疏泄、气机不畅为病机，以胸胁胀满、小腹胀满、精神抑郁、脉弦、舌苔薄白等为主症。在《伤寒论》中，本证属少阴阳郁证，即少阴枢机不利，阳气郁遏在里，不能透达于四肢所致的气厥证。如"少阴病，四逆，其人或咳，或悸，或小便不利，或腹中痛，或泄利下重者，四逆散主之。(318)"

2. 产后腹痛证。肝气郁滞兼有血行不畅者，临床以胸胁胀满疼痛、小腹胀满疼痛、脉沉弦、舌质偏暗等为主症。在《金匮要略》中，本证属产后腹痛证，因产后肝失调达，气机郁滞，血脉流通不畅所致。本证用炒枳实入气分以破气行气；芍药入血分以活血行血。如"产后腹痛，烦满不得卧，枳实芍药散主之。(二十一·5)"

病案选录

案一： 阳痿。张某，男，20 岁。病人自述阳痿已 3 年，伴有遗精、滑精，小便黄短不利，少腹闷而不舒。脉沉弦有力，舌质红薄黄。此青年未婚而阳痿不起，病多始于有所思而不能随愿，久之而成气郁，郁则阳气不达故阳痿；郁而化火，相火妄动，故遗精梦滑。治宜以开郁为先。柴胡 12g，枳实 12g，白芍 30g，炙甘草 9g。服药四剂后，少腹觉舒，遗精已止。原方又服六剂，病人自述晨起时阴茎已能勃起。此气机已开，改用龙胆泻肝汤以清肝胆之火。服药六剂后，各方面均已正常，嘱其慎养为宜。

刘渡舟. 经方临证指南[M]. 北京：人民卫生出版社，2013.

案二： 气厥。林某某，女，32 岁，工人。于一九八二年三月十二日初诊。患者平素形体壮实，今日与邻居发生口角，气怒之际，突然晕厥倒地，急送我院请李老诊治。症见神志不清，四肢厥冷，口噤握拳，呼吸气粗，查其脉沉弦。症因合参，乃气厥之证。拟疏肝解郁，行气开窍治之。处方：柴胡 12g，白芍 15g，枳实 12g，郁金 15g，沉香 3g，菖蒲 10g，炙草 6g。服药一剂，神志转清，四肢厥冷，口噤握拳消失，自感胸膈满闷，善太息，舌质红，药中病机，

守上方继服二剂，诸恙悉平。

李鸣皋. 四逆散的临床运用经验[J]. 黑龙江中医药，1984，（6）：30.

案三：产后腹痛。杨某某，女，21 岁。1981 年 4 月 15 日就诊。产后 7 天，恶露已尽，小腹隐痛，经大队医生治疗无效。现小腹疼痛剧烈，面色苍白带青，痛苦面容，烦躁满闷，不能睡卧，拒按，舌质淡紫，苔薄白，脉沉弦，此乃气血壅结。治以破气散结，和血止痛，投枳实芍药散：枳实（烧黑）、芍药各 12g，水煎服。当晚即安，1 剂而愈。

尹光候. 枳实芍药散治疗产后腹痛[J]. 四川中医，1986，（11）：38.

二、肝郁化热证

肝郁化热证，是由于肝失疏泄、气机郁滞、郁而化热所致。临床以胸胁胀满、烦躁易怒、头胀目眩、舌质红、苔薄黄、脉弦数为主症，本证在《金匮要略》奔豚病中，由于肝气郁而化热，挟冲气上逆，可表现为少腹有块状突起，上冲咽喉，发作欲死。奔豚病多因情志不遂、精神刺激所致。本证在现代临床主要见于郁证、胁痛、腹痛等中医内科疾病。

主症 胸胁胀满，烦躁易怒，小腹胀满疼痛，或伴有气从少腹上冲咽喉，脉弦数，舌红苔黄。

病机 肝郁化火、气机上逆。

治法 疏肝理气、泻火平冲。

方药 奔豚汤。

甘草 川芎 当归各二两，半夏四两，黄芩二两，生葛五两，芍药二两，生姜四两，甘李根白皮一升

上九味，以水二斗，煮取五升，温服一升，日三夜一服。

应用 奔豚证。本证以肝气郁滞、郁而化热、冲气上逆为病机，以胸胁胀满、小腹胀满起块、气上冲胸、烦躁易怒、脉弦数、舌苔薄黄等为主症。在《金匮要略》中，本证属肝郁化热所致的奔豚病，即患者自觉有气从少腹上冲咽喉，发作欲死的证候。如"奔豚气上冲胸，腹痛，往来寒热，奔豚汤主之。（八·2）"

因奔豚汤主要应用于肝郁化热兼有冲气上逆的奔豚证，此病证临床比较少见，对于不伴有冲气上逆的肝郁化热证，可以采用丹栀逍遥散治疗。

病案选录

案一：奔豚。予尝治平姓妇，其人新产，会有仇家到门寻衅，毁物谩骂，恶声达户外，妇人惊怖。嗣是少腹即有一块，数日后，大小二块，时上时下，腹中剧痛不可忍，日暮即有寒热。予初投：炮姜、熟附、当归、川芎、白芍。2 剂稍愈，后投以奔豚汤，2 剂而消。惟李根白皮为药肆所无，其人于谢姓园中得之，竟得痊可。

曹颖甫. 金匮发微[M]. 北京：学苑出版社，2008.

案二：奔豚。邓某，女，48 岁。1992 年 2 月 11 日诊。诉 2 年前夜间静卧时，时觉两腨（小腿肚）发胀，继而心烦不能忍，必须用力伸其双腿，或出屋外纳凉尔后缓解。近 1 年来，症见气从腨上冲心下，发作欲死，经用针（缝衣针）刺其腨部，觉气从刺处泄出后，发作才停止。

如此二三日一发，或七八日一发，苦不堪言。诊舌淡，苔白，脉细弱。此肝火内郁，肝胃气逆。治宜养血平肝，和胃降逆。拟《金匮要略》奔豚汤：甘草、川芎、当归、白芍、黄芩各12g，桂枝、葛根各20g，半夏15g（李根白皮因缺故未用）。药仅2剂，发作停止，后于4月1日复发1次来诊，仍处以前方2剂，半月未发；4月14日又复发1次，嘱病者连服4剂后，一直未作。

辛军. 经方治验4则[J]. 国医论坛，1994，（5）：17

鉴别　四逆散、奔豚汤均有肝失疏泄、气机郁滞的病机，但四逆散主要用于肝气郁滞、阳气内郁而见手足怕冷者；奔豚汤主要用于肝郁化火、气上冲逆而见奔豚者。二方区别如表8-1。

表8-1　四逆散与奔豚汤鉴别

	四逆散	奔豚汤
病证	胸胁胀满、脉弦、四肢怕冷之阳郁致厥证	气从少腹上冲心之肝郁化热奔豚证
病机	肝气郁滞、疏泄失常	肝郁化热、气逆上逆
治法	疏肝理气、调畅气机	疏肝理气、泻火平冲
药物	炙甘草、枳实、柴胡、芍药各十分	甘草、川芎、当归各二两、半夏四两、黄芩二两、生葛五两、芍药二两、生姜四两、甘李根白皮一升
用法	上四味，各十分，捣筛。白饮和服方寸匕，日三服	上九味，以水二斗，煮取五升，温服一升，日三夜一服

三、肝经寒实证

　　肝经寒实证，是由于寒邪凝滞肝经所致。临床以阴囊时大时小，伴有坠胀冷痛，甚者阴囊牵引少腹剧痛、久站加重为主症，本证在《金匮要略》中见于阴狐疝气，因此疝或上或下，或大或小，出没无常，性之如狐，故名狐疝，为《黄帝内经》"七疝"之一。本证在现代临床主要见于疝气、隐睾等内科疾病。

　　主症　阴囊时大时小，坠胀冷痛，或牵引少腹剧痛，久站、劳累、咳嗽则加重，舌淡苔白，脉沉弦。

　　病机　寒侵厥阴、肝经凝滞。

　　治法　辛温通利、暖肝散结。

　　方药　蜘蛛散。

　　蜘蛛十四枚，熬焦　桂枝半两

　　上二味，为散，取八分一匕，饮和服，日再服。蜜丸亦可。

　　应用　阴狐疝证。因寒气凝结足厥阴肝经所致，以阴囊时大时小、坠胀冷痛，或牵引少妇剧痛、舌淡脉弦为主要临床表现。在《金匮要略》见于阴狐疝气病，治以蜘蛛散辛温通利，方中蜘蛛破结通利，配辛温之桂枝，以散肝经之寒气，主要针对肝经实寒之病机。如"阴狐疝气者，偏有大小，时时上下，蜘蛛散主之。（十九·4）"

病案选录

　　阴狐疝。朱某某，男，5岁。1964年7月10日初诊。患儿右侧少腹及阴囊部肿痛3年多，时肿时消，行立或咳嗽啼哭时肿胀更为明显，平卧后自行消失。曾在株洲、湘潭、长沙等地医院诊治，检查确诊为腹股沟斜疝，建议手术修补，患者父母只有这个带养的独子，顾虑重重，拒绝手术治疗而来我院门诊。余拟投蜘蛛散，嘱每日早晚各服 1 次，每次 4g，白开水冲服，进药 9 天后取效，13 天后全部消失，用力咳嗽时亦不再出现，迄今 19 年亦未再发。

袁宇华. 蜘蛛散治疗小儿腹股沟斜疝[J]. 湖南中医杂志，1986，（2）：22-23

四、肝气乘脾证

肝气乘脾证，是由于肝失疏泄、横逆侵犯中焦、脾失健运所致。临床以胸胁胀满、情志抑郁、纳差腹胀、大便不调、舌质淡红、脉沉弦为主症，本证在《伤寒论》中为太阳病的变证之一，由于肝气郁滞、日久化热、肝经郁火横逆侵犯脾土所致。本证在现代临床主要见于腹胀、胁痛、泄泻、纳差等中医内科疾病。

主症 胸胁胀满，情志抑郁，纳差腹胀，大便干稀不调，脉沉弦，舌淡红苔薄白。

病机 肝郁气滞、横逆犯脾。

治法 疏肝理气、健脾和胃。

方药 刺期门。或逍遥散。

应用 肝气乘脾证。本证以肝气郁滞、脾失健运为病机，以胸胁胀满、纳差便溏为主症。在《伤寒论》中肝气乘脾证，为太阳病的变证之一，病机为肝郁化热，肝热侵犯中焦脾胃，主要表现为胸满、腹满、谵语、脉浮紧等实证和热证，如"伤寒腹满谵语，寸口脉浮而紧，此肝乘脾也，名曰纵，刺期门。（108）"其治疗可以刺期门，透达肝经郁热外出，亦可选择大柴胡汤清泄肝胆胃肠实热。

对于以胸胁胀满、纳差便溏为主症的肝脾不和证，可以采用逍遥散治疗。

五、肝气乘肺证

肝气乘肺证，是由于肝失疏泄、横逆侵犯肺金、肺失宣降所致。临床以胸胁胀满、咳嗽、气喘、发热、恶寒、口渴欲饮、舌质淡红、脉沉弦为主症，本证在《伤寒论》中为太阳病的变证之一，由于肝气郁滞、横逆侵犯肺经所致。本证在现代临床主要见于咳嗽、气喘、胁痛、胸胀等中医内科疾病。

主症 胸胁胀满，咳嗽气喘，或伴有痰涎，发热恶寒，口渴欲饮，小腹满，脉沉弦，舌淡红苔薄白。

病机 肝郁气滞、横逆犯肺。

治法 疏肝理气、宣肺止咳。

方药 刺期门。

应用 肝气乘肺证。本证以肝气郁滞、肺失宣降为病机，以胸胁胀满、发热恶寒、口渴腹满为主症。在《伤寒论》中肝气乘肺证，为太阳病的变证之一，病机为肝气郁滞，肝侵犯上焦肺腑，导致其通调水道功能和主皮毛的功能失常，主要表现为胸胁胀满、发热恶寒、腹满口渴等诸证，如"伤寒发热，啬啬恶寒，大渴欲饮水，其腹必满，自汗出小便利，其病欲解，此肝乘肺也，名曰横，刺期门。（109）”其治疗可以刺期门，解除肝气侵犯肺脏的郁滞状态，以恢复肺主皮毛和通调水道的功能。亦可选择四逆散和五苓散合方，用四逆散疏肝理气，用五苓散解表利水。

六、肝络瘀阻证

肝络瘀阻证，是由于肝失疏泄、气血运行不畅所致。临床以胸胁胀闷不适、或伴有疼痛、喜按揉、舌质暗红、脉沉弦为主症，本证在《金匮要略》肝着病和半产漏下病中，皆由肝经气血运行不畅、气滞血瘀所致。本证在现代临床主要见于胸痛、胃痛、腹痛、漏下、半产等中医内科和妇科疾病。

主症　胸胁满闷，或伴有疼痛，喜揉喜按，或小腹胀满疼痛，脉沉弦，舌质暗红。

病机　肝失疏泄、气滞血瘀。

治法　理气散结、活血通络。

方药　旋覆花汤。

旋覆花三两　葱十四茎　新绛少许二两

上三味，以水三升，煮取一升，顿服之。

应用

1. 肝着证。本证以肝经郁滞、气血流通不畅为病机，以胸胁胀闷不适、或胀痛、刺痛、以手按揉或捶打胸部则减轻等为主症。在《金匮要略》肝着证中，因肝之经脉布胁肋而贯于胸，风寒之邪侵袭肝经，导致肝经气血郁滞，流通不畅。如“肝着，其人常欲蹈其胸上，先未苦时，但欲饮热，旋覆花汤主之。（十一·7）”

2. 半产漏下属于气滞血瘀者。因肝经抵小腹、绕阴器，以小腹胀满疼痛、伴有血块色暗、脉弦大等为主症。在《金匮要略》中，见于半产、漏下病中，如“寸口脉弦而大，弦则为减，大则为芤，减则为寒，芤则为虚，寒虚相搏，此名曰革，妇人半产漏下，旋覆花汤主之。（二十二·11）”

病案选录

案一：肝着。杨某，男，32岁，干部。1984年5月21日初诊。主诉：胸部闷痛一年余。头晕目眩，两胁隐痛，胸闷气促，常用手捶胸则解。曾以“慢性肝炎”住院治疗三月，而胸闷痛加重，某医院又以“神经官能症”医治罔效。现症烦躁易怒，纳差失眠，胸闷叹息，两胁胀满，脘腹微胀，二便自调，脉象弦紧，舌质淡苔白。辨证：胸胁胀痛，常喜捶按为肝郁气滞，脉络不通之肝着病。病久不愈，肝气横逆，故时痛攻心。治以疏肝降气，温通脉络。处方：旋覆花15g（包），红花10g，葱茎半尺三根，三剂水煎服。同时用复方人参注射液肌注，每日2支。6月1日二诊：服用上药后症状减轻，上方加柴胡10g，莱菔子15g，丹参30g。三剂。6月5日三诊：诸证悉除，嘱服刺五加片以巩固疗效。

孙忠年. 经方治验二则[J]. 陕西中医，1985，6（1）：27.

案二：肝着。卢某某，50岁，干部。主诉：顽固的胃痛已18年，西医中医都请教过，西医诊断：慢性胃炎。因身瘦体弱，饮食减少求治。一诊：胸胁作痛，喜按，喜热饮，历时 18 年之久，肝着之候也。处方：旋覆花（布包）一钱，茜草二钱，火葱十四茎整用（四川葱子较小者名火葱）。初次煎好，分二次服之。二诊：服上方胸痛喜按之证减轻，仍喜热饮，大便曾畅解数次，肾囊微觉冷湿，照前方加味治之。处方：旋覆花（布包）六钱，茜草钱半，干姜四钱，云苓四钱，炒枳实（打）二钱，火葱七茎整用，服 2 剂。……（以后始终以旋覆花汤为主，或配合枳术丸、瓜蒌薤白汤、《外台》茯苓饮、六君子汤等，计十一诊，肝着痊愈）。

吴擢仙. 医案二则[J]. 中医杂志，1964，（6）：29-30.

案三：半产漏下。陈某某，32 岁。1998 年 8 月 12 日初诊。妊娠停经 2 月，昨因负重突发少腹刺痛而下血，夜难入眠。舌淡、苔薄，脉弦细。曾有流产史。诊为半产漏下，瘀滞为患。方用旋覆花汤加味：旋覆花（布包）12g，青葱管 6 支，蚕茧少许，茜草、五灵脂（布包）各 10g，每日 1 剂，水煎顿服。连服 2 剂，排下瘀血数块及白色肉样物一块，随之痛减血止。续予补气养血之剂善后，月经也如期来潮。

陈传钗，陈珑. 旋复花汤治半产漏下体会[J]. 浙江中医杂志，2002，（4）：143.

第二节　肝　虚　证

肝虚证，肝脏气血阴阳亏虚而出现的证候。肝脏体阴而用阳，以肝阴血亏虚为主的证候，临床以胸胁隐痛、失眠心烦、头晕目昏、小腿抽筋、舌淡苔白、脉沉细为基本表现；以肝经阳虚为主的证候，临床以胸胁隐痛或紧痛、得温则减、小腹冷痛或坠胀疼痛、四肢厥冷、巅顶头痛、痛经、脉微为基本表现。本证多见于《伤寒论》中太阳病变证之脚挛急证、阳明病呕吐证、厥阴病血虚寒厥证和头痛证等，以及《金匮要略》中肝血动风的癫狂证、肝血亏虚的产后腹痛证、血虚湿盛的腹痛证、肝经虚寒的疝气病。

一、肝　阴　虚　证

肝阴虚证，是由于肝阴亏虚所致。临床以胸胁隐痛、小腿抽筋、失眠惊恐、舌质红少苔、脉沉细为主症，《伤寒论》中见于太阳病误治导致的脚挛急证；在《金匮要略》虚劳失眠病中，由肝阴血亏虚、不能濡养心神所致。在现代临床主要见于痛证、失眠、焦虑、抑郁、转筋等中医内科和伤科疾病。

主症　胸胁隐痛，失眠焦虑，小腿抽筋，头晕目眩，舌质淡，舌苔薄白，脉沉细。

病机　肝阴血亏虚、濡养失司。

治法　滋阴养肝、养血安神。

方药　芍药甘草汤；酸枣仁汤。

芍药甘草汤方

白芍药四两　甘草四两，炙

上二味，以水三升，煮取一升五合，去滓，分温再服。

酸枣仁汤方

酸枣仁二升　甘草一两　知母二两　茯苓二两　芎劳二两。《深师》有生姜二两

上五味，以水八升，煮酸枣仁，得六升，内诸药，煮取三升，分温三服。

应用

1. 肝阴血亏虚、不能濡养筋脉所致的脚挛急。临床以小腿拘急不适、屈伸不利、舌淡红苔少、脉沉细为主症。在《伤寒论》太阳病篇中，因太阳病误治，损伤肝经阴血，不能濡养经脉所致。如"伤寒脉浮，自汗出，小便数，心烦，恶寒，脚挛急，反与桂枝攻其表，此误也。得之便厥，咽干，烦躁，吐逆，作甘草干姜汤与之，以复其阳；若厥愈足温者，更作芍药甘草汤与之，其脚即伸；若胃气不和，与谵语者，少于调胃承气汤；若重发汗，复加烧针者，与四逆汤主之。（29）"

2. 虚劳失眠。以肝血亏虚、不能濡养心神为病机，临床以心烦失眠、心悸气短、头晕眼花、舌淡脉沉细等为症状特点。在《金匮要略》中，见于虚劳病中，如"虚劳虚烦不得眠，酸枣仁汤主之。（六·17）"

病案选录

案一：脚挛急。贾某，男，53 岁。左腿肚子经常性拘挛，疼痛不能伸直，严重时能向外聚起一肿包。同时，大拇指向足心抽搐，疼痛难忍。脉弦，舌质红少苔。阴血不滋，筋脉绌急而使脚拘挛。白芍 24g，炙甘草 12g。连服四剂而愈。

刘渡舟. 经方临证指南[M]. 北京：人民卫生出版社，2013.

案二：眩晕。刘某，男，68 岁。有高血压病史七八年。患两足拘挛已一年多，同时头晕而两目视物模糊不清，舌红苔薄白，脉弦。辨为肝血虚少之病变。《素问·五脏生成》说："人卧血归于肝，肝受血而能视，足受血而能步。"今肝血不足，筋脉失养，故足胫拘挛，目睛视物不明。生白芍 30g，炙甘草 12g。服药三剂后，足胫拘挛明显缓解，又服六剂，拘挛消失，视物清晰，但仍头晕，转用平肝息风之法调治而愈。

刘渡舟. 经方临证指南[M]. 北京：人民卫生出版社，2013.

案三：失眠。齐某，男，18 岁。两年前在学校与同学争吵之后，精神受到刺激，从此哭笑无常，打骂不分亲疏，被诊为精神分裂症而住院治疗两个多月。近半年来，自觉头晕昏沉，心烦不得眠，独居室内而恶见他人。脉弦细，舌质淡红苔白。证属肝郁血虚，肝失条达而燥热内生。酸枣仁 30g，川芎 12g，知母 12g，茯苓 15g，炙甘草 10g，珍珠母 30g，夜交藤 15g。服药七剂后，头晕减，夜寐安。上方去珍珠母、夜交藤，又进十二剂，基本恢复正常，主动要求返校读书。

刘渡舟. 经方临证指南[M]. 北京：人民卫生出版社，2013.

二、肝胃虚寒证

肝胃虚寒证，是由于肝胃脏腑虚寒所致。临床以食寒谷欲呕、胃脘怕冷、呕吐清水痰涎或干呕、巅顶疼痛、舌淡脉沉为主症，本证《伤寒论》中见于阳明中寒证、少阴虚寒证、厥阴寒证，以及《金匮要略》虚寒呕吐证。本证在现代临床主要见于呕吐、胃痛、头痛、胁痛等中医内科疾病。

主症 不能食，食寒谷欲呕，胃脘冷痛，呕吐清水痰涎或干呕，巅顶头痛，舌淡苔白，脉沉。

病机 肝胃虚寒、浊阴上逆。

治法 暖肝散寒、温胃止呕。

方药 吴茱萸汤。

吴茱萸一升，洗　人参三两　生姜六两，切　大枣十二枚，擘

上四味，以水七升，煮取二升，去滓，温服七合，日三服。

应用

1. 厥阴呕吐证。因肝寒犯胃、浊阴上逆所致，以巅顶冷痛或紧痛、干呕或呕吐涎沫、舌淡苔白或白腻、脉沉紧为主要临床表现。见于《伤寒论》厥阴病篇以及《金匮要略》虚寒呕吐病中，引起呕吐、头痛的病机主要是肝寒犯胃、胃气不降、浊阴上犯。吴茱萸汤方中吴茱萸入肝、胃经，可以暖肝温胃、降浊止逆；生姜主要入胃经，以温胃散寒、降逆止呕，二者同用，主要针对肝胃虚寒之病机。如"干呕，吐涎沫，头痛者，吴茱萸汤主之。（378，十七·9）""呕而胸闷者，茱萸汤主之。（十七·8）

2. 阳明中寒证。因胃中虚寒、浊阴上逆所致，临床以胃脘部冷痛、食谷欲呕、或泛吐清水、舌淡脉沉为主症。在《伤寒论》阳明病篇中，因阳明胃寒、受纳失常所致。如"食谷欲呕，属阳明也，吴茱萸汤主之。得汤反剧者，属上焦也。（243）

3. 少阴虚寒证。因少阴虚寒、浊阴犯胃所致，临床以呕吐、下利、手足逆冷、烦躁欲死等为症状特点。在《伤寒论》少阴病中，其病机为肾阳虚衰、寒邪上犯于胃、浊阴上逆。以方测证，本证以肾阳虚衰为基本病机，但胃寒气逆引起的呕吐比较严重，根据"急则治其标"的原则，先用吴茱萸汤温胃散寒治其标，待呕止逆降，再用四逆汤类方治其本。如"少阴病，吐利，手足逆冷，烦躁欲死者，吴茱萸汤主之。（309）

病案选录

案一： 头痛。陈某，男，49岁。症见：头痛以巅顶为甚，伴眩晕，口中多涎，寐差，面色黧黑，舌苔水滑，脉弦迟无力，此厥阴水寒循经上犯清阳所致。吴茱萸15g，生姜15g，党参9g，大枣12枚。服药二剂，头痛止而寐仍不佳，改用归脾汤三剂而安。

刘渡舟. 经方临证指南[M]. 北京：人民卫生出版社，2013.

案二： 呕吐。周某，男，27岁。患慢性肾炎而住院治疗，症见：恶心呕吐，泛逆酸水，至夜间则发生寒战，全身振栗如疟，其人面色黧黑，舌质淡嫩，苔薄白而润，脉弦缓无力。吴茱萸12g，生姜15g，党参9g，大枣12枚。共服药五剂，呕吐与寒战皆止。唯肾炎化验仍有蛋白。

刘渡舟. 经方临证指南[M]. 北京：人民卫生出版社，2013.

案三： 脘腹疼痛。刘某，男，32岁。有十二指肠溃疡病史，现今右上腹疼痛，每于夜间发作，伴寒战，呕吐酸水，大便反干，舌苔水滑，脉沉弦而缓。吴茱萸12g，生姜15g，党参9g，大枣12枚，当归15g。服药一剂，疼痛缓而吐酸减，又加香附、高良姜各6g，三剂后疼痛止。

刘渡舟. 经方临证指南[M]. 北京：人民卫生出版社，2013.

三、血虚寒厥证

血虚寒厥证，是由于肝血亏虚、寒邪凝滞所致。临床以四肢厥寒、寒疝腹痛、女性痛经、月经量少、小腹冷痛、脉细欲绝为主症，本证《伤寒论》中见于厥阴病篇，厥阴属肝，肝主藏血，体阴而用阳，所以肝虚多以血虚为主，肝血亏虚，寒邪侵袭，容易导致血虚寒凝证。现代临床主要见于疝气、痛经、冻疮、头痛、痹证、腰痛等中医内科、妇科疾病。

主症 四肢厥寒，脉细欲绝，女性痛经，月经量少，重者小腹冷痛，寒疝腹痛，脘腹冷痛，阴囊收缩。

病机 肝血亏虚、寒邪凝滞。

治法 养血散寒、温经通脉。

方药 当归四逆汤；当归四逆加吴茱萸生姜汤。

当归四逆汤方

当归三两 桂枝三两，去皮 芍药三两 细辛三两 甘草二两，炙 通草二两 大枣二十五枚，擘，一法十二枚

上七味，以水八升，煮取三升，去滓。温服一升，日三服。

当归四逆加吴茱萸生姜方

当归三两 芍药三两 甘草二两，炙 通草二两 大枣二十五枚，擘 桂枝三两，去皮 细辛三两 生姜半斤，切 吴茱萸二升

上九味，以水六升，清酒六升和，煮取五升，去滓，温分五服。（一方，水、酒各四升）。

应用

1. 血虚寒厥证。因肝血亏虚、寒邪侵袭足厥阴肝经所致，以四肢冰凉、怕冷、小腹怕冷、痛经、月经量少、面色苍白、舌质淡、脉沉细无力为主要临床表现。在《伤寒论》见于厥阴病篇，治以养血散寒、温经通络。如"手足厥寒，脉细欲绝者，当归四逆汤主之。（351）"

2. 血虚寒厥伴肝胃久寒证。因素体肝胃虚寒、又感受寒邪所致，以四肢厥寒、少腹冷痛、阴囊收缩、脘腹冷痛、呕吐清水痰涎为主要临床表现。治疗在当归四逆汤养血散寒的基础上，加入肝、胃经的吴茱萸以暖肝温胃；加入胃经的生姜以温胃散寒，同时酒水同煎，以增强散寒通络之功效。如"若其人内有久寒者，宜当归四逆加吴茱萸生姜汤。（352）"

病案选录

案一： 冻疮。漆某，女，教师。自谓易患冻疮，每年发作，此次因新感风寒，通身不适，肢体寒凉，手足麻痹，适值月经临期，并伴有腰痛腹胀，舌质淡红，苔薄白润，脉象微细，两手背冻疮红肿，病属血虚经寒，寒凝血滞所致，故从温经散寒兼佐疏肝为治，方用当归四逆汤加味：当归、桂枝各10g，通草5g，细辛3g，炙甘草5g，白芍、柴胡、郁金各10g，大枣5枚。连服两剂见效，寒厥已罢，冻疮好转尤甚，经痛等症亦随之而平，脉缓有力，仍宗前法，继进3剂而瘥。笔者经验，治冻疮须在开始瘙痒时即用此方，如已成疮，服之不效。

陈瑞春. 陈瑞春论伤寒[M]. 北京：中国中医药出版社，1996.

案二： 冻伤。赵某某，男，30余岁，滦县人。于1946年严冬之季，天降大雪，当时国民

党反动派军队，以清乡为名，大肆骚扰，当地居民被迫逃亡，流离失所，栖身无处，死亡甚多。赵男奔至渤海滨芦丛中，风雪交加，冻仆于地，爬行数里，僵卧于地而待毙。邻近人发现后，抬回村中，其状亟危，结合病情，以其手足厥逆，卧难转侧，遂急投与仲景当归四逆汤：当归9g，桂枝9g，芍药9g，细辛3g，木通3g，炙草6g，大枣4枚，嘱连服数剂，以厥回体温为度，4剂药后，遍身起大紫疱如核桃，数日后即能转动，月余而大愈。

陈可冀. 岳美中医学文集[M]. 北京：中国中医药出版社，2005.

案三：腹痛。某男，患少腹疼痛，喜热畏寒。舌质淡嫩，脉弦而细，此为厥阴内寒证。当归15g，桂枝10g，白芍10g，细辛6g，通草6g，炙甘草6g，大枣15枚，生姜12g，吴茱萸10g。服药二剂而痛止。

刘渡舟. 经方临证指南[M]. 北京：人民卫生出版社，2013.

四、血虚内寒证

血虚内寒证，是由于肝血亏虚、虚寒内生所致。临床以胸胁拘急隐痛、小腹绵绵作痛、喜温喜按、面白色淡、舌淡嫩、脉沉细弱为主症，《金匮要略》中见于腹痛寒疝、产后腹痛，由于肝血不足、虚寒内生、不能温养筋脉所致。现代临床主要见于疝气、痛经、产后腹痛、胁痛、虚劳等中医内科、妇科疾病。

主症　胸胁拘急隐痛，小腹绵绵作痛，喜温喜按，寒疝，面色少华，舌淡苔白，脉沉弱。

病机　血虚生寒、筋脉失养。

治法　养血散寒、温养筋脉。

方药　当归生姜羊肉汤。

当归三两　生姜五两　羊肉一斤

上三味，以水八升，煮取三升，温服七合，日三服。若寒多者，加生姜成一斤；痛多而呕者，加橘皮二两、白术一两。加生姜者，亦加水五升，煮取三升二合，服之。

应用

1. 血虚寒疝证。因肝血亏虚、不能温养肝经所致，以胁腹拘急疼痛、得温则减、舌淡苔白、脉沉细弱为主要临床表现。在《金匮要略》中见于寒疝病，治以养血散寒。如"寒疝，腹中痛，及胁痛里急者，当归生姜羊肉汤主之。（十·18）"

2. 产后腹痛。因产后血虚、经脉失养所致，以少腹隐隐作痛、或冷痛、喜温喜按、面白、舌淡、脉沉弱为主要临床表现。在《金匮要略》中见于产后腹痛，治用当归生姜羊肉汤，方中当归补血，生姜散寒，羊肉性温，补益气血，取《素问·阴阳应象大论》所谓："形不足者，温之以气；精不足者，补之以味"之意。如"产后腹中疞痛，当归生姜羊肉汤主之；并治腹中寒疝，虚劳不足。（二十一·4）"

3. 应用注意：本方临床宜根据兼证灵活加减。若内寒较重，则重用生姜以温里散寒，且煎煮时宜增加水量。如"若寒多者，加生姜成一斤""加生姜者，亦加水五升，煮取三升二合，服之。"若胃气不降而筋脉失养，以疼痛呕恶为主者，则加橘皮、白术以理气降逆、和胃止呕。如"痛多而呕者，加橘皮二两、白术一两。"

病案选录

案一：血虚寒疝。佟某，女，50岁，1984年10月8日初诊，左少腹疼痛伴发吐食已6～7年。过去曾因左腹部急性绞痛住某医院，诊断为急性胰腺炎，经住院后，症状有所缓解。出院后左少腹时有隐痛。平时大便次数较多，每日3～4次，平时怕冷，特别是少腹发凉，月经提前后错不定，现已停经一年。口不干，两脉滑带涩，舌正。中医辨证属血虚寒疝，当归生姜羊肉汤主之。当归12g，生姜9g，羊肉60g，3剂，每日一剂。病人服3剂后，左少腹隐痛明显好转。随访半年腹痛未复发。

刘俊士. 古妙方验案精选[M]. 北京：人民军医出版社，1992.

案二：产后腹痛。刘某，女，27岁。产后第五天，感腹部冷痛，得温少舒，恶漏量少色暗，舌淡苔白，脉细弱无力。系产后血虚肝寒之腹痛证。用当归生姜羊肉汤加味治之：当归10g，羊肉1斤，生姜、大茴、桂皮、葱白适量，盐少许。共煮取汤，以汤煮挂面卧鸡蛋，与羊肉共食之，一剂而愈。

李翠萍，马文侠.《金匮》方治疗妇科肝病举隅[J]. 国医论坛，1987，（4）：38.

案三：胃脘疼痛。患者李某，男，35岁，1988年2月12日诊。胃脘疼痛4年，遇寒或空腹加重，得温得食则减，痛甚时口吐清涎，自觉胃脘部发凉，如有一团冷气结聚不散，曾在某医院检查确诊十二指肠球部溃疡。久服西药及中药理中、建中之剂，进药则缓，停药则发，终未得除。西医曾劝其手术治疗，因其畏惧而未从。舌淡胖嫩，边有齿痕，脉细弱。辨为中阳不足，气血虚寒。因观温胃散寒之品前医皆用，遂书当归生姜羊肉汤原方：当归10g，生姜60g，羊肉60g。一剂进，患者自觉腹中温暖舒服，服至10剂，胃部冷感基本消除。后改方中生姜为30g，又续服40余剂，诸症得平，停药至今，未见复发。

宋传荣. 当归生姜羊肉汤治验[J]. 实用中医内科杂志，1990，4（3）：31.

鉴别 当归四逆汤、当归四逆加吴茱萸生姜汤、当归生姜羊肉汤三方均有肝经血虚有寒的病机。但当归四逆汤主要用于肝血虚亏、寒邪凝滞而见四肢厥冷、脉细欲绝者；当归四逆加吴茱萸生姜汤主要用于血虚寒凝兼内有久寒而见手足厥冷、脉细欲绝，肝胃久寒者；当归生姜羊肉汤主要用于肝血不足、虚寒内生、经脉失养而见腹中隐痛、或胸胁隐痛者。三方区别如表8-2。

表8-2 当归四逆汤、当归四逆加吴茱萸生姜汤与当归生姜羊肉汤鉴别

	当归四逆汤	当归四逆加吴茱萸生姜汤	当归生姜羊肉汤
病证	四肢厥冷、脉细欲绝之血虚寒凝证	四肢厥冷、脉细欲绝、内有久寒之血虚寒凝兼肝胃虚寒证	腹中隐痛、或胸胁隐痛、喜温喜按之血虚内寒证
病机	肝血不足、寒邪凝滞	肝血不足、寒邪凝滞、肝胃虚寒	血虚生寒、筋脉失养
治法	养血散寒、温经通脉	养血散寒、温经通脉、暖肝温胃	养血散寒、温养筋脉
药物	当归三两、桂枝三两、芍药三两、细辛三两、炙甘草二两、通草二两、大枣二十五枚	当归三两、芍药三两、炙甘草二两、通草二两、大枣二十五枚、桂枝三两、细辛三两、生姜半斤、吴茱萸二升	当归三两、生姜五两、羊肉一斤
用法	以水八升，煮取三升，去滓。温服一升，日三服	以水六升，清酒六升和，煮取五升，去滓，温分五服	以水八升，煮取三升，温服七合，日三服

五、阴虚动风证

阴虚动风证，是由于肝阴亏虚、血热夹风所致。临床以精神失常、时登高而歌、时发狂大笑、喜怒无常、时独语不休、烦乱不安、舌红苔干、脉虚数或细数为主症，《金匮要略》中见于中风病，病因为阴虚血热夹风。现代临床主要见于癫证、狂证、痫证、癔病、中风等中医内科疾病。

主症 精神失常，时登高而歌，时发狂大笑、喜怒无常，时独语不休、烦乱不安、夜卧不宁，舌红苔干，脉虚数或细数。

病机 肝阴不足、血热夹风。

治法 滋阴降火、养血息风。

方药 防己地黄汤。

防己一分 桂枝三分 防风三分 甘草二分

上四味，以酒一杯，渍之一宿，绞取汁，生地黄二斤，咬咀，蒸之如斗米饭久，以铜器盛其汁，更绞地黄汁，和分再服。

应用 血虚受风之癫狂证。因阴虚血热、夹风生火所致，以行为反常、狂躁不安、独语不休、脉虚数为主要临床表现。在《金匮要略》见于中风病，为素体血虚内热、感受风邪、风火相煽、上扰心神所致。本证血虚夹风，方中地黄须重用，意在养血息风，而桂枝、防风轻用，以免助热。如"防己地黄汤：治病如狂状，妄行，独语不休，无寒热，其脉浮。（五）"

⬇ 病案选录

案一： 狂证。宋某某，女，25岁。1979年3月5日入所。患者发病于1971年5月，少眠，多动，语无伦次，狂躁异常。诊为精神分裂症青春型，经多方治疗，时轻时重，迄未痊愈。近年来，狂象虽减，但痴痴癫癫，秽浊不知，随地便溺。问之多不答，答亦非所问。胡行乱走，间或妄笑，独语不休。且喜时搔头部，剃光之头皮被抓得血迹斑斑。诊查：患者身肢拘强，面容消瘦惨白，双颊微红，脉洪大无力，舌质红，干而少津。纵观脉证，显属狂久火盛伤阴，阴血不足，风邪入侵，扰及神明。处以防己地黄汤。服10剂，独语妄笑略减，夜能稍眠，胡乱游走，呼之能止。又服廿剂，疾瘳约半。又服廿剂，神情、言行皆恢复正常，已参加工作。

丁德正. 用防己地黄汤治疗精神病的验案与体会[J]. 河南中医，1984，（5）：31.

案二： 癫痫。张某，男，38岁。1975年4月8日诊。上年六月，正劳动时突然发病。双目直视，重复咀嚼，微作哼哼之声，且盲目走动。片刻后醒转，于病之况一无所忆。以后发作渐频，且持续时间渐长，发作后，如醉如痴，独语喃喃，外出走动约二里许方醒转。来诊时，发作已十一天，昼夜游荡，妄行不休，虽然数剂化痰息风类中药亦无效。诊其脉浮数无力，舌质红略干，无苔，体温37.2℃，"无寒热"。知系心肝血虚，虚而生热，加之风邪内扰，心神失持而致。治以养血清热，祛风散邪；处以防己地黄汤5剂。4月14日二诊：神志清，妄行止，夜里睡眠甚酣，晨起惟困乏而已。再以上方5剂巩固之。出所时，嘱常服磁朱丸（磁石、朱砂、神曲）及配服少量苯妥英钠片等。随访迄今，未再复发。

丁德正. 用防己地黄汤治疗精神病的验案与体会[J]. 河南中医，1984，（5）：31.

案三：癫病。李某某，女，33 岁，已婚，1978 年 2 月 7 日入所就诊。患者数年来，眩晕易乏，少眠多梦，时或怔悸躁慌。月余前，其疾发作，时而哭啼吵闹，时而昏仆欲绝。经当地医院诊为癫病，服甘麦大枣汤等十数剂无效。来诊前夜，症象益剧，或张嘴吐舌，称鬼弄怪；或神情恍惚，奔走村外，自言自语。诊查：患者清瘦，面略赤，脉轻取浮，重按细数，舌质红，无苔，唇干，口苦。家属云："患者常谓项强，头皮紧拘，如绳缚之。"此症显系阴血匮欠，风邪外并，阳热内郁，神明失司而致。处以防己地黄汤，服 2 剂，神思略定，妄行独语大减；又服 3 剂，症象若失。头皮发紧及项强等症状亦去。出所时，予朱砂安神丸续服以善后，随访迄今，健康如常。

丁德正. 用防己地黄汤治疗精神病的验案与体会[J]. 河南中医，1984，（5）：31.

六、血虚脾湿证

血虚脾湿证，是由于肝血亏虚、脾虚湿盛所致。临床以少腹拘急、绵绵作痛、头晕、面色少华、小便不利、下肢浮肿、舌淡苔润、脉细缓为主症，《金匮要略》中见于妊娠腹痛证，由于肝脾不和所致。现代临床可见于腹痛、浮肿、痛经、带下、不孕等中医内科和妇科疾病。

主症　少腹拘急，绵绵作痛，头晕气短，面色少华，体倦乏力，小便不利，下肢浮肿，舌淡苔润，脉细缓。

病机　肝血亏虚、脾虚湿盛。

治法　养血调肝、健脾祛湿。

方药　当归芍药散。

当归三两　芍药一斤　茯苓四两　白术四两　泽泻半斤　芎䓖半斤，一作三两

上六味，杵为散，取方寸匕，酒和，日三服。

应用　妇人腹痛证。因肝脾不和、血滞湿阻所致，以腹中拘急、绵绵作痛、舌淡苔润、脉细缓为主要临床表现。在《金匮要略》中见于妊娠腹痛、腹中诸疾痛，因肝血不足、血行迟滞，脾气亏虚、湿邪内生，肝脾不和、血滞湿阻所致。如"妇人怀妊，腹中疞痛，当归芍药散主之。（二十·5）""妇人腹中诸疾痛，当归芍药散主之。（二十二·17）"

病案选录

案一：腹痛。邵某某，睦某某两位女同志，均患少腹作痛。邵腹痛，白带多，头晕，诊断为慢性盆腔炎。予以当归芍药散作汤（当归 9g，白芍 18g，川芎 6g，白术 9g，茯苓 9g，泽泻 12g。《金匮要略》）数剂后，腹痛与头晕基本消失，白带见少。睦长期腹痛，小腹重坠，白带多，头目眩晕。投当归芍药散作汤用，三剂，腹痛白带均减，改用少腹逐瘀汤治其白带证。

陈可冀. 岳美中医学文集[M]. 北京：中国中医药出版社，2005.

案二：浮肿。高某，女，42 岁。身肿面浮，带下多，左侧少腹疼痛，经期更甚。自觉阴道内灼热，体倦乏力，脉沉滑而大，舌苔白腻。此乃脾湿太盛而肝不疏泄，气血凝滞之证。当归 10g，白芍 10g，川芎 10g，茯苓 12g，泽泻 12g，白术 12g，川楝子 6g，延胡 6g。服药二剂肿消、腹痛减，带下减少。上方加香附、郁金各 6g，再服二剂，大便排出红色黏冻物不少，

腹中顿觉宽松，又加桃仁 6g，服三剂，适逢月经来潮而诸症不发作，从此告愈。

刘渡舟. 经方临证指南[M]. 北京：人民卫生出版社，2013.

案三：不孕。刘某，女，30 岁。经期腹痛，白带多，结婚 8 年来未孕，舌苔黄。证属肝脾失和，湿阻冲任。当归 12g，白芍 20g，川芎 9g，白术 30g，茯苓 20g，泽泻 12g，黄柏 3g。服药十二剂后，腹痛止，带下减。上方去黄柏，续服十二剂。病人携药回家，半年后来信致谢，已怀身孕。

刘渡舟. 经方临证指南[M]. 北京：人民卫生出版社，2013.

第三节　肝　热　证

肝热证，是指因热邪直中肝经、邪热炽盛，或情志不遂、肝郁化热或动风等所引起的一类证候。肝脏体阴而用阳，五行属木，内寄相火，邪热侵袭，风火相煽而致邪热内盛；肝喜条达而恶抑郁，情志不遂，五志郁而化火，亦可致肝经火热，甚则肝热化风，出现动风证。临床多以胸胁胀痛、烦躁易怒、神昏抽搐、面红目赤、口干口苦、便秘或下利脓血、舌质红、苔黄或黄腻、脉弦数为基本表现。本证多见于《金匮要略》中热盛风动的瘛疭证，以及《伤寒论》中的厥阴热证、厥阴热盛兼伤阴证、肝热脾寒证等。

一、肝热动风证

肝热动风证，是由于阳热内盛、肝风内动所致。临床以抽搐、高热神昏、或半身不遂、急躁易怒、面红目赤、便秘溲黄、舌红脉弦数为主症，本证《金匮要略》中见于热瘛疭证，由于邪热内盛、肝风内动所致。现代临床主要见于癫证、狂证、痫证、痉病、中风等中医内科疾病。

主症　身体抽搐，高热神昏，或半身不遂，急躁易怒，面红目赤，口中流涎，或痰鸣漉漉，便秘溲黄，舌红脉弦数或滑数。

病机　阳热亢盛、肝风内动。

治法　清热泻火、平肝息风。

方药　风引汤。

大黄　干姜　龙骨各四两　桂枝三两　甘草　牡蛎各二两　寒水石　滑石　赤石脂　白石脂　紫石英　石膏各六两

上十二味，杵，粗筛，以韦囊盛之，取三指撮，井花水三升，煮三沸，温服一升。治大人风引，少小惊痫瘛疭，日数十发，医所不疗，除热方。巢氏云：脚气宜风引汤。

应用　热瘛疭证。因阳热内盛、肝风内动所致，以抽搐神昏、或半身不遂、烦躁易怒、面红目赤、舌红苔黄、脉弦数为主要临床表现。在《金匮要略》中见于热瘛疭证，属于热盛动风之范畴。如"风引汤：除热瘛疭。（五）"

病案选录

案一：痫证。何某某，女，41 岁。患痫症四年，每隔 20 余天发作 1 次。发时突然仆地，叫似羊声，口吐白沫，四肢抽搐，少顷复如常人，长期服用中西药治疗，只是症状有所缓解，但不能根治。余诊其脉，弦滑而数，舌质暗红，苔干黄。证属痰热互结、蒙蔽心窍。治以清热豁痰、息风定痫。用本方加味：桂枝、干姜、大黄、滑石、甘草、胆星各 6g，龙骨、牡蛎、赤石脂、紫石英各 10g，天麻、生石膏、寒水石各 15g，共研细末，日 3 次，每次 10g，布包煎汤取汁服之；同时兼服犀黄丸，每日 2 次，每次服 1.5g，经服一月，未再发病。继用上方，去犀黄丸，连服 2 月，至今 10 年，未见发病。

郭美德. 风引汤的临床应用[J]. 湖北中医杂志, 1987,（4）: 52.

案二：狂证。马某，男，26 岁，1983 年 4 月 10 日初诊。家人代诉：半年来患者因婚姻事常与家人发生口角，性情急躁，易怒，不耐言辞。两月前出现狂乱怒骂，不识亲疏，逾垣上屋，号叫不休。虽经中西医诊治效微。近 3 日来不眠不食，延余诊治。证见：面红目赤，欲伤人貌，言语颠倒，时欲愤怒窜走，声高气粗，舌质红绛，舌苔黄腻，脉弦大滑数。证为气郁痰火，上扰神明。治以清肝泻火，镇心涤痰。方用风引汤：石膏、滑石、寒水石、赤石脂、白石脂、紫石英各 18g，大黄、龙骨、牡蛎、甘草各 12g，桂枝、干姜各 5g，共取 7 剂。服至 5 剂时，神志安定，言语有序。7 剂服完，卧床鼾睡近 30h，醒后诸症若失。半年后随访，神志正常，未再复发。

杨兴俊，李仁进. 风引汤治疗癫狂病临证举隅[J]. 河南中医药学刊, 1997, 12（4）: 29.

案三：头痛。一妇女年约五十岁，头痛如劈，发热恶心呕吐，便秘，血压增高，脉弦数，在外院"腰穿"测定脑压增高，确诊为"蛛网膜下腔出血"。经治疗未见明显效果，担架护送来门诊，患者呼叫头痛不已，我用风引汤去白石脂加蛇含石数服，症状缓解，血压恢复正常，步行来复诊。

胡天雄. 应用风引汤降低颅内压之体会[J]. 湖南中医学院学报, 1979,（4）: 33.

二、肝热迫肠证

肝热迫肠证，由于肝经湿热下迫大肠、损伤血络所致。临床以下利便脓血、里急后重、肛门灼热、舌红苔黄为主症，《伤寒论》中见于厥阴病篇，属于厥阴热证的范畴。在现代临床见于腹痛、痢疾、下利、崩漏、阴痒、目赤等中医内科、妇科、眼科疾病。

主症　下利便脓血，血色鲜红，里急后重，肛门灼热，伴见发热，口渴，舌红苔黄。

病机　肝经湿热、下迫大肠。

治法　清热燥湿、凉肝止利。

方药　白头翁汤；白头翁加甘草阿胶汤。

白头翁汤方

白头翁二两　黄柏三两　黄连三两　秦皮三两

上四味，以水七升，煮取二升，去滓，温服一升，不愈，更服一升。

白头翁加甘草阿胶汤

白头翁二两　黄连　黄柏　秦皮各三两　甘草二两　阿胶二两

上六味，以水七升，煮取二升半，内胶令消尽，分温三服。

应用

1. 厥阴热利证。因肝经湿热、损伤肠络所致，以下利便脓血、里急后重、肛门灼热、舌红苔黄为主要临床表现。在《伤寒论》中见于厥阴病篇。如"热利下重者，白头翁汤主之。（371）""下利欲饮水者，以有热故也，白头翁汤主之。（373）"

2. 厥阴热利兼伤阴证。多见于湿热下利兼气血不足者，以下利脓血、里急后重、肛门灼热、身热口渴、少气身疲、舌红苔黄、脉虚数为主要临床表现。在《金匮要略》中见于产后热利伤阴证，因产后气血亏虚、湿热下迫大肠所致。如"产后下利极虚，白头翁加甘草阿胶汤主之。（二十一·11）"

⬇ 病案选录

案一：湿热利。姜某，男，17 岁。入夏以来腹痛下利，每日六七次，下利虽急但排泄不爽，用力努责，仅有少许脓血黏液。伴见口渴思饮。六脉弦滑而数，舌苔黄腻。此属厥阴湿热下利，即唐容川所说"金木相泫，湿热相煎"之证。白头翁 12g，黄连 9g，黄柏 9g，秦皮 9g，滑石 18g，白芍 12g，枳实 6g，桔梗 6g。服二剂后，大便次数减少，后重下坠已除。又服二剂，脓血黏液止。但腹中有时作痛，转用芍药汤二剂而愈。

刘渡舟. 经方临证指南[M]. 北京：人民卫生出版社，2013.

案二：痢疾。胡某，女，73 岁。患下利赤白，腹痛后重已半年多。大便每日三四次，有红白黏液，伴口干口渴，两目干涩。脉弦，舌质红而少苔。白头翁 10g，黄连 10g，黄柏 10g，秦皮 10g，阿胶 15g，白芍 15g。前后共服九剂而安。

刘渡舟. 经方临证指南[M]. 北京：人民卫生出版社，2013.

案三：天行赤眼。李某，男，33 岁，1989 年 7 月 11 日就诊。两天来双侧眼睑结膜赤肿，涩痛羞明，眵多并伴有大量水样分泌物，脉弦实，舌红苔黄腻。治予白头翁加木贼。服 1 剂，眼结膜红肿消退，仅有少量分泌物和昏涩感，又守方 1 剂而瘥。

王新昌，王荷营. 白头翁治疗天行赤眼 87 例[J]. 国医论坛，1991，（2）：43.

三、肝热脾寒证

肝热脾寒证，是由于肝经郁热、脾脏虚寒所致。临床以口干口渴、胃脘灼热、泛酸呕吐、腹痛、或右上腹剧痛、腹泻、舌质红、脉沉弦为主症，本证《伤寒论》中见于厥阴病篇中的蛔厥证，属于寒热错杂证的范畴，由于肝胃郁热、脾虚肠寒所致。本证在现代临床主要见于腹痛、蛔厥、泄泻、痛经、带下等中医内科、妇科疾病。

主症 口干口渴，胃脘灼热，泛酸呕吐，腹痛，或右上腹剧痛，下利，舌质红，脉沉弦。

病机 肝胃郁热、脾虚肠寒。

治法 清肝泻火、温脾散寒。

方药 乌梅丸。

乌梅三百枚　细辛六两　干姜十两　黄连十六两　当归四两　附子六两，炮，去皮　蜀椒四两，出汗　桂枝去皮，六两　人参六两　黄柏六两上十味，异捣筛，合治之，以苦酒渍乌梅一宿，去核，蒸之五斗米下，饭熟，捣成泥，和药令相得，内白中，与蜜杵二千下，丸如梧桐子大。先食饮服十丸，日三服，稍加至二十丸。禁生冷、滑物、臭食等。

应用 厥阴寒热错杂证。因肝胃郁热、脾虚肠寒所致，以口干口苦、胃中灼热、甚至疼痛、腹痛下利、得温则减为主要临床表现。在《伤寒论》中见于厥阴病篇的蛔厥证，因上热下寒、蛔虫上扰所致。如"伤寒脉微而厥，至七八日肤冷，其人躁无暂安时者，此为脏厥，非蛔厥也。蛔厥者，其人当吐蛔。今病者静，而复时烦者，此为脏寒，蛔上入其膈，故烦，须臾复止，得食而呕，又烦者，蛔闻食臭出，其人常自吐蛔。蛔厥者，乌梅丸主之。又主久利。（338）"

病案选录

案一： 蛔厥。刘某某，女，50 岁，医师。1983 年 3 月 18 日入院。住院号：42386。患者曾有"蛔厥吐蛔史"，每因多食油腻之物则突发右上腹部疼痛。此次发病，因食奶油夹心饼干后约十余分钟突发右上腹部剧烈疼痛，门诊以胆囊炎、胆石症收住院。自述右胁下及胃脘部疼痛难忍，其痛剧时如顶如钻，且痛往右肩背部放射，伴恶心呕吐，痛剧时腹部拒按，痛缓时触诊腹部平软。入院后经禁食、电针、阿托品、654-2、普鲁本辛、杜冷丁等解痉镇痛法治疗 48h，疼痛仍昼夜不减，痛作更频剧。查白细胞总数 6.3×10^9/L，中性粒细胞百分比 74%，血淀粉酶 153U，尿淀酶 384U，B 型超声肝胆未见异常图像，故胆石、胰腺炎之诊断可除外。痛发剧时诊脉乍大乍小，手足冷，冷汗出，舌质淡，苔黄薄润，诊为"蛔厥"（胆道蛔虫病）。拟温脏安蛔法，方用乌梅汤：乌梅 15g，桂枝 10g，细辛 5g，炒川椒 5g，黄连 10g，黄柏 10g，干姜 10g，党参 12g，当归 10g，制附片 12g（先煎 1h），川楝 12g，槟榔片 12g，使君肉 9g，急煎，日两剂，分四次温服。服药后第二日疼痛已缓，仍日二剂，服依前法。第三日上午，大便解出死虫一条，疼痛完全缓解。投以疏肝理气，健脾和胃之剂善后。

龚志贤，龚宗僮，刘尧林. 乌梅丸的临床应用[J]. 山东中医杂志，1984，（6）：38.

案二： 腹痛。白某某，男，42 岁，北京顺义县人。上腹疼痛，反复发作，犯病时多在深夜，疼痛极甚，辗转不安，默默不语，呻吟不停，伴有恶心，每次犯病 1～2 日不能食，起病已 7～8 年之久，现发病逐渐频繁，每月约发 3～4 次，曾多次经北京几个医院检查：胃肠、肝胆、胰等皆无异常，诊为肠神经官能症，屡治罔效。观其形体消瘦，神郁不乐；询其脘腹喜热，四肢欠温；望其舌质偏暗，苔灰微腻，脉沉细弦。先投四逆散合失笑散未效。思其病久有寒热虚实错杂之势，乃改投乌梅汤：乌梅 9g，花椒 4.5g，马尾连 9g，干姜 6g，细辛 4.5g，黄柏 6g，党参 9g，当归 6g，肉桂 4.5g，制附片 6g。药进 1 剂疼痛遂止，亦能进食，连服 10 剂而愈。一年后随访，未再犯病。

薛伯寿. 乌梅丸的临床应用[J]. 中医杂志，1982，（1）：49-50.

案三： 痛经。董某某，女，41 岁。痛经 10 年，月经干净后 10 天左右，即开始阴道、少腹牵拉样疼痛难忍，直到行经方渐缓解消失。然行经不利，有血块，少腹疼痛较甚，伴有嗳气，矢气，大便溏，心烦，失眠，恶热喜凉，精神困倦。近年来渐加重，曾服活血化瘀、疏肝解郁之剂亦未见效应。脉右沉细无力，左弦细，舌质稍暗，苔薄白，证属厥阴为病，寒热错杂，肝脾失调，气血不和。治宜调肝和脾，兼理气血，拟乌梅汤加味。处方：乌梅 10g，花椒 6g，干姜 6g，马尾连 9g，细辛 3g，黄柏 6g，制附片 4g，当归 9g，党参 9g，吴茱萸 5g，红糖为引，水煎服。服 2 剂，阴道少腹牵拉疼痛减轻，服 5 剂而消失，续服 7 剂，月经来潮时疼痛已微，嗳气便溏有好转，继服乌梅丸调治而愈。

薛伯寿. 乌梅丸的临床应用[J]. 中医杂志，1982，（1）：49-50.

第九章

胆（少阳）证类

胆（少阳）证类是由于太阳病不解而内传，或病邪直犯少阳胆腑，正邪分争于表里之间所致枢机不利，经气不畅引起的一类证候。因病邪既不在表，又不在里，正邪分争于表里之间，故又称为半表半里证，临床多以寒热往来、胸胁胀满、口苦咽干、目眩、苔薄白、脉弦等为基本表现。少阳病依据邪气传入途径及形成原因不同，分为邪气直接侵犯少阳所致的原发少阳病和邪气自他经传入而来的转属少阳病，其中原发少阳病根据少火被郁的轻重分为少阳伤寒证和少阳中风证，转属少阳病根据他经证的兼加与否，分为转属少阳病本证和转属少阳病兼证。少阳病在临床中根据病邪部位和性质不同又分为经证、腑证两类，且常常经腑之证并见，故多经腑同治。本章根据《伤寒论》和《金匮要略》的基本内容以及引起胆（少阳）证的病邪属性，将胆（少阳）证分为邪入少阳证、胆热证两大类，兼有其他证候但以胆（少阳）证为主者亦归于本章论述。胆（少阳）类证候主要见于《伤寒论》太阳病、阳明病、少阳病和厥阴病等疾病，在《金匮要略》中主要见于黄疸病、疟病、呕吐哕下利病、妇人产后病和妇人杂病等疾病中。后世将胆（少阳）证类归于肝胆疾病，包括黄疸、胁痛、肝痈、臌胀、眩晕、中风、疝气等病，有一定局限性。综《伤寒论》《金匮要略》所述，为后世对胆（少阳）证的辨证论治提供了理论和实践基础。本章所述胆（少阳）证类系统反映了《伤寒论》《金匮要略》中有关胆（少阳）证辨证论治的学术思想。

第一节　邪入少阳证

邪入少阳证是指外邪侵袭，由表入里，郁阻少阳胆经、影响胆腑气机，以枢机不运，经气不利等为病机特点的一类证候。临床以寒热往来，胸胁胀满，口苦咽干，目眩等为基本表现。本证见于《伤寒论》中少阳病、太阳少阳并病、厥阴病和差后劳复病中。在《金匮要略》中则见于黄疸病、疟病、呕吐哕下利病、妇人产后病和妇人杂病。本节根据《伤寒论》《金匮要略》所述，胆（少阳）证主要包括邪入少阳证、邪入少阳兼证等证候。

一、邪入少阳证

邪入少阳证，是由于邪犯少阳，胆火内郁，枢机不利，内外失和所致。临床以寒热往来，胸胁苦满，心烦喜呕，默默不欲饮食，口苦，咽干，目眩，脉弦细为主症，在《伤寒论》见于少阳病本经受邪而发的少阳伤寒证、少阳中风证和邪气自他经转入少阳而引起的枢机不利证和阳热微结等正邪交争于半表半里的证候，在《金匮要略》中主要见于黄疸病、疟病、呕吐哕下利等疾病。现代临床主要见于感冒（含时行感冒）、发热、疟疾、黄疸、妊娠恶阻等中医内、妇科疾病属少阳病证者。

主症　往来寒热，胸胁苦满，默默不欲饮食，心烦喜呕，舌苔白，脉弦细。

病机　邪犯少阳、胆火内郁、枢机不利。

治法　和解少阳、调达枢机。

方药　小柴胡汤。

柴胡半斤　黄芩三两　人参三两　半夏半升，洗　甘草炙　生姜各三两，切　大枣十二枚，擘。

上七味，以水一斗二升，煮取六升，去滓，再煎取三升。温服一升，日三服。若胸中烦而不呕者，去半夏、人参，加栝楼实一枚；若渴，去半夏，加人参合前成四两半、栝楼根四两；若腹中痛者，去黄芩，加芍药三两；若胁下痞硬，去大枣，加牡蛎四两；若心下悸，小便不利者，去黄芩，加茯苓四两；若不渴，外有微热者，去人参，加桂枝三两，温覆微汗愈；若咳者，去人参、大枣、生姜，加五味子半升、干姜二两。

少阳在半表半里之间，邪犯少阳，胆火内郁，枢机不利，内外失和，故其病变可及表里内外，上下三焦。加之邪正交争，互有胜负，故少阳病变化多端，常见多种或然症，故仲景设小柴胡汤加减法，示人临证宜加减化裁，辨证用药。

应用

1. 少阳中风证。以外邪中于少阳，郁而化火、上扰清窍、经气不利为病机，热象明显，临床以耳聋、目赤、胸中满而烦为主要症状，少阳中风之胸中烦满，属于无形之风火，而非有形之实邪，所以治不可吐，亦不可下。若误作实邪而用吐下之法，则非但风火不除，反而挫伤胸阳致神虚火扰，出现悸而惊的变证。如《伤寒论》中"少阳中风，两耳无所闻，目赤，胸中满而烦者，不可吐下，吐下则悸而惊。（264）"

2. 少阳伤寒证。本证少阳中风证相对而言，其证没有目赤、胸中满而烦等风火炽盛的症状，仅为头痛、发热、脉弦细，故称少阳伤寒。原文见《伤寒论》"伤寒，脉弦细，头痛发热者，属少阳。少阳不可发汗，发汗则谵语。此属胃，胃和则愈，胃不和，烦而悸。（265）"

3. 伤寒或中风，邪犯少阳证。由于人体气血相对虚弱，抗邪能力不足，病邪由太阳传入少阳半表半里，导致少阳枢机不利，经气不利，正邪分争。出现以往来寒热，胸胁苦满等为主要临床表现的病证。本证见于《伤寒论》，如"伤寒五六日中风，往来寒热，胸胁苦满，嘿嘿不欲饮食，心烦喜呕，或胸中烦而不呕，或渴，或腹中痛，或胁下痞硬，或心下悸，小便不利，或不渴，身有微热，或咳者，小柴胡汤主之。（96）""血弱气尽，腠理开，邪气因入，与正气相抟，结于胁下。正邪分争，往来寒热，休作有时，嘿嘿不欲饮食。脏腑相连，其痛必下，邪高痛下，故使呕也。小柴胡汤主之。服柴胡汤已，渴者，属阳明，以法治之。（97）""伤寒中风，有柴胡证，但见一证便是，不必悉具。凡柴胡汤病证而下之，若柴胡证不罢者，复与柴胡汤，必蒸蒸而振，却复发热汗出而解。（101）"。

4. 太阳病不解，转入少阳证。太阳病邪传入少阳，导致少阳枢机不运，经气不利，正邪分争，出现往来寒热，胁下硬满为主要表现的证候。本证见于《伤寒论》，如"本太阳病，不解，转入少阳者，胁下硬满，干呕不能食，往来寒热，尚未吐下，脉沉紧者，与小柴胡汤。（266）"

5. 三阳合病，重在少阳者。外有邪郁太阳之表，内有阳明热邪耗伤津液，中有少阳枢机不利，三阳证同见，邪气由表入里，表邪已微，里热未盛，邪郁少阳，而形成以三阳证同见为主要表现的证候。本证见于《伤寒论》，如"伤寒四五日，身热恶风，颈项强，胁下满，手足温而渴者，小柴胡汤主之。（99）"

6. 阳热微结证。表证未解，少阳热郁，枢机不利，气血失畅，中焦失和，邪结于里，而形成以阳结便硬为主要表现的证候。本证见于《伤寒论》，如"伤寒五六日，头汗出，微恶寒，手足冷，心下满，口不欲食，大便硬，脉细者，此为阳微结，必有表，复有里也。脉沉，亦在里也。汗出为阳微，假令纯阴结，不得复有外证，悉入在里。此为半在里半在外也，脉虽沉紧，不得为少阴病。所以然者，阴不得有汗，今头汗出，故知非少阴也。可与小柴胡汤。设不了了者，得屎而解。（148）"

7. 少阳兼里虚寒证。以脾胃虚弱、气血不足、邪郁少阳、木邪乘土、经脉失养为病机，临床以腹中拘急疼痛为主要表现，治宜先补后和。如《伤寒论》"伤寒，阳脉涩，阴脉弦，法当腹中急痛，先与小建中汤。不差者，小柴胡汤主之。（100）"

8. 少阳阳明同病而阳明燥结里实未成，邪偏少阳证。本证见于《伤寒论》阳明病柴胡证未罢，如"阳明病，发潮热，大便溏，小便自可，胸胁满不去者，与小柴胡汤。（229）""阳明病，胁下硬满，不大便而呕，舌上白胎者，可与小柴胡汤。上焦得通，津液得下，胃气因和，身濈然汗出而解。（230）"

9. 伤寒差后复发热证。伤寒差后，余邪留滞少阳，以经气不利、胆火内郁、津液匮乏为病机，临床表现以口苦、胸满、脉弦为主症可以为病后低热、服药后仍热、发热待查及疑似证等，本证见于《伤寒论》，如"伤寒差以后，更发热，小柴胡汤主之。脉浮者，以汗解之；脉沉实一作紧者，以下解之。（394）"

10. 邪犯少阳、胆火犯胃的黄疸。临床表现为往来寒热、胁下痞硬、腹痛而呕，本证见于《伤寒论》阳明病湿热发黄证和《金匮要略》黄疸病。如"阳明中风，脉弦浮大而短气，腹都满，胁下及心痛，久按之气不通，鼻干，不得汗，嗜卧，一身及目悉黄，小便难，有潮热，时时哕，耳前后肿，刺之小差，外不解，病过十日，脉续浮者，与小柴胡汤。（231）""诸黄，腹痛而呕者，宜柴胡汤。（十五·21）"

11. 厥阴病转出少阳，肝热犯胃之呕吐证，或杂病呕吐证。如《伤寒论》《金匮要略》"呕而发热者，小柴胡汤主之。（379）（十七·15）"

12. 热入血室证。以妇人中风、经水适断、瘀血相搏、少阳失和为病机，临床表现以寒热时作、谵语、胸胁或少腹满为主症，本证见于《伤寒论》热入血室寒热如疟的证治。如"妇人中风七八日，续得寒热，发作有时，经水适断者，此为热入血室，其血必结，故使如疟状，发作有时，小柴胡汤主之。（144）"

13. 产后郁冒证。以产后亡血伤津、复感邪气、邪气闭阻、阳气上逆为病机，以头昏目眩、郁闷不舒、头汗出、呕不能食、大便秘结、脉微弱为主要表现，本证在《金匮要略》中见于妇人产后病。如"产妇郁冒，其脉微弱，不能食，大便反坚，但头汗出，所以然者，血虚而厥，厥而必冒。冒家欲解，必大汗出。以血虚下厥，孤阳上出，故头汗出。所以产妇喜汗出者，亡阴血虚，阳气独盛，敢当汗出，阴阳乃复。大便坚，呕不能食，小柴胡汤主之。（二十一·2）"

14. 应用注意：少阳在半表半里之间，邪犯少阳，胆火内郁，枢机不利，内外失和，故其病变可及表里内外、上下三焦。加之邪正交争，互有胜负，故少阳病变化多端，临床或然症较多。如《伤寒论》小柴胡汤方后所述："若胸中烦而不呕者，去半夏、人参，加栝蒌实一枚"，则为邪热扰心，胃气尚和，故去甘壅之人参以免留邪；不呕为胃气尚和，故去半夏之降逆和胃。因热郁心胸，故加栝蒌实以清心除烦；"若渴，去半夏，加人参合前成四两半、栝蒌根四两"，则为邪热伤津，故去温燥之半夏，加重人参用量以益气生津，并加天花粉以清热生津；"若腹中痛者，去黄芩，加芍药三两"，则为土被木乘，脾络失和，故去黄芩之苦寒，加芍药于土中泻木，和络缓急以止痛；"若胁下痞硬，去大枣，加牡蛎四两"，则为邪气郁遏少阳较甚，去大枣之甘以免增壅满，加牡蛎软坚散结，消滞除痞；"若心下悸，小便不利者，去黄芩，加茯苓四两"，则为三焦决渎失职，水饮内停，以水饮得冷则停，得淡则利，故去苦寒之黄芩，加淡渗之茯苓；"若不渴，外有微热者，去人参，加桂枝三两，温覆微汗愈"，则为太阳表邪未除，无里热伤津之象，则去人参之壅补，加桂枝以解外；"若咳者，去人参、大枣、生姜，加五味子半升、干姜二两"，则为寒饮犯肺，则去人参、大枣甘温壅气及生姜辛散之品，加干姜温肺化饮，加五味子敛肺止咳。

病案选录

案一：内伤发热。文某，女，29岁，2003年9月24日初诊。患者从1999年起恶寒，发热，大汗，夏日也穿棉衣，生小孩后更甚。近2个月来小便频数，滴沥不尽，不痛，大便尚可，舌质红，苔薄黄，脉沉弦，证为少阳枢机不利与气虚内热，法拟和解少阳，补气除热。方用小柴胡汤合当归六黄汤加减：柴胡10g，黄芩10g，党参10g，法夏10g，当归10g，黄连30g，黄柏10g，生地15g，熟地15g，枳壳10g，车前草10g，甘草6g，防风10g，生石膏30g。服药7剂，病愈大半。2003年10月15日患者可以不穿棉衣，滴沥小便之症已除，无大汗出现，舌质红，苔薄黄，脉缓，药证相安，守上方去石膏7剂，前后服药20余剂，病症痊愈。

王阶，张允岭，何庆勇. 经方名医实践录[M]. 北京：科学技术文献出版社，2009.

案二：呕逆。王某，女，17岁。患者患温病发热十数日，热退后，各种症状也相继消失，唯遗留下心烦不宁，呕逆频频，有声无物，欲吐不得，虽用中西医止呕的药品皆无效。凡三日三夜无暂止时，痛苦异常。经诊断为胆气不得下降，引起胃气上逆，治以小柴胡汤加陈皮、竹茹、伏龙肝，以和解少阳，清利胆经，一剂而减轻，3剂痊愈。

赵明锐. 经方发挥[M]. 北京：人民卫生出版社，2009.

案三：产后郁冒。高某某，28岁，营业员，福鼎城关人，1980年4月3日诊。产后已13天，系足月顺产。产后几日洗浴后，但觉头晕，头部汗出甚多，呕逆欲吐，纳食则不能下，急延医诊治，用生化汤、生脉散、浮小麦、麻黄根、煅牡蛎等，以及注射阿托品、青霉素之类，效罔。特邀余会诊。探见面色无华，头昏、头汗甚多，齐颈而止，呕逆欲吐，纳呆，大便5日不行，腹微胀，小便短少，口微饮，心烦不安，寐差，乳汁减少，恶露未净，卧床忌起，动则汗出淋漓，头昏冒及呕逆加剧，腹不疼痛，舌质淡红，苔白微燥，脉象微弱。此属产后郁冒之证，由外闭内郁，下虚上冒而致，治以小柴胡汤加味。处方：党参、柴胡、益母草各15g，条芩、半夏、生姜各10g，甘草6g，红枣12枚。水煎分3次温服。1剂汗出微微，脉象更弱，知产后气血亏虚，遂以原方再加党参15g。再1剂头汗全消，头晕亦撤，不呕能食，二便通，恶露净。

何任，张志民，连建伟. 金匮方百家医案评议[M]. 杭州：浙江科学技术出版社，1991.

案四：心悸、怔忡。郭某，女，62岁。心悸、失眠2年之久，现有头晕眼花，耳鸣，记忆力减退，心胸部窒闷刺痛，有时夜间尤甚，两胁下胀痛不适，拒按，精神不振，食欲欠佳，经查，血压200/140mmHg，经内科诊断为高血压性心脏病。中医屡用安神镇静剂等治疗未效，又改用为补气养血之品治疗，症状也未见明显改善。整日心悸不宁，头晕，耳鸣，口苦咽干，不能操持家务。诊其脉数大有力，舌色紫黯。根据以上见症，考虑属心胸、胁下脉络瘀滞不畅，郁久伤阴。遂以小柴胡汤加当归、川芎理气活血化瘀，再加生地黄、丹皮养阴清热，日服一剂。服5剂后诸症明显改善，后宗此方加减出入，共服30余剂，症状基本消失，精神好转，食欲增加，睡眠也好。虽然偶尔于劳碌后仍稍有心悸，但不足为患。

赵明锐. 经方发挥[M]. 北京：人民卫生出版社，2009.

鉴别　小柴胡汤和大柴胡汤二者均有和解少阳之功，均可用于少阳病的治疗，小柴胡汤以和解为主，主要用于伤寒少阳证，为伤寒少阳证之主方，大柴胡汤是由小柴胡汤合小承气汤加减而来，是小柴胡汤去人参、甘草，加大黄、枳实、芍药而成，以和解为主，兼有泻下之功，属于表里双解之解表攻里剂，主要用于少阳未解，阳明里滞之证。二者区别如表9-1。

表9-1　小柴胡汤与大柴胡汤鉴别

	小柴胡汤	大柴胡汤
病证	往来寒热，胸胁苦满，默默不欲饮食，心烦喜呕，舌苔薄黄或白厚，脉弦细，或口苦、咽干、目眩等病证	寒热往来，胸胁苦满，郁郁微烦，呕不止，心下急或痞硬，大便秘结或下利臭秽不爽，伴见小便色黄，舌红苔黄厚，脉弦数等病证
病机	邪犯少阳，枢机不利	少阳枢机不利，阳明腑实结聚
治法	和解少阳、益气扶正	和解少阳、内泻热结
药物	柴胡半斤，黄芩、人参、炙甘草、生姜各三两，半夏半升，大枣十二枚	柴胡半斤，黄芩、芍药各三两，半夏半升，生姜五两，枳实四枚，大枣十二枚
用法	水煎两次，煮取三升，取一升，分三次温服	去滓再煎，温服一升，日服三次

二、邪入少阳兼证

邪入少阳兼证是以邪入少阳证为基础，兼夹有其他证候。病机以邪犯少阳，胆火内郁，枢机不利为主又兼有其他病机。主要因少阳病失治误治导致正气受损、邪气内陷形成，其临床表现多样，当审证求因，随证治之。邪入少阳兼证主要包括营卫不和证、胃肠壅滞证、水气内停证、心神逆乱证、津伤证等。在《伤寒论》《金匮要略》中，邪入少阳兼证分别见于少阳病、疟病和腹满寒疝宿食等疾病中。临床上，邪入少阳兼证广泛见于感冒（含时行感冒）、胃痛、胁痛、腹痛、眩晕、郁证等中医内科病证。

（一）兼营卫不和证

主症　发热，微恶风寒，肢节烦疼，微呕，胸胁心下微满，伴有舌苔薄白，脉浮弦。

病机　邪犯少阳、太阳表证未解。

治法　和解少阳、兼以解表。

方药　柴胡桂枝汤。

桂枝去皮　黄芩一两半　人参一两半　甘草一两，炙　半夏二合半，洗　芍药一两半　大枣六枚，擘　生姜一两半，切　柴胡四两

上九味，以水七升，煮取三升，去滓。温服一升。本云人参汤，作如桂枝法，加半夏、柴胡、黄芩，复如柴胡法。今用人参，作半剂。

刺大椎第一间、肺俞、肝俞

注：①大椎第一间：在第七颈椎和第一胸椎棘突之间。②肺俞：当第三第四胸椎横突之间，在脊外方一寸五分。③肝俞：当第九第十胸椎横突之间，在脊外方一寸五分。

应用　太阳与少阳合病。以太阳表证未解、营卫不和，邪犯少阳、枢机不利、胆热犯胃为病机，临床表现以发热恶寒、肢节烦疼、舌苔薄白，脉浮弦为主症。临床常用于太阳少阳同时受邪，病证如发热、咳嗽、喘证、胁痛、胃脘痛、呕吐、痹症、水肿、产后发热、小儿痉病等具有少阳兼太阳病机者。在《伤寒论》中，本证属少阳兼太阳表证，治以桂枝汤解肌祛风、调和营卫，以小柴胡汤和解少阳，即为柴胡桂枝汤。如"伤寒六七日，发热微恶寒，支节烦疼，微呕，心下支结，外证未去者，柴胡桂枝汤主之。（146）"太阳与少阳两经皆病，出现头痛项强、眩晕昏冒，时而心下痞塞硬结如结胸状，应当针刺大椎、肺俞、肝俞，不可发汗。误用发汗则出现谵语、脉弦，若经过五天，谵语仍然不止者，当针刺期门，以泄其邪。如"太阳与少阳并病，头项强痛，或眩冒，时如结胸，心下痞硬者，当刺大椎第一间、肺俞、肝俞。慎不可发汗，发汗则谵语，脉弦。五日谵语不止，当刺期门。（142）"

病案选录

案一：绝经前后诸证。患者，女，48岁，2006年4月18日初诊。患者于2005年初月经紊乱，于9月停经。1年来，全身乍寒乍热，颜面阵阵烘热，随即汗出，颈以上尤甚，夜间手足心发烫，心烦盗汗，眠少梦多。已更医多人，服药50余剂，而无明显效果。前医处方大抵是知柏地黄丸、天王补心丹、逍遥散等方加减，以及银柴胡、白薇、地骨皮、鳖甲、龟板之属。诊其脉弦细，舌质淡红，苔薄白微腻；询问得知时有口苦、咽干，脘腹胀闷不舒。再根据其全身乍寒乍热、多汗的症状，辨证为营卫不和，邪郁少阳。选用柴胡桂枝汤加减：南沙参20g，柴胡15g，黄芩15g，法半夏10g，桂枝10g，白芍15g，甘草6g，大枣10g，生姜8g，桑叶15g，生龙骨40g，生牡蛎40g。服2剂后症状减轻，再加入女贞子15g，旱莲草15g，效果更加明显。后以上方为基础加减服药6剂，症状基本消失。

王阶，张允岭，何庆勇. 经方名医实践录[M]. 北京：科学技术文献出版社，2009.

案二：胁痛。患者，女，47岁，2005年11月12日初诊。患慢性胆囊炎13年，常年服用金钱草水和消炎利胆片，几无间断。近2年，已发作5次，国庆节期间又发作1次，输液7天始得缓解，但右胁下仍感隐痛。1周以来，又觉右胁下疼痛加重，夜间口苦，胸闷，食欲不佳，精神萎靡，腿脚疲软乏力，脉细，舌质淡，苔薄白多津。虽有口苦、胸闷胁胀的肝胆郁热见证，但又有舌淡苔薄白、腿脚疲软乏力的虚寒征象。因此，不能一见"炎症"，就再施寒凉方药。于是选用柴胡桂枝汤：太子参20g，柴胡12g，黄芩12g，桂枝10g，白芍15g，法半夏

10g，甘草 6g，大枣 10g，生姜 8g，青皮 12g，郁金 20g，木香 10g。2 剂后疼痛减轻。再服 2 剂疼痛已止，食纳增加，下肢已较有力，精神好转，继服 2 剂，巩固疗效。

王阶，张允岭，何庆勇. 经方名医实践录[M]. 北京：科学技术文献出版社，2009.

案三：胸痹。患者，男，46 岁，1999 年 12 月初诊。患者自诉有冠心病、心绞痛 3 年余。近日因情志不畅而诱发，平素屡服西药而效果不著。且纳食减少，故求中医诊治。诊见：胸胁胀闷，胸痛不适，心悸气短，全身乏力，纳呆微呕，微畏寒，大便干，小便调，舌质淡暗，苔薄黄，脉弦。证属肝郁气滞、瘀血内停胸中，心之阴阳气血失调。治宜理气活血、调和气血阴阳。柴胡桂枝汤加味：柴胡 15g，桂枝 9g，白芍 12g，人参 6g（或党参 18g），黄芩 9g，制半夏 9g，炙甘草 9g，生姜 6g，大枣 6 枚，瓜蒌 15g，丹参 24g。水煎服，日 1 剂。服药 6 剂后，自觉症状明显减轻，纳食亦增，二便调和，舌质淡，苔薄白。原方加枳壳 10g。再服 6 剂后，病情基本告愈。

王阶，张允岭，何庆勇. 经方名医实践录[M]. 北京：科学技术文献出版社，2009.

（二）兼胃肠壅滞证

主症　寒热往来，胸胁苦满，郁郁微烦，呕不止，心下急或痞硬，大便秘结或下利臭秽不爽，伴见小便色黄，舌红苔黄少津，脉弦数。

病机　少阳枢机不利、阳明腑实结聚。

治法　和解少阳、通下里实。

方药　大柴胡汤。

柴胡半斤　黄芩三两　芍药三两　半夏半升，洗　生姜五两，切　枳实四枚，炙　大枣十二枚，擘

上七味，以水一斗二升，煮取六升，去滓，再煎。温服一升，日三服。一方加大黄二两。若不加，恐不为大柴胡汤。

《金匮要略》大柴胡汤有大黄二两。

柴胡半斤　黄芩三两　芍药三两　半夏半升，洗　枳实四枚，炙　大黄二两　大枣十二枚　生姜五两

上八味，以水一斗二升，煮取六升，去滓，再煎，温服一升，日三服。

主症　胸胁满而呕，日晡所发潮热，伴有下后微利。

病机　邪犯少阳兼阳明里实、燥热较甚、正气偏虚。

治法　和解少阳、泻热去实。

方药　柴胡加芒硝汤。

柴胡二两十六铢　黄芩一两　人参一两　甘草一两，炙　生姜一两　半夏二十铢。旧云五枚，洗　大枣四枚，擘　芒硝二两。

上八味，以水四升，煮取二升，去滓，内芒硝，更煮微沸。温分再服，不解更作。

应用

1. 少阳兼阳明里实证。以少阳枢机不利，阳明腑实结聚为病机，以寒热往来，胸胁苦满，郁郁微烦，呕不止，心下急或痞硬，大便秘结或下利臭秽不爽，伴见小便色黄，舌红苔黄少津，脉弦数为主症，本方临证常用于胆囊炎、胆石症、急性胰腺炎、脂肪肝、高脂血症、高血压等

中医辨证属于肝胆胃肠不和，气血凝结不利，气火交郁者。治以大柴胡汤和解少阳、通下里实，兼黄疸者，可加茵陈、栀子以清热利湿退黄；胁痛剧烈者，可加川楝子、延胡索以行气活血止痛；胆石症者，可加金钱草、海金沙、郁金、鸡内金以化石。在《伤寒论》中本证见于少阳郁热兼阳明腑实证，在《金匮要略》中见于里实兼少阳证的心下满痛证治。如"太阳病，过经十余日，反二三下之，后四五日，柴胡证仍在者，先与小柴胡。呕不止，心下急，一云呕止小安郁郁微烦者，为未解也，与大柴胡汤，下之则愈。（103）""伤寒十余日，热结在里，往来寒热者，与大柴胡汤。（136）""伤寒发热，汗出不解，心中痞，呕吐下利者，大柴胡汤主之。（165）""按之心下满痛者，此为实也，当下之，宜大柴胡汤。（十·12）"

2. 少阳兼阳明里实误下。以邪犯少阳，兼阳明里实，燥热较甚，正气偏虚为病机，以胸胁满而呕，日晡所发潮热，伴有下后微利为主症，治以柴胡加芒硝汤和解少阳，泻热去实，本方临证可以用于小柴胡汤证兼见阳明里热，正气较虚而里实不甚者，观分量轻，治证亦轻，可用于老年虚人。如"伤寒，十三日不解，胸胁满而呕，日晡所发潮热，已而微利，此本柴胡下之不得利，今反利者，知医以丸药下之，此非其治也。潮热者实也，先服小柴胡汤以解外，后以柴胡加芒硝汤主之。（104）"

病案选录

案一：痞证。某女工，患心下坚满，短气胸闷，须太息后而舒。心烦恶心，曾多次服用疏肝调胃之药，但效果不明显。舌边红，脉沉弦有力。此因肝胆气郁，日久化火，兼夹痰饮所致，非大柴胡汤不能克之。柴胡12g，黄芩6g，半夏9g，生姜15g，枳实6g，白芍9g，大黄6g，大枣7枚。药成后分温三服，尽剂后则坚满诸证皆消。

刘渡舟. 经方临证指南[M]. 天津：天津科学技术出版社，1993.

案二：胁痛。李某某，女，54 岁。右胁疼痛，旁及胃脘，痛势剧烈难忍，满床乱滚，大汗淋漓，只有在注射"杜冷丁"后才能勉强止痛一时。其人形体肥胖，面颊红赤，口苦泛恶，不能饮食，大便已4天未解，小便黄赤涩痛。舌体红绛，苔根黄腻，脉沉滑有力，西医确诊为胆囊炎，但不排除胆石症。中医认为病位在肝胆，气火郁结，肝气横逆，旁及胃肠，腑气不利，故大便秘结。六腑以通为顺，气火交阻凝结，所以疼痛剧烈难忍。柴胡18g，黄芩9g，半夏9g，生姜12g，大黄9g，枳实9g，白芍9g，郁金9g，陈皮12g，牡蛎12g。药煎成后，一剂分温3次服下。一服后痛减；再服后大便通行，心胸得爽，口苦与恶心皆除；二服尽则疼痛止。

刘渡舟. 经方临证指南[M]. 天津：天津科学技术出版社，1993.

案三：便秘。田某，女，45 岁，2002 年 7 月 4 日初诊。主诉：胃脘部不适、便秘半年，近 1 个月发现血脂偏高。诊见：形体偏胖，肤色偏黑，嘴阔唇厚，颈部较粗短，皮肤干燥，平时不易汗出，怕风、时有畏冷感，炎炎夏日如进入空调房间或吹电风扇即感肩背部酸重不适，纳可，夜寐多梦，口干欲饮水，口中有异味，胃脘胀闷疼痛，大便3~4日1行，干结难解，小便黄，舌红，苔黄偏干，脉弦。1 个月前体检发现：CHO：6.7mmol/L，TG：2.1mmol/L，HDL：1.2mmol/L。腹诊：上腹角较宽，腹部稍膨隆，腹部脂肪丰厚坚紧，心下部触之疼痛且有抵抗感，季肋下压之无凹陷。处方：柴胡12g，黄芩10g，制半夏10g，白芍10g，制大黄10g，生姜3片，红枣6枚。日1剂，水煎服。两个星期后，口中异味消失，大便顺畅，怕风畏冷改善，胃脘部不适缓解，继以原方服用两个月后诸症皆除。复查：CHO：5.2mmol/L；TG：l.8mmol/L；HDL：l.38mmol/L。

王阶，张允岭，何庆勇. 经方名医实践录[M]. 北京：科学技术文献出版社，2009.

鉴别 柴胡加芒硝汤证与大柴胡汤证同属少阳兼阳明里实证，但柴胡加芒硝汤证阳明里实较轻而有正气受伤，故方中保留了小柴胡汤中人参、炙甘草，但加一味芒硝去里实；大柴胡汤证则是阳明里实较重而正气未伤，故方用小柴胡汤去人参、炙甘草以免助邪留寇，加大黄、枳实、芍药通下里实。二者区别如表9-2。

表 9-2　柴胡加芒硝汤与大柴胡汤鉴别

	柴胡加芒硝汤	大柴胡汤
病证	胸胁满而呕，日晡所发潮热，伴有下后微利	寒热往来，胸胁苦满，郁郁微烦，呕不止，心下急或痞硬，大便秘结或下利臭秽不爽，伴见小便色黄，舌红苔黄少津，脉弦数
病机	邪犯少阳兼阳明里实、燥热较甚、正气偏虚	少阳枢机不利、阳明腑实结聚
治法	和解少阳、泻热润燥	和解少阳、通下里实
药物	柴胡二两十六铢，黄芩、人参、炙甘草、生姜各一两，半夏二十铢，大枣四枚，芒硝二两	柴胡半斤，黄芩、芍药各三两，半夏半升，生姜五两，枳实四枚，大黄二两，大枣十二枚
用法	水煎，芒硝后下，分两次服	去滓再煎，温服一升，日服三次

（三）兼水气内停证

主症 肢体浮肿，小便不利，或腹大痞胀，身体困重，舌淡胖，苔白滑，脉濡缓。

病机 少阳枢机不利、水饮内结。

治法 和解少阳、温化水饮。

方药 柴胡桂枝干姜汤。

柴胡半斤　桂枝三两，去皮　干姜二两　栝楼根四两　黄芩三两　牡蛎二两，熬　甘草二两，炙。

上七味，以水一斗二升，煮取六升，去滓再煎，取三升。温服一升，日三服。初服微烦，复服汗出便愈。

应用

1. 少阳胆及三焦俱病。以邪传少阳，枢机不利，三焦气寒，津液不布为病机，以往来寒热，胸胁满微结，心烦，渴而不呕，小便不利，但头汗出为主症，治以柴胡桂枝干姜汤和解少阳、温化水饮，本方临证常用来治疗少阳气郁而兼脾阳不足或心阳不足之病变，本证见于《伤寒论》少阳病兼水饮内结的证治。如"伤寒五六日，已发汗而复下之，胸胁满，微结，小便不利，渴而不呕，但头汗出，往来寒热，心烦者，此为未解也，柴胡桂枝干姜汤主之。（147）"

2. 疟病。以寒气内伏，再感风邪而诱发为病机，以恶寒较重且时间长、发热较轻且时间短，日发一次，或间日发作，发时头痛，无汗或微汗，脉弦紧有力为主症，治以柴胡桂枝干姜汤和解少阳、温里祛寒。临证见寒多热少，或但寒不热之牝疟及劳疟、疟久不愈者，本证见于《金匮要略》疟病。如"柴胡姜桂汤，治疟寒多，微有热，或但寒不热。（服一剂如神）（四·附

《外台秘要》)。"

病案选录

案一: 慢性腹泻。齐某某,男,42 岁。患慢性溃疡性结肠炎已近 5 年。腹痛腹泻,午后为甚,大便有黏液,轻症则每日 3~4 次,重则每日 7~8 次,往往因过食生冷或精神紧张而加重。伴见口苦心烦,失眠,口渴欲饮,不思饮食,小便短少,下肢肿胀。舌边尖红,苔白厚,脉弦而缓。证属太阴脾寒而肝胆郁热。柴胡 10g,黄芩 6g,桂枝 12g,干姜 12g,花粉 12g,牡蛎 20g,炙甘草 10g。服药七剂后,腹泻减为每日 1~2 次,腹痛减,精神好转,续上方加党参 9g,又连服二十余剂,诸症皆消。后经纤维结肠镜检查,溃疡愈合。

刘渡舟. 经方临证指南[M]. 天津:天津科学技术出版社,1993.

案二: 月经不调、带下症。患者女性,23 岁。初诊:1961 年 1 月 20 日。停经五个月,多白带,无妊娠现象。近七日来觉口苦,胸胁苦满,不思饮食,前日先感周身痛楚,腰痛,继来月经,色鲜红、气腥、量少,小便不利,便时尿道刺痛,唇干燥,口微渴,喜热饮,心烦,夜间头部汗出,腰酸腹痛,舌淡苔薄,脉弦数。此素体血少,近则少阳受邪,拟柴胡桂枝干姜汤以和少阳,加四物汤养血:北柴胡 15g,桂枝 10g,干姜 6g,天花粉 12g,黄芩 10g,炙甘草 6g,牡蛎 12g(先煎),干地黄 10g,赤芍 10g,川芎 3g,当归 10g。二诊:1 月 21日。口苦,腰酸腹痛大减,白带亦少,胸闷、心烦、口渴等证均除,经仍未净,续服两剂,经净带止而愈。

李培生. 伤寒论[M]. 北京:人民卫生出版社,1987.

(四)兼心神逆乱证

主症　胸满烦惊,小便不利,谵语,一身尽重,不可转侧。
病机　枢机不利、三焦失职、痰热扰心。
治法　和解清热、镇惊安神。
方药　柴胡加龙骨牡蛎汤。

柴胡四两　龙骨一两半　黄芩一两半　生姜一两半,切　铅丹一两半　人参一两半　桂枝一两半,去皮　茯苓一两半　半夏二合半,洗　大黄二两　牡蛎一两半,熬　大枣六枚,擘

上十二味,以水八升,煮取四升,内大黄,切如棋子,更煮一两沸,去滓。温服一升。本云柴胡汤,今加龙骨等。

应用　伤寒误下之少阳变证。以邪犯少阳,弥漫三焦为病机,表里俱病,虚实互见,而出现胸胁苦满,心烦,心悸,惊惕不安,谵语,小便不利,一身尽重,不可转侧,治以柴胡加龙骨牡蛎汤和解少阳,通阳泄热,重镇安神,伴有失眠者重用生龙牡至 80g,加远志;伴有月经不调者加当归,红花,川芎;伴有眩晕者加钩藤、香附、陈皮;伴有情志不和,郁郁寡欢者重用柴胡,加枳壳、郁金等。本方现用于癫痫、郁证、失眠、眩晕以及头痛等见有胸满烦惊为主症者,本证在《伤寒论》中见于少阳邪气弥漫,烦惊谵语的证治。如太阳病"伤寒八九日,下之,胸满烦惊,小便不利,谵语,一身尽重,不可转侧者,属柴胡加龙骨牡蛎汤。(107)"

病案选录

案一： 奔豚。朱某，女，40岁。于2002年4月11日初诊。患有冠心病，频发性室性期前收缩2年。近年来因工作琐事而致精神抑郁，情绪不佳。曾以炙甘草汤、生脉散、养心汤、补心丹及血府逐瘀汤等治之未效。现症：胃脘部悸动，阵阵发作，逆气上冲，冲至胸则胸满气短，心悸惊恐，甚至晕厥。伴头晕失眠，胸满心烦，口苦咽干，舌苔薄白，脉弦滑。综合脉证，诊为肝郁气结，心阳不振，痰湿不化。治宜疏肝利胆，化饮降冲。方用柴胡加龙骨牡蛎汤加减。药进10剂后，阵发性逆气上冲、心悸等症未见发作。继服30剂，停止用药，随访1年未发。

王阶，张允岭，何庆勇. 经方名医实践录[M]. 北京：科学技术文献出版社，2009.

案二： 惊悸。朱某某，男，24岁，未婚，农民。三个月来，心悸烦躁，神志恍惚，夜寐不安而入院。三个月前路遇病尸受惊，当夜即肢体违和，焦躁烘热（体温不超过正常），心惊肉跳，夜寐不安，甚者彻夜不眠。继而常觉头昏目眩，心神恍惚，胸闷烦躁，筋惕肉𥆧，时或肢体麻冷，颤动汗出，肢下如蚁行，少腹拘急，脘腹动悸，举阳遗精（甚则日夜连续数次），全身软弱无力，曾服大量镇静剂无效，近二个月来，上述诸证增剧，卧床不起，既往身体健康，无病史可讯。西医诊断：神经官能症（焦虑症），中医辨证：患者禀性沉默，起病于惊恐，又因病久不愈，而忧虑日增，致肝气郁结，胆气不宁，心悸烦躁，夜寐不安，入睡则惊梦纷纭，遗精繁作，小便短赤，大便秘结，舌质紫暗，苔厚糙，根心白腻，脉弦数。此由惊恐伤肾，抑郁伤肝，相火妄动，肾阴被灼，而成水火不济之局，病属惊悸。治法先泻有余，以解郁泻心宁神。处方：柴胡、黄芩、龙胆草各6g，生大黄、姜半夏各9g，龙骨、牡蛎各30g，茯苓、泽泻各12g，枳实、瓜蒌各9g。连服五剂，夜寐较稳，二便得调。仍宗原方去大黄，加礞石滚痰丸9克吞服。连服六剂，诸恙减轻。又从原方去礞石滚痰丸，加白金丸9克吞服。连服六剂，神情渐振，诸恙向安。乃从前方去黄芩、龙胆草，合杞菊地黄丸加减调治。住院33天，痊愈出院。一个月后追访，已如常人，参加劳动。

李培生. 伤寒论[M]. 北京：人民卫生出版社，1987.

案三： 汗证。康某，男，51岁。于2002年10月8日初诊。左侧头面汗出，时发时止5年余。近1年多来，症状加重，每次汗出以前先感心中烦热，继而烦热上冲而汗出，西医诊断为自主神经功能紊乱。服西药治疗无效，改服补气固表、养阴益气、敛汗止汗的中药治疗亦无效。现症：心中烦热上冲，继而汗出，脉弦紧而数，舌苔薄白。综合脉证，诊为肝郁气滞，三焦运化失职，水饮不化。故治宜疏肝气，化痰饮，理三焦。方用加减柴胡加龙骨牡蛎汤，服6剂，汗出止，诸症愈。

王阶，张允岭，何庆勇. 经方名医实践录[M]. 北京：科学技术文献出版社，2009.

鉴别　邪入少阳证兼证较多，以邪犯少阳为基本病机，但具体证候不同，治法又有所区别。柴胡桂枝汤是由小柴胡汤与桂枝汤的合方，主要用于邪入少阳兼营卫不和者，以太阳少阳并病之轻证为主；大柴胡汤与柴胡加芒硝汤以少阳兼阳明病为主；柴胡桂枝干姜汤以少阳兼水饮内停为主；而柴胡加龙骨牡蛎汤以少阳兼心神逆乱为主。各方区别如表9-3。

表 9-3　邪入少阳五方比较表

	柴胡桂枝汤	大柴胡汤	柴胡加芒硝汤	柴胡桂枝干姜汤	柴胡加龙骨牡蛎汤
病证	发热恶风寒，肢节烦疼，心下微满，脉浮弦之太阳少阳合病	心下满痛，往来寒热，心烦呕吐，脉弦有力之里实兼少阳证	胸胁满而呕，日晡所发潮热，伴下后微利之少阳兼阳明里证实	肢体浮肿，小便不利或腹大痞胀，脉濡缓之少阳病兼水饮内结	胸满烦惊，小便不利，谵语，一身尽重，不可转侧之少阳兼心神逆乱
病机	表证未解、邪犯少阳、枢机不利、胆热犯胃	枢机不利、腑气不通、胆胃合病	邪犯少阳、兼阳明里实、燥热较甚、正气偏虚	少阳枢机不利、水饮内结	枢机不利、三焦失职、痰热扰心
治法	和解少阳，兼以解表	和解少阳，通下里实	和解少阳，泻热润燥	和解少阳，温化水饮	和解少阳，通阳泄热，重镇安神
药物	桂枝、黄芩、人参、芍药、生姜各一两半，炙甘草一两，半夏二合半，大枣六枚，柴胡四两	柴胡半斤，黄芩三两，芍药三两，半夏半升，枳实四枚，大黄二两，大枣十二枚，生姜五两	柴胡二两十六铢，黄芩、人参、炙甘草、生姜各一两，半夏二十铢，大枣四枚，芒硝二两	柴胡半斤，桂枝、黄芩各三两，干姜、牡蛎、炙甘草各二两，栝楼根四两	柴胡四两，龙骨、黄芩、生姜、铅丹、人参、桂枝、茯苓、牡蛎各一两半，半夏二合半，大黄二两，大枣六枚
用药特点	以桂枝汤解肌祛风、发散表邪，以小柴胡汤和解少阳	以小柴胡汤和解少阳，大黄、枳实攻逐阳明胃肠热结	小柴胡汤仅用原剂量的 1/3，加芒硝 2 两泄下燥热，软坚通便，为和解泻热之轻剂	本方寒温并用，攻补兼施，初服邪正相争，故微烦，复服气机宣通，表里皆和，则周身汗出而愈	本方为小柴胡汤去甘草，加龙骨、牡蛎、桂枝、茯苓、铅丹、大黄而成。寒温并用，攻补兼施
用法	水煎，取三升，去滓，温服一升	去滓再煎，温服一升，日服三次	水煎服，芒硝后下	水煎取六升，去滓再煎，取三升，温服一升，日服三次	大黄后下，去滓，温服一升

（五）兼津伤证

主症　寒热往来，口苦而渴，胸胁不适，脉弦细；疟病发渴，劳疟。

病机　风寒束表、肾阳不足。

治法　散寒解表、温经助阳。

方药　柴胡去半夏加栝楼汤。

柴胡八两　人参三两　黄芩三两　甘草三两　栝楼根四两　生姜二两　大枣十二枚。

上七味，以水一斗二升，煮取六升，去滓，再煎取三升，温服一升，日二服。

应用

1. 少阳阳明合病的久疟发渴症。以营气先伤，风火内淫，劫夺津液为病机，治以柴胡去半夏加栝楼汤和解少阳，生津止渴，临证凡小柴胡不呕而渴、困倦乏力者，即可用之，不必限于治疟，本证见于《金匮要略》疟病。如"柴胡去半夏加栝楼汤，治疟病发渴者，亦治劳疟。（四·附《外台秘要》）"

2. 少阳病口渴症。邪犯少阳，胆火内郁，枢机不利，内外失和，症见小柴胡汤证，渴而不呕者，邪热伤津，故去温燥之半夏，加重人参用量以益气生津，并加天花粉以清热生津，本证见于《伤寒论》小柴胡汤方后所述："若渴，去半夏，加人参合前成四两半、栝楼根四两"。

病案选录

案一：消渴。刘某某，男，43 岁。患舌干口渴已有多日，有时竟一次饮水一暖瓶之多，初起认为经常出车缺少水所致，故未加重视，继之发现心烦头晕，自觉面热如醉状，来就诊。遂查尿糖（＋），血糖因不便未能检查，望其咽部有轻度充血，但扁桃体不大，舌质红，苔白稍腻。追问病史，一月前曾患感冒，寒热往来，咽干口燥，虽经治疗好转，但口舌干燥有增无减。切其脉弦细而数，左关尤盛。乃风热郁于少阳，而津枯液燥，先投以柴胡去半夏加瓜蒌汤合三才汤化裁：柴胡 9g，太子参 30g，黄芩 10g，甘草 9g，黄柏 9g，生石膏 40g，石斛 9g，寸冬 15g，竹叶 9g，瓜蒌根 45g，尾连 10g。服药 3 剂，渴明显减轻，又服 6 剂，尿糖转（－），诸证消失而愈，又以六味地黄丸，玉泉丸调理以善后。

王占玺. 张仲景药法研究[M]. 北京：科学技术文献出版社，1984.

案二：劳虐。伍某某，女，40 岁。患劳疟已半年，每日下午开始畏冷，旋即头痛发烧，汗出口渴，小便短赤，舌红苔薄，脉弦细数。每次服奎宁可止，但遇劳即发。此体质虚，正不胜邪，拟扶正祛邪，用柴胡去半夏加瓜蒌汤：党参 15g，柴胡 10g，黄芩 15g，瓜蒌根 12g，甘草 5g，生姜 3 片，大枣 3 枚，加醋炒常山 10g。服 3 剂疟止。继用秦艽鳖甲汤：秦艽、鳖甲、地骨皮、柴胡、青蒿、当归、知母、乌梅、首乌、党参、甘草。服七剂后未复发。

谭日强. 金匮要略浅述[M]. 北京：人民卫生出版社，1981.

第二节　胆　热　证

胆热证，是由邪热蕴胆，枢机不利所引起的一类证候。多由外感六淫或七情内伤，导致火热内扰，胆气不宁，或痰热内扰所致。其病位在胆，往往涉及肝、脾、胃、少阳经脉等脏腑经络。临床以烦躁易怒，胁胀口苦，或耳胀、耳痛、耳鸣，或半边头痛，失眠多梦，舌红苔黄，脉弦数等为常见症。胆热证临床多见于不寐、呕吐、腹痛、眩晕、胁痛、黄疸等疾病。

胆腑郁热证

胆腑郁热证是由于胆腑气郁，疏泄失常，蕴结化热所致，临床以烦躁易怒，胁胀口苦，或耳胀、耳痛、耳鸣，或半边头痛，失眠多梦，舌红苔黄，脉弦数等为主症，在《伤寒论》《金匮要略》中分别见于少阳病之下利或呕的病证，现代临床见于泄泻、痢疾、春温、妊娠恶阻等疾病。

主症　下利灼肛，或下利黏腻而不爽，有热臭气，甚则里急后重，腹痛，或见呕吐，伴发热、口苦、小便短赤，脉弦数。

病机　少阳邪热内迫阳明、胃肠升降失职。

治法　清热止利、或兼和胃降逆。

方药　黄芩汤；黄芩加半夏生姜汤。

黄芩汤

黄芩三两　芍药二两　甘草二两，炙　大枣十二枚，擘。

上四味，以水一斗，煮取三升，去滓。温服一升，日再夜一服。

黄芩加半夏生姜汤

黄芩三两　芍药二两　甘草二两，炙　大枣十二枚，擘　半夏半升，洗　生姜一两半。一方三两，切。

上六味，以水一斗，煮取三升，去滓。温服一升，日再夜一服。

应用　少阳邪热内迫大肠，大肠传导失职之下利。以发热，下利热臭，或伴里急后重，腹痛，肛门灼热，口苦，脉弦数等为主症，治以黄芩汤清热止利，和中止痛；若见呕逆者，则以黄芩加半夏生姜汤清热止利、降逆止呕。本证见于《伤寒论》少阳郁热内迫阳明下利或呕，在《金匮要略》中见于干呕而利的病证。如"太阳与少阳合病，自下利者，与黄芩汤。若呕者，黄芩加半夏生姜汤主之。（172）""干呕而利者，黄芩加半夏生姜汤主之。（十七·11）"现代临床本证主要见于发热、鼻渊、咳喘、痢疾、泄泻、蛇串疮、痤疮、妊娠恶阻等病证。

病案选录

案一：热利。姜某，男性，年三十余。患腹痛泄利数月不愈。医令服泻痢停等药，利可止，而停药即复利。乃服中药数十付，病仍不除，求为一治。询其证，谓日利五六次，利前腹痛，利后痛解，时时呕恶，不思饮食，头时痛，口干燥。诊其脉弦数。舌红，苔薄黄，此乃木火之邪内犯，不解少阳之火，病何能去。视前所服方，为当归、山楂、肉桂、莱菔子、黄连、车前子等药，皆与证不符，故虽服不效。乃处方：黄芩15g，白芍30g，炙甘草30g，生姜3g，清半夏10g，大枣10枚，3剂，水煎服，日2次。二诊：服后下利减至日二次，腹痛亦缓，呕恶减，仍有头痛未除，乃于方中加柴胡10g，继服3剂，其病皆愈。

林盛进. 经方直解[M]. 北京：中国中医药出版社，2010.

案二：吐泻症。吕某，男，52岁，因饮食过度发生吐利之证，初起时腹部剧痛，继发吐利，气势汹涌，吐利无度。家人认为霍乱送医院治疗。经过详细检查确认为急性胃肠炎，服西药效果不明显。及余诊查尚不断作呕，大便隔20～30分钟泄泻一次，口干饮水即吐，脉象弦滑，舌苔黄腻。心中烦热，小便赤，此系时值夏令饮食不节伤及胃肠。而脉象弦滑，心中烦热，为热邪内犯所致。宜黄芩加半夏生姜汤为主镇呕及止泻。处方：黄芩12g，杭芍15g，枳壳10g，半夏10g，泽泻10g，生姜6g，藿香10g，佩兰6g，猪苓10g，厚朴6g，甘草3g，服三剂呕止，而泄泻减轻，心烦宁，小便顺利，后以和胃理肠止泻之剂调理而愈。

何任，张志民，连建伟. 金匮方百家医案评议[M]. 杭州：浙江科学技术出版社，1991.

鉴别　黄芩汤与黄芩加半夏生姜汤均可治疗太阳少阳合病，黄芩汤是由黄芩、芍药、甘草、大枣四味组成，方治太阳少阳合病而自下利者；黄芩加半夏生姜汤，配半夏、生姜和胃止呕，与黄芩配伍，辛苦相合，引胃气下行，主治自下利的同时又增恶心呕吐一症。二者区别如表9-4。

表 9-4　黄芩汤与黄芩加半夏生姜汤鉴别

	黄芩汤	黄芩加半夏生姜汤
病证	下利灼肛甚则里急后重，腹痛，发热，口苦，脉弦数	下利灼肛、甚则里急后重，腹痛，呕吐、发热，口苦，脉弦数
病机	少阳邪热内迫阳明、胃肠升降失职	肠热下利、胃气上逆
治法	坚阴止利、清泄少阳郁热	和胃止呕、消痞除噫
药物	黄芩三两，芍药、炙甘草各二两，大枣十二枚	黄芩三两，芍药、炙甘草各二两，大枣十二枚，生姜一两半
用法	煮取三升，去滓，温服一升，日再夜一服	煮取三升，去滓，温服一升，日再夜一服

第十章

肾 证 类

肾证类，泛指因各种原因导致使肾主封藏、司生殖，主水、主纳气、主骨生髓及其络属经脉、官窍功能失常，或兼夹寒热、痰湿、水饮、血瘀、邪毒等所引起的一类证候。总以外邪侵袭、肾脏功能减弱为主，多见于外感疾病的后期或内伤疾病的后期。肾证类多由久病伤肾、素体肾虚所致，以外邪侵袭，或久病及肾，精气亏虚，肾脏功能减退为基本病机，临床多以腰膝酸痛、乏力头晕、脉沉、舌苔薄等为基本表现。根据《伤寒论》和《金匮要略》的基本内容以及引起肾证的病因病机，将肾证分为肾阳虚证、肾阴虚证、肾气虚证、阴阳两虚证等四类证候，兼有其他证候但以肾证为主者亦归于本章论述。肾证类证候主要见于《伤寒论》太阳病、少阴病、厥阴病、霍乱病和阴阳易等疾病，亦可见于《金匮要略》虚劳病、消渴病、呕吐哕下利病、妇人产后病等疾病中。后世将肾证类疾病分为淋证、尿浊、癃闭、遗精、阳痿等，证候包括湿热下注证、肾精不足证、肾阳虚证、肾气虚证、肾阴虚证和肾阴阳两虚证等类型，实源于此。但是，后世所述肾证类疾病与《伤寒论》《金匮要略》所述并不一致，亦不能反映《伤寒论》《金匮要略》中肾证的辨证治疗思想。故本章较系统归纳了《伤寒论》《金匮要略》中有关肾证类的辨证论治方法，以指导临床诊疗。

第一节 肾 阳 虚 证

肾阳虚证，肾脏阳气亏虚出现的证候。因寒邪侵袭，或久病伤肾所致，临床以四肢厥冷、畏寒倦卧、下利清谷、小便清长、脉沉微、舌质淡为基本表现。本证多见于《伤寒论》中少阴病篇，因少阴肾阳虚衰所致，属于少阴病寒化证的范畴。以及《金匮要略》中肾阳虚引起的虚劳证、肾着证和小便不利证。

一、肾 阳 虚 证

肾阳虚证，因素体阳虚，或外感、内伤致使肾阳亏虚、机体失去温煦所致。又称肾阳亏虚证、肾阳虚损证、肾虚寒证。临床以神疲、欲寐、畏寒、肢冷、腰膝以下尤甚、面色㿠白或黧黑、小便清长、夜尿频数、舌质淡或胖、舌苔白、脉沉弱、尺部无力，或伴见性欲衰减、阳痿、早泄、小便白浊、心悸、喘促、浮肿、五更泄泻、白带清稀量多、小腹或阴部有冷感、崩漏不止等为特征。本证见于《金匮要略》血痹虚劳病篇，属于失精家范畴。多因肾阳亏虚、阳不摄阴所致。本证在现代临床主要见于失精、阳痿、不育、劳淋、虚劳等中医男科疾病。

主症 男子失精，精液清冷，腰膝冷痛，尿频尿清，神昏乏力，脉弱舌淡。

病机 肾阳亏虚、阳不摄阴。

治法 温补肾阳、固摄阴精。

方药 天雄散。

天雄三两，炮 白术八两 桂枝六两 龙骨三两

上四味，杵为散，酒服半钱匕，日三服，不知，稍增之。

应用 虚劳失精。本证以肾阳亏虚、阳不摄阴为病机，以腰膝冷痛、男子失精、脉弱、舌淡等为主症。在《金匮要略》中，本证属于虚劳的范畴，因肾阳虚损、精关不固所致。本方证在《金匮要略》中，有方无证，《方后考》云"此补阳摄阴之方，治男子失精，腰膝冷痛"。本方列于桂枝加龙骨牡蛎汤之后，可用于肾虚失精之证，故可治疗失精、虚劳等病证。

病案选录

案一：遗精。李某，男，32 岁，已婚，干部。1989 年 12 月 7 日初诊。患者因房劳，反复遗精已 2 年余。曾服丸药治疗好转，近因出差过劳，病情加重。现诊，睡后无梦而遗，每周 3～4 次，严重时临厕努便也会滑出清稀的精液。伴有头晕乏力，腰酸膝软，形寒肢冷，腰及小腹、前阴不温，尿频尿清，舌质淡胖嫩，有齿痕，苔白滑，脉沉细弱，尺脉尤甚。此为肾阳虚损，精关不固。治宜温肾益气，涩精止遗。以天雄散加味：附子 10g（先煎），白术 15g，肉桂 6g（后下），煅龙骨 15g，补骨脂 10g，覆盆子 10g，淫羊藿 10g，芡实 20g。日 1 剂，水煎服。服药 10 剂后，遗精基本控制，每周仍有 1～2 次，头晕乏力，形寒消失，但仍觉小腹冷，前阴不温。服药见效，继服 7 剂，病已痊愈，舌质淡胖嫩已转正常，脉沉细见起，尺仍弱。原方进 7 剂，以资巩固，后随访未见复发。

邹定华. 龚子夫运用天雄散加味治男性病的经验[J]. 江西中医药，1993，24（3）：11-12.

案二：阳痿。熊某，男，42 岁，已婚，工人。1989 年 11 月 26 日初诊。患者结婚 10 余年，性生活较频。从 1980 年起每年有 2～4 次滑精。近 2 年因工作紧张、劳累，渐感体力不支，常有头昏身倦，腰膝酸软，怯寒腰冷，小腹不温，阴头寒。半年来性功能差，最近阴茎举而不坚，致使不能交合。食纳尚可，大便溏，小便频，舌质淡嫩，苔白，脉沉细弱，右尺尤甚。此为肾精亏耗，命门火衰，治宜温补下元，振阳起痿，以天雄散加味：附片 10g（先煎），白术 15g，肉桂 6g（后下），生龙骨 15g，补骨脂 15g，淫羊藿 15g，肉苁蓉 10g，巴戟天 10g，枸杞子 15g。日 1 剂，水煎服。服药 7 剂后，阴茎坚，能交合，但时间短，怯寒腰冷，小腹不温，前阴寒有好转，继前方，再进 10 剂。药后诸症平复，为巩固疗效，继服 5 剂。后随访未见复发。

邹定华. 龚子夫运用天雄散加味治男性病的经验[J]. 江西中医药，1993，24（3）：11-12.

案三：劳淋。周某，男，45 岁，已婚，工人。1989 年 10 月 21 日初诊。患者腰酸膝软，尿频，尿后白浊，已 2 年余。前列腺液检查：卵磷脂小体（+++），白细胞 0～3 个/HP。直肠指诊，前列腺较饱满，稍有压痛。诊断为慢性非细菌性前列腺炎。中医诊见：腰膝酸软，神疲乏力，形寒肢冷，性欲差，小腹、会阴部胀痛，尿频尿急，尿后余沥，时在尿道口滴出黏液，大便溏，舌质淡嫩，苔白润，脉沉细弱。此为肾阳虚损，气化不利。治宜温肾、壮阳、固精。

以天雄散加味：附子 10g（先煎），白术 15g，肉桂 6g（后下），生龙骨 15g，山萸肉 15g，五倍子 10g，补骨脂 10g，菟丝子 15g。日 1 剂，水煎服。服药 7 剂后，尿后余沥，尿道口黏液已除，腰膝酸软与小腹、会阴部胀痛好转。服药已效，继原方加吴茱萸 3g，温冲任以助阳，进 7 剂，以资巩固。后以中成药肾气丸调理。1 年后随访未见复发。

邹定华. 龚子夫运用天雄散加味治男性病的经验[J]. 江西中医药，1993，24（3）：11-12.

二、肾阳虚衰证

肾阳虚衰证，是由于肾阳虚衰、阴寒内盛所致。又称肾阳衰惫证、肾阳衰微证。临床以精神萎靡、面色㿠白、腰膝酸软、四肢厥冷、冷汗出、胫肿、泄泻、癃闭或夜尿清长增多、舌质淡、胖嫩、舌苔白润、脉沉迟细弱等为特征。本证见于《伤寒论》太阳病篇太阳病误治导致的肾阳骤虚证和太阳表证兼肾阳虚衰证，阳明病篇表热里寒证，少阴病篇少阴寒化证，厥阴病篇寒厥证和呕吐证以及霍乱病篇呕吐证。亦可见于《金匮要略》呕吐哕下利病。本证多因表证误治、损伤肾阳，或久病及肾、肾阳虚衰所致。在现代临床可见于哮喘、脱证、心悸、厥证、呕吐、下利、水肿等肾阳虚衰型的中医内科疾病。

主症　四肢厥冷，身寒倦卧，昼烦夜静，自利而渴，小便色白，脉微细，但欲寐。

病机　肾阳虚衰、阴寒内盛。

治法　温补肾阳、回阳救逆。

方药　干姜附子汤；四逆汤。

干姜附子汤方

干姜一两　附子一枚，生用，去皮，破八片

上二味，以水三升，煮取一升，去滓，顿服。

四逆汤方

甘草二两，炙　干姜一两半　附子一枚，生用，去皮，破八片

上三味，以水三升，煮取一升二合，去滓，分温再服。强人可大附子一枚、干姜三两。

干姜附子汤用顿服法，意在迅复阳气，用于阳气乍虚。四逆汤根据患者阴寒的程度和患者的体质确定方药的用量。如"强人可大附子一枚、干姜三两。"

应用

1. 太阳病误治损伤肾阳，引起的肾阳骤虚证。以昼日烦躁不安、夜而安静、脉沉微、身无大热为主要临床表现。在《伤寒论》中，本证属太阳病变证之一。因肾阳骤虚所致，如"下之后，复发汗，昼日烦躁不得眠，夜而安静，不呕，不渴，无表证，脉沉微，身无大热者，干姜附子汤主之。（61）"

2. 少阴寒化证。临床以畏寒倦卧、四肢厥冷、二便清长、脉微舌淡等为主症。因少阴肾阳亏虚、阴寒内盛所致。本证用辛、热之生附子回阳救逆；干姜温补中阳，助附子回阳之功；炙甘草健脾益气，以资化源。如"少阴病，脉沉者，急温之，宜四逆汤。（323）"

3. 表证兼肾阳虚证。临床以发热、头痛、身体疼痛、下利清谷、脉浮迟等为主症。在《伤寒论》中可见于太阳病篇、阳明病篇、霍乱病篇，属于表里同病的范畴，既有太阳表证未解，又有肾阳虚衰的证候，治疗当先用四逆汤温肾回阳，再解表散邪。如"伤寒，医下之，续得下

利清谷不止，身疼痛者，急当救里；后身疼痛，清便自调者，急当救表。救里宜四逆汤，救表宜桂枝汤。(91)""病发热头痛，脉反沉，若不差，身体疼痛，当救其里，四逆汤方(92)""脉浮而迟，表热里寒，下利清谷者，四逆汤主之。(225)""下利，腹胀满，身体疼痛者，先温其里，乃攻其表。温里宜四逆汤，攻表宜桂枝汤。(372)"

4. 寒厥属于肾阳虚阴盛者。临床以腹中拘紧急迫、四肢疼痛、厥逆下利、恶寒等为主症。在《伤寒论》中可见于厥阴病篇，因表证误治、肾阳虚衰、阴寒内盛、不能温煦四肢所致。如"大汗出，热不去，内拘急，四肢疼，又下利厥逆而恶寒者，四逆汤主之。(353)""大汗，若大下利而厥冷者，四逆汤主之。(354)"

5. 呕吐属于阳虚阴盛者。临床以呕吐、下利清谷、四肢厥逆、脉微弱、身微热等为主症。在《伤寒论》中可见于厥阴病篇或霍乱病篇，因肾阳虚衰、阴寒内盛、火不暖土所致。如"呕而脉弱，小便复利，身有微热，见厥者难治，四逆汤主之。(377)""吐利汗出，发热恶寒，四肢拘急，手足厥冷者，四逆汤主之。(388)""既吐且利，小便复利，而大汗出，下利清谷，内寒外热，脉微欲绝者，四逆汤主之。(389)"在《金匮要略》中，本证见于呕吐病和下利病。如"呕而脉弱，小便复利，身有微热，见厥者，难治，四逆汤主之。(十七·14)""下利腹胀满，身体疼痛者，先温其里，乃攻其表。温里宜四逆汤，攻表宜桂枝汤。(十七·36)"

6. 应用注意：肾阳虚衰证为急重证，临证亦有急缓之分。干姜附子汤为辛温纯阳之剂，用于肾阳乍虚、证情较急者，煎服时注意用急煎顿服之法，意在急救回阳、快速起效。四逆汤临证使用时应根据患者体质量的大小和阴寒的程度选择小剂或大剂，如"强人可大附子一枚、干姜三两"。体现了仲景临床治疗疾病法中有法、方中有方的学术特点。

病案选录

案一：亡阳。苏某妻，30余岁。月经期中不慎冲水，夜间忽发寒战，继即沉沉而睡，人事不省。脉微细欲绝，手足厥逆。当即针人中、刺十宣出血。血色紫黯难以挤出。针时呼痛，并一度苏醒，但不久仍呼呼入睡。此乃阴寒太盛，阳气大衰，气血凝滞之故。急当温经散寒扶阳气。拟大剂四逆汤一方：炮附子24g，北干姜12g，炙甘草12g。水煎，嘱分4次温服，每0.5h灌服1次。病者家属问：此证如此严重，为何把药分作四次，而不一次服下使其速愈？我说："正因其症状严重，才取重药缓服办法，其目的为使药力相济，缓缓振奋其阳气而驱散阴寒，譬如春临大地，冰雪自然溶解，如果一剂顿服，恐有'脉暴出'之变，譬如突然烈日当空，冰雪骤解，反至弥漫成灾。"家属信服，服全剂未完，果然四肢转温，脉回，清醒如初。

俞长荣. 伤寒论汇要分析[M]. 福州：福建科学技术出版社，1985.

案二：少阴伤寒。唐某某，男，75岁。冬月伤寒，头痛发热，鼻流清涕，自服家存羚翘解毒丸，感觉精神甚疲，并且手足发凉。其子恳求刘老诊治。就诊时，见患者精神萎靡不振，懒于言语，切脉未久，即侧头欲睡，握其双手，凉而不温。视其舌则淡嫩而白，切脉不浮而反沉。脉证所现，此为少阴伤寒之证候。肾阳已虚，老怕伤寒，如再进凉药，必拔肾根，恐生巨测。法当急温少阴，与四逆汤。附子12g，干姜10g，炙甘草10g。服1剂，精神转佳。再剂，手足转温而愈。

陈明，刘燕华. 刘渡舟临证验案精选[M]. 北京：学苑出版社，1996.

案三：出血。陈某，男，50 岁。住大西门。陡然腹痛，吐泻大作。其子业医，投以藿香正气散，入口即吐，又进丁香、砂仁、柿蒂之属，亦无效。至黄昏时，四肢厥逆，两脚拘急，冷汗淋漓，气息低微，人事昏沉，病势危机，举家怆惶，求治于余。及至，患者面色苍白，两目下陷，皮肤干瘪，气息低弱，观所泻之物如米泔水，无腐秽气，只带腥气，切其脉，细微欲绝。余曰：此阴寒也。真阳欲脱，阴气霪漫，阳光将熄，势已危笃。宜回阳救急，以挽残阳。投大剂四逆汤，当晚连进两剂，冷服。次晨复诊：吐利止，厥回，脉细，改用理中汤加附子而康。

湖南省中医药研究所. 湖南省老中医医案选[M]. 长沙：湖南科学技术出版社，1980.

案四：衄血。治一妇人。得伤寒数日，咽干烦躁，脉弦细，医者汗之，其始衄血，继而脐中出血，医者惊骇而遁。予曰：少阴病，强汗之所致也。盖少阴不当发汗，仲景云："少阴强发汗，必动血，未知从何道而出，或从口出，或从耳目出，是为下厥上竭，此为难治。"仲景云，无治法，无药方，余投以姜附汤，数服血止，后得微汗愈。

许叔微. 许叔微伤寒论著三种[M]. 北京：人民卫生出版社，1993.

三、阴盛格阳证

阴盛格阳证，是由于肾阳虚衰、阴寒内盛、格阳于外所致。临床以四肢厥冷、畏寒倦卧、二便清长、身反不恶寒、面色赤、但欲寐、舌苔淡嫩为主症，本证在《伤寒论》少阴篇，属于少阴寒化证的重证，因阴寒内生、格阳于外所致；亦可见于《伤寒论》霍乱病篇，因为频繁呕吐导致的阴盛格阳、阴液将竭。本证在现代临床主要见于发热、呕吐、泄泻、脱证等中医内科疾病。

主症　下利清谷，手足厥逆，脉微欲绝，身反不恶寒，面色赤，或汗出厥冷，频繁呕吐。

病机　阴寒内盛、格阳于外。

治法　破阴回阳、通达内外。

方药　通脉四逆汤。

通脉四逆汤方

甘草二两，炙　附子大者一枚，生用，去皮，破八片　干姜三两，强人可四两

上三味，以水三升，煮取一升二合，去滓，分温再服。其脉即出者愈。面色赤者，加葱九茎；腹中痛者，去葱，加芍药二两；呕者，加生姜二两；咽痛者，去芍药，加桔梗一两；利止脉不出者，去桔梗，加人参二两。病皆与方相应者，乃服之。

应用

1. 少阴寒化证。因阴寒内盛、格阳于外所致，以下利清谷、四肢厥逆、脉微欲绝、身反不恶寒、面色赤等为主要临床表现。在《伤寒论》中，本证属于少阴阴盛格阳证。通脉四逆汤和四逆汤药物组成一样，但因其阴寒内盛较重，以至于格阳于外，所以加大附子和干姜的用量，以增强回阳救逆的功效。如"少阴病，下利清谷，里寒外热，手足厥逆，脉微欲绝，身反不恶寒，其人面色赤，或腹痛，或干呕，或咽痛，或利止脉不出者，通脉四逆汤主之。（317）"

2. 厥阴下利证或杂病下利所致阴盛格阳证。为阴寒内盛，格阳于外，阳不摄阴所致。临床以下利清谷，四肢逆冷，身不恶寒，冷汗出为主症。如《伤寒论》"下利清谷，里寒外热，

汗出而厥者，通脉四逆汤主之。(370)"《金匮要略》"下利清谷，里寒外热，汗出而厥者，通脉四逆汤主之。(十七·45)"

3. 应用注意：通脉四逆汤服后，脉象趋于和缓，则为阳回之佳象，即"其脉即出者愈。"在临床具体应用时，若兼面赤，为格阳之中兼有虚阳上越之戴阳证，则加葱白以宣通上下阳气，破除阴阳格拒，如"面色赤者，加葱九茎。"若兼腹痛，为阴寒凝滞于络，则加芍药破阴结、行血脉，如"腹中痛者，去葱，加芍药二两。"若干呕，则为阴寒滞胃，胃气不降，则加生姜温胃散寒，降逆止呕，如"呕者，加生姜二两。"若见咽痛者，为虚火上灼，则加桔梗利咽止痛，如"咽痛者，去芍药，加桔梗一两。"若见下利止而脉沉伏不出者，为阳气将亡、阴液将竭之候，则加人参补益气阴，以救阴竭，如"利止脉不出者，去桔梗，加人参二两。"通脉四逆汤方后又强调"病皆与方相应者，乃服之"，意在示人临证处方用药必须契合病机，随症加减，方可获效。

病案选录

案一：发热。王某，男，24岁，1992年10月5日初诊。患者2个月前无明显诱因可查，即感发热，体温波动于37.2～37.7℃之间，并以午后为著，伴有头晕头痛、身倦乏力。曾多次查血尿常规、血沉、胸透、B超等均无异常发现。曾用抗生素等西药治疗，均未收效。后又经中医诊治，服用清热寒凉中药多剂，亦未收效。近5天来反添四肢发凉，且日渐加重，手足频出凉汗。诊查：患者青年男性，一般情况尚可，面红，舌质淡，苔白滑，脉沉细，体温37.6℃。证属阳虚寒厥，拟温脾暖肾回阳为治法，方用通脉四逆汤：熟附子12g，干姜12g，炙甘草6g，水煎凉服，日1剂。服2剂后，患者四肢渐渐转温，手足仍有汗出，但已不发凉，体温渐复正常。效不更方，上方继服3剂后，四肢变温，手足汗出止，体温正常，后改服补中益气丸以巩固其疗效。一个月后随访观察，低热未再复发。

倪凯远. 通脉四逆汤治发热[J]. 山东中医杂志，1994, 13 (1)：46.

案二：脏结。马某，中年人。中秋节前，午餐后因食果饵而引起腹痛，发自两胁，下趋少腹，自申至戌，疼痛如掣，辗转呻吟，举凡内服外敷之药均不应，乃着其兄到舍就诊。见其面色青黄，额上微汗，言而微，呻声已转弱，当由于疼痛过甚所致。手足冰凉，舌白无苔，脉沉微，意其外肾必收缩，探之果然。以三阴经脉相交于腹胁，阳气衰微，阴寒凝聚，厥阴为风木之脏，其势向下，阴筋受凝寒惨栗之殃，此为脏结之危候。仲师谓："病胁下素有痞，连在脐旁，痛引少腹入阴筋者死。"其阳虚当非一日，舌白已露一斑，果饵之食，特诱因耳。除着其炒老姜、葱头热熨外，即与通脉四逆汤，炮天雄30g，干姜21g，炙草9g。嘱其连服两帖。归后拈书复对，《金匮》谓"入腑则生，入脏则死。"入腑入脏为气机转变使然，因无定律，系念不已。越晨，闻敲门之声甚厉，着妇出应，知复邀诊，当下心戚戚，意其病必入脏而成定居，操刀之咎，恐难塞馋之口。急问其病情何苦？对以能睡，病况好转，迤听之下如释重负。复往诊之，已能起行，只有余痛未泯耳！与真武加龙、牡之轻剂而愈。

张有俊，张保萱. 经方临证集要[M]. 北京：人民军医出版社，2012.

案三：吐泻。周某，年届弱冠。大吐大泻之后，汗出如珠，厥冷转筋，干呕频频，面如土色，肌肉消削，眼眶凹陷，气息奄奄，脉象将绝。此败象毕露，许为不治矣！而病家苦苦哀求，姑尽最后手段。着其即觅大猪胆两个，处方用炮附子三两，干姜五两，炙甘草九钱。一边煎药，一边灌猪胆汁，幸胆汁纳入不久，干呕渐止。药水频投，徐徐入胃矣。是晚再诊，手足略温，汗止，惟险证尚在。再处方：炮附子二两，川干姜一两五钱，炙甘草六钱，高丽参三钱，急煎继续投服。翌日巳时过后，仍未见来，定是凶多吉少，疑料之际，其家人来说："昨晚服药后呻吟辗转，渴饮，请先生为之清热。"观其意嫌昨日用姜附太多也。讵至则见病人虽有烦躁，但能诉出所苦，神志渐佳，诊其脉亦渐显露。凡此皆阳气复振机转，其人口渴、心烦不耐、腓肌硬痛等症出现，原系大吐大泻之后，阴液耗伤过甚，无以濡养脏腑肌肉所致。阴病见阳证者生，且云今早有小便一次，俱佳兆也。照上方加茯苓五钱，并以好酒用力擦其硬痛处。如是两剂而烦躁去，诸症悉减。再两剂而神清气爽，能起床矣！后用健运脾胃，阴阳两补诸法，佐以食物调养数日复原。

许大彭. 许小逊先生医案[J]. 广东医学·祖国医学版，1963，（2）：35.

四、阴盛戴阳证

阴盛戴阳证，是由于肾阳虚衰、阴寒内盛、格阳于上所致。临床以下利、面赤、畏寒倦卧、四肢逆冷、但欲寐、脉微细为主症，本证在《伤寒论》少阴病篇，为少阴阴盛格阳于上之证候。因阴寒内盛，亦可出现服用辛热之药格拒不受之征象。本证在现代临床主要见于脱证、腹泻、躁证、关格、霍乱、水肿等中医内科疾病。

主症　下利，面赤，恶寒倦卧，四肢逆冷，脉微细或无脉，但欲寐，或厥逆无脉，心烦。

病机　阴寒内盛、格阳于上。

治法　破阴回阳、宣通上下、兼咸苦寒反佐。

方药　白通汤；白通加猪胆汁汤。

白通汤方

葱白四茎　干姜一两　附子一枚，生用，去皮，破八片

上三味，以水三升，煮取一升，去滓，分温再服。

白通加猪胆汁汤方

葱白四茎　干姜一两　附子一枚，生用，去皮，破八片　人尿五合　猪胆汁一合

上五味，以水三升，煮取一升，去滓，内胆汁、人尿，和令相得，分温再服。若无胆，亦可用。

应用

1. 少阴阴盛戴阳证。与格阳证病机大体相同，以下利、面赤、脉微为主要临床表现。在《伤寒论》中，本证属于少阴寒化证之一。因肾阳虚衰、阴寒内盛、格阳于上所致。方用附子、干姜破阴回阳，用葱白宣通上下，破除阴阳格拒之势。如"少阴病，下利，白通汤主之。（314）"

2. 阴盛戴阳兼服药格拒证。临床以下利不止、厥逆无脉、面赤、干呕、心烦为主症。在《伤寒论》少阴病篇，属于少阴寒化证所致下利的重证，因阴寒内盛、下利不止、服热药格拒所致。本方在白通汤的基础上加人尿和猪胆汁，取其咸寒苦降之性，引阳入阴，破解寒热格拒之势，同时滋阴补津，以疗下利伤阴之弊。如"少阴病，下利，脉微者，与白通汤。利不止，厥逆无脉，干呕烦者，白通加猪胆汁汤主之。服汤脉暴出者死，微续者生。（315）"

3. 应用注意：白通加猪胆汁汤药后宜密切观察病情。若服药后脉由小到大，微微续出，

为阳入于阴，阳化阴生，阳气来复之佳象；若服药后脉暴出，即脉象浮洪虚大而芤，则为阳亡阴竭，虚阳将脱，阴阳离决之危候，预后不良。故曰"服汤脉暴出者死，微续者生。"

病案选录

案一：戴阳。王左，灼热旬余，咽痛如裂，舌红起刺，且卷，口干不思汤饮，汗虽畅，表热犹壮，脉沉细，两尺空豁，烦躁面赤，肢冷囊缩。显然少阴证具，误服阳经凉药，苟读圣经，何至背谬如此，尚虑鞭长莫及耳，勉拟仲圣白通汤加猪胆汁一法，以冀挽回为幸！处方：淡附子 6g，细辛 1g，怀牛膝 3g，葱白 3 个，上肉桂 1.5g，左牡蛎 21g，猪胆汁 1 个，冲入微温服，其病得愈。

张乃修. 张聿青医案[M]. 北京：人民卫生出版社，2006.

案二：头痛。刘某某，男，12 岁。每晨起头痛绵绵，自汗，精神倦怠，畏寒喜热。舌淡苔白，脉沉细无力。至中午不治则自愈。请某中医诊治，案气虚头痛，屡治无效，严重影响学习。笔者按阳虚头痛，用白通汤加炙甘草两剂而愈。处方：熟附子 6g，干姜 4.5g，炙甘草 4.5g，葱白 2 枚。

高德. 伤寒论方医案选编[M]. 长沙：湖南科学技术出版社，1981.

案三：泄泻。俞某某，男，6 个月。1972 年 12 月 19 日住院。家人代诉：患儿已腹泻十三天，近日腹泻加重。住院检查：神疲，皮肤弹性差，前囟凹陷，口唇干燥，营养差。血检：红血球 3.21×10^{12}/L，血色素 60g/L，白血球 3.20×10^9/L，中性粒细胞百分比 38%，淋巴细胞百分比 62%，诊断：（1）单纯性消化不良并脱水；（2）营养不良 Ⅰ°～Ⅱ°。前后用过乳酶生、氯、新霉素、抗菌素、补液、葛根芩连汤加味等中西药物治疗，仍泻下无度，烦躁不安，口渴，呕吐水样液。翌晨，患儿体温高至 38℃，无涕泪，弄舌，烦躁，口渴，小便不利，面色㿠白，目眶凹陷，睡卧露睛，即紧急会诊。诊见舌苔白腻，脉细数无力。此为患儿久泻，脾阳下陷，病邪已入少阴，有阴盛格阳之势，病已沉重。予白通加猪胆汁汤：川附片五钱（开水先煨），干姜一钱半，葱白二寸（后下），水煎三次。汤成，将童便 30mL，猪胆汁 6mL，燉温加入，分六次服。12 月 21 日复诊，体温降至正常，泄泻亦减……。

廖濬泉. 小儿泄泻[M]. 新中医，1975，（3）：24.

五、阳亡阴竭证

阳亡阴竭证，是指阳气衰亡，阴液涸竭的证候。临床以呕吐频作、四肢厥冷、汗出、四肢拘急、脉微欲绝为主症。本证主要见于《伤寒论》霍乱病篇，盖因吐利频作，津液消耗殆尽，导致阳气衰亡、阴液将竭。本证在现代临床主要见于呕吐、泄泻、脱证等中医内科疾病。

主症 剧烈吐利停止，汗出，四肢厥冷而拘急，脉微欲绝。

病机 吐利太甚、阳亡阴竭。

治法 回阳救逆、益阴和阳。

方药 通脉四逆加猪胆汁汤。

通脉四逆加猪胆汁汤方

甘草二两，炙 干姜三两，强人可四两 附子大者一枚，生，去皮，破八片 猪胆汁半合上四味，以水三升，煮取一升二合，去滓，内猪胆汁，分温再服。其脉即来，无猪胆，以羊胆代之。

应用　霍乱病阴盛格阳兼阴液枯竭证。以阴盛格阳于外、阳将亡、阴将竭为特点，临床以频繁吐利、四肢厥冷、汗出、脉微欲绝等为主症。在《伤寒论》中见于霍乱病篇，因吐利过重，伤阳损阴，导致阳气衰亡、阴液衰竭。方用通脉四逆汤以破阴回阳，加苦寒性润之猪胆汁者，一是借其苦寒之性，引热药入阴；二是借其润燥滋阴之功，补充阴液，同时制约辛热之姜附伤阴燥血之弊端。如"吐已下断，汗出而厥，四肢拘急不解，脉微欲绝者，通脉四逆加猪胆汤主之。（390）"

六、阳亡液脱证

阳亡液脱证，是由于吐利交作、气随液脱、阳随气脱所致。临床以频繁吐利、恶寒、脉微为主症，本证在《伤寒论》霍乱病篇，因频繁呕吐下利、伤津亡阳所致。本证在现代临床主要见于真心痛、腹泻、霍乱、失眠、水肿等中医内科疾病。

主症　频繁吐利后，下利止，恶寒，倦卧，脉微。

病机　吐利过重，阳亡液脱。

治法　回阳救逆、益气生津。

方药　四逆加人参汤。

甘草二两，炙　附子一枚，生用，去皮，破八片　干姜一两半　人参一两

上四味，以水三升，煮取一升二合，去滓，分温再服。

应用　霍乱。以呕吐下利后恶寒、但欲寐、脉微为主要临床表现。在《伤寒论》中，本证属于霍乱病的范畴。因吐利频繁、气随液泄、阳随气脱、阳亡液脱所致。方用四逆汤回阳救逆，加人参补元阳、生津液。如"恶寒脉微而复利，利止亡血也，四逆加人参汤主之。（385）"

▌▌病案选录

案一： 欲寐。曹某，年在花甲之外，其子挟挟来诊。患者终日精神萎靡不振，昏沉嗜睡，梦其先祖老辈亡人，仍着昔时衣装迎其同归，自以为阳寿已至，言讫而泪下。诊其脉沉弱无力，舌胖苔白。此阳光不振而群阴用事，故但欲寐而梦见鬼状，属少阴虚寒证，病情虽危，急温犹可活之。附子15g，干姜6g，炙甘草9g，人参9g。服药三剂后，曹叟精神渐增，眠睡安然，亦不复梦见昔日故人。后来改用桂附八味丸与补中益气汤，服至二十余剂，渐至康复。

刘渡舟. 经方临证指南[M]. 北京：人民卫生出版社，2013.

案二： 泄泻。胡某，男，1岁。1991年3月19日入院。患咳喘、腹泻已八天，经中西药治疗咳喘减轻，但腹泻无度，纯利稀水，完谷不化，肛门脱出，口渴引饮，眼眶下陷，皮肤干燥肉脱，嗜睡、食少，啼哭无泪，高热（39.6℃），肢厥，舌红苔黄干，脉沉伏，纹紫滞。X光胸透：右下肺炎变。中医诊断：泄泻。辨证：阴竭于内，阳浮于外。病情危笃。急予四逆加人参汤加味益气回阳固脱，收敛固涩。处方附片5g（先煎0.5h），干姜4g，乌梅10g，粟壳、人参（频服）各3g，甘草2g。1剂症减，3剂而愈。

谭昌伟. 四逆加人参汤治愈泄泻滑脱[J]. 四川中医，1992，（5）：29.

　　案三：休克。邢某，女，20 岁。因腹泻在注射庆大霉素时，出现神志模糊，两目上视，呼吸表浅、鼻鼾，难以平卧，唇紫，全身汗出淋漓，四肢厥逆，小便失禁，脉细欲绝。两肺可闻及湿罗音，血压"0"。经吸氧，用肾上腺素、地塞米松等药，血压升到 8/4KPa，但危险仍未解除，家属要求中医会诊。治法：回阳救逆，益气固脱。方用四逆加人参汤：附子 15g，干姜 9g，人参 15g，山萸肉 30g，甘草 6g。急煎服。服药 30 分钟后，病情好转，神志转清，上方继服一剂。2h 后，四肢转温，血压 12.2/8KPa，症状消失，恢复正常。

何金荣. 四逆加人参汤治疗急证二则[J]. 河南中医药学刊，1996，11（2）：27.

　　鉴别　干姜附子汤、四逆汤、通脉四逆汤、通脉四逆加猪胆汁汤、白通汤、白通加猪胆汁汤和四逆加人参汤七方都有生附子和干姜，都可用于治疗肾阳虚衰证，但各有侧重。干姜附子汤用于肾阳骤虚证；四逆汤用于少阴阴盛阳衰证的初期和中期；四逆加人参汤用于少阴阳衰兼阴脱证；通脉四逆汤用于阴盛阳衰、格阳于外证；通脉四逆加猪胆汁汤用于阴盛格阳兼阴液枯竭证；白通汤用于阴盛戴阳证；白通加猪胆汁汤用于阴盛戴阳兼服药格拒证。七方区别如表 10-1、表 10-2。

表 10-1　干姜附子汤、四逆汤、四逆加人参汤鉴别

	干姜附子汤	四逆汤	四逆加人参汤
病证	昼日烦躁不安、夜而安静、脉沉微、身无大热之肾阳骤虚证	畏寒倦卧、四肢厥冷、小便清长、脉微舌淡之少阴阴盛阳衰证	呕吐下利后、恶寒、但欲寐、脉微之阳亡液脱证
病机	发汗太过、损伤肾阳、肾阳骤虚	肾阳衰微、阴寒内盛	吐利频繁、气随液泄、阳随气脱
治法	急救回阳	温补肾阳、回阳救逆	回阳救逆、益气生津
药物	干姜一两、生附子一枚	炙甘草二两、干姜一两半　生附子一枚（强人大附子一枚、干姜三两）	炙甘草二两、生附子一枚、干姜一两半、人参一两
用法	以水三升，煮取一升，去滓，顿服	以水三升，煮取一升二合，去滓，分温再服	以水三升，煮取一升二合，去滓，分温再服

表 10-2　通脉四逆汤、通脉四逆加猪胆汁汤、白通汤、白通加猪胆汁汤鉴别

	通脉四逆汤	通脉四逆加猪胆汁汤	白通汤	白通加猪胆汁汤
病证	下利清谷、四肢厥逆、脉微欲绝、身反不恶寒、面色赤之阴盛格阳证	频繁吐利、四肢厥冷、汗出、脉微欲绝之阴盛格阳兼阴液枯竭证	下利、面赤、脉微之阴盛戴阳证	下利不止、厥逆无脉、面赤、干呕、心烦之阴盛戴阳兼服药格拒证
病机	肾阳虚衰、阴盛格阳于外	阴盛格阳兼阴液枯竭	肾阳虚衰、格阳于上	阴盛戴阳、服药格拒
治法	破阴回阳、宣通内外	破阴回阳、宣通内外、益阴和阳	破阴回阳、宣通上下	破阴回阳、宣通上下、咸寒反佐
药物	炙甘草二两、生附子大者一枚、干姜三两（强人四两）	炙甘草二两、干姜三两（强人四两）、生附子大者一枚、猪胆汁半合	葱白四茎、干姜一两、生附子一枚	葱白四茎、干姜一两、生附子一枚、人尿五合、猪胆汁一合
用法	以水三升，煮取一升二合，去滓，分温再服	以水三升，煮取一升二合，去滓，内猪胆汁，分温再服。其脉即来，无猪胆，以羊胆代之	以水三升，煮取一升，去滓，分温再服。	以水三升，煮取一升，去滓，内胆汁、人尿，和令相得，分温再服。若无胆，亦可用

七、阳虚水停证

阳虚水停证，因肾阳亏虚、气化失司、水湿泛滥所致，亦称阳虚水泛证。临床以肢体浮肿、小便不利、形寒畏冷、四肢不温、舌质淡胖、舌苔白滑、脉沉迟或弦滑，或伴见胸闷、腹胀、心悸、喘促等为特征的证候。本证以肾阳亏虚，主水功能失常为基本病机。以心悸、头眩、四肢沉重疼痛、腹痛、小便不利、下利、舌淡苔薄为基本表现。阳虚水停证主要包括肾阳虚水泛证和阳虚水停证。在《伤寒论》《金匮要略》中，主要见于太阳病篇误治、少阴寒化证、小便不利病中。临床上阳虚水停证广泛见于头痛、心悸、喘证、尿频、癃闭、水肿、消渴等中医内科病证。

（一）肾阳虚水泛证

主症   发热，心悸，头眩，身瞤动，四肢沉重疼痛，或下肢水肿，小便不利，下利，腹痛，舌淡苔薄白而润。

病机   肾阳亏虚、水气泛滥。

治法   温阳利水。

方药   真武汤。

茯苓三两   芍药三两   白术二两   生姜三两，切   附子一枚，炮，去皮，破八片

上五味，以水八升，煮取三升，去滓，温服七合，日三服。若咳者，加五味子半升、细辛一两、干姜一两；若小便利者，去茯苓；若下利者，去芍药，加干姜二两；若呕者，去附子，加生姜，足前为半斤。

应用   少阴寒化证。内科疾病中，以肾阳亏虚、水气泛滥为病机，临床以心悸、头眩、身重疼痛、水肿、小便不利等为主症。在《伤寒论》中，本证属太阳病误治导致的肾阳虚证和少阴寒化证之一，因肾阳不足，主水功能失常所致。如："太阳病发汗，汗出不解，其人仍发热，心下悸，头眩，身瞤动，振振欲擗—作僻地者，真武汤主之。（82）""少阴病，二三日不已至四五日，腹痛，小便不利，四肢沉重疼痛，自下利者，此为有水气。其人或咳，或小便利，或下利，或呕者，真武汤主之。（316）"

应用注意：肾阳亏虚，蒸腾无力，水饮为患，变动不居，故临床或然证较多。如《伤寒论》真武汤方后所述："若咳者，加五味子半升、细辛一两、干姜一两"，则为饮邪射肺、肺气上逆，故加五味子、细辛、干姜以温肺化饮；"若小便利者，去茯苓"，则为膀胱气化功能正常，则无需茯苓淡渗利水之功；"若下利者，去芍药，加干姜二两"，则为中焦虚寒，故去芍药之微寒，加干姜以温中散寒；"若呕者，去附子，加生姜，足前为半斤"，则为饮停中焦、胃气上逆，故去附子之辛热，加生姜至半斤以和胃止呕、散水温中。本方的病机为肾阳亏虚、水气泛滥，附子是温补肾阳的主药，临证不宜去掉。

⊌ 病案选录

案一：头痛。李某，男，32 岁。患者为汽车司机，夏日开车时，因天气炎热，常在休息时畅饮冰镇啤酒或汽水，每日无度。至秋即觉头痛，每每在夜间发作，疼痛剧烈，必须以拳击

其头部，或服止痛药片始能缓解。伴有视物昏花，病程已一月多。望其人面色黧黑，舌质淡嫩，苔水滑，脉沉弦而缓。此属阳虚水泛，浊阴上窜，清阳被蒙之证。附子 12g，茯苓 18g，白术 9g，生姜 12g，白芍 9g，桂枝 6g，炙甘草 6 克。服药六剂后，头痛明显减缓，改用苓桂术甘汤四剂而愈。

刘渡舟. 经方临证指南[M]. 北京：人民卫生出版社，2013.

案二：哮喘。郭某某，女，50 岁。门诊号：466617。1984 年 5 月 20 日诊治。素有哮喘之证，每逢感冒或过劳即发。今因劳动后汗出当风，回家自觉恶寒发热，喘咳心悸，胸闷不舒，喉中如有痰涌之状，张口吸气。前医给服小青龙汤后，发热而大汗出，心悸短气，喘咳不得平卧，动则头眩晕，小便不利，面清肢冷，舌质淡，六脉沉微。此误汗伤阳，水气上逆所致。拟方：熟附子 15g，白术 12g，白芍 15g，茯苓 13g，桂枝 9g，补骨脂 12g，五味子 7g，生黄芪 15g，生姜 10g，水煎服。服 4 剂后，各症均好转。生姜减为 6g，桂枝易肉桂，连服 8 剂各症消失，再以蛤蚧定喘片调理善后。

邓培德. 真武汤新用[J]. 上海中医药杂志，1990，（1）：32.

（二）肾阳虚水停证

主症 口渴，小便不利，小腹冷，或尿频，尿急，小便色白而不畅，或伴下肢浮肿怕冷。

病机 肾阳不足、水气内停、下寒上燥。

治法 温阳化气、利水润燥。

方药 栝楼瞿麦丸。

栝楼根二两　茯苓　薯蓣各三两　附子一枚，炮　瞿麦一两。

上五味，末之，炼蜜丸梧子大，饮服三丸，日三服；不知，增至七八丸，以小便利、腹中温为知。

本方疗效评价：药后当见小便增多、小腹温和，即为有效。即"以小便利、腹中温为知。"

应用 小便不利。以肾阳亏虚、水气内停、上燥下寒为病机，以小便不利、口渴、下肢浮肿等为症状特点。在《金匮要略》中，本证属上部燥热口渴，下部肾阳亏虚、水气不行、小便不利者。如"小便不利者，有水气，其人若渴，栝楼瞿麦丸主之。（十三·10）"

病案选录

案一：消渴。星子沙山农民刘某某，男，52 岁。患消渴一年，屡用甘寒苦寒滋阴清热诸品，投之乏效，就诊时见面色萎黄，渴欲饮水，饮之则渴略减，小便由多而渐少，伴腹胀、四肢微肿，头眩、神疲肢凉，脉尺弱寸部稍数，舌质红胖大苔黄薄，诊为消渴，证属上燥下寒，阴阳两虚，拟瓜蒌瞿麦丸加味：天花粉 12g，山药 12g，茯苓 12g，瞿麦 12g，玄参 12g，苍术 12g，薄荷 3g，熟附子 10g。守服十剂，小便反多，口渴亦轻，肢温，再服二十剂，诸症悉减，后以六味地黄汤善后，病情一直平稳。

程昭寰. 谈《金匮》的瓜蒌瞿麦丸证[J]. 山东中医药杂志，1983，（2）：8.

案二：癃闭。患者余某，年 72 岁，患小便点滴不通，曾用八正、五苓及西药利尿、导尿诸法均不效，患者拒用手术，经友人介绍余诊。诊见：口渴甚苦而不欲饮，以水果自憩之，小便点滴不通，少腹胀急难忍，手足微凉，舌质淡胖有齿痕，苔黄腻偏干，脉沉细而数，诊为高年癃闭，投瓜蒌瞿麦丸加车前、牛膝：天花粉 12g，瞿麦 10g，茯苓 12g，山药 12g，牛膝 12g，车前子 12g（包），熟附子 10g。药服一剂，小便渐通，胀急略减，再三剂病去若失。

程昭寰. 谈《金匮》的瓜蒌瞿麦丸证[J]. 山东中医杂志，1983，（2）：8.

鉴别　瓜蒌瞿麦丸、真武汤和五苓散均可以治疗小便不利，但三者的病机不同。瓜蒌瞿麦丸主要用于肾阳不足、水气内停兼上燥引起的小便不利；真武汤主要用于肾阳亏虚、水气泛滥所致的小便不利；五苓散主要用于膀胱气化不利、水饮内停所致的小便不利。三者区别如表 10-3。

表 10-3　瓜蒌瞿麦丸、真武汤、五苓散鉴别

	瓜蒌瞿麦丸	真武汤	五苓散
病证	小便不利、小腹冷、口渴之下寒上燥证	心悸、头眩、小便不利、四肢沉重疼痛之阳虚水泛证	消渴、小便不利、小腹拘急之太阳蓄水证
病机	肾阳不足、水气内停、下寒上燥	肾阳亏虚、水气泛滥	膀胱气化不利、水饮内停
治法	温阳化气、利水润燥	温阳利水	化气利水
药物	瓜蒌根二两、茯苓、薯蓣各三两、附子一枚、瞿麦一两	茯苓三两、芍药三两、白术二两、生姜三两、附子一枚	猪苓十八铢、泽泻一两六铢、白术十八铢、茯苓十八铢、桂枝半两
用法	上五味，末之，炼蜜丸梧子大，饮服三丸，日三服；不知，增至七八丸，以小便利、腹中温为知	上五味，以水八升，煮取三升，去滓，温服七合，日三服	上五味，捣为散，以白饮和服方寸匕，日三服。多饮暖水，汗出愈。如法将息

八、肾虚寒湿证

肾虚寒湿证，多因寒湿侵袭肾府，或久病伤肾、寒湿内生所致，以肾阳亏虚、寒湿内阻为基本病机。临床多以身体疼、骨节痛、腰以下冷痛、小便自利、手足寒、脉沉为基本表现。肾虚寒湿证主要包括寒湿侵犯肾府证和寒湿闭阻经脉证。在《伤寒论》《金匮要略》中，主要见于少阴寒化证、肾着病中。临床上肾虚寒湿证主要见于痹症、遗尿、带下、浮肿、腹痛等中医内科、妇科和骨科疼痛性疾病。

（一）寒湿犯腰证

主症　身体重，腰以下冷痛，小便自利，腹重如带五千钱，舌淡苔白而润，脉沉迟或沉缓。
病机　寒湿留着肾府。
治法　温中散寒、健脾祛湿。
方药　肾着汤。
甘草　白术各二两　干姜　茯苓各四两
上四味，以水五升，煮取三升，分温三服，腰中即温。
应用　肾着。寒湿侵犯腰部的病证，因腰为肾之府，故名肾着。以寒湿痹阻腰部经脉为病机，临床以腰以下冷痛、腹中沉重、小便自利、身体重等为主症。在《金匮要略》中，本证属五脏病之肾着病，本证之病位不在肾之本脏，而在肾之外府腰部肌肉经脉。故治法上不必温肾，而在温化腰部肌肉经脉之间的寒湿之邪。故用肾着汤散寒祛湿，寒湿得散，阳气温行，肾着自

愈。如："肾着之病，其人身体重，腰中冷，如坐水中，形如水状，反不渴，小便自利，饮食如故，病属下焦，身冷汗出，衣里冷湿，久久得之。腰以下冷痛，腹中如带五千钱，甘姜苓术汤主之。（十一·16）"

病案选录

案一：肾着。刘氏之妻，37 岁。患腰部酸楚疼痛，白带淋漓，味臭难闻。脉沉缓无力，尺部脉更弱，舌体胖大而嫩。其人形体虽肥但气怯乏力。此乃寒湿下困肾阳，即《金匮要略》所谓的"肾着"病。干姜12g，茯苓18g，白术12g，炙甘草6g，杜仲10g，续断10g。三剂而愈。

刘渡舟. 经方临证指南[M]. 北京：人民卫生出版社，2013.

案二：带下。李某，女，23 岁。患带下如崩，汩汩然不可止。病已半月，腰酸腿沉，体疲不堪，面色淡白无华。舌质淡，脉沉。此乃其人久处寒湿阴冷之地，以致脾虚不运，湿浊下注。干姜10g，茯苓15g，白术30g，党参10g，黄芪10g，车前子10g，炒椿根白皮15g。共服五剂，带止而安。

刘渡舟. 经方临证指南[M]. 北京：人民卫生出版社，2013.

（二）寒湿痹阻经络证

主症　身体痛，手足寒，骨节痛，背恶寒，口中和，脉沉。
病机　肾阳不足、寒湿内盛。
治法　温阳散寒、除湿止痛。
方药　附子汤。
附子一枚，炮，去皮，破八片　茯苓三两　人参二两　白术四两　芍药三两
上五味，以水八升，煮取三升，去滓，温服一升，日三服。

应用　少阴寒湿身痛证。以肾阳亏虚、寒湿内盛、痹阻经脉为病机，以身体痛、手足寒、骨节痛等为症状特点。在《伤寒论》中，本证属于少阴寒化证之一，为寒湿之邪痹阻少阴经脉所致，治以附子汤温阳散寒，除湿止痛。如"少阴病，得之一二日，口中和，其背恶寒者，当灸之，附子汤主之。（304）""少阴病，身体痛，手足寒，骨节痛，脉沉者，附子汤主之。（305）"

病案选录

案一：身痛。刘某，男，62 岁，2001 年 11 月 26 日初诊。于本月 20 日午后下河捕鱼 1h 余，当晚睡中即感全身疼痛，四肢关节酸痛，辗转不宁。次日即去镇卫生院治疗，诊为外感风寒，给予小柴胡颗粒冲剂治疗 5 日不效。全身肌肉骨节酸痛，四肢厥冷，腰冷如冰，食欲不振，大便略溏，小便清长，舌质淡，苔白腻，脉沉细。证属阳气虚衰，寒湿内侵。治宜温经扶阳，祛寒除湿。用附子汤。炮附子30g（开水先煎1h），茯苓、党参、白芍各30g，白术40g。每日 1 剂。连服 7 剂后，全身肌肉及骨节酸痛基本消失，四肢转温，腰已不冷，食欲增进，大便成形，舌质淡红，苔薄白，脉缓。方证合拍，病趋痊愈，续服前方 5 剂以巩固疗效而收全功。

顾勇刚，顾文忠. 附子汤异病同治验案二则[J]. 实用中医药杂志，2005，（1）：49.

案二：妊娠腹痛。王某，女，24 岁，1983 年 3 月 12 日诊。怀孕六月多，腹痛已半月余，

经本院妇产科检查，胎无异常，用青霉素及止痛剂数日无效，转中医诊治。刻诊腹冷痛，下坠感，夜间尤甚，按之痛减，恶寒身倦，纳差腹胀，面色苍白，大便溏，小便清，舌苔白滑，脉沉弱。脉症合参，此为阳虚里寒证，治以暖宫散寒，方用胶艾汤去生地，加苏梗、乌药连服二剂不效，忆思《金匮》有云"妇人怀娠六七月……腹痛恶寒者，少腹如扇……当以附子汤温其脏"。遂用附子汤加味：附子、茯苓、桂枝各10g，党参、白术、白芍、当归各15g。先服一剂，痛减，再服一剂愈。

孙长德. 附子汤在妇科病的运用[J]. 新中医，1987，（12）：40.

九、肾寒气逆证

肾寒气逆证，是由于心阳不足、肾寒之气上逆所致。临床以阵发性气从少腹上冲心胸、伴有心悸、气短为主症，本证见于《伤寒论》太阳病篇，以及《金匮要略》奔豚气病，属于心阳虚型的奔豚证，因发汗太过、损伤心阳、阳虚阴乘、下焦寒水之气乘虚上犯心胸所致。本证在现代临床主要见于外感、心悸、眩晕、腹痛、奔豚、神志异常等中医内科疾病。

主症　阵发性的气从少腹上冲心胸，心悸，心慌，舌质淡，苔薄白。

病机　心阳不足、肾寒气逆。

治法　温肾助阳、平冲降逆。

方药　桂枝加桂汤。

桂枝五两，去皮　芍药三两　生姜三两，切　甘草二两，炙　大枣十二枚，擘

上五味，以水七升，煮取三升，去滓。温服一升。本云桂枝汤，今加桂满五两。所以加桂者，以能泄奔豚气也。

应用　奔豚。以阵发性气从少腹上冲心胸为主要临床表现。在《伤寒论》中属于太阳病变证之一，《金匮要略》有专篇论述奔豚气病。本证的病机为心阳亏虚、不能下温肾水、肾寒之气乘虚上犯心胸。方用桂枝加桂汤，重用桂枝用量以温心阳而平冲逆。如"烧针令其汗，针处被寒，核起而赤者，必发奔豚。气从少腹上冲心者，灸其核上各一壮，与桂枝加桂汤，更加桂二两也。（117）"

▼ 病案选录

案一：奔豚病。崔某，女，50岁。患奔豚病，自觉有一股气从下往上走窜，行至小腹则胀，上抵心胸则气短心悸，头冒冷汗。少顷气往下走，则诸证随之而消。每次发作时精神特别紧张恐怖，如临死亡，每日发作二三次。平时少腹及腰部有酸疼感，带下多，面色青黄不泽。舌体胖，舌质淡嫩，苔白润，脉弦数但按之无力。辨为心阳虚弱坐镇无权，以致下焦浊阴乘虚上犯。治疗当温补心阳，而消阴降冲。桂枝15g，白芍9g，生姜9g，大枣12g，炙甘草6g，黑锡丹6g（用汤药送服），一剂药服尽，冲气已止。共进五剂而愈。

刘渡舟. 经方临证指南[M]. 北京：人民卫生出版社，2013.

案二：奔豚病。故乡老友娄某某的爱人，年70，患呕吐腹痛一年余，于1973年4月16日偕同远道来京就诊。询其病状，云腹痛有发作性，先呕吐，即于小腹虬结成瘕块而作痛，块渐大，痛亦渐剧，同时气从小腹上冲至心下，苦闷"欲死"。既而冲气渐降，痛渐减，块亦渐

小，终至痛止块消如常人。按主诉之症状，是所谓中医之奔豚气者，言其气如豕之奔突上冲的形状，《金匮要略》谓得之惊发，惊发者，惊恐刺激之谓。患者因其女暴亡，悲哀过甚，情志经久不舒而得此证，予仲景桂枝加桂汤。桂枝 15g，白芍 9g，炙甘草 6g，生姜 9g，大枣 4 枚（擘）。水煎温服，每日 1 剂。30 日 2 诊：共服上方 14 剂，奔豚气大为减轻，腹中作响，仍有 1 次呕吐。依原方加半夏 9g，茯苓 9g，以和胃蠲饮，嘱服 10 剂。5 月 13 日 3 诊：有时心下微作冲痛，头亦痛，大便涩，左关脉弦，是肝胃气上冲，改予理中场加肉桂、吴茱萸，以暖胃温肝，服后痊愈返乡。两月后函询未复发。

岳美中原著，陈可冀合编. 岳美中医学文集[M]. 北京：中国中医药出版社，2005.

案三：呃逆。常某，男，51 岁，农民，1986 年 2 月 28 日初诊。自诉五年前曾因胃脘胀闷不舒，隐隐作痛，食欲不振，经某医院诊为慢性胃炎，治疗后病情有所好转。近两个月来，胃脘时有不舒，半月前又因受凉而见呃逆，日渐加剧，伴腹胀，纳呆，困倦。曾多方求治，迭进中西药，而无显效。近两日呃逆频发，故前来求治。刻诊：症如上述，见其呃逆频作，音低声微，面黄体瘦，舌淡、苔薄白，脉沉迟无力。证属脾胃虚弱，寒邪侵袭，胃气上逆之呃逆。治当补脾胃，祛寒邪，降逆气，方用桂枝加桂汤加味。处方：桂枝 20g，白芍、党参各 15g，甘草 6g，干姜、生姜各 9g，大枣 7 枚。服药两剂后，呃逆次数明显减少，腹胀、纳呆也有好转。又服二剂，呃逆消失。上方桂枝减为 9g，再进 3 剂而愈，随访无复发。

宋建中. 桂枝加桂汤治愈顽固性呃逆一则[J]. 新中医，1991，（5）：45

鉴别 奔豚汤、桂枝加桂汤和茯苓桂枝甘草大枣汤均可以治疗奔豚，但三者的病机各不相同。奔豚汤用于肝郁化热、冲气上逆引起的奔豚；桂枝加桂汤用于心阳不足、下焦肾寒之气上冲引起的奔豚；茯苓桂枝甘草大枣用于心阳不足、下焦肾寒之水欲上冲引起的奔豚。三方区别如表 10-4。

表 10-4 奔豚汤、桂枝加桂汤、茯苓桂枝甘草大枣汤鉴别

	奔豚汤	桂枝加桂汤	茯苓桂枝甘草大枣汤
病证	胸胁胀满、小腹胀满起块、气上冲胸、烦躁易怒、脉弦数、舌苔薄黄之肝郁化热奔豚证	阵发性的其从少腹上冲心胸、心悸、心慌、舌质淡、苔薄白之寒气上冲证	脐下悸动、小便不利、欲做奔豚之寒水欲上冲证
病机	肝郁化热、气上冲逆	心阳不足、寒气上冲	心阳不足、水气萌动
治法	疏肝理气、泻火平冲	温肾助阳、平冲降逆	温阳利水平冲
药物	甘草、川芎、当归各二两、半夏四两、黄芩二两、生葛五两、芍药二两、生姜四两、甘李根白皮一升	桂枝五两、芍药三两、生姜三两、炙甘草二两、大枣十二枚	茯苓半斤、桂枝四两、炙甘草二两、大枣十五枚
用法	以水二斗，煮取五升，温服一升，日三夜一服	以水七升，煮取三升，去滓。温服一升	以甘澜水一斗，先煮茯苓，减二升，内诸药，煮取三升，去滓。温服一升，日三服

十、阳虚血少气陷证

阳虚血少证，是由于肾阳不足、阴血亏虚所致。临床以下利、脉微涩、呕吐、汗出、大便

频而量少、四肢冷、脉微为主症，本证见于《伤寒论》少阴病篇，本证以阳虚气陷为主，故治疗当以灸法温其上，以提升阳气而止利。在现代临床见于下利、呕吐、汗出等中医内科疾病。

主症　下利，大便频而量少，呕吐，汗出，四肢冷，但欲寐，脉微涩。

病机　少阴阳气、阴血亏虚。

治法　当温其上。

方药　灸百会穴、气海穴等。

应用　少阴阳虚血少下利证。以大便频数而量少、脉微涩、呕吐、四肢冷为主要临床表现。在《伤寒论》中属于少阴病寒化证重症之一。本证的病机为阴阳两虚，既有阳虚气陷的下利，又有阴盛气逆的呕吐，此时温阳有障于血少，降逆有碍于下利，升阳又有碍于呕逆，汤剂难以施治，但是又以阳虚气陷为主，故温而灸之，以温阳而止利。如"少阴病，下利，脉微涩，呕而汗出，必数更衣，反少者，当温其上，灸之。(325)"

十一、肾虚滑脱证

肾虚滑脱证，是由于脾肾阳虚、滑脱不禁所致。临床以下利不止、便脓血、色赤暗、白多红少、腹中绵绵为主症，本证见于《伤寒论》少阴病篇，属于虚寒性痢疾的范畴，因脾肾阳虚、统摄无权、滑脱失禁所致。本证在现代临床主要见于痢疾、腹泻、便血、崩漏、带下等中医内科、妇科疾病。

主症　下利不止，便脓血，色赤暗，白多赤少，腹痛绵绵，小便不利，舌苔白，脉沉弱。

病机　脾肾阳虚、滑脱不禁。

治法　温肾健脾、涩肠固脱。

方药　桃花汤。

赤石脂一斤，一半全用，一半筛末　干姜一两　粳米一升

上三味，以水七升，煮米令熟，去滓。温服七合，内赤石脂末方寸匕，日三服。若一服愈，余勿服。

服药特点：赤石脂一半生药入煎剂，一半为研末冲服。关键在研末冲服，直接留着肠道，取其温涩之性，可涩肠固脱，有局部收敛止血、修复肠道的作用。可谓用药之巧。

应用　少阴虚寒下利便脓血证。以下利便脓血、白多赤少、腹痛绵绵、喜温喜温为主要临床表现。在《伤寒论》中属于少阴病寒化证之一。本证的病机为肾阳虚衰、火不暖土、统摄无权、滑脱失禁。妇科和内科出血性疾病的病机是阳气虚衰、不能摄血，临床以出血色淡、腹痛绵绵、喜温喜按、畏寒倦卧为主症。如"少阴病，下利，便脓血者，桃花汤主之。(306)""少阴病，二三日至四五日，腹痛，小便不利，下利不止，便脓血者，桃花汤主之。(307)"

▌ 病案选录

案一：下利脓血。程某，男，56 岁。患"肠伤寒"住院治疗已四十多天，仍大便泻下脓血，血多而脓少，每日三四次。伴腹痛阵发，手足发凉，神疲体倦，饮食减少。其人面色夭然不泽，舌体胖大质淡，脉弦缓。此为脾肾阳虚，寒伤血络，下焦失约，属少阴虚寒下利，便脓血无疑。但因久利之后，不仅大肠滑脱不禁，而且气血亦为之虚衰，治疗当温涩固脱兼益

气生血。赤石脂 30g（一半研末冲服，一半入汤剂煎煮），炮姜 9g，粳米 9g，人参 9g，黄芪 9g。服三剂后脓血止；再服三剂大便转常，腹中安和，饮食增进。转用归脾丸加减，巩固疗效而收功。

刘渡舟. 经方临证指南[M]. 北京：人民卫生出版社，2013.

案二：带下。卢某，女，42 岁。诉阴道流出黏液及血液已年余。近来下腹胀满不舒，神疲乏力，足跗浮肿，经妇科检查为宫颈糜烂。先按湿热论治，后又按气血两亏投药，均未效。查患者面色萎黄，脉微弱，尤以尺脉为甚，舌白滑无苔。证属脾肾两虚，以肾虚为主。治以温经散寒，补肾固脱。方拟桃花汤加味治疗。连服 2 剂，精神转佳，带下大减；再服 3 剂，带下腹胀消失，足跗浮肿消退，脉缓有力。

王琦. 经方应用[M]. 银川：宁夏人民出版社，1981.

案三：崩漏。陈某，女，20 岁，未婚，于 1981 年 5 月 14 日初诊。患者月经过多已三年，十四岁月经初潮时，曾参加剧烈运动，遂致月经淋沥不止，持续半年之久，接着又复停经五个月复来，周期四十至六十天。末次月经 4 月 3 日，量多，色淡无血块，小腹隐痛，头晕眼花，心慌失眠，倦怠无力，口干纳差，流血二十多天时，曾服补气养血、止血之剂（归脾汤加味），出血至今已四十一天，仍未得止，面色苍白无神，舌苔薄白质淡，脉沉细微数。此证由于劳伤气血，损伤冲任，不能摄制经血，病久气血两虚，当防暴下，而致气随血脱，急以大补元气，固摄冲任。方用人参桃花汤加味。处方：人参 10g（另炖服），赤石脂 60g（一半煎，一半冲服），干姜 9g，粳米 30g，禹余粮 15g，乌梅炭 6g，山药 20g，炙甘草 3g，阿胶（烊化）10g。先用一剂，水煎服。二诊服药已止，诸恙悉减，药既应病，仍从前法加减二剂，并佐服人参归脾丸而痊愈。一年后随访未复发，已婚而生一男婴。

严育斌. 桃花汤的临床辨证运用[J]. 陕西中医，1983，4（3）：27.

鉴别 桃花汤和赤石脂禹余粮丸均可以治疗下利，但二者的病机不同。桃花汤主要用于脾肾阳虚、滑脱不禁引起的虚寒性下利证；赤石脂禹余粮丸主要用于下元不固、滑脱不禁引起的下利证。二者区别如表 10-5。

表 10-5 桃花汤与赤石脂禹余粮丸汤鉴别

	桃花汤	赤石脂禹余粮丸汤
病证	下利便脓血、白多赤少、喜温喜按之虚寒性下利证	久泻久利之滑脱证
病机	脾肾阳虚、滑脱不禁	下元不固、滑脱不禁
治法	温肾健脾、涩肠固脱	涩肠固脱止利
药物	赤石脂一斤、干姜一两、粳米一升	赤石脂一斤、太一禹余粮一斤
用法	上三味，以水七升，煮米令熟，去滓。温服七合，内赤石脂末方寸匕，日三服	上二味，以水六升，煮取二升，去滓。分温三服

十二、阴寒犯胃证

阴寒犯胃证，是由肾阳不足、寒邪内生、上犯于胃、中焦升清降浊功能失常所致的证候。临床以呕吐、下利、手足逆冷、烦躁欲死为主症。本证见于《伤寒论》少阴病篇，属于少阴肾阳虚衰不甚，能与阴邪相争之证候，因肾阳不足、阴邪内生、寒邪上逆于胃、胃失和降所致。

本证在现代临床主要见于呕吐、泄泻、心烦等中医内科疾病。

主症 呕吐，下利，手足厥冷，烦躁欲死，舌淡质暗，苔白润，脉沉紧。

病机 肾阳虚衰、寒邪上干于胃、浊阴上逆。

治法 温胃散寒、降浊暖肾。

方药 吴茱萸汤。（见胃寒气逆证、肝胃虚寒证）

第二节 肾 气 虚 证

肾气虚证，肾阳气亏虚出现的证候。因感受寒邪、或久病伤肾、肾气亏虚、命门火衰、气化不利所致，临床以腰膝酸痛、少腹拘急、小便不利、脉沉迟为基本表现。本证多见于《金匮要略》中虚劳腰痛、痰饮证、消渴病和妇人转胞证，多因肾气不足、气化不利所致。现在临床多见于泄泻、眩晕、腰痛、水肿、癃闭、尿频、早泄、阳痿、消渴等中医内科、男科疾病。

主症 腰酸痛或酸软，劳则加重，畏寒肢冷，小便不利，或夜尿多，面色㿠白，舌淡有齿痕，舌苔白润，脉沉迟或弱。

病机 肾气不足、气化无力。

治法 滋阴补肾、温阳化气。

方药 肾气丸。

干地黄八两 山茱萸 薯蓣各四两 泽泻 茯苓 丹皮各三两 桂枝 附子各一两，炮

上八味，末之，炼蜜和丸，梧子大。酒下五十丸，日再服。

应用

1. 虚劳腰痛。以肾气亏虚、腰府失养为病机，以腰酸痛、少腹拘急不适、小便不利等为主症。在《金匮要略》中，本证属于虚劳的范畴，因肾中阳气亏虚、不能温阳腰府所致。方中重用滋阴之药，轻用温阳之药，正如柯韵伯所言："意不在补火，而在微生火，即生肾气。故不曰温肾，而名肾气"。如"虚劳腰痛，得少腹拘急，小便不利者，八味肾气丸主之。（六·15）"

2. 阳虚微饮。以肾阳不足、气化无力为病机，以腰膝酸软、小便不利、下肢水肿、气短乏力等为主症。在《金匮要略》中，见于痰饮咳嗽病篇，因肾气不足、无力化气行水所致。如"夫短气有微饮，当从小便去之，苓桂术甘汤主之，肾气丸亦主之。（十二·17）"

3. 消渴。以肾气亏虚、蒸腾气化无力为病机，以腰膝酸软、口渴引饮、饮不解渴、小便反多、饮多溲多等为主症。在《金匮要略》中，见于消渴小便不利病篇，因肾气不足，既不能蒸腾津液以润上，又不能化气行水以摄津所致。如"男子消渴，小便反多，以饮一斗，小便一斗，肾气丸主之。（十三·3）"

4. 妇人转胞。以肾气虚、膀胱气化不利为病机，以腰酸、小便不通、脐下急迫为主症。在《金匮要略》中，见于妇人杂病篇，因肾中阳气不足、膀胱气化失常所致。如"问曰：妇人病，饮食如故，烦热不得卧，而反倚息者，何也？师曰：此名转胞，不得溺也，以胞系了戾，故致此病，但利小便则愈，宜肾气丸主之。（二十二·19）

病案选录

案一：腰痛。张某某，男，86岁，住某院。1960年4月25日会诊。患者腰背酸痛，足冷，小便短而频，不畅利，大便难，口干口苦，饮水不解，舌淡少津无苔，脉象右洪大无力，左沉细无力。脉证兼参，属阴阳两虚，水火皆不足，治宜温肾阳，滋肾阴，以八味地黄丸加减：熟地9g，云苓6g，怀山药6g，杜仲（盐水炒）9g，泽泻4.5g，熟川附子4.5g，肉桂（去粗皮、盐水炒）1.5g，怀牛膝6g，破故纸9g。水煎服，加蜂蜜30g，兑服，连服3剂。复诊：服前方，腰背酸痛，口苦口干均减，足冷转温，大便溏，小便如前，舌无变化，原方再服3剂。三诊：因卧床日久未活动，腰仍微痛，小便仍频，西医诊断为前列腺肥大，其余无不舒感觉，高年腰部疼痛虽减，但仍无力，宜继续健补肾气，以丸剂缓服。熟地90g，山萸肉30g，怀山药60g，泽泻30g，熟川附片30g，肉桂18g，怀牛膝30g，破故纸60g，菟丝子60g，巴戟天30g。各研细末和匀，炼蜜为丸，每重9g，每服1丸。并每早服桑椹膏一汤匙，开水冲服，连服2剂恢复健康，至五年多未复发。

中国中医研究院. 蒲辅周医案[M]. 北京：人民卫生出版社，2005.

案二：水肿。梁某某，女，34岁，家属。1972年10月5日初诊。住院号：76124。腰部胀痛年余，全身浮肿1个月。患者自1971年6月产后，始感腰部胀痛伴有小便不适，每次经前腰痛加重，伴有少腹冷痛感，恶心，双足后跟痛，经色淡红，量较多，夹有紫暗色瘀块。近1月来症状加重，全身逐渐出现浮肿，经多方医治无效。检查：血压170/110mmHg，尿蛋白（+++），颗粒管型0～11/高倍，白细胞多量，3次中段尿培养均有大肠杆菌。面部浮肿，腹部膨隆，双下肢手压没指。舌质淡红，苔薄白而腻，脉沉弦。西医诊断为：1. 高血压病（Ⅰ期）；2. 泌尿系感染；3. 月经不调。证属劳倦伤肾，气血亏虚，寒凝血滞。拟温肾壮阳，通络利水为治。以肾气丸加减：熟地15g，怀山15g，枣皮10g，茯苓15g，附子10g，肉桂5g，沉香3g，鹿角霜15g，甲珠10g，泽兰12g，甘草5g。上方服两剂后，尿量逐渐增多，6剂后腰部及足跟疼痛随之缓解，水肿消退，血压基本正常，续用原方去甲珠、沉香，加黄芪30g，党参20g，巩固1月，尿常规检查正常，随访5年未复发。

喻峰. 肾气丸之临床应用体会[J]. 湖南中医杂志，1985，（1）：16.

案三：口渴多尿。王女新琼，4岁。病由吐泻而起，先失治理，后又治不适宜，延至一月而吐泻始已，无何尿多而渴，家人不以为意，儿至形销骨立，不能起行，奄奄床第，又复多日，始来延治。按脉微细，指纹隐约不见，神志清明，睛光亦好，唇淡白，舌润无苔，语微神疲，口渴尿多，饮后即尿，尿后即饮，不可数计，肢冷恒喜被温，尿清长，无油脂，食可稀粥半盂，大便好。是病由于阴虚阳衰，不能蒸化津液，以致尿多渴饮；又因病久气虚，故神疲肢冷，已属阴阳两虚之极。差幸能食便好，脾胃机能健运，元气几微尚存，此为本病有转机之重大环节。此时滋阴扶阳均极重要，如阳回阴生，火能化水，津液四布，病则自已。因选用金匮肾气丸，借以蒸发肾水，升降阴阳。张景岳有云："阳气不化，则水精不布，水不得火，则有升无降，所以直入膀胱而饮一溲二，以故源泉不滋天壤枯涸者，是皆真阳不足，火亏于下之证也。"读此，可知阴阳气化之理，尤能深一层明确肾气丸之功用。方中附子、肉桂温阳，熟地、山药滋阴，丹皮清虚热，山茱涩精气，茯苓健脾升化，泽泻补肾清利，用以治小儿脾泻而成之阴亏阳微之口渴尿多证，殊符合王冰"益火之源，以消阴翳"之旨。将丸改作汤服，同时用蚕茧五钱，洋参钱半，山药一两，蒸作茶饮。服药四剂，渴尿减半，至七剂则诸证悉已，后以五味异功散加补骨脂、益智、巴戟、枸杞等温补脾肾，调养一月而瘳。

赵守真. 治验回忆录[M]. 北京：人民卫生出版社，2008.

第三节　肾阴虚证

肾阴虚证，肾脏阴液不足出现的证候。因感受热邪、久病伤阴，或素体肾阴亏虚所致，临床以失眠多梦、腰膝酸软、口干咽燥、舌红少苔、脉沉细数为基本表现。本证多见于《伤寒论》中少阴病篇，属于少阴病热化证的范畴，多因少阴肾阴不足所致，以及肾精亏虚导致的阴阳易。

一、肾阴虚火旺证

肾阴虚火旺证，是由于肾阴虚、心火旺所致。临床以心中烦、不得卧、口燥咽干、舌红少苔等为主症，本证见于《伤寒论》少阴病篇，属于少阴热化证的范畴。本证多因肾阴亏虚、不能上滋于心、心火亢盛所致。在现代临床主要见于失眠、心悸、烦躁、崩漏、胎漏、阳痿、早泄等中医内科、妇科、男科疾病。

主症　心中烦，不得卧，口燥咽干，舌红少苔，脉沉细数。

病机　肾阴虚、心火旺。

治法　滋肾阴、泻心火、交通心肾。

方药　黄连阿胶汤。

黄连四两　黄芩二两　芍药二两　鸡子黄二枚　阿胶三两，一云三挺

上五味，以水六升，先煮三物，取二升，去滓，内胶烊尽，小冷，内鸡子黄，搅令相得。温服七合，日三服。

应用　少阴热化证。本证以肾阴亏虚、心火旺盛为病机，以心烦失眠、口燥咽干、舌红少苔为主症。在《伤寒论》中，本证属于少阴热化证的范畴，因肾阴亏虚、心火失滋而上亢所致。此证的肾阴亏虚属于虚证，心火亢盛属于实证，所以本证属于上实下虚证。妇科疾病以心烦失眠、月经前期、或者淋漓不尽、舌质红少苔、脉细数为主症；男科疾病以心烦失眠、腰膝酸软、阳痿或早泄、舌红少苔等为主症。方用黄芩、黄连清心火，阿胶、鸡子黄、白芍补肾阴。如"少阴病，得之二三日以上，心中烦，不得卧，黄连阿胶汤主之。（303）"

⚓ 病案选录

案一：失眠。 张某，男，25 岁。心烦意乱，尤其以入夜为甚，难以睡眠，常觉居室狭小，憋闷不堪，而欲奔赴室外。舌尖红赤起刺如草莓，脉数。此乃心火燔烧而肾水不能上承，以致心肾不能相交，火盛于上，水亏于下，形成水火失济，阴阳不和之证。黄连 10g 黄芩 6g 阿胶 10g 白芍 12g 鸡子黄 2 枚 竹叶 6g，龙骨 12g，牡蛎 12g，服一剂烦减，二剂寐安。

刘渡舟. 经方临证指南[M]. 北京：人民卫生出版社，2013.

案二：月经淋漓。 陈某，女，25 岁。月经淋漓不断，往往前次月经未尽，下次又潮，伴

见面色萎黄，疲乏无力，心烦难寐，或偶尔得眠，又乱梦纷纭，反增疲倦。曾多次服用温补涩血之剂，六脉滑数，舌红尖赤，心火上炎，无水以制，阳亢不能入于阴中，故而心烦难寐；心主血脉，心火盛则血不安经，因此月经淋漓不止。然而心火上炎，实由肾水不滋所致。黄连10g，黄芩6g，阿胶10g，白芍10g，鸡子黄2枚 服药五剂，则血止寐安。

刘渡舟. 经方临证指南[M]. 北京：人民卫生出版社，2013.

案三：阳痿。王某某，男，25岁，工人。1981年3月10日就诊。诉近年来常见心烦，遇事易心悸，焦虑少寐，梦多头晕，腰酸耳鸣，咽干灼热，精神萎靡。婚后3月，阳痿不举，上症渐见加重，形体消瘦，小便短黄。自觉羞愧，不敢求医，曾自服五味子糖浆、补肾丸等成药，失眠多梦略有好转，他症如故。心甚恐惧，焦躁不安，不得已而求医。服药数十剂，疗效不佳，转诊于余。余检视前方，皆系补肾壮阳之品，追溯病源，乃由年少无知，犯染手淫，遗精频繁。诊其舌红，脉沉细数。余忆及《素问·六节脏象论篇》曰："肾者主蛰，封藏之本，精之处也。"患者频频手淫，致封藏失职，真阴大亏，相火偏盛，心阴暗耗，君火内动。治疗之关键，在乎滋阴清火，交通心肾。投以黄连6g 白芍10g，阿胶15g（烊冲），生地15g 知母10g 玄参15g 竹叶6g 鸡子黄2枚，5剂后，咽干灼热，心烦好转，小便亦转清色，随证加减，继服20剂，悸平神安，阳事能举，再以知柏地黄丸调理一月告愈。

孙爱英. 黄连阿胶汤治疗阳痿[J]. 湖南中医杂志，1986，（5）：43.

二、肾阴虚水停证

肾阴虚水停证，是由于肾阴虚、水热互结所致。临床以心中烦、发热、口渴欲饮、小便不利、脉浮为主症，本证见于《伤寒论》阳明病篇和少阴病篇，属于少阴热化证的范畴。本证多因肾阴亏虚、主水失司、水热互结所致。本证在现代临床主要见于失眠、心悸、血尿、下利、淋证、咳嗽等中医内科疾病。

主症 发热，口渴，小便不利，脉浮，或下利，心烦不得眠。

病机 肾阴亏虚、水热互结。

治法 清热滋阴利水。

方药 猪苓汤。

猪苓，去皮 茯苓 泽泻 阿胶 滑石，碎 各一两

上五味，以水四升，先煮四味，取二升，去滓，内阿胶烊消，温服七合，日三服。

应用

1. 阳明热盛伤阴引起的小便不利证。本证以热盛伤阴、水热互结下焦为病机，以发热、口渴、小便不利、下肢水肿为主症。在《伤寒论》中，本证属于阳明热证的范畴，因阳明热盛、下劫肾阴、主水失司、水热互结所致。如"若脉浮发热，渴欲饮水，小便不利者，猪苓汤主之。（223）"

2. 少阴热化证。以少阴阴虚有热、水热互结为病机，临床以下利、咳嗽、呕吐、心烦不得眠、小便不利为主症。在《伤寒论》中见于少阴病篇，因肾阴亏虚，阴虚有热，水热互结所致。如"少阴病，下利六七日，咳而呕渴，心烦不得眠者，猪苓汤主之。（319）"

⚓ 病案选录

案一： 下利案。崔某，女，35 岁。产后患下利，前医作脾虚论，曾服不少补脾药而无效。症见：下利而口渴，舌绛而苔薄黄，脉沉略滑。初以厥阴下利，投白头翁汤不效。细询后，知有夜寐不佳，咳嗽而下肢浮肿与小便不利等证。猪苓 10g，茯苓 10g，泽泻 10g，滑石 10g，阿胶 10g。连服五剂后，小便通畅，腹泻随止，其他各症亦消。

刘渡舟. 经方临证指南[M]. 北京：人民卫生出版社，2013.

案二： 尿血。蒋某某，男，45 岁，农民。1979 年 7 月初，患钩端螺旋体病，经用青霉素后高热下降，病情好转。同月 24 日小便渗血，尿赤而短，茎中不适，少腹胀闷，按之呼痛，体温 37.9℃，大便干，纳谷不香，口渴欲饮，舌红苔薄黄，脉细数。诊断：①尿血，②阴虚夹热停水。处方：猪苓汤加味，猪苓 12g，泽泻 9g，茯苓 12g，滑石 20g，阿胶 9g，生地 15g，小蓟 9g，栀子炭 9g。上方连服五剂，血止热退而安。

张建中. 猪苓汤在急性热病中的运用[J]. 四川中医，1986，4：11.

案三： 咳嗽。患者王某某，男，60 岁。素日体弱，嗜烟，因感冒咳嗽月余，前医以红霉素、鱼腥草治疗四五日无效，审其症见咳嗽痰白略黄，咳而不爽，口微渴，胸闷，舌红无苔而津多，脉细而濡，吾始认为表邪入里化热，耗伤肺胃之阴，与沙参麦门冬汤加减治之。药后非但诸症不减反见气短，咯痰黏腻稠白，不欲食，大便溏，细思良久，乃水热互结之咳嗽耳，《伤寒论》云："少阴病下利六七日，咳而呕渴，心烦不得眠，猪苓汤主之。"乃与润燥清热利水，处以猪苓汤：阿胶 30g，猪苓 12g，茯苓 10g，泽泻 6g，滑石 24g。服上方二剂后诸症大减，舌苔红润，脉细缓。再拟调理脾肺之剂而愈。

刘怀德. 猪苓汤治愈咳嗽一例[J]. 山西中医，1987，3（3）：25-26.

鉴别　黄连阿胶汤和猪苓汤均可以治疗心烦不得眠，但二者的病机不同。黄连阿胶汤主要用于肾阴虚、心火旺引起的失眠；猪苓汤主要用于肾阴虚、水热互结引起的失眠。二者区别如表 10-6。

表 10-6　黄连阿胶汤与猪苓汤鉴别

	黄连阿胶汤	猪苓汤
病证	心中烦、不得卧之肾阴虚心火旺证	心中烦不得眠、小便不利、脉浮之阴虚水热互结证
病机	肾阴虚、心火旺	肾阴虚、水热互结
治法	滋肾阴、泻心火、交通心肾	清热滋阴利水
药物	黄连四两、黄芩二两、芍药二两、鸡子黄二枚、阿胶三两	猪苓、茯苓、泽泻、阿胶、滑石各一两
用法	上五味，以水六升，先煮三物，取二升，去滓，内胶烊尽，小冷，内鸡子黄，搅令相得。温服七合，日三服	上五味，以水四升，先煮四味，取二升，去滓，内阿胶烊消，温服七合，日三服

三、肾阴虚咽痛证

肾阴虚咽痛证，是由于肾阴虚、虚火上扰所致。临床以咽痛、胸满、心烦、下利为主症，本证见于《伤寒论》少阴病篇，属于少阴热化证的范畴。本证多因肾阴亏虚、虚火上扰、咽部失滋所致。本证在现代临床主要见于咽痛、梅核气、喉痹等中医咽喉疾病。

主症　咽痛干涩，红肿不甚，或伴心烦，下利，胸满，舌质红少苔，脉细数。

病机　肾阴亏虚、虚火上扰。

治法　滋阴润肺。

方药　猪肤汤。

猪肤一斤

上一味，以水一斗，煮取五升，去滓，加白蜜一升，白粉五合，熬香，和令相得，温分六服。

应用　少阴咽痛。以少阴阴虚、虚热上扰为病机，临床以咽部干涩轻微疼痛、红肿不甚、舌红少苔、脉沉细为主症。在《伤寒论》中，见于少阴病篇，属于少阴热化证引起的咽痛，因肾阴不足、虚火循经上扰咽部所致。方用猪肤，滋肾润燥治疗阴虚咽痛。如"少阴病，下利咽痛，胸满心烦，猪肤汤主之。（310）"

病案选录

案一：咽痛。某女，20 岁。因唱歌而致咽喉疼痛，声音嘶哑。屡服麦冬、胖大海之类药物无效，适值演出之时，心情十分焦急。视其舌质红少苔，脉细。辨为肺肾阴虚，虚火上扰之"金破不鸣"证。净猪肤半斤。上一味，熬汤成后调入鸡子白，徐徐呷服，服药尽，则咽痛止而音哑除。

刘渡舟. 经方临证指南[M]. 北京：人民卫生出版社，2013.

案二：喉痹。马某某，女，10 岁，学生，1977 年 3 月 4 日初诊。患儿素体较弱，屡发扁桃腺炎。20 天前患麻疹病，曾高热、昏谵，瘥后精神不振，纳食不佳，干咳少痰，咽部灼热痛痒，似有物阻隔，常作"吭"声，入夜尤甚，时索水饮，饮而不多。扁桃腺Ⅰ度肿大，其色淡红，舌质嫩红少苔，脉细数。此系病后余邪未清，真阴不足，热邪直犯少阴之证。治当滋肾泄热，仿猪肤汤凉润法：猪肤 30g，粳米 15g，雪梨一个（去皮核），水煎汤饮，每日 3～10次。连进 7 剂，诸恙悉平。

代桂满. 猪肤汤的临床运用[J]. 浙江中医学院学报，1982，（4）：22.

案三：喉喑。李某某，男，36 岁，干部，1973 年 10 月 21 日初诊。声音低沉，甚或嘶哑，已历三载。初因感冒未愈，劳伤过度，音变嘶哑。虽经治好转，但嗣后屡发。近一年来，音哑不愈，咽部微痛，灼热喉痒，吭喀少痰。伴虚烦少寐，手足心热，体倦腰酸，耳鸣遗精，舌红干少苔，脉细数。此属肺肾亏虚，喉失濡养，虚火上炎，声门开合不利之证。法宜滋补肺肾，方取猪肤汤加味：猪肤 30g，粳米、明党参各 15g，麦冬 9g，杏仁 6g，煎汤去渣加白蜜一羹匙调服。服药 10 剂，声音较亮，咽干喉痒已去，夜寐多梦，耳鸣腰酸如故。肾精亏损已极，仿叶氏味咸入肾法：知母、黄柏各 6g，熟地 15g，龟板 20g，莲肉、芡实、山药各 9g，猪骨髓 30g，水煎服。服 5 剂诸症大减。原方去知母、黄柏继服，每周 5 剂，停 2 日，又进 20剂，诸症悉除。

代桂满. 猪肤汤的临床运用[J]. 浙江中医学院学报，1982，（4）：22.

四、精亏浊邪阻窍证

精亏浊邪阻窍证，是由于肾精亏虚、感染邪毒所致。临床以身重少气、少腹拘急、牵引作痛、头晕眼花、腰膝拘急、阴浊外漏为主症，本证见于《伤寒论》阴阳易差后劳复篇，属于阴阳易的范畴。本证多因大病初愈、更犯房事、感染邪毒所致。本证在现代临床主要见于头晕、漏精、阴阳易等中医女科、男科疾病。

主症　身重少气，少腹拘急，甚者牵引作痛，头晕眼花，腰膝拘急，阴浊外漏。

病机　肾精亏虚、感染邪毒。

治法　导邪外出。

方药　烧裈散。

妇人中裈，近隐处，取烧作灰

上一味，水服方寸匕，日三服。小便即利，阴头微肿，此为愈矣。妇人病，取男子裈烧服。

应用　阴阳易。本证以肾精亏虚、感染邪毒为病机，以身重少气、少腹拘急、头晕、腰膝酸软为主症。在《伤寒论》见于阴阳易差后劳复篇，因大病初愈、房事过度、耗损肾精、邪毒内侵所致。此种因房事感染邪毒而致的疾病，称之为阴阳易。男女裤裆，附着秽浊之物，烧灰取其火净而通散，以导邪外出。如"伤寒阴易之为病，其人身体重，少气，少腹里急，或引阴中拘挛，热上冲胸，头重不欲举，眼中生花，膝胫拘急者，烧裈散主之。（392）"

> **病案选录**

阴阳易。张某，女，28岁。国庆公社胜利大队社员，1970年12月会诊。患者面色苍白，汗出多，恶寒甚，被上加盖皮大衣，身仍抖动不止，每间隔二三分钟即发出一声恐惧凄惨的尖叫声。询言以阴中拘引，每拘引时即感有一股热气直冲心下，此刻即自感欲死而发叫，两腿酸困，苦莫名状，项软头重不欲举，气短不续，双目紧闭，开则眼中冒花而眩甚，小便三日未解，但言阴中时流出霉腐样黏液。望苔薄舌淡，诊脉弦细稍数。病情怪异，但神志清晰。复询问其爱人，乃实告曰：三日前爱人感冒初愈，同房后即感身困不适，至天明病重不起，急送医院。查体温、血压、血象均正常，但对其临床症状急迫，西医师用西药治疗三日症状有增无减。患者邀余会诊。思此与仲师差后劳复病机正传吻合，乃令其爱人如法调服烧裈散，并嘱不要将所服何药报告患者，药后约半小时阴中拘引感消失，心神渐安而酣然入睡。睡约二小时，醒后于病室内畅尿一次，尿后病症若失，面露笑容，但言身乏。患者因症状若失，于再次排便时，坚持去室外雪地排便，返回病室时，诸症复发如前。因忆烧裈散服法有小便利即效，予五苓散加木通，岂知药一下咽，症状搏剧，惨叫声声相接。急令再调服烧裈散，药后病症又若失。坚持服烧裈散三天，病情稳定，未再复发。只言身乏软，予以归脾汤、桂附地黄丸调理而康复。

何复东. 烧裈散验案三例[J]. 陕西中医学院学报，1983，（1）：3.

第四节 肾阴阳两虚证

肾阴阳两虚证，肾脏阴气和阳气同时出现亏虚的证候。因久病失治误治、房劳过度、或素体阴阳亏虚所致，临床以腰膝酸软、畏寒肢冷、头晕耳鸣、潮热盗汗、口燥咽干为基本表现。本证多见于《伤寒论》中太阳病篇，属于太阳病变证的范畴，亦可以见于《金匮要略》中的虚劳病，因阴阳俱虚失精所致。

一、阴阳两虚证

阴阳两虚证，因太阳病误汗、损伤阴阳所致。临床以恶寒、小腿抽筋、脉沉细为主症，本证见于《伤寒论》太阳病篇，属于太阳病误治所导致的坏病范畴。本证因太阳表证误治，损伤营阴和阳气所致。本证在现代临床主要见于痹证、筋疝、腹痛、腰痛等中医内科、骨伤科疾病。

主症 恶寒，脚挛急，脉沉细，舌质淡。

病机 阴阳两虚。

治法 益阴扶阳。

方药 芍药甘草附子汤。

芍药 甘草各三两，炙附子一枚，炮，去皮，破八片

上三味，以水五升，煮取一升五合，去滓。分温三服。疑非仲景方。

应用 肌肉筋脉痉挛性疾病。以阴阳两虚、筋脉肌肉失养为病机，临床以恶寒、小腿抽筋、舌淡、脉沉细为主症。在《伤寒论》中，见于太阳病篇，因太阳病误治、损伤阴阳、筋脉失养所致。方用芍药、甘草，以酸甘化阴；附子温补肾阳。如"发汗，病不解，反恶寒者，虚故也，芍药甘草附子汤主之。（68）"

病案选录

案一：肠痉挛。朱某，男，37 岁，工人。1991 年 12 月 7 日初诊。腹痛反复发作 3 年余。初因饮酒受凉后腹痛，始吐继泻，经治而安。后每因受凉而屡发，痛时脐腹部攻冲绞痛，喜温熨。近半年来发作频繁，昨因天气突变，腹痛又作，且有痛时欲便之感。视前就诊记录，有谓"肠痉挛""胃肠炎""肠道激惹综合征"者，询之平素怕冷，腹部尤甚，四肢不温，稍食冷物，下咽刻时腹痛即作，舌质淡白，脉沉细弱。证属脾肾阳虚，寒湿阻滞。治宜温补脾肾，散寒温中止痛。予芍药甘草附子汤加味：制附子 30g，白芍 45g，炙甘草 12g，延胡索 10g，干姜 10g，荜茇 6g。2 剂，每日 1 剂，水煎服。服 1 剂腹痛即止。后予温中健脾，补肾温阳之法调理月余而愈，随访未再发。

涂东明. 芍药甘草附子汤的临床应用体会[J]. 山西中医，1997，13（3）：33.

案二：腰痛。范某某，男，60 岁，农民，华容人。因冬月雨天担水不慎摔倒，扭伤腰部，当时疼痛剧烈，行走不便，自觉右侧腰部有冷感。查局部无明显肿胀，但第三、四腰椎右侧有明显压痛，活动时右腰部痛甚，脉、舌无变化。以芍药甘草附子汤，加乳香 10g，没药 10g，水煎服，并以生姜、葱白共捣热敷患处。服药四剂痛止。

赵尚久，贺又舜. 芍药甘草附子汤的临床运用[J]. 湖南中医学院学报，1980，（1）：41-42.

案三：坐骨神经痛。李某，女，87岁。患者因右腰腿放射性疼痛20 d入院，经检查确诊为腰椎间盘突出症。经西医方法治疗1周症状仍未见好转，遂请梁老会诊。诊见患者形体瘦小，疼痛难忍，坐立不安，尤其夜间加剧，口和，舌淡质润苔白，脉沉紧。证属阴阳两虚。方用芍药甘草附子汤。处方：制附子（先煎）15g，芍药10g，甘草5g，水煎服，每日1剂。二诊：患者诉服药3剂后疼痛已完全改善，遂要求出院。再投上方7剂以巩固疗效。

钱彩凤. 梁如镜老中医验案3则[J]. 河南中医，2009，29（8）：773.

二、阴阳两虚兼证

阴阳两虚兼证，是以肾阴阳两虚证为基础，又兼有其他证候。据《伤寒论》和《金匮要略》所述，肾阴阳两虚兼证主要有兼心肾不交证和兼心神不宁证两类。兼心肾不交证是因阴阳两虚、心肾不交所致。临床以少腹弦急、阴头寒、目眩发落、遗精、梦交为主症，本证见于《金匮要略》虚劳病篇，多因亡血失精日久所致，以阴阳两虚、阳不摄阴、阴不内守为基本病机。现代临床主要见于失精、梦交、盗汗、早泄、失眠、阳痿等中医内科、男科和妇科疾病。兼心神不宁证，是阴阳两虚、心神失养所致。临床以烦躁、肢厥、恶寒、脉微细为主症，见于《伤寒论》太阳病篇，因太阳病误治所致，本证阴阳两虚，但以阳虚为主。现代临床主要见于心悸、烦躁、腹泻、寒厥、水肿等中医内科疾病。

（一）兼心肾不交证

主症　少腹弦急，阴头寒，目眩发落，男子遗精，女子梦交。
病机　阴阳两虚、心肾不交。
治法　调和阴阳、潜镇摄纳。
方药　桂枝加龙骨牡蛎汤。
桂枝　芍药　生姜各三两　甘草二两　大枣十二枚　龙骨　牡蛎各三两
上七味，以水七升，煮取三升，分温三服。
应用　阴阳两虚失精证。以阴阳两虚、阳不摄阴为病机，临床以少腹拘急、腰膝酸软、男子失精、女子梦交为主症。在《金匮要略》中，见于虚劳病篇，因阴阳两虚、阳不摄阴、阴不内守所致。方用桂枝汤调和阴阳，加龙骨、牡蛎潜镇摄纳。如"夫失精家，少腹弦急，阴头寒，目眩发落，脉极虚芤迟，为清谷，亡血，失精，脉得诸芤动微紧，男子失精，女子梦交，桂枝加龙骨牡蛎汤主之。（六·8）"

病案选录

案一：遗精。王某某，男，20岁。患有遗精证半年，几乎每夜均有发生，屡经医治无效，形体疲惫不堪。病初之时，每因有梦而遗精，逐渐发展为无梦而遗。舌质淡嫩不泽，脉弦缓无力。辨证属于心肾阴阳不交而精关弛废失禁。桂枝10g，白芍10g，生姜10g，大枣12枚，炙甘草6g，龙骨15g，牡蛎15g。连服五剂后，滑精止，饮食增进，精神渐振，从此调治而愈。

刘渡舟. 经方临证指南[M]. 北京：人民卫生出版社，2013.

案二： 自汗。李某某，年 46 岁，男性。于 1972 年 6 月 11 日初诊。患项部自汗，竟日淋漓不止，频频作拭，颇感苦恼，要求治疗。诊其脉浮缓无力，汗自出。分析病情，项部是太阳经所过，长期汗出，系经气向上冲逆，持久不愈，必致虚弱。因投以张仲景之桂枝龙骨牡蛎汤，和阳降逆，协调营卫，收敛浮越之气。先服 4 剂，自汗止；再服 4 剂，以巩固疗效。

岳美中原著，陈可冀等合编. 岳美中医学文集[M]. 北京：中国中医药出版社，2005.

案三： 失眠。林某，女，65 岁，2003 年 10 月 11 日就诊。近 2 个月来，患者入睡困难或睡而易醒，醒后不寐，有时彻夜难眠，伴有神昏，心神不宁，舌淡，脉弦细。治以调和营卫，和阴益阳，镇心安神。方选桂枝加龙骨牡蛎汤加减治疗。处方：桂枝 10g，甘草 5g，芍药 15g，生姜 3 片，龙骨 30g，牡蛎 30g，大枣 20g，合欢花 20g。日 1 剂，水煎服。5 剂后复诊，睡眠明显改善。效不更方，又服 5 剂，睡眠正常，精力旺盛。半年后随访，睡眠正常，生活愉快。

刘新瑞，王立彬. 桂枝加龙骨牡蛎汤治验[J]. 吉林中医药，2006，26（7）：42.

（二）兼心神不宁证

主症 烦躁失眠，肢厥，恶寒，脉微细。

病机 少阴阳虚、阴液不足。

治法 回阳益阴。

方药 茯苓四逆汤。

茯苓四两　人参一两　附子一枚，生用，去皮，破八片　甘草二两，炙　干姜一两半

上五味，以水五升，煮取三升，去滓。温服七合，日二服。

应用 阴阳两虚烦躁证。以阴阳两虚、心肾失养为病机，临床以烦躁失眠、肢冷、恶寒、脉微细为主症。在《伤寒论》中，见于太阳病篇，属于太阳病变证的范畴，因太阳病误治、损伤肾阳、阴液不足所致，其烦躁的病机是阴阳两虚、阳虚神失所养、阴虚神失所依。方用四逆汤回阳救逆，加人参、茯苓健脾益气，养阴安神。如"发汗，若下之，并仍不解，烦躁者，茯苓四逆汤主之。（69）"

病案选录

案一： 烦躁。故友段某某，素体衰弱，形体消瘦，患病年余，久治不愈。证见两目欲脱，烦躁欲死，以头冲墙，高声呼烦。家属诉：初起微烦头疼，屡经诊治，因其烦躁，均用寒凉清热之剂，多剂无效，病反增剧。面色青黑，精神极惫，气喘不足以息，急汗如油而凉，四肢厥逆，脉沉细欲绝。拟方如下：茯苓一两，高丽参一两，炮附子一两，炮干姜一两，甘草一两，急煎服之。服后，烦躁自止，后减其量，继服十余剂而愈。

周连三述，唐祖宣整理. 茯苓四逆汤临床运用经验[J]. 中医杂志，1965，（1）：28.

案二： 泄泻。齐某，男，49 岁。1988 年 10 月 26 日初诊。患者 3 月前，因天气炎热而服生冷，致泄泻，腹痛，曾用中药治疗后痊愈。后又食生冷，再度出现泄泻。经用中西药治疗，无明显疗效，病程迁延至今。证见泻下清水，每日 4～6 次，脐周疼痛，喜温喜按，畏冷，气短，口干，唇舌色淡，苔薄白，六脉沉弱。证属肾阳虚弱兼气液不足。治宜温补肾中元阳，兼

养气液。方药：茯苓 12g，条参、制附片（先煎）各 15g，炮姜 6g，炙甘草 10g，水煎服，服 5 剂泄止，继服 10 剂而愈。

刘绍武，刘含堂. 茯苓四逆汤的临床新用[J]. 陕西中医，1990，11（8）：361.

案三：亡阳。患者李某某，女，35 岁，农民，于 1955 年诊治。患者素阳不足，外感寒邪，发热恶寒，寒多热少，入夜尤甚，常增被而不暖。初用辛凉解表，继用苦寒泄下，以致病重，卧床不起已三月矣。现证：面色㿠白无华，精神恍惚，形体消瘦，凉汗大出，面颊沟汗满下流，语声低微，气息奄奄，四肢厥逆，六脉欲绝，拟方：茯苓一两，炮附子五钱，潞党参五钱，干姜五钱，甘草五钱。上方二日内连服七剂，汗止足温，六脉来复，继服 20 余剂而愈。

周连三述，唐祖宣整理. 茯苓四逆汤临床运用经验[J]. 中医杂志，1965，（1）：28.

鉴别　桂枝加龙骨牡蛎汤和茯苓四逆汤均可治疗阴阳两虚证，但二者的主治不同。桂枝加龙骨牡蛎汤主要用于阴阳两虚、阳不摄阴引起的失精、梦交证；茯苓四逆汤主要用于阴阳两虚、心肾失养的烦躁证。二者区别如表 10-7。

表 10-7　桂枝加龙骨牡蛎汤与茯苓四逆汤鉴别

	桂枝加龙骨牡蛎汤	茯苓四逆汤
病证	少腹拘急、腰膝酸软、男子失精、女子梦交之阴阳两虚证	烦躁失眠、肢冷、恶寒、脉微细之阴阳两虚、心肾失养证
病机	阴阳两虚、心肾不交	少阴阳虚、阴液不济、心神不宁
治法	调和阴阳、潜镇摄纳	回阳益阴、宁心安神
药物	桂枝、芍药、生姜各三两，甘草二两，大枣十二枚，龙骨、牡蛎各三两	茯苓四两、人参一两、附子一枚、甘草二两、干姜一两半
用法	以水七升，煮取三升，分温三服	以水五升，煮取三升，温服七合，日二服

第十一章

膀 胱 证 类

膀胱证类是指膀胱气化、储藏水液功能失常或外邪与瘀血相结使膀胱功能失调所引起的一类证候。临床以发热、口渴、小便不利、水肿，或少腹急结、神志异常、小便利等为基本表现。本章根据《伤寒论》和《金匮要略》的基本内容以及引起膀胱病证的病邪属性，将膀胱证类分为膀胱水湿证、膀胱蓄血证两大类，兼有其他证候但以膀胱证为主者亦归于本章论述。膀胱证主要见于《伤寒论》太阳病、阳明病、霍乱病等疾病，在《金匮要略》中主要见于痰饮病、小便不利、淋病、水气病、妇人妊娠病和妇人杂病等疾病中。《伤寒论》《金匮要略》中所述，为后世对膀胱病证的辨证论治提供了理论和实践基础，后世常将膀胱证类归于肾系疾病，包括淋证、尿浊、癃闭等，实源于此。

第一节 膀胱水湿证

膀胱水湿证是因膀胱的气化功能异常，津液运化障碍，以汗出、口渴、小便不利，甚则水肿为主症的一类证候。《素问·灵兰秘典论》："膀胱者，州都之官，津液藏焉，气化则能出矣。"故膀胱气化功能正常才能保证水液正常代谢，膀胱气化异常，则出现水湿内停，上行之津液出于皮肤可见汗出；水聚于下，水不上承可见口渴；水气不能通利下焦，可见小便不利；气虚无力行水，水湿停聚，则发为水肿；阳气怫郁，蓄积而热自生，可见发热。膀胱水湿证以发热，汗出，口渴，小便不利，甚则头面部或全身浮肿，渴欲饮水，水入即吐，或脐下悸动，小便不利，舌苔白，脉浮数或弦等为临床特征。本证见于《伤寒论》中太阳病、阳明病、霍乱病、差后劳复以及《金匮要略》中痰饮病、小便不利、淋病、水气病、妇人妊娠病、妇人产后病等疾病。根据《伤寒论》和《金匮要略》的基本内容，膀胱水湿证包括膀胱蓄水证、膀胱湿热证和膀胱湿热兼证三类。

一、膀胱蓄水证

膀胱蓄水证是因膀胱气化障碍，水蓄膀胱所致，亦称下焦蓄水证。临床以小腹胀满或急痛，小便不利，舌苔白滑，脉沉弦或紧等为特征。本证因太阳表证汗不得法，表邪循经入腑，影响膀胱的气化功能所致。此证以发热、口渴、小便不利，甚者水肿为主要特征。现代临床可见于感冒、内伤发热、咳嗽、痰饮、癫痫、呕吐、胃痞、泄泻、霍乱、黄疸、脚气、消渴、水肿、癃闭、妊娠浮肿等中医内科、妇科、儿科疾病。

主症 发热，汗出，恶风，烦渴或渴欲饮水，小便不利，小腹胀满，甚则水入即吐。或头目眩晕，或吐涎沫，或脐下悸动，舌苔白滑，脉浮或浮数。

病机 膀胱气化不利、水蓄下焦。

治法 温阳化气行水。

方药 五苓散。

猪苓十八铢，去皮　泽泻一两六铢　白术十八铢　茯苓十八铢　桂枝半两，去皮

上五味，捣为散。以白饮和服方寸匕，日三服。多饮暖水，汗出愈。如法将息。

服法与疗效：五苓散以白饮和服，白饮，即米汤或面汤。药后宜多饮暖水取汗，汗出获效。

应用

1. 蓄水证。表邪未解，内传入里，水蓄下焦而成膀胱蓄水。临床以发热、口渴、小便不利为辨证要点。外有表邪，故头痛发热脉浮；内传膀胱，以致膀胱气化不利则小便不利，水液蓄而不行而津液不得正常输布，则烦渴引饮，饮入之水不得运化则水入即吐，而成水逆，证见头痛发热、烦渴欲饮、水入即吐、小便不利、脉浮等。如《伤寒论》："太阳病，发汗后，大汗出，胃中干，烦躁不得眠，欲得饮水者，少少与饮之，令胃气和则愈。若脉浮，小便不利，微热消渴者，五苓散主之。(71)""发汗已，脉浮数，烦渴者，五苓散主之。(72)""伤寒，汗出而渴者，五苓散主之；不渴者，茯苓甘草汤主之。(73)""中风发热，六七日不解而烦，有表里证，渴欲饮水，水入则吐者，名曰水逆，五苓散主之。(74)""病在阳，应以汗解之，反以冷水潠之，若灌之，其热被劫不得去，弥更益烦，肉上粟起，意欲饮水，反不渴者，服文蛤散；若不差者，与五苓散。(141)"本证亦见于《金匮要略》："脉浮，小便不利，微热消渴者，宜利小便发汗，五苓散主之。(十三·4)""渴欲饮水，水入则吐者，名曰水逆，五苓散主之。(十三·5)"

2. 心下痞。因下焦水停，中焦痞阻所致。临证除心下痞外，尚兼有少腹胀满、小便不利、口渴饮水不解，舌淡有水气等症。如《伤寒论》："本以下之，故心下痞，与泻心汤。痞不解，其人渴而口燥烦，小便不利者，五苓散主之。(156)""太阳病，寸缓关浮尺弱，其人发热汗出，复恶寒，不呕，但心下痞者，此以医下之也。如其不下者，病人不恶寒而渴者，此转属阳明也。小便数者，大便必硬，不更衣十日，无所苦也。渴欲饮水，少少与之，但以法救之。渴者，宜五苓散。(244)"

3. 霍乱。因表邪不解，里气未和，清浊相干，升降失序所致，临证见吐利交作，伴见头痛、发热、口渴欲饮水、身疼痛等症，宜五苓散运脾祛湿。如《伤寒论》："霍乱，头痛发热，身疼痛，热多欲饮水者，五苓散主之。(386)"

4. 痰饮癫眩病。以饮停下焦，气化不利，水饮逆动为病机。以脐下动悸，吐涎沫而头眩，或短气而咳为主要表现。如《金匮要略》："假令瘦人脐下有悸，吐涎沫而癫眩，此水也，五苓散主之。(十二·31)"

膀胱蓄水证临床症状可出现于上、中、下三焦。水蓄于下，则见小便不利、少腹满；水阻于上、津液不布，则见渴欲饮水，水入则吐；水扰于中，脾胃升降紊乱，则可见心下痞、霍乱

等病证。

病案选录

案一：蓄水证。张某某，女，40岁。面目四肢俱肿，溲少，大便不成形，低烧（37.8℃），脉浮数，苔白腻润。证属水湿停留，膀胱气化不利，投以五苓散。猪苓9g，茯苓9g，白术9g，泽泻16g，桂枝6g。方3剂。药后，肿已退，表证不解，以四君子汤善其后。按：本例水肿，由于脾虚运化失调，水湿泛滥而成，兼有表证。投五苓散，以桂枝解表，四苓通利小便，3剂后尿增肿消，复以四君子汤健脾培土而巩固疗效。

姜春华，戴克敏. 姜春华经方发挥与应用[M]. 北京：中国中医药出版社，2012：396.

案二：高热。一程姓患者，症见高热口渴，谵语不眠，小便短赤，脉浮洪大。连给大剂人参白虎汤3剂，不但症状无减，口渴反而增剧。我素遵家训（家父谓：伤寒方治病效若桴鼓，但用之不当，祸亦不浅。凡伤寒用药逾3剂而病不减者，就要退让高明，万勿固执己见，贻误患者。先祖有"伤寒不过三"遗训），因此向患者告辞，请其改延他医。可是患者苦苦挽留，诚恳之情，又使我难以推却。正踌躇间，恰病者邻居程某来访，谓：他不知医理，但闻乡前辈某曾治一患者，口渴喜热饮，后用桂附之类云云。我猛然大悟，急问病者，喜热饮否？答道：喜热饮，虽至手不可近，亦一饮而尽。再细察其舌，质红无苔而滑。因思：脉浮洪大，发热，虽似白虎证，但口渴喜热饮实非白虎汤所宜。此乃无根之火上浮，故口渴喜热，舌红而滑；虚火扰及神明，故谵语，火不归位，膀胱气化失职，故小便短赤。当按膀胱蓄水证治之。选用五苓散改汤剂，桂枝用肉桂以引火归原（每剂用桂八分研末，分两次冲服）。仅两剂，热退口和，小便清利。后调理半月复原。

俞长荣. 伤寒论汇要分析[M]. 福州：福建科学技术出版社，1964.

案三：水逆证。林幼春，青年木工也。近日身发热，渴欲饮水，但水入则吐，饮食亦少进，常感胃脘满胀，舌苔淡黄不燥，小便黄短。医生都认为是胃气之寒，先进不换金正气散鲜效，又转香砂二陈汤，胃胀虽得减，而呕吐终未止。历时半月，证情转剧，因来就诊。切脉浮数，身仍有热，胃胀时呕，吐水则胀减，水食皆难入，小便不利。此乃胃内停水，水不化气，故水入则吐；水不上布而化津则渴；水潴于中而不降，州都乏液分利则尿少；病理至为明确。《伤寒论》有"其人渴而口燥烦，小便不利者，五苓散主之"，又"渴欲饮水，水入则吐者，五苓散主之"之说。本证为水气内阻，津液不生，而非由于胃中之燥热所致，故宜用化气行水之五苓散。前医用温胃止呕剂而不效者，良由仅知温胃而不知行水化气耳。若能执中枢以运上下，调畅气机，则水从下降，自鲜上逆之犯，呕从何来。书五苓散与服，呕吐遂止。

赵守真. 治验回忆录[M]. 北京：人民卫生出版社，1962.

案四：水肿。金某某，女，52岁。1992年1月15日就诊。主诉下肢浮肿，按之凹陷不起，时轻时重，小便不利，色如浓茶，排尿时见足跟麻木。口渴，胸闷，气上冲咽，腰酸，困倦无力，时发头晕，舌体胖大，苔白，脉弦无力。刘老辨为气虚受湿，膀胱气化不利，水湿内蓄之证。治应补气通阳，化湿利水。拟春泽汤：茯苓30g，猪苓20g，白术10g，泽泻20g，桂枝12g，党参12g。服三剂，小便畅利，下肢水肿随之消退，口渴与上冲之症皆愈。转方党参加至15g，又服五剂，肿消溲利，诸症若失。按语：《素问·灵兰秘典论》曰："膀胱者，州都之官，津液藏焉，气化则能出矣"。气化不及，水蓄于州都，则上不能润而口渴，下不能通而小便不利。水气内蓄，代谢不利，导致下肢浮肿。春泽汤转载于《医方集解》中，为"气虚伤湿，渴而小便不利"设。方用五苓散洁净府以通足太阳之气，渗利水湿从小便而出。加党参者，补益脾肺之气，复振气化之机，佐桂枝之温通，则水能化气，输布津液于周身。

陈明，刘燕华. 刘渡舟临证验案精选[M]. 北京：学苑出版社，1996.

主症　妊娠水肿，身体沉重，小便不利，恶寒，身冷，起则头昏目眩，或身微肿，或但足跗浮肿，舌苔白滑，脉缓滑。

病机　膀胱气化失司、水湿停聚。

治法　利水通阳。

方药　葵子茯苓散。

葵子一斤　茯苓三两

上二味，杵为散，饮服方寸匕，日三服，小便利则愈。

应用　妊娠水肿。以水遏阳气，泛滥上下内外为病机。以少腹胀满、恶寒、身重为辨证要点，治在利水通窍。如《金匮要略》："妊娠有水气，身重，小便不利。洒淅恶寒，起即头眩，葵子茯苓散主之。（二十·8）"临床常用于淋证、水肿等。

病案选录

案一：产后癃闭。袁某，23岁，1996年5月21日诊：产后次日早晨即发现小便点滴而下，渐至闭塞不通，小腹胀急疼痛。西医拟诊为膀胱麻痹，尿路感染，经用青霉素、庆大霉素等药，治疗5天未效，无奈放置导尿管以缓解小腹胀痛之苦。闻其语音低弱，少气懒言；观其面色少华，舌质淡，苔薄白；察其脉缓弱。处方：炒冬葵子（杵碎）、茯苓、党参各30g，黄芪60g，焦白术12g，桔梗3g。第1剂服后，小便即畅通自如，小腹亦无胀急疼痛感。3剂服完，诸症悉除，一如常人。

周德清，王乃汉. 葵子茯苓散在产后病中的活用实例[J]. 浙江中医杂志，1997，（7）：309.

案二：石淋。彭某，男，26岁，湖南大学学生。初诊：1964年8月12日。左腰剧痛已2年余，经某医院X线摄片确诊为"左肾结石"建议手术，患者不同意而转诊。诉左腰胀闷，阵发绞痛，牵引少腹，小便频数，灼热短黄，形体消瘦，口干口苦，大便稍溏。舌质红苔白腻，脉弦滑。证属湿热瘀滞久蕴成石，寄居于肾而成。治宜清利湿热，消瘀排石，拟葵子茯苓散加味。处方：冬葵子12g，茯苓12g，滑石15g（包），当归尾10g，车前子10g（包），木通10g，赤芍10g，海金沙15g，生蒲黄10g（包），栀仁10g，硝石3g（兑服），甘草梢3g。服4剂。患者于3个月后手持一纸包，高兴告之，当初服药4剂，病无进退，因学习紧张，自将原方又购服12剂，忽觉左腰背连少腹剧痛难忍，临厕小便，茎痛如割，数分钟后，尿道排出2颗石子，疼痛骤失，溲通如常。翻开纸包，果见其石，大如黄豆。

王足明. 疑唯病证中医治验[M]. 长沙：湖南科学技术出版社，1983.

鉴别　葵子茯苓散与五苓散主治病证均与膀胱气化不利，水液内停有关，且均有小便不利的症状，二方均可用于痰饮、淋病、水肿病的治疗。葵子茯苓散方中重用葵子滑利通窍，茯苓淡渗利湿，重点在于通利水道，作用较单一；而五苓散用桂枝通阳化气，白术健脾温运阳气，猪苓、茯苓、泽泻淡渗利水，作用更全面，体现痰饮水湿"当以温药和之"的内在涵义。区别如表11-1。

表 11-1　葵子茯苓散与五苓散鉴别

	葵子茯苓散	五苓散
病证	身重、小便不利、洒淅恶寒，起即头眩的妊娠水肿病	脉浮、发热、口渴、小便不利之下焦蓄水证；心下痞、水肿、霍乱病证；脐下悸，吐涎沫、癫眩的狭义痰饮病
病机	水遏阳气、泛滥上下内外	膀胱气化不利、水液内停
治法	通窍利水	温阳化气行水
药物	葵子一斤、茯苓三两	猪苓十八铢、泽泻一两六铢、白术十八铢、茯苓十八铢、桂枝半两
用法	饮服方寸匕，日三服，小便利则愈	以白饮和服方寸匕，日三服。多饮暖水，汗出愈

二、膀胱湿热证

膀胱湿热证是因湿热侵袭，蕴结膀胱所致。临床以小便急迫、频数、涩痛、灼痛，小便黄赤或浑浊，舌质红，舌苔黄腻，脉滑数，或伴见发热，口渴，尿血或沙石等为特征。本证以湿热蕴结膀胱，气化不利为病机，以小便异常为主症，以尿频、尿急、排尿涩痛伴见湿热之象为辨证要点。现代临床可见于淋证、痰饮、脚气、水肿、妊娠浮肿等中医内科、妇科疾病。

主症　全身浮肿，尤以腰以下肿甚，小便不利，大便秘结，腹部胀满，舌稍红，苔白黄，脉沉数有力。

病机　湿热壅滞、膀胱气化失常。

治法　逐水清热、软坚散结。

方药　牡蛎泽泻散。

牡蛎熬　泽泻　蜀漆暖水洗，去腥　葶苈子熬　商陆根熬　海藻洗，去咸　栝楼根各等分

上七味，共捣，下筛为散，更于臼中治之。白饮和服方寸匕，日三服。小便利，止后服。

应用　水肿。以湿热壅滞，膀胱气化失常为病机。临床以下肢水肿，或伴大腹肿满，小便不利，脉沉实为主症。如《伤寒论》："大病差后，从腰以下有水气者，牡蛎泽泻散主之。（395）"

病案选录

案一： 肿胀。某一人，脉如涩，凡阳气动则遗，右胁汩汩有声，坠入少腹，可知肿胀非阳道不利，是阴道实，水谷之湿热不化也。议用牡蛎泽泻散：左牡蛎四钱泄湿，泽泻一钱半，花粉一钱半，川桂枝木五分，茯苓三钱化气，紫厚朴一钱，午服。

清·叶天士. 临证指南医案[M]. 上海：上海人民出版社，1976.

案二： 胸水。贾某，女，56 岁，1979 年 8 月 23 日入院，住院号：79/3619，患者过去有慢性支气管炎。入院前 1 周开始发热，继而咳嗽痰黄，咳之不畅，气短，胸膺闷痛。急诊查白细胞 10.3×10^9/L，中性粒细胞百分比 75%；胸部 X 线示右下胸腔积液。乃以胸膜炎收入病房。体检：体温 38℃，呼吸较短促，但无发绀、气管居中，右下肺背部第 8 肋开始叩之浊音，呼吸音下降，支气管语音和语颤均下降，心脏（－）。苔薄，体胖，舌边见瘀斑，脉沉细。次日胸部 X 线检查证实为右下胸腔积液，血沉测定为 35mm/h。入院当天中医辨证为痰饮日久，新感外邪，引动宿疾，饮停胸胁，脉络受阻。治以牡蛎泽泻散为主，合小陷胸汤复方化裁。服药3 剂，体温降至正常，胸闷胸痛已愈，右下肺背部听诊呼吸音有所上升，叩诊浊音好转，支气

管语音、语颤亦有增强。进药 5 剂后，两肺呼吸音相等，恢复正常，右下肺背部叩诊转为清音，支气管语音、语颤亦恢复正常。当即胸片复查，示右下胸腔积液已全部吸收。其胸水吸收之快，令人惊奇。

张鸿祥，周佩青.牡蛎泽泻散治胸水[J]. 上海中医药杂志，1983，（5）：29-30.

三、膀胱湿热兼证

膀胱湿热兼证是以膀胱湿热证为基础，兼夹有其他证候。本证以湿热阻于膀胱，或兼血虚、或兼血瘀、或兼气滞等为病机特点。根据《金匮要略》的基本内容，膀胱湿热兼证有血虚热郁和血瘀两种证候。现代临床可见于痰饮、淋证、脚气、水肿、湿疮、妊娠浮肿等中医内、外、妇科疾病。

（一）兼血虚热郁证

主症　妊娠小便短黄不爽，或尿频、尿急、淋漓涩痛，尿色黄赤，舌红苔黄，脉细滑数。

病机　血虚热郁、膀胱气化失常。

治法　养血开郁、清热利湿。

方药　当归贝母苦参丸。

当归　贝母　苦参各四两

上三味，末之，炼蜜丸如小豆大，饮服三丸，加至十丸。

应用　子淋。以妊娠血虚热郁，膀胱气化失常为病机。临床以小便短黄不爽，淋漓涩痛，脉细滑数为主症。如《金匮要略》："妊娠小便难，饮食如故，当归母苦参丸主之。（二十·7）"本证"妊娠小便难"，除清热利湿治下焦外，还用贝母开郁下气治上焦，体现了正本清源，下病上取的思路。

病案选录

案一：热淋。樊氏，青年农妇也。幼劳家务，又常作业田间，以家贫，不如是助理，一家未能获温饱，故不敢一日告劳也。但其体素不健，疾病时罹，迭来就治，皆数药而安，信甚笃。1944 年夏伤于湿热，饮食如常，而小便不利，有涩痛感。时余客零未归，求治于李医，认为湿热所致，先服五苓散去桂加滑石不应，易服八正散亦不应，迁延半月，精神饮食减退，肢倦无力，不能再事劳作。闻吾归，邀为之治。切脉细滑，面色惨淡，气促不续，口干微咳，少腹胀痛，大便黄燥，小便不利而疼。此下焦湿热郁滞与上焦肺气不宣，上下失调故尿闭不通。如仅着重下焦湿热，徒利何益。因师古人上通下利之旨，用宣肺开窍诸品，佐渗利清热药为引导，当可收桴鼓之效。拟用当归贝母苦参丸（改汤）加桔梗、白蔻、鸡苏散等。是以桔、贝、蔻仁开提肺窍，苦参、鸡苏散入膀胱清热利水，当归滋血，以补不足。此与头痛医头者，大相径庭。果 2 剂而小便通利，不咳，尿黄而多，此湿热下降之征兆。更以猪苓汤加海金沙、瞿麦滋阴利水，除积清热，数剂小便清，饮食进，略为清补即安。

赵守真. 治验回忆录[M]. 北京：人民卫生出版社，1966.

案二：血淋。包某某，女，42 岁。住北京朝阳区。1994 年 6 月 22 日就诊。尿急，尿频，小便时尿道灼热涩痛。尿检：白细胞 10～16 个/HP，红细胞 3～4 个/HP。某医院诊为："急性泌尿系感染"，服氟哌酸等西药，效果不佳。伴腰酸，小腹胀，足踝部略有浮肿，心烦少寐，口干不欲饮，微咳，大便偏干，二日一行，小便黄。舌红，苔薄腻，脉滑细。刘老辨为血虚夹有湿热下注，治当养血清热利湿。方用《金匮要略》之"当归贝母苦参丸"。当归20g，浙贝15g，苦参 12g，七剂。服四剂后，症状明显减轻，小便灼痛消失，排尿通畅。然足踝处之浮肿兼有腿重、乏力未瘥。转方当归贝母苦参汤与防己黄芪汤合方，清热除湿之中并扶卫气之虚。防己15g，黄芪20g，白术10g，茯苓30g，当归20g，浙贝15g，苦参12g。又服七剂，诸症悉除，尿常规化验为阴性。

陈明，刘燕华. 刘渡舟临证验案精选[M]. 北京：学苑出版社，1996.

（二）兼血瘀证

主症　小便赤涩不利，尿道疼痛，小腹拘急，疼痛，或尿血，或四肢厥冷，身肿，舌红苔黄，脉滑数。

病机　下焦湿热、瘀血内阻。

治法　清热利湿、化瘀利窍；或散瘀止血

方药　蒲灰散；滑石白鱼散。

蒲灰七分　滑石三分

上二味，杵为散，饮服方寸匕，日三服。

滑石二分　乱发二分，烧　白鱼二分

上三味，杵为散，饮服方寸匕，日三服。

应用　淋证、水肿。以下焦湿热兼有瘀血为病机。临床以小便不利，尿黄或赤，或尿血，少腹拘急疼痛，或四肢厥冷，身肿，脉滑数为主症。如《金匮要略》："小便不利，蒲灰散主之；滑石白鱼散、茯苓戎盐汤并主之。（十三·11）""厥而皮水者，蒲灰散主之（十四·27）。"此"厥"为手足逆冷，与阳虚内寒者不同，因水湿停聚，湿热内壅，阳气阻隔，不达四肢所致。

病案选录

案一：劳淋。患者边某，19 岁，1984 年 11 月来诊。自述近来阴茎胀痛连及会阴，常有尿意，小便浑黄而短涩，尿后有残精流出，口干不欲饮，心烦，形体壮实。经医院诊为前列腺炎。患者苔薄白舌尖红，脉左弦右细软。两手心汗出而黏，有手淫之陋习。首用导赤散加麦冬、玄参、莲子心、金银花、黄芩、薏苡仁，6 剂无效。复诊时于上方加蒲灰散6 剂。1 周后来复诊，患者疼痛大减，排尿通畅，尿尾流出残精。去木通、莲子心，加沙参、牛膝、车前子、草薢、杜仲、菟丝子、枸杞子以培补肾元，6 剂后诸症悉平。嘱服麦味地黄丸以善其后。此患者正值青春之时，君相火旺，又因缺乏性之卫生知识，贪求一时之快，后又恐伤身而忍精不泄，导致阴窍精室瘀阻变成斯症。治疗中除投以方药外并开导邪念，嘱其从事健康娱乐以利身心，解除恐惧心理。

夏洪生. 北方医话[M]. 北京：北京科学技术出版社，2000.

案二：水肿。王一仁在广益医院治病，有钱姓男子，腹如鼓，股大如五斗瓮，臂如车轴之心，头面皆肿，遍体如冰，气咻咻若不续，见者皆曰必死。一仁商于刘仲华，取药房中干菖蒲

一巨捆，炽炭焚之，得灰半斤，随用滑石和研，用麻油调涂遍体，以开水调服一钱，日3服。明日肿减大半。一仁见有效，益厚涂之，改服两钱，日3服。3日而肿全消，饮食谈笑如常人，乃知经方之妙，不可思议也。

曹颖甫. 金匮发微[M]. 上海：上海千顷堂书局，1956.

案三：石淋。文某，男，40岁，业农。自诉从3月起，小便微涩，点滴而出，至4月上旬溺时疼痛，痛引脐中，前医授以五淋散连服5剂无效。诊其脉缓，独尺部细数，饮食正常。予踌躇良久，忽忆及《金匮要略》有云"淋之为病，小便如粟状，痛引脐中"等语，但有症状未立治法。又云："苦渴者，栝楼瞿麦丸主之。"但此病不渴，小便频数，经查阅余无言《金匮释义》曰："不渴者，茯苓戎盐汤主之，滑石白鱼散并主之。"遂将两方加减变通，处方如下：茯苓24g，白术6g，戎盐6g，滑石18g，去发灰、白鱼，易鸡肫皮6g，冬葵子9g。嘱患者连服8剂，日服1剂，每剂2煎，每次放青盐3g，煎成1小碗，每碗2次分服，忌鱼腥腻滞、辛辣之物。据患者自述吃完8剂后，中午时自觉小便解至中途，突有气由尿道中冲射而出，尿如涌泉，遂痛止神爽，病即若失。再诊其脉已缓和，尺部仍有弦数，此系阴虚之象，继以猪苓汤合芍药甘草汤育阴利小便而愈。

贺昌. 膀胱结石三例治验[J]. 江西中医药，1959，（10）：30.

鉴别 牡蛎泽泻散、当归贝母苦参丸、蒲灰散、滑石白鱼散主治病证均与湿热壅滞，膀胱气化失常，水液内停有关，且均以小便不利为主症，四方均可用于痰饮、淋病、水肿病的治疗。牡蛎泽泻散逐水力量强，虽用散剂，仍是中病即止的急药，且方中治水峻药蜀漆、葶苈子、商陆根配伍牡蛎、海藻软坚散结，使结聚之水无所附；蒲灰散和滑石白鱼散均可泻热化瘀，通利小便，而蒲灰散偏重于热重于瘀，而滑石白鱼散偏重于瘀重于热；当归贝母苦参丸用当归、白蜜养血润燥，强调热伤血亏，配合清肺解郁的贝母，清利湿热的苦参，既可使血得润养，又可散膀胱郁热，清肺气而通调水道功能恢复正常，小便自能通利。区别如表11-2。

表 11-2 牡蛎泽泻散、当归贝母苦参丸、蒲灰散、滑石白鱼散鉴别

	牡蛎泽泻散	当归贝母苦参丸	蒲灰散	滑石白鱼散
病证	大病差后的下肢水肿	小便不利，饮食如故的子淋	小便不利的淋证、水肿	小便不利的淋证、水肿
病机	湿热壅滞、膀胱气化失常	妊娠血虚热郁、膀胱气化失常	下焦湿热兼有瘀血	下焦湿热兼有较重瘀血
治法	逐水清热、软坚散结	养血开郁、清热利湿	清热利湿、化瘀利窍	清热利湿、散瘀止血
药物	牡蛎、泽泻、蜀漆、葶苈子、商陆根、海藻、栝楼根各等分	当归、贝母、苦参各四两	蒲灰七分、滑石三分	滑石二分、乱发二分、白鱼二分
用法	白饮和服方寸匕，日三服。小便利，止后服	炼蜜丸如小豆大，饮服三丸，加至十丸	饮服方寸匕，日三服	饮服方寸匕，日三服

第二节 膀胱蓄血证

膀胱蓄血证，又称膀胱血瘀证，因多种原因致血蓄膀胱。临床以小腹胀满，小便刺痛、不畅或中断，血尿或尿中血丝、血块，或小便正常，舌质紫或有瘀点，脉弦涩等为特征。本证多因瘀热结于下焦所致。在《伤寒论》和《金匮要略》中，本证多因太阳表邪不解，化热循经入里，与下焦所停之瘀血相结而成。其临床表现有发热、少腹急结或硬满，小便自利，神志如狂或发狂，或身黄，舌质暗紫或舌有瘀斑，脉象沉结或沉微。此病常以少腹急结、神志异常、小便自利为主要特征。《内经》中就有胞热移于膀胱而形成癃闭、溺血的记载。本证主要见于《伤寒论》中太阳病、阳明病以及《金匮要略》妇人杂病。临证可分为膀胱蓄血轻证和膀胱蓄血重（缓）证。

一、膀胱蓄血轻证

膀胱蓄血轻证即表邪不解，邪热入里与瘀血结于下焦，病情较轻浅者。如兼有表证而瘀热互结较轻者，表现为下焦气血凝滞不通，仅"少腹急结"未至"少腹硬满"；血结初起，不坚不深，上扰心神仅见"如狂"，未至"发狂"，即可用桃核承气汤活血逐瘀，泻下祛实。本证总以少腹急结，神志如狂，小便自利，或下瘀血，舌质紫暗，脉沉涩为主要临床表现。现代临床可见于内伤发热、咳嗽、健忘、癫狂、腹痛、痢疾、腰痛、血淋、痛经、闭经、妊娠腹痛等中医内科、妇科疾病。

主症 少腹急结，神志如狂，小便自利，或下瘀血，舌质紫暗，脉沉涩。

病机 膀胱蓄血。

治法 活血逐瘀、泻下祛实。

方药 桃核承气汤。

桃仁五十个，去皮尖 大黄四两 桂枝二两，去皮 甘草二两，炙 芒硝二两

上五味，以水七升，煮取二升半，去滓，内芒硝，更上火微沸，下火。先食温服五合，日三服。当微利。

应用 蓄血轻证。临床以少腹急结、神志异常、小便自利为主症。如《伤寒论》："太阳病不解，热结膀胱，其人如狂，血自下，下者愈。其外不解者，尚未可攻，当先解其外；外解已，但少腹急结者，乃可攻之，宜桃核承气汤。（106）"。本证应用范围较广，只要具有瘀血内结的实热证即可辨证施治。如火旺而血郁于上，头痛头胀、目赤、齿痛者；血热瘀阻而致鼻衄或吐血紫黑者；月经困难、先期作痛、月经不行、胎死腹中或腹中胎盘残留者；或产后恶露不下，少腹坚痛喘胀欲死者；或用于跌仆损伤，瘀血停留，疼痛不能转侧，二便秘结者。又疫毒痢、噎膈呃逆、黄疸、丹毒、痛痹、中风等病证均可辨证应用。

病案选录

案一：血淋。宋某，女，13岁，1991年3月16日初诊。两月前患感冒，恶寒发热，随之尿血，夹有血丝、血块。经治，寒热解，尿血不止。后在忻州某医院、太原儿童医院做肾造影、膀胱镜检查均未发现异常。住院治疗月余，亦曾服凉血止血中药，血仍不止，镜检小便红细胞++++，遂来求诊。尿色呈洗肉水样，不急不频，不痛不灼，非湿热下注也。知饥欲食，大便正常，口渴思冷，舌苔薄白，脉沉滑略数，亦非脾不统血之候。腹诊：脐右、左少腹急结拒压。少腹急结者，瘀血证也。《伤寒论》106条云："太阳病不解，热结膀胱，其人如狂，血自下，下者愈。其外不解者，尚未可攻，当先解其外。外解已，但少腹急结者，乃可攻之；宜桃仁承气汤。"本案初患太阳病，以未及时宣散，致瘀结膀胱，瘀血不去，新血难安，故尿血两月不

止。凉血止血用于血热者宜，血瘀证则非所宜也，当桃仁承气汤逐瘀以治。然思冷脉数，热象较著，桂枝辛温显属不当，宜化裁用之。拟：桃仁 10g，川军 10g，柴胡 10g，甘草 6g，芒硝 6g，三七 3g。二剂。二诊：药后泄泻四次，尿血止，脐右压痛及左少腹急结消失，为瘀血已尽。仍口干，思饮思冷，系阴津亏损，虚火上炎。此时之治，宜养阴生津，清热凉血。拟：生地 30g，丹皮 10g，白芍 15g，茅根 30g，石膏 30g，麦冬 10g。三剂。三诊：小便再未见红，镜检阴性，口干思饮亦轻，嘱上方续服三剂。按：古有"蓄血膀胱"一词。余行医 20 余年，对此证一直存疑。因临床所见之桃仁承气汤证，其病位多在直肠、胞宫，症见便血、崩漏者。许多医家注解泛指少腹部。由今观之，真有蓄于膀胱者。特志之。

闫云科. 临证实验录[M]. 北京：中国中医药出版社，2005.

案二：崩漏。杨某，17 岁，某砖厂工人。经期劳作过甚，致经血四十余日淋沥不止。初不介意，未予重视，后头晕目眩，体倦乏力，始来就诊。出血时多时少，色暗有块，少腹阵痛，块下痛可暂缓。纳便正常。舌质淡红，脉滑数有力，左少腹急结拒压。观其脉症，证属劳伤冲任，子宫蓄瘀。予以消瘀活血，凉血止血。拟桃仁承气汤加味：桃仁 10g，大黄 6g，桂枝 6g，甘草 6g，芒硝 3g，生地榆 10g，黄芩炭 10g。二剂。二诊：仍出血不止，头晕眼黑益甚，脉来滑数。此瘀血未去故也，宜加大逐瘀力度。原方加三七参 6g，二剂。三诊：药未尽剂，崩漏已停，腹痛亦止，惟头晕体倦，改八珍汤善后。按：行经之际，力小任重，损伤冲任，络脉破裂，故胞宫蓄瘀而崩漏不止。化瘀止崩，属通因通用之治……崩漏见滑脉者，瘀血证也。

闫云科. 临证实验录[M]. 北京：中国中医药出版社，2005.

案三：癫狂。住毛家弄鸿兴里门人沈石顽之妹，年未二十，体颇羸弱。一日出外市物，骤受惊吓，归即发狂，逢人乱殴，力大无穷。石顽亦被击伤腰部，因不能起。数日后，乃邀余诊。病已七八日矣，狂仍如故。石顽扶伤出见。问之，方知病者经事二月未行。遂乘睡入室诊察，脉沉紧，少腹似胀。因谓石顽曰，此蓄血证也，下之可愈。遂书桃核承气汤与之。桃仁一两，生军五钱，芒硝二钱，炙甘草二钱，桂枝二钱，积实三钱。翌日问之，知服后下黑血甚多，狂止，体亦不疲，且能啜粥，见人羞避不出。乃书一善后之方与之，不复再诊。

曹颖甫. 经方实验录[M]. 上海：上海科学技术出版社，1979.

二、膀胱蓄血重（缓）证

膀胱蓄血重证即表邪不解，邪热入里与瘀血结于下焦，病情深重者。如病势较缓，即膀胱蓄血缓证。下焦蓄血重证，病势较急，可见少腹满而硬，神志烦而狂。下焦蓄血缓证，虽蓄血已重，但病势较缓，故少腹满而未硬，或烦而不狂。治疗以破瘀结、泻血热为法则，根据临床证情缓急，或破血逐瘀，或峻药缓图。现代临床可见于内伤发热、咳嗽、癫狂、健忘、腹痛、痢疾、偏头痛、积聚、血淋、腰痛、虚劳、痛经、闭经、妊娠腹痛等中医内科、妇科疾病。

主症　少腹急结，或硬满疼痛，如狂发狂，或健忘，大便色黑而易，小便自利，舌质紫或有瘀斑，脉沉涩或沉结。

病机　热瘀下焦。

治法 破血逐瘀；或峻药缓图。

方药 抵当汤（丸）。

抵当汤

水蛭三十枚，熬 桃仁二十枚，去皮尖 虻虫三十枚，去翅足，熬 大黄三两，酒洗

上四味，以水五升，煮取三升，去滓。温服一升。不下更服。

抵当丸

大黄三两 桃仁二十五个，去皮尖 虻虫二十个，去翅足，熬 水蛭二十个，熬

上四味，捣分四丸。以水一升，煮一丸，取七合，服之。晬时当下血。若不下者，更服。

应用

1. 蓄血重（缓）证。重证以少腹急结，神志发狂，小便自利为主症。缓证以少腹满而未硬，或烦而不狂，小便自利为主症。蓄血证以邪热与瘀血结于下焦为根本，临证尚有身黄、善忘、黑便、脉沉涩或沉结等症，或见妇女经水不利等。如《伤寒论》："太阳病，六七日，表证仍在，脉微而沉，反不结胸，其人发狂者，以热在下焦，少腹当硬满，小便自利者，下血乃愈。所以然者，以太阳随经，瘀热在里故也。抵当汤主之。（124）""太阳病，身黄，脉沉结，少腹硬，小便不利者，为无血也。小便自利，其人如狂者，血证谛也，抵当汤主之（125）。""伤寒有热，少腹满，应小便不利，今反利者，为有血也，当下之，不可余药，宜抵当丸。（126）""阳明证，其人喜忘者，必有蓄血。所以然者，本有久瘀血，故令喜忘。屎虽硬，大便反易，其色必黑，宜抵当汤下之。（237）"

2. 经水不利。因邪热与瘀血结于下焦，瘀热阻于胞脉所致，临床可伴有经来腹痛，点滴不畅，色紫暗或有瘀块，舌瘀点苔黄，脉沉而涩等症状，治宜攻下瘀血。如《金匮要略》："妇人经水不利下，抵当汤主之。（亦治男子膀胱满急有瘀血者。）（二十二·14）"

病案选录

案一： 健忘。魏姓女，30岁，于1969年患精神分裂症，曾住院接受电疗和胰岛素治疗，病虽有减，但未痊愈。终日自觉头皮发紧，犹如有道铁箍。记忆力严重衰退，言听视动随过随忘，双目呆滞，表情淡漠，经期少腹疼痛，舌质略暗，苔略腻，脉沉滑。《内经》云：瘀血在下，使人发狂，瘀血在上，使人善忘。遂诊断为瘀血证。治用本方以活血逐瘀，佐加柴胡、半夏以疏肝去痰，处方为：桃仁12g，生大黄10g，炒水蛭、炒虻虫各6g，柴胡、半夏各10g。二剂后稍见泻下，证有所减，复诊转方：桃仁12g，大黄、丹皮各10g，茯苓24g，桂枝、赤芍、蒲黄、五灵脂各6g。二剂后泻下臭秽之物甚多，头紧如箍感顿时松解，喜忘证大有好转，表情也转活跃。自诉其病已愈十之七八。要求带药回老家调治，遂拟桃核承气汤加菖蒲、郁金持之而归。

刘渡舟，傅士垣. 伤寒论诠解[M]. 天津：天津科学技术出版社，1983.

案二： 癫狂。张意田治甬江焦姓人，七月间患壮热舌赤，少腹满闷，小便自利，目赤发狂，已三十余日。初服解散，继则攻下，俱得微汗，而病终不解。诊之，脉至沉微，重按疾急。夫表症仍在，脉反沉微者，邪陷入于阴也。重按急疾者，阴不胜其阳则脉流转疾，并乃狂矣。此随经瘀血结于少阴也，宜服抵当汤。乃自为制虻虫、水蛭，加桃仁、大黄煎服，服后下血无算。随用熟地一味，捣烂煎汁，时时饮之，以救阴液。候其通畅，用人参、附子、炙甘草渐渐服之，

以固真元。共服熟地二斤余,人参半斤,附子四两,渐得平复。

江瓘,魏之琇. 名医类案正续编[M]. 北京:中国医药科技出版社,2011.

　　案三:闭经。常熟鹿苑钱钦伯之妻,经停九月,腹中有块攻痛,自知非孕。医予三棱、莪术多剂,未应。当延陈葆厚先生诊。先生曰:三棱、莪术仅能治血结之初起者,及其已结,则力不胜矣。吾有药能治之。顾药有反响,受者幸勿骂我也。主人诺。当予抵当丸三钱,开水送下。入夜,病者在床上反复爬行,腹痛不堪,果大骂医者不已。天将旦,随大便,下污物甚多,其色黄白红夹杂不一,痛乃大除。次日复诊,陈先生诘曰:昨夜骂我否? 主人不能隐,具以情告。乃予加味四物汤调理而瘥。

曹颖甫. 经方实验录[M]. 上海:上海科学技术出版社,1979.

　　鉴别　尤在泾《伤寒贯珠集》:"抵当汤中水蛭、虻虫食血去瘀之力,倍于芒硝,而又无桂枝之甘辛,甘草之甘缓,视桃仁承气汤为较峻矣。盖血自下者,其血易动,故宜缓剂,以去未尽之邪。瘀热在里者,其血难动,故须峻药以破固结之势也。"桃核承气汤证、抵当汤证、抵当丸证、下瘀血汤均可用于下焦蓄血。病机均为热与血结于下焦,但有轻重缓急之别。桃核承气汤为热重于瘀,血热初结,治疗宜先解表后攻里,泻热逐瘀;抵当汤瘀重于热,病势较急,即使表里同病,也急当治里,破血逐瘀;抵当丸瘀热俱轻,病势较缓,故取攻逐瘀热,峻药缓图之法。下瘀血汤以瘀血内结为主,以腹痛拒按或有硬块为主症,治以破血逐瘀;四者区别见表11-3。

表 11-3　桃核承气汤、抵当汤、抵当丸、下瘀血汤鉴别

	桃核承气汤	抵当汤	抵当丸	下瘀血汤
病证	少腹急结,小便自利,其人如狂,或发热,以午后或夜间为甚,舌红苔黄或有瘀斑,脉沉涩	少腹硬满,其人如狂。小便自利,脉沉涩或沉结,舌质紫或有瘀斑	少腹满,小便自利,或有发热,舌紫暗,脉沉涩或沉结	腹痛拒按,或有硬块
病机	血热互结与下焦	瘀热互结下焦	瘀热内结、病势较缓	瘀血内结
治法	泻下瘀热	破血逐瘀、泻热除实	泻热逐瘀、峻药缓图	破血逐瘀
药物	桃仁五十个、大黄四两、桂枝二两、甘草二两、芒硝二两	水蛭、虻虫各 30 个、桃仁 20 个、大黄三两	水蛭、虻虫各 30 个、桃仁 20 个、大黄三两	大黄二两　桃仁二十枚　䗪虫二十枚(熬,去足)
用法	以水七升,煮取二升半,去滓,内芒硝,更上火,微沸下火,先食温服五合,日三服,当微利	以水五升,煮取三升,去滓,温服一升,不下更服	上四味,捣分四丸,以水一升,煮一丸,取七合服之,晬时当下血,若不下者,更服	上三味,末之,炼蜜和为四丸,以酒一升,煎一丸,取八合,顿服之,新血下如豚肝

第十二章

经脉证类

经脉证类是由于经络气血运行不利及其络属脏腑和附属组织功能失常所引起的一类证候。多见于素体虚弱或病久迁延，营卫气血不足、阴阳盛衰而又感受外邪者。经脉证多由外感风寒湿等六淫邪气，内有阴阳虚衰，内外合邪所致，以外感邪气，经络气血运行不利或失于濡养及其络属脏腑、附属组织的功能失常为基本病机，临床以疼痛、麻木、肿胀、肢体关节活动不利等为基本表现。根据《伤寒论》和《金匮要略》的基本内容以及引起经脉证的病邪属性，将经脉证分为气滞络瘀证、寒凝经脉证、风寒湿痹阻证、络脉瘀阻证、太阳经伤证等五大类证候。经脉类证候主要见于《伤寒论》太阴病、少阴病等疾病，亦可见于《金匮要略》中风病、历节病、血痹病、心痛病、寒疝、转筋、妇人妊娠病等疾病中。后世将经脉证类分为经络失养、经络阻滞等类型，泛指风寒湿热、瘀血痰浊等邪阻滞，使经气不利或正虚经络失养，以肢体麻木、活动不利、感觉异常等为常见症的证候。后世表述在一定程度上继承了《伤寒论》《金匮要略》的观点，但主要指十二经络及奇经八脉等病证。本章经脉证类主要指《伤寒论》《金匮要略》中有关经脉类疾病的辨证论治。

第一节　气滞络瘀证

气滞络瘀证是由于太阳病应汗误下，邪陷太阴，脾伤太阴经脉气血不和，气机壅滞，络脉不通所致。临床以腹满时痛，甚则腹痛拒按或伴便秘为主症。本证既无食不下、呕吐、下利等明显的脾虚寒湿之证，又无潮热、谵语等邪入阳明经腑之候。本证见于《伤寒论》中太阴病兼变证，又称为太阴腹痛证。根据经脉气血郁滞的轻重程度，又分为脾伤气滞络瘀证和脾络瘀滞重证，以示同属气滞络瘀证，但证候又有轻重的不同，从而选方用药亦有所区别。在现代临床主要见于胃脘痛（包括多种胃病）、腹痛、泄泻、便秘等证属脾络不和、气滞络瘀或兼里实的病证。

一、脾伤气滞络瘀证

主症　腹满时痛，舌淡苔薄白，脉沉涩。

病机　脾伤气滞络瘀。

治法　通阳益脾、和络止痛。

方药　桂枝加芍药汤。

桂枝三两，去皮　芍药六两　甘草二两，炙　大枣十二枚，擘　生姜三两，切

上五味，以水七升，煮取三升，去滓。温分三服。本云桂枝汤，今加芍药。

应用　脾伤气滞络瘀之太阴腹痛证。经脉证类疾病气滞络瘀证中，以脾伤太阴气血不和，气机壅滞，络脉不通为病机，临床以腹满时痛为主症。在《伤寒论》中，本证见于太阳病误下之后，邪陷太阴，脾伤气滞络瘀之太阴腹痛证，以腹满时痛，临床无食不下、呕吐、下利等明显的脾虚寒湿证为特点。用桂枝加芍药汤以通阳益脾、通络止痛。如"本太阳病，医反下之，因尔腹满时痛者，属太阴也，桂枝加芍药汤主之。（279）"

病案选录

案一：腹满。黄某，女，64岁。腹满时痛四年余，久治不愈，今春在省城某医院就诊，经肠镜检查，诊为溃疡性结肠炎、肠息肉。病理检查，息肉有恶化之兆，行手术切除。术后满痛依旧，多发生于夜间，痛时喜按，或蜷卧亦可得减。胃纳不香，口不干、不苦，不思饮，不泛酸，微嗳逆。大便一二日一行，鸭溏不畅。望其面色萎黄不华，鼻头微青，形体消瘦，舌润微暗，苔白腻。腹诊：腹皮薄弱，腹肌挛急，关元穴处压痛明显。脉来沉弦细弱。证属脾胃虚弱，寒凝血滞。治当温经化瘀，缓急止痛，拟桂枝加芍药汤加味：桂枝10g，白芍20g，炙甘草10g，莪术10g，三棱10g，生姜10片，红枣12枚。三剂，每日一剂，且须重视饮食治疗。二诊：疼痛明显减轻，口中和，多唾涎，此虚寒证也。《沈氏尊生书》"凡痛必温散，切不可补气，以气旺不通，则反甚之"，系指寒实疼痛而言，虚寒疼痛者，舍温补何以为治？拟原方加吴萸10g，黄芪15g，三剂。三诊：疼痛止，胃纳增，大便一日一行，仍溏不畅，嘱守方续服七剂，隔日一剂。四诊：疼痛再未发作，精神大好，纳化一如病前，大便已成形。舌淡红，苔薄白微腻，脉弦细。改服参苓白术散善后。

闫云科，闫峻. 临证实验录[M]. 2版. 北京：中国中医药出版社，2012.

案二：腹痛。张某，女，32岁。每当午后即觉腹中疼痛，痛时自觉腹肌向内抽掣拘急。饮食二便基本正常，但月经衍期，每次行经需10天左右，经色黑紫，夹有血块。脉弦细如按刀刃，舌质绛紫、苔薄白润。证属脾之气血不和，而肝木横逆克犯脾土。治宜平肝缓急，调和气血。桂枝10g，白芍30g，生姜10g，大枣12枚，炙甘草10g。连服六剂，腹痛止，拘急解。转方用当归芍药散而愈。初方重用白芍，使其能和脾阴，利血脉，又能柔肝缓急以止疼痛。临床上凡见有腹满时痛，下利，舌质偏红，苔薄白而脉弦细者，多属脾胃气血阴阳失和，选用本方治疗，每能取效。

刘渡舟. 经方临证指南[M]. 天津：天津科学技术出版社，1993.

案三：虚利。王某某，男，46岁。因患急性细菌性痢疾未经彻底治疗而转为慢性菌痢。大便下痢，夹有红白黏液，每日少则三四次，多则五六次。来势甚急，常常来不及登厕就内污衣裤，但又后重下坠，大便排而不尽。伴腹中隐隐疼痛，肠鸣作响。病程逾年，曾用真人养脏汤，以及芍药汤等治疗，皆无效可言。脉沉弦而滑、舌质红，苔白。再三审证，辨为脾胃阴阳失调，气血不利之证。桂枝9g，白芍18g，生姜9g，大枣12枚，炙甘草9g。二剂后，下利次

数减为一二次，腹痛肠鸣消失。原方又进二剂，诸证皆消。本案病机要点在于脾胃阴阳失调，中焦气血不利。脾胃居中，为气机升降之本，气血阴阳之所主。脾虚则清气不升，胃虚则浊气不降，土气不和，则必然导致肝木郁滞，疏泄失常。此类病症非寒非热，介于虚实之间，所以用寒热之法治疗都不能取效。桂枝加芍药汤能够调和脾胃之阴阳，利血脉消瘀滞，并有平肝缓急之效，于调和脾胃中兼能疏泄肝木。

刘渡舟. 经方临证指南[M]. 天津：天津科学技术出版社，1993.

二、脾络瘀滞重证

主症　腹满时痛，疼痛剧烈，拒按或伴便秘。舌质暗，或有瘀点，苔白厚，脉沉涩。
病机　脾伤气滞络瘀较甚。
治法　通阳益脾、和络止痛、化瘀导滞。
方药　桂枝加大黄汤。
桂枝三两，去皮　大黄二两　芍药六两　生姜三两，切　甘草二两，炙　大枣十二枚，擘
上六味，以水七升，煮取三升，去滓。温服一升，日三服。

应用　脾络瘀滞较甚的太阴腹痛证。经脉证类疾病气滞络瘀证中，太阳病误下邪陷太阴，脾络瘀滞较甚，临床以腹痛拒按或伴便秘为主要症状。本证在《伤寒论》中见于太阴腹痛证脾络瘀滞较甚的情况。方用桂枝加大黄汤，即桂枝加芍药汤加大黄二两以化瘀导滞。如"大实痛者，桂枝加大黄汤主之。（279）"。

病案选录

案一：腹痛。李某某，男，36 岁。患慢性痢疾，多年屡治不愈。大便下痢夹有红白黏液，里急后重，每日三四次，伴腹满疼痛拒按。脉弦有力，舌质绛苔黄。此证虽然脾胃气血不和，但又夹有阳明凝滞之实邪，积邪不去，则下利不能止。治法当加大黄以通腑气，扫除肠中腐秽。桂枝 9g，白芍 18g，生姜 9g，大枣 10 枚，炙甘草 6g，大黄 6g。三剂，嘱一次煎煮，顿服。服药后大便畅利，泻下皆黏腻臭秽之物，而后下利日渐轻缓。本案的辨证要点是在桂枝加芍药汤证的基础上，又见腹痛拒按，大便秘结，脉按有力，舌绛苔黄等实证。

刘渡舟. 经方临证指南[M]. 天津：天津科学技术出版社，1993.

案二：痢证。李某，男，13 岁。痢证初起，腹痛拒按，伴有恶寒发热之表证，解表荡涤兼顾，用桂枝加大黄汤加减。桂枝 9g，芍药 18g，大黄 9g（后下），槟榔 9g，枳实 9g，生姜 3 片，大枣 4 枚，炙甘草 6g。方 3 剂，药未尽剂，痢已痊愈。痢疾用泻法，此"通因通用"之意。方中大黄、槟榔、枳实荡涤肠道积滞，清除大肠湿热。伴以桂枝汤解表，俾邪从皮毛出，表里双解，病焉不愈。

姜春华，戴克敏. 姜春华经方发挥与应用[M]. 2 版. 北京：中国中医药出版社，2012.

案三：痞症。1970 年春，诊 60 岁老妇徐氏，患"痞症"。始于播种时横骨上缘生一硬物，初未介意，而自下向上发展甚速，5 月至脐，7 月至鸠尾，直径约 3cm，目视之、手触之，均如木棍竖埋于皮中，俯腰不得，入厕颇艰，兼觉腹中如有虫走，似麻非麻，似痒非痒，胃中堵塞，纳少，便结如羊屎。经外科医师与解剖学教师会诊，认为病居肌层，究属何物不详。余曰：

法积。《医宗金鉴·妇科心法要诀》所谓"突起如弦瘕癥名"是也,乃痰食气血与寒气相搏而成。治以消积软坚、温经理气之法,投桂枝加大黄汤加减,药用桂枝15g,白芍50g,大黄15g,芒硝5g,三棱20g,莪术20g,姜黄15g,莱菔子10g,生姜25g,大枣10g,甘草10g。先后加减出入,患者服27剂,肿物消失,别无不适。追访15年,未见异常。余青襟业医,今已垂暮,本病亲经目睹者仅此1例,近世医学刊物亦未见报道。唐代《外台秘要》载:"悬于腹,近脐左右,有一条筋脉杠起,大者如臂如筒,小者如笔如指如弦"即指此症。以此症绝少,余故录之,以备研讨。

夏洪生. 北方医话[M]. 北京:北京科学技术出版社,1988.

鉴别　桂枝加芍药汤与桂枝加大黄汤都是治疗太阳病应汗误下腹痛的方剂,二方均为桂枝汤加减而来,其中桂枝加大黄汤是在桂枝加芍药汤的基础上加大黄二两。二方均有通阳益脾、活络止痛的作用,而桂枝加大黄汤因大黄具有通经活和导滞通便的作用,故而可治疗气滞络瘀较甚者。二方证治,同中有异,区别如表12-1。

表 12-1　桂枝加芍药汤与桂枝加大黄汤鉴别

		桂枝加芍药汤	桂枝加大黄汤
病证		以腹满时痛为主症,无食不下、呕吐、下利等明显的脾虚寒湿证	在桂枝加芍药汤证的基础上,腹痛较剧,疼痛拒按或伴便秘
病机		脾伤气滞络瘀	脾伤气滞络瘀,郁滞较甚
治法		通阳益脾、和络止痛	通阳益脾、和络止痛、化瘀导滞
药物		桂枝三两、芍药六两、炙甘草二两、大枣十二枚、生姜三两	桂枝三两、大黄二两、芍药六两、炙甘草二两、大枣十二枚、生姜三两
用法		以水七升,煮取三升,去滓,温服一升,日三服	以水七升,煮取三升,去滓,温服一升,日三服

第二节　寒凝经脉证

寒凝经脉证,又称寒滞经脉证。因由寒邪凝滞、阴寒痼结、经络滞涩、血行不畅所致。临床以恶寒,肢体冷痛、拘急或麻木,肤色紫暗或苍白,苔白,脉弦紧等为主症。本证在《伤寒论》《金匮要略》中见于少阴病寒化证、寒疝、心痛、妇人妊娠病等,以恶寒、疼痛且遇冷加重、肢冷、手足不仁、脉沉等为特征。根据不同证候表现将寒凝经脉证分为寒湿痹阻经络证、阳虚寒痹肌表证、寒凝腹络证、寒凝心脉证四类证候。

一、寒湿痹阻经络证

寒湿痹阻经络证,又称寒湿阻络证、寒湿入络证。其病机为寒湿之邪阻滞经络,以肢体或患处沉重冷痛、顽麻,或肿胀,畏冷肢凉,苔白滑等为主症。本证见于《伤寒论》《金匮要略》中少阴病本证少阴寒化证、妊娠阳虚寒盛腹痛证,以背恶寒、口中和、身体痛、手足寒、骨节痛、脉沉等为特征。本证在现代临床中主要见于痹证、腹痛、滑胎、骨痹等辨证属于阳虚寒湿盛的中医内、妇、骨科等疾病。

主症 背恶寒，口中和，身体痛，手足寒，骨节痛，脉沉。

病机 肾阳虚衰、寒湿凝滞。

治法 温阳散寒、镇痛除湿。

方药 附子汤。

附子二枚，炮，去皮，破八片　茯苓三两　人参二两　白术四两　芍药三两。

上五味，以水八升，煮取三升，去滓。温服一升，日三服。

应用

1. 少阴寒化身体骨节疼痛证。以肾阳虚衰、寒湿凝结经脉为病机，证属于阳虚寒湿盛者。临床以背恶寒、口中和、身体痛、手足寒、骨节痛、脉沉为主症。本证在《伤寒论》中见于少阴病本证。如"少阴病，得之一二日，口中和，其背恶寒者，当灸之，附子汤主之。（304）""少阴病，身体痛，手足寒，骨节痛，脉沉者，附子汤主之。（305）"

2. 妊娠腹痛证。以肾阳亏虚、阴寒内盛为病机，证属于阳虚寒盛者。临床以腹痛伴少腹阵阵作冷、形寒肢冷、腹胀、舌质淡、苔白润、脉弦而无力或沉迟无力为主症。本证在《金匮要略》中见于妊娠腹痛证。如"妇人怀娠六七月，脉弦发热，其胎愈胀，腹痛恶寒者，少腹如扇，所以然者，子脏开故也，当以附子汤温其脏。（方未见）（二十·3）"

> **病案选录**

案一：寒痹。黄某，男，49岁。患风湿性关节炎已7年，下肢浮肿，关节疼痛较剧，遇寒更甚，得暖则减，关节屈伸不利，心背后常有冷感，舌淡苔白，脉弦紧。辨证为寒痹，以附子汤加减：附子9g，党参9g，茯苓12g，白术12g，芍药9g，桂枝9g，黄芪15g，方7剂。本例辨证为寒痹，病程已久，故以附子汤加黄芪温阳益气以扶正；参芪与苓术同用，益气利尿，可消肿；附子、桂枝同用，温通血脉，有强心作用，增加心输出量可改善心背冷感。药后，痛势减轻，浮肿及心背冷感均有好转。

姜春华，戴克敏. 姜春华经方发挥与应用[M]. 2版. 北京：中国中医药出版社，2012.

案二：水肿。谢某，女，28岁，唐林村人。感冒后不欲食，本属脾虚弱，应补之益之，却以为胃中积滞，用盐卤泻之。泻后胃纳有减无增，并出现夜间不寐，迄今已十四日矣。询知胸闷心悸，倦怠畏寒，身重跗肿，四末发冷，食后心下沉闷，大便溏，小便不利，口不干苦。视其舌，淡红无苔。切其脉，沉缓无力。诊其腹，心下痞满，无抵抗。脉症分析：温病伤阴，伤寒损阳。《素问·生气通天论》云："阳气者，若天与日，失其所则折寿而不彰。"今伤寒后阳气不足，复经攻下，阳气更虚。致水饮泛滥，凌心则神不安宅而心悸不寐；饮邪弥漫，中州无光，土不制水而水肿便溏。治当温阳健脾，化气利水，阳气旺则阴自消，脾土健则水自落。调兵遣将，真武汤、附子汤皆可胜任，然本案脉象无力，似更宜附子汤也。拟：附子10g，白术15g，茯苓15g，白芍10g，党参10g，生姜10片，二剂。二诊：夜寐可达5小时，小便增多，身重跗肿大减，畏寒亦轻，四肢转温，纳化仍差，脉舌如前。阳气恢复一分，水饮退却一分，今效于昭然，恢复健康，企踵可待，原方三剂。三诊：夜寐甘甜，纳化几近正常，令服归脾丸以善后。

闫云科，闫峻. 临证实验录[M]. 2版. 北京：中国中医药出版社，2012.

案三：妊娠腹痛。王某，女，35 岁。经产妇，怀孕 7 个月，忽感腹部疼痛绵绵不休，经多方治疗，痛反益甚。余诊时已延月余，畏寒，腹部更甚，口中和，喜热饮，泛清涎，脉弦而无力。先以逍遥散加味治之，无效。不得已乃用《伤寒论》附子汤原方：制附子 15g，茯苓 15g，党参 25g，白术 25g，白芍 15g。连服 3 剂而愈。至期产 1 男婴，甚壮。

刘长天. 略谈妊娠用附子的体会并兼论妊娠禁忌药[J]. 辽宁中医杂志, 1980, （4）: 15.

鉴别　附子汤和真武汤两方的药味大部分相同，皆用附子、白术、茯苓、芍药，不同之处在于附子汤白术、附子倍用，并配伍人参，重在温补元阳、散湿气，治疗少阴阳虚寒湿证；真武汤白术、附子半量，更佐以生姜，重在温散水饮，治疗少阴阳虚水泛证。前者以扶正为主，后者以祛邪为主。两方区别如表 12-2。

表 12-2　附子汤与真武汤鉴别

	附子汤	真武汤
病证	背恶寒，口中和，身体痛，手足寒，骨节痛，脉沉	腹痛，小便不利，四肢沉重疼痛，下利，心悸，头眩，身体瞤动，振振欲擗地，或水肿，苔白，脉沉
病机	肾阳虚衰、寒湿内盛	肾阳虚衰、水邪泛溢
治法	温阳散寒、镇痛除湿	温补肾阳、化气行水
药物	炮附子二枚、茯苓三两、人参二两、白术四两、芍药三两	茯苓三两、芍药三两、白术二两、生姜三两、炮附子一枚
用法	以水八升，煮取三升，去滓，温服一升，日三服	以水八升，煮取三升，去滓，温服七合，日三服

二、阳虚寒痹肌表证

阳虚寒痹肌表证，是由外感寒邪诱发，阴寒内盛、阳衰失展较甚，表里俱寒。临床以身疼痛、腹痛、逆冷、手足不仁等为主症。本证见于《金匮要略》中寒疝病寒疝兼表证。在现代临床中主要见于疼痛、腰痛、筋痹等中医内科、骨伤科疾病。

主症　腹痛，逆冷，手足不仁，身疼痛。

病机　阴寒内盛、阳衰失展、外感寒邪。

治法　双解表里寒邪。

方药　乌头桂枝汤。

乌头

上一味，以蜜二斤，煎减半，去滓，以桂枝汤五合解之，得一升后，初服二合，不知，即取三合；又不知，复加至五合。其知者，如醉状，得吐者，为中病。

桂枝汤方

桂枝三两，去皮　芍药三两　甘草二两，炙　生姜三两　大枣十二枚

上五味，锉，以水七升，微火煮取三升，去滓。

乌头桂枝汤煎服方法与服后观察的要点，从其方后注可知有三：一是乌头必须蜜煎，以减其毒性，并延长药效；二是服用时从小剂量递增，不知者可渐增用量，以知为度；三是强调服药后所见，如醉、呕吐，为中病"瞑眩"反应，提示沉寒痼冷已温散，阳气能伸展，绝对不可再服，否则必致中毒。一旦出现唇舌或肢体麻木，甚或昏眩、吐泻乃至呼吸、心跳加快，期前

收缩，神志昏迷等症时，务必按中毒反应积极抢救。

应用 寒疝兼表证。寒凝经脉证中，以阳虚阴盛、外感寒邪为病机，临床以腹痛、四肢逆冷、手足不仁、身体痛为主症。在《金匮要略》中，本证属寒疝兼表证，以腹痛、肢冷、身痛为特点，方用乌头煎合桂枝汤合用，双解表里寒邪，即为乌头桂枝汤。如"寒疝腹中痛，逆冷，手足不仁，若身疼痛，灸刺诸药不能治，抵当乌头桂枝汤主之。（十·19）"

病案选录

案一： 寒疝。袁素珠，青年农妇，体甚健，经期准，已育子女三四人矣。一日，少腹大痛，筋脉拘急而未少安，虽按亦不住，服行经调气药不小，迁延十余日，病益增剧，迎余治之。其脉沉紧，头身痛，肢厥冷，时有汗出，舌润，口不渴，吐清水，不发热而恶寒，肢以下痛，痛甚则冷汗出，常觉有冷气向阴户冲出，痛处喜热敷。此由阴气积于内，寒气结搏而不散，脏腑虚弱，风冷邪气相击，则腹痛里急，而成纯阴无阳之寒疝。窃思该妇经期如常，不属于血凝气滞，亦非伤冷食积，从其脉紧肢厥而知为表里俱寒，而有类于《金匮》之寒疝。其谓："腹痛脉弦而紧，弦则卫气不行，即恶寒；紧则不欲食，邪正相搏，即为寒疝。"又"寒疝腹中痛，逆冷，手足不仁，若身疼痛，灸刺诸药不能治，抵当乌头桂枝汤主之。"本病证状虽与上引《金匮》原文略有出入，而阴寒积痛则属一致。因处以乌头桂枝汤：制乌头12g，桂枝18g，芍药12g，甘草6g，大枣6枚，生姜3片，水煎，兑蜜服。上药连进2剂，痛减厥回，汗止人安。换方当归四逆加吴茱萸生姜汤：当归15g，桂枝6g，细辛3g，芍药、木通各9g，甘草、吴茱萸各6g，生姜3片。此方温通经络，清除余寒，病竟愈。

赵守真. 治验回忆录[M]. 北京：人民卫生出版社，1962.

案二： 遗精。湖北王某，素弱多病，频年患遗精，时愈时发，工作如常，不以为意。初每三五日一遗，继则每日必遗，最后不敢寐，寐而眼闭即遗。虽欲制止而不能，色夭不泽，困惫不支，甚至不能步履，经月不出卧室，即在室内起立亦须靠桌靠椅，延予商治。诊其脉微细小弱而兼虚弦虚数，皮肉消脱，眼睑微肿，指头冷，少腹急结，恶寒甚，躁烦。予曰：下损及中，阴竭阳厥，下元败坏，真机几熄，诚难为力。观前此历年所服方药均系遵照古法，固肾宁心，滋培秘摄并进，原无不合，乃似效不效，终至危急若断，无已，惟真下起元，大力冲劲，拟借用乌头桂枝煎，彼为大气转，其结乃散。此为大气一转，厥阳斯敷。方用：乌头30g，水2杯半，煮取半杯，去滓，纳白蜜60g，再煮，令水尽，以桂枝汤一杯溶解之。初服半剂，越六时不知，余半剂尽服之。讵夜半3时许，吐2次，面如妆朱，昏顿不语，予曰：勿讶，《金匮》乌头桂枝煎，方注云："其知者，如醉状，得吐者，为中病"，若药不瞑眩，厥疾弗瘳。稍待，俟清醒再诊。明晨往诊，厥回神清，手足温，自觉两臂两胯较有力，有能起行意，病即从此转关。续以二加龙骨牡蛎汤、炙甘草汤等加桑螵蛸、覆盆子、菟丝子、补骨脂，随病机出入调摄痊愈。病者3个月后，曾步行约30里，欣慰曷似。

冉雪峰. 冉雪峰医案[M]. 北京：人民卫生出版社，1959.

案三： 痛痹。胡某某，男，56岁。患慢性风湿性关节炎，四肢关节疼痛，下肢清冷，不可屈伸，前医曾用五积散、桂枝芍药知母汤、当归四逆汤等方均不效。舌质淡，中有薄黑苔，脉象沉细。此寒凝关节，营卫不行，宜温经散寒为治，用乌头桂枝汤：桂枝10g，白芍10g，甘草3g，生姜5片，大枣3枚，另用炮乌头10g，白蜜30g，加水久煎取浓汁兑服。3剂后，下肢转温，关节痛减，继用三痹汤善其后。

谭日强. 金匮要略浅述[M]. 北京：人民卫生出版社，1981.

三、寒凝腹络证

寒凝腹络证，是由于阳气虚衰、阴寒痼结，里阳与阴寒相搏、阴阳气不相顺接所致。临床以阵发性绕脐痛，恶寒，不欲食，脉弦紧或沉弦，伴见面白唇青，汗出肢冷为主要表现。见于《金匮要略》中寒疝病阴寒痼结证。在现代临床中主要见于胃痛、腹痛、痛痹等内寒较重的中医内科疾病。

主症　阵发性绕脐痛，恶寒，不欲食，脉弦紧或沉弦，伴见面白唇青，汗出肢冷。

病机　阳虚寒凝、阴寒痼结、气机闭塞。

治法　破积散寒、温经止痛。

方药　乌头煎。

乌头大者五枚，熬，去皮，不咬咀

上以水三升，煮取一升，去滓，内蜜二升，煎令水气尽，取二升，强人服七合，弱人服五合。不差，明日更服，不可一日再服。

用峻猛之剂应注意兼顾体质，防止毒副作用。乌头煎性势力峻，方后云"强人服七合，弱人服五合，不差，明日更服，不可一日再服"，可知其药性峻烈，用时宜慎。

应用　阴寒痼结的寒疝证。寒凝经脉证中，以阴寒痼结、气机阻滞为病机，临床以阵发性绕脐痛、脉微弦或沉弦为主症。在《金匮要略》中，本证属于寒疝病阴寒痼结证，以阵发性绕脐痛为特点。方用乌头煎破积散寒止痛。如"腹痛，脉弦而紧，弦则卫气不行，即恶寒，紧则不欲食，邪正相搏，即为寒疝。寒疝绕脐痛，若发则白汗出，手足厥冷，其脉沉弦者，大乌头煎主之。（十·17）"

病案选录

案一：寒疝。1973 年 6 月间，有干部沈某，年 50 余岁，有多年宿恙，为阵发性腹痛，因旧病复发，自外地来京住我院。1959 年曾在我院做阑尾炎手术，术后并无异常。此次诊为"胃肠神经官能症"。自述每发皆与寒冷疲劳有关。其证，腹痛频作，痛无定位，惟多在脐周围一带，喜温可按，痛甚以至汗大出。查舌质淡，苔薄腻而滑，脉沉弦。诊系寒气内结，阳气不运。寒则凝泣，热则流通。寒者热之，是为正治。曾投理中汤，药力尚轻，若不胜病。非乌头煎不可，故先小其量以消息之。乌头用 4.5g，以药房蜜煎不便，盖蜜者缓其毒也，权以黑豆、甘草以代之。2 剂后，腹痛未作，汗亦未出，知药证相符，乌头加至 9g。4 剂后复诊，腹痛已止，只腹部微有不适而已。第见腻苔已化，舌转嫩红，弦脉缓和，知沉寒痼冷得乌头大热之品，涣然冰释矣。病者月余痊愈出院。

李俊龙. 魏龙骧. 中国百年百名中医临床家丛书[M]. 北京：中国中医药出版社，2001.

案二：疝瘕。京师，界街之商人并简屋播磨家之仆，年 70 余，自壮年患疝瘕，十日、五日必一发。壬午秋大发，腰脚挛急，阴卵偏大，而欲入腹，绞痛不可忍，众医皆以为必死。先生诊之，作乌头煎（每剂重 24g），使饮之。斯须，瞑眩气绝，又顷之，心腹鸣动，吐水数升

即复原，且后不再发。（吉益东洞医案）

（日）汤本求真. 皇汉医学[M]. 上海：中华书局，民国18年.

鉴别　乌头桂枝汤、乌头煎、当归生姜羊肉汤三证均为寒疝病的治疗方剂。三证皆以腹部或脐部疼痛为主要表现，但乌头桂枝汤主要用于外感寒邪、阴寒内盛之表里同病所致寒疝者；乌头煎主要用于阴寒痼结于里所致寒疝者；当归生姜羊肉汤主要用血虚内寒所致寒疝者。三方区别如表12-3。

表 12-3　乌头桂枝汤、乌头煎、当归生姜羊肉汤鉴别

	乌头桂枝汤	乌头煎	当归生姜羊肉汤
病证	绕脐剧痛，身疼痛，肢冷不仁	发作性绕脐痛，恶寒，不欲食，脉弦紧或沉弦，甚者四肢逆冷，冷汗淋漓兼见唇青面白，舌淡苔白等	胁腹绵绵作痛，里急
病机	表里俱寒	阳虚阴盛	血虚有寒
治法	双解表里寒邪	起沉寒，缓急痛	养血散寒
药物	乌头（《千金》作五两）、桂枝三两、芍药三两、炙甘草二两、生姜三两、大枣十二枚	乌头五枚	当归三两、生姜五两、羊肉一斤
用法	乌头，以蜜二斤，煎减半，去滓。桂枝汤，以水七升，微火煮取三升，去滓。以桂枝汤五合解之，得一升后，初服二合；不知，即服三合，又不知，复加至五合。其知者如醉状，得吐者，为中病	以水三升，煮取一升，去滓，内蜜二升，煎令水气尽，取二升，强人服七合，弱人服五合。不差，明日更服，不可一日再服	以水八升，煮取三升，温服七合，日三服

四、寒凝心脉证

寒凝心脉证，是由于阳气衰微、阴寒痼结于心胸所致。临床以心痛彻背、背痛彻心、痛无休止为主症，若其痛势急剧而无休止，可导致阳气衰微、阴寒极盛等危重证候，伴发四肢厥冷、冷汗出、面色白、口唇紫、舌淡胖紫暗、苔白腻、脉沉紧甚至微细欲绝等症状。本证见于《金匮要略》中心痛阴寒痼结重证，在现代临床中见于胸痹、真心痛以及沉寒痼冷性脘腹痛等中医内科疾病。

主症　心痛彻背，背痛彻心，痛无休止，或脘腹疼痛，舌质暗，或有瘀点，苔白润。

病机　阳气衰微、阴寒痼结。

治法　温阳逐寒、止痛救逆。

方药　乌头赤石脂丸；九痛丸。

乌头赤石脂丸方

蜀椒一两一法二分　乌头一分，炮　附子半两，炮，一法一分　干姜一两，一法一分　赤石脂一两，一法二分

上五味，末之，蜜丸如梧子大，先食服一丸，日三服。不知，稍加服。

九痛丸

附子三两，炮　生狼牙一两，炙香　巴豆一两，去皮心，熬，研如脂　人参　干姜　吴茱

茰各一两

上六味，末之，炼蜜丸如桐子大，酒下，强人初服三丸，日三服，弱者二丸。

应用 寒凝经脉证中，以阳气衰微、阴寒痼结于心胸为病机，临床以心痛彻背、背痛彻心、痛无休止为主症。在《金匮要略》中，本证属于心痛病阴寒痼结证，以痛无休止为特点。方用乌头赤石脂丸温阳逐寒、止痛救逆。如"心痛彻背，背痛彻心，乌头赤石脂丸主之。（九·9）"亦可用九痛丸治疗心痛。如"九痛丸，治九种心痛。兼治卒中恶，腹胀痛，口不能言。又治连年积冷，流主心胸痛，并冷肿上气，落马坠车血疾等，皆主之。忌口如常法。（九·附方）"

病案选录

案一：心气痛。肖某某，男，42岁。心悸，有时胸痛彻背，按其部位是心前区，询其胀痛为阵发性，左颈左肩都痛，是冠心病象征。体材中等，面色晦滞，舌质正常，舌苔白，大便正常，小便清长，畏寒、肢冷、脉弦。治宜理气活血，通脉止痛。处方：瓜蒌10g，薤白10g，枳实8g，桂枝12g，延胡索9g，白酒2杯（分兑），4剂。复诊：痛渐缓，胀渐松，仍畏寒、肢冷、苔白、脉弦。治宜活血理气，通脉疏滞。处方：丹参12g，西砂5g，降香5g，桂枝12g，延胡索9g，3剂。三诊：畏寒更甚，欲饮滚水，肢冷，背痛彻心，心痛彻背，面色㿠白，舌质淡白，舌苔白腻滑，脉沉且迟。治宜扶阳抑阴，制冲止痛。处方：附片18g，制川乌10g，椒衣6g，干姜5g，赤石脂12g，延胡索9g，白蜜45g（蒸兑），5剂。四诊：痛胀如拈，寒冷悉除。拟原方减味：附片18g，椒衣6g，白蜜45g（蒸兑）。日服1剂，服至10天以杜复发。

湖南省中医药研究所（李执中）. 湖南省老中医医案选·第一辑[M]. 长沙：湖南科学技术出版社，1980.

案二：胃痛。姜某，男，28岁。患者胃脘疼痛两年余，经常复发，遇冷加重，痛甚时冷汗出，食纳减少。舌淡苔白，脉紧。辨证为寒凝气滞性胃痛。方用：乌头8g，蜀椒30g，干姜30g，附子15g，赤石脂30g。共为细末，炼蜜为丸，如豌豆大，每服5丸，日服一次，早饭后服。患者经服上药数日后，症状减轻，疼痛明显缓解。继服一月之后病愈，再未复发。体会：本方为治胸痹证的心痛彻背、背痛彻心之方。考虑本方为一派辛温之药，且古人往往将心与胃脘联系一起，如胃脘痛常称心口痛等，今患者为寒凝气滞之证，病位在胃脘，故用本方获取全效。

权依经. 古方新用[M]. 北京：人民军医出版社，2009.

案三：胸痹。患某，男性，74岁。2015年1月22日下午，患者因劳累、受凉后突发心前区疼痛，疼痛放射至左上臂，自行吸氧，舌下含服速效救心丸，1h后症状缓解。近4d来，上述症状于饥饿、饱食、受凉后反复加重，今日就诊于本院急诊考虑急性心肌梗死，予硝酸甘油、丹红注射液等药物静滴治疗，症状未见明显缓解遂前往我处以求诊治。刻下症：频繁发作心前区疼痛，疼痛剧烈，严重时不能忍受。每次疼痛持续10～15min，受寒则诱发，以刺痛为主，偶可放射至左上臂，几乎每天均发作心前区疼痛。今晨2：00小便后受寒，即发作疼痛，疼痛持续20min，动则气喘，胸前区不适，平素全身怕凉，少量白痰不稠易咳，时有心慌，双下肢轻度水肿，口干，纳眠差，尿频尿急，尿淋漓不尽，夜尿3次，大便每日2次，成形。舌淡暗，苔白腻，中间部分无苔，脉弦滑。辅助检查：心肌肌钙蛋白Ⅰ（CTNⅠ）16.445μg/L。心电图提示心房颤动，频发室早，室内传导阻滞，陈旧性下壁心肌梗死，V1～V6 T波低平。西医诊断：急性冠脉综合征急性非ST段抬高性心肌梗死（广泛前壁），冠脉旁路移植术后，永久性心房颤动；中医诊断：真心痛，证属心阳痹阻、沉寒痼冷、血瘀湿停证。治则：温通心阳、活血利湿。方用九痛丸合桂枝茯苓丸合当归贝母苦参丸：黑顺片 15g（先煎），党参 13g，干姜 13g，制吴茱萸 13g，桂枝 15g，茯苓 15g，桃仁 15g，白芍 15g，牡丹皮 15g，当归 20g，苦参 20g，滑石块 10g，浙贝母 20g。急煎 1 剂，水煎服，日 1 剂，分 2 次服用。服用 5 剂药后胸痛已愈，全身怕冷明显缓解。遂将黑顺片降至 10g，制吴茱萸降至 9g，余药不变。服用 7 剂药后尿频尿急尿亦明显减轻，CTNⅠ降至 0.254μg/L。随访患者 2 个月，病情稳定，未见明显不适。

吴海芳，尹湘君，何庆勇. 何庆勇运用九痛丸治疗急性心肌梗死的经验[J]. 中国中医急诊，2015，24（9）：1556-1558.

鉴别 乌头赤石脂丸和瓜蒌薤白半夏汤皆可用于阳虚阴寒引起的心痛彻背证治，但乌头赤石脂丸证治疗心痛重证，病机为阳气衰微、阴寒痼结，用大辛大热之品，重在逐寒止痛；瓜蒌薤白半夏汤证治疗胸痹重证，病机为痰饮壅盛、胸阳不振，用瓜蒌、薤白、半夏以豁痰宽胸、通阳散结，重在攻逐痰饮。区别如表 12-4。

表 12-4 乌头赤石脂丸与瓜蒌薤白半夏汤鉴别

	乌头赤石脂丸	瓜蒌薤白半夏汤
病证	心痛彻背、背痛彻心、痛无休止	胸痹不得卧、心痛彻背、痛有休止
病机	阳气衰微、阴寒痼结	胸阳不振、痰浊壅盛
治法	温阳逐寒、止痛救逆	通阳宽胸、化痰降逆
药物	蜀椒一两，一法二分；炮乌头一分，炮附子半两，一法一分；干姜一两，一法一分；赤石脂一两，一法二分	瓜蒌实一枚、薤白三两、半夏半斤、白酒一斗
用法	末之，蜜丸如梧子大，先食服一丸，日三服。不知，稍加服	同煮，取四升，温服一升，日三服

第三节 风寒湿痹阻证

风寒湿痹阻证，又称风寒湿阻证、风寒湿凝滞筋骨证。因风寒湿邪侵犯人体、留滞经络筋骨所致。临床以关节疼痛、肢体麻木、身体活动不利、半身不遂、口眼㖞斜等为特征。本证在《金匮要略》中主要见于中风、历节、转筋等病。根据证候的不同，将风寒湿痹阻证分为寒湿入络证、风寒湿阻络化热伤阴证、风邪中络证、风痰阻络证、水湿阻络证、风寒袭络证六类证候。

一、寒湿入络证

寒湿入络证，是由于寒湿之邪痹阻关节、气血运行阻滞所致。临床以关节疼痛剧烈、遇冷加剧、屈伸活动不利为主要表现。本证主要见于《金匮要略》中历节病寒湿历节证。本证在现代临床中主要见于头面痛、痹证、肩痹、腰痛等中医内科、骨伤科疾病中。

主症 关节剧痛，痛处不移，不可屈伸。

病机 寒湿痹阻关节、气血阻滞。

治法 温经散寒、除湿宣痹。

方药　乌头汤。

麻黄　芍药　黄芪各三两　甘草三两，炙　川乌五枚，㕮咀，以蜜二升，煎取一升，即出乌头

上五味，㕮咀四味，以水三升，煮取一升，去滓，内蜜煎中，更煎之，服七合。不知，尽服之。

方中乌头为峻猛有毒之品，需炮制后使用，且煎药时间宜长，或与蜂蜜同煎，以减其毒性。服乌头汤后，若唇舌肢体麻木，甚至昏眩吐泻，应予注意。如脉搏、呼吸、神志等方面无大的变化，则为"瞑眩"反应。古人有"药弗瞑眩，厥疾难瘳"之说。如服后见呼吸急促、心跳加快、脉搏有间歇等现象，甚至神志昏迷，则为中毒反应，应当立即采取急救措施。

应用　风寒湿痹阻证中，以寒湿痹阻、气血阻滞为病机，临床以关节剧痛、痛处不移、不可屈伸为主症。在《金匮要略》中，本证属于历节病寒湿历节证，以关节疼痛不可屈伸、遇冷加剧为特点。方用乌头汤温经散寒、除湿止痛。如"病历节不可屈伸，疼痛，乌头汤主之。乌头汤方，治脚气疼痛，不可屈伸。（五·10）"

临证时要注意随证加减用药：病在上肢者，加桑枝、秦艽；病在下肢者，加桑寄生、牛膝；寒甚痛剧者，加草乌、桂枝；病久夹有瘀血者，加乳香、没药、全蝎、蜈蚣、乌梢蛇；兼气血两亏者，加人参、当归；寒阻痰凝，兼有麻木者，酌加半夏、桂枝、南星、防风；病久肝肾阴虚，关节畸形，酌加当归、牛膝、枸杞子、熟地等。此外，有用本方加虫类药治疗皮痹（硬皮病）获效者。

病案选录

案一：历节。秦某男，53 岁。右膝关节能伸不能曲，曲则疼痛非常，遇热稍好，冬日遇寒疼痛更甚，舌苔白，脉弦。制川乌9g，白芍15g，木瓜9g，五加皮15g，伸筋草15g，秦艽15g，生地60g，方 7 剂。药后，关节略能屈伸，疼痛减，续方14 剂，带回服用。《金匮要略》曾以乌头汤治历节疼痛，本例为寒湿关节疼痛，故以制川乌驱寒逐湿为主药，仿乌头汤法，配芍药同用治关节风湿疼痛。芍药与木瓜及伸筋草相配，又可平肝舒筋。生地治"痹"，大剂量有可的松作用，而无激素的副作用。

姜春华，戴克敏. 姜春华经方发挥与应用[M]. 2 版. 北京：中国中医药出版社，2012.

案二：脚气。梁盛南，港商，乃子章成，15 岁。因得脚气症返自香港，四肢瘫痪，医辈齐集，纷无定见。患者面色青白，气逆上喘，腿部胫骨疼痛，麻木不仁，脉细小而浮，重按无力，此乃白虎历节重症，《金匮》以乌头汤主治。余用其方重加麻黄15g，群医哗然。麻黄发汗，夫谁不知，未加杏仁，汗源不启。小青龙治喘所以去麻加杏者，恐麻杏合用发汗动喘耳。今本方主乌头以降麻黄，不用先煎，何至发汗？果尽 1 剂，麻木疼痛立减，略能舒动，因照前方连服 10 余剂，麻木疼痛全失，已能举步于行，惟尚觉脚筋微痛，关节屈伸不利，改用芍药甘草汤以荣阴养血，方中白芍、甘草均用60g，连服 8 剂，应手奏效。

戴佛廷. 古方医案选编中下集[M]. 成都：成都中医学院，1979.

案三：寒痹。肖某某，女，42 岁，工人。从 1971 年春季开始患风湿性关节炎。反复发作，时已 2 年，髋膝关节疼痛，皮色不变。下肢膝关节特别怕冷，局部要加盖厚膝垫保暖，倘遇天冷天雨痛更难忍，步履艰难，不能上班已 4 月，舌质淡红，苔薄白，脉弦细而紧。抗"O"1/1600，

血沉 30mm/h。此为寒痹，其主要特点是疼痛有定处，痛较剧。因寒为阴邪，其性凝滞，故痛有定处，局部怕冷。风寒湿邪相搏，阻滞经络骨节，不通则痛，变天则剧。治以散寒止痛为主，佐以祛风除湿。方以乌头汤加减：桂枝 30g，川乌（制）9g，黄芪 15g，白术 12g，麻黄 6g，白芍 12g，豹皮樟 18g，豆豉姜 15g。服 7 剂，关节疼痛大减。膝关节自觉转暖，能慢步行走。复诊时，加猴骨 15g，蕲蛇 6g。再服 10 剂，抗"O"降至 1/300，血沉仅为 10mm/h。嘱病者服药 2 周，以巩固疗效。追查一年半无复发。（江世英）

广州中医学院《新中医》编辑室. 老中医医案医话选[M]. 广州：广州中医学院，1977.

二、风寒湿阻络化热伤阴证

风寒湿阻络化热伤阴证，是由于风湿之邪流注筋骨关节、气血运行不畅，日久不解，正衰邪盛，邪无出路，渐次化热伤阴所致。临床以身体消瘦、遍身关节疼痛、痛处游走、关节肿大或变形、发热恶寒为主要特征。本证见于《金匮要略》历节病风湿历节证。在现代临床中主要见于痹证、伤筋等中医内科、骨伤科疾病。

主症　身体消瘦，关节疼痛，肿大或变形，两脚肿胀麻木不仁，头眩，短气，心中郁郁不舒，呕呃。

病机　风寒湿痹阻日久、渐次化热伤阴。

治法　祛风利湿、温经散寒、清热养阴。

方药　桂枝芍药知母汤。

桂枝四两　芍药三两　甘草二两　麻黄二两　生姜五两　白术五两　知母四两　防风四两　附子二枚，炮

上九味，以水七升，煮取二升，温服七合，日三服。

应用　风寒湿痹阻证中，以风湿痹阻日久、渐次化热伤阴为病机，临床以发热恶寒，遍身关节疼痛、肿大并伴有灼热，或全身表现为虚寒之象而局部有热为主症。在《金匮要略》中，本证属于历节病风湿历节证，以关节肿痛、痛处游走、发热为特点。方用桂枝芍药知母汤祛风除湿、行痹清热。如"诸肢节疼痛，身体魁羸，脚肿如脱，头眩短气，温温欲吐，桂枝芍药知母汤主之。（五·8）"

本方治疗风湿痹症者，若掣痛难以屈伸，得热痛减者，重用麻黄、附子；身体关节重着肿胀，遇阴雨加剧者，重用白术；湿已化热，关节红肿热痛者，重用芍药、甘草、知母。本方治疗类风湿性关节炎发热者，加生石膏、薏苡仁；血虚肢节肥大者，加鸡血藤、鹿衔草；湿盛肢节肿大者，加草薢、泽泻、防己；气虚者，加黄芪。若服药后见胃脘不适，可与蜂蜜同服。

病案选录

案一：历节。夏某，女，29 岁。三个月以来，全身关节游走性疼痛，伴指关节呈梭形肿大，屈伸不便。经西医诊断为"类风湿性关节炎"。抗"O"750U，血沉 30mm/h，用桂枝芍药知母汤。桂枝 12g，芍药 9g，甘草 6g，麻黄 6g，附子 15 克（先煎 0.5h），知母 9g，白术 9g，防风 9g，生姜 3 片，方 14 剂。服药 14 剂后自觉症状好转，照原方加生黄芪 15g，续方 14 剂后，全身关节疼痛消失，手指关节梭形肿大消退，经化验检查抗"O"小于 320U，

血沉 6mm/h。

姜春华，戴克敏. 姜春华经方发挥与应用[M]. 2 版. 北京：中国中医药出版社，2012.

案二：历节。任某，男，54 岁。六七年来，两膝关节疼痛，初起轻微，逐渐加重，屈伸不便，虽扶杖行走，也是颠簸蹒跚，遇冷则甚，盛夏也需穿棉裤，继发两踝关节痠痛。初诊：两踝关节疼痛，伸屈时更甚，局部不红肿，两腿脚冰冷，脉迟缓，舌质色淡，舌苔白。曾服乌头汤 5 剂，症状毫无改善，改服桂枝芍药知母汤。处方：桂枝 30g，白芍、甘草、知母、防风各 10g，麻黄、淡附子各 30g，白术 15g。上药为末，半个月内分次服完。服药后疼痛大减，下肢松动轻健，行走已不需扶杖，两腿脚冷感也较前减轻，并能挑半桶水，唯屈伸时仍有中度疼痛。原方再服 3 周后，上述诸症消失。至今未发，照常参加劳动。

赵明锐. 经方发挥[M]. 北京：人民卫生出版社，2009.

案三：风寒湿痹。康翁德生，经商外地，善于理财，凡利所在，不问寒暑，冒风露以行，是以所积日富。1946 年冬往商零陵，中途突发风湿关节病，不利于行，折归，询治于余。翁身沉重，手足拘急，关节痛处微肿，走注疼痛，如虎啮，如针刺，夜间增剧，刻不可忍，有时发寒热，但无汗，脉沉紧，舌苔白润，气短难续。此即《内经》所云"风寒湿痹"之候。稽诸古人叙述痹证最详者，莫如秦景明氏。其谓："风痹之证，走注疼痛，上下走注，名曰行痹；寒痹之证，疼痛苦楚，手足拘紧，得热稍减，得冷愈甚，名曰痛痹；湿痹之证，或一处麻木不仁，或四肢不举……拘挛作痛，蜷缩难伸。"又《金匮》更详叙其方证："诸肢节疼痛，身体魁羸，脚肿如脱，头眩短气，温温欲吐，桂枝芍药知母汤主之。"翁病虽与秦说三证相符，而尤切《金匮》之说，自以桂枝芍药知母汤为适应，但其夜痛加剧，则又兼及血分，宜前汤与张锡纯氏活络效灵丹配用，庶能统治诸候而免偏颇。且风湿蕴积日久，寒邪深入筋骨，等闲小剂，殊难胜舒筋活络、逐寒祛湿之重任，故大剂猛攻以作犁庭捣穴之计，始可一鼓而奏功。桂枝、芍药各两半，麻黄六钱，乌附八钱，知母四钱，防风、当归、丹参各一两，乳香、没药各五钱，苍白术各六钱。每日一剂，酒水各半煎，分早中晚三次服。夜间汗出遍身，痛楚略减。又续进五剂，兼吞小活络丹，每次钱半。夜间均有微汗，痛遂减轻，脉见缓和，手足能屈伸，关节肿消，尚不能起床，然以其人患虑多，气血虚，乃师前人攻衰其半之旨，改拟攻补兼施之三痹汤，并加防己、蚕沙、海风藤、银花藤等疏络活血药，一日二剂，时历兼旬，遂得步履如常。再用十全大补汤加龟、鹿、虎三胶服，逐次复原。因其营养有加，调摄咸宜，数年未发，且无他病云。

赵守真. 治验回忆录[M]. 北京：人民卫生出版社，2008.

鉴别　桂枝芍药知母汤和乌头汤皆可用于历节病的治疗，但桂枝芍药知母汤主治风湿历节证，其证病机为风湿郁遏日久、流注筋脉关节、渐次化热伤阴，临床以关节肿痛、痛处游走、发热为主要特点，以祛风除湿、行痹清热为治法；乌头汤主治寒湿历节证，其证病机为寒湿之邪闭阻关节，临床以关节疼痛不可屈伸、遇冷加剧为主要特点，以温经散寒、除湿止痛为治法。区别如表 12-5。

表 12-5　桂枝芍药知母汤与乌头汤鉴别

	桂枝芍药知母汤	乌头汤
病证	诸肢节疼痛（遍历关节）、身体魁羸、脚肿如脱、头眩短气、温温欲吐	关节剧痛、痛处不移、不可屈伸

续表

	桂枝芍药知母汤	乌头汤
病机	风寒湿痹阻日久、渐次化热伤阴	寒湿痹阻
治法	祛风利湿、滋阴清热	温经散寒、除湿宣痹
药物	桂枝四两、芍药三两、甘草二两、麻黄二两、生姜五两、知母四两、防风四两、炮附子二枚	麻黄、芍药、黄芪各三两；炙甘草三两；川乌五枚，咬咀，以蜜二升，煎取一升，即出乌头
用法	以水七升，煮取二升，温服七合，日三服	四味以水三升，煮取一升，去滓，内蜜煎中，更煎之，服七合。不知，尽服之

三、风邪中络证

风邪中络证，又称风邪袭络证、风中经络证，是由于风邪侵袭经络筋脉，经气不利所致。临床以肌肤麻木、瘙痒，或突起口眼㖞斜等为常见症的证候。本证在《金匮要略》中主要见于中风暗痱。现代临床中主要见于咳嗽、喘证、中风病、痹证、面瘫等中医内科疾病。

主症 身体不能自收，口不能言，冒昧不知痛楚，拘急不得转侧，但伏不得卧，咳逆上气，面目浮肿。

病机 营卫俱虚、风邪中络、化热伤阴、筋脉失养。

治法 扶正祛邪、清热疏风、濡养经络。

方药 《古今》续命汤。

麻黄 桂枝 当归 人参 石膏 干姜 甘草各三两 芎䓖一两 杏仁四十枚

上九味，以水一斗，煮取四升，温服一升，当小汗，薄覆脊，凭几坐，汗出则愈，不汗更服，无所禁，勿当风。

应用 本证以风邪中络，气血瘀滞，化热伤阴为病机，临床以肌肤麻木、身体不收、口眼㖞斜等为主症。在《金匮要略》中，本证见于中风病中风暗痱证，以身体不能自收、口不能言、冒昧不知痛处、拘急不得转侧为特点。方用古今续命汤以扶正祛邪、清热疏风。如"《古今录验》续命汤 治中风痱，身体不能自收，口不能言，冒昧不知痛处，或拘急，不得转侧。并治但伏不得卧，咳逆上气，面目浮肿。（五·附方）"

病案选录

案一：中风。孔某，男，44 岁，通渭县食品厂干部。1979 年 5 月 25 日初诊。患者 1 个月前早晨起床时，突然发生右侧半身不遂，并伴有失语、自汗、遗尿。立即送医院抢救，病情稳定后，仍有半身不遂、失语，特邀中医治疗。舌质暗，苔白滑，脉弦滞。方用：麻黄 9g，桂枝 9g，党参 9g，甘草 9g，生石膏 9g，当归 9g，川芎 4.5g，杏仁 4.5g。水煎分两次服，三剂。二诊：患者服上药后，上下肢稍能活动，下肢好转更著，能发单音字，唇音多于舌音。脉舌如上。继用上方，再服三剂。三诊：又服上方三剂后，已能下地试走，发音也较前好转，能发三四个字连续音，脉弦而不滞。继用上方，再服六剂。四诊：服上方六剂后，别人搀扶可步行 300～500 米，上肢能自动做屈肘伸肘活动。但仍感无力，发音较前清晰有力。遂改方调养。

权依经. 古方新用[M]. 北京：人民军医出版社，2009.

案二：痹症。张某，男，36 岁，农民。1986 年 10 月 24 日诊。病史摘要：患者素来体健，偶感外邪，发热，头痛，体倦，咳嗽。曾间断服用中、西药物，诸证已经缓解，未尝介意。谁知 14 天前使用压水机抽水时，渐感双下肢酸软、麻木，约 4h 后双下肢完全失去知觉（神志清楚），伴小便不通。急送当地县医院，西医抽取脑脊液检查，发现蛋白含量及白细胞增高，遂诊断为"急性脊髓炎"。立即使用肾上腺皮质激素、维生素和多种营养神经药物，并对症治疗。同时配合中药。曾用过大秦艽汤、三痹汤各 3 剂，补阳还五汤 4 剂，疗效不佳。刻下双下肢仍呈弛缓性瘫痪，肌张力缺乏，腱反射消失，不能自动排尿，大便艰涩。因患者转院困难，家属仅带来病历，要求我室开一方试服。根据以上病史，中医诊断为风痱。予《金匮要略》所载《古今录验》续命汤原方：麻黄 9g，桂枝 9g，潞党参 9g，甘草 9g，生石膏 9g，当归 9g，川芎 4.5g，杏仁 12g。仅服 2 剂，双下肢即恢复知觉，且能下床行走，大小便亦较为通畅。改为八珍汤合补阳还五汤化裁，连服 10 剂后，康复如常人。

余国俊. 中医师承实录[M]. 北京：中国中医药出版社，2006.

案三：脚气。某氏之室，得外感，表证解后，右脚拘急肿痛，不能起步，脉浮数。余诊曰：热虽解而脉浮数，此邪气下注，筋脉不能流通也。与《金匮》续命汤，四五日而愈。汤本氏云：余每以续命汤治前证，及历节风越婢汤之证而兼血者，又用于后世五积散之证，皆有速效。古方之妙，不可轻视。

陆雁. 浅田宗伯方论医案集：重编勿误药室方函口诀橘窗书影[M]. 北京：人民卫生出版社，2019.

四、风痰阻络证

风痰阻络证，又称风痰入络证，是由于患者气血亏虚，虚阳上越，阳热炼液为痰，又外感大风寒邪，阻滞经脉阳气所致。临床以肢体麻木不仁，甚或瘫痪不遂，或肌肤麻木瘙痒，眩晕，口角流涎，苔腻等为主要表现。在《金匮要略》中见于中风病中风夹寒证。在现代临床中主要见于眩晕、中风、痹证等中医内科疾病。

主症　四肢烦重，半身不遂，心中恶寒或心中发虚，面红，眩晕，昏迷。

病机　肝风夹痰、阻闭经络。

治法　清肝化痰、养血祛风。

方药　侯氏黑散。

菊花四十分　白术十分　细辛三分　茯苓三分　牡蛎三分　桔梗八分　防风十分　人参三分　矾石三分　黄芩五分　当归三分　干姜三分　芎䓖三分　桂枝三分

上十四味，杵为散，酒服方寸匕，日一服，初服二十日，温酒调服，禁一切鱼肉大蒜，常宜冷食，六十日止，即药积在腹中不下也。热食即下矣，冷食自能助药力。

应用　中风等病邪气痹阻证中，以肝风夹痰，闭阻经络为病机，临床以肢体麻木不仁，甚或瘫痪不遂、面红、眩晕为主症。在《金匮要略》中，本证属中风病中风夹寒证，以四肢烦重，心中恶寒或发虚为特点。方用侯氏黑散清肝化痰、养血祛风。如"侯氏黑散 治大风，四肢烦重，心中恶寒不足者。《外台》治风癫。（五·侯氏黑散）"

病案选录

案一：中风。孙某某，男，70岁，通渭县人。1950年4月6日初诊。患者于晨起时发现左半身瘫痪，但语言仍清晰，神志清楚，伴有发热恶寒。舌红苔薄白，脉浮。辨证为半身不遂的中风证。先以小续命汤解其外候，而后用本方治疗：菊花120g，白术30g，防风30g，桔梗24g，黄芩15g，细辛9g，干姜9g，党参9g，茯苓9g，当归9g，川芎9g，生牡蛎9g，矾石9g，桂枝9g。共为细末，每服3g，开水冲服，每日2次。开始服药20天，吃热食；中间20天，吃温食；后20天，吃冷食。共60天为1个疗程，禁食鱼、肉、大蒜。患者服药期间，经常观察，自感上、下肢渐有力；但服至50天后，腹满纳减；服至60天，停药后，腹满又消失，食欲好转，上、下肢能自动活动，不需人搀扶而能步行。

权依经. 古方新用[M]. 兰州：甘肃人民出版社，1981.

案二：两腿疼痛。赵某某，男，58岁，农民，患者虽为农民，但因会杀猪宰羊，平常喜食肥甘厚味，其身形胖大，腿粗腰圆，肌肉丰满，素无他疾。近日两腿疼痛而来院就诊，经检查发现血压220/140mmHg（29.33/18.66kPa），即住院治疗，给予西药降压，并配服侯氏黑散汤剂，每日1剂。服药4剂后，血压降至170/120mmHg（22.66/16kPa）。后因故停服中药1周，仅以西药治疗，血压则不再下降。又加服侯氏黑散4剂，血压则又再度降至150/110mmHg（20/14.67kPa）。后又停用中药，尽管使用各种西药降压，则血压一直停留在此水平，不再下降。又复以侯氏黑散治疗，继续下降至140/110mmHg（18.66/14.66kPa），其两腿疼痛在住院期间随着血压的降低而逐渐减轻。出院时，两腿基本不痛。出院回家后，又将侯氏黑散制成散剂继服，每日12g，血压一直稳定在140/110mmHg（18.66/14.66kPa）。随访5个月来再未复发。

赵明锐. 经方发挥[M]. 太原：山西人民出版社，1982.

案三：肠风下血。王惠阶，年壮形伟，大便下血。医治半载，以平素嗜酒，无不利湿清热以止血，如地榆、柏叶、姜、连之类，服之不应。厥后补中、胃风、四神之属，投亦罔效，求治于余。诊脉小弦，大便或溏或泄，不及至圊，每多自遗，其血清淡，间有鲜色。更有奇者，腹中无痛，但觉幅幅有声鼓动，因悟此必虚风内扰，以风属无形有声，与经旨久风成飧泄吻合，且脉弦者肝象也，肝风内动，血不能藏故耳。因与玉屏风，重防风，加白术，乃扶土制木之意；更加葛根，辛甘属阳，鼓舞胃气；荷叶仰盂象震，挺达肝风。迭投多剂，其症一日或减，越日复增，轻重无常。予思虚风内动，按症投剂，疾不能瘳者，何故？潜思累夕，不得其解。忽记经有虚风邪害空窍之语。盖风居肠间，尽是空窍之地，非补填窍隧，旧风虽出，新风复入，无所底止，故暂退而复进，乃从《金匮》侯氏黑散驱风堵截之义悟出治法，填塞空窍，将原方加入龙骨、石脂，兼吞景岳玉关丸。不数日果获全瘳。

谢映庐. 谢映庐得心集医案[M]. 北京：学苑出版社，2011.

五、水湿阻络证

水湿阻络证，是由于水湿之邪阻滞经络、湿浊化热伤阴、热盛津伤而筋不得养所致的一种病证。临床以筋脉拘急，伸展不利，臂脚强直，脉强直而弦，甚则大腿内侧牵引小腹作痛为主要表现。在《金匮要略》中主要见于转筋病水湿阻络证。在现代临床中可见于老年抽筋症、转筋病等证属于中医骨伤科疾病。

主症 臂脚强直，脉强直而弦，大腿内侧牵引小腹作痛。

病机 水湿阻滞、湿浊化热伤阴。

治法 破积利湿。

方药 鸡屎白散。

鸡屎白

上一味为散，取方寸匕，以水六合，和，温服。

应用 转筋病水湿阻络证中，以水湿阻滞、湿浊化热伤阴为病机，临床以臂脚强直、大腿内侧牵引小腹作痛为主症。在《金匮要略》中，本证属于转筋水湿阻滞证，以转筋入腹为特点。方用鸡屎白散以破积利湿。如"转筋之为病，其人臂脚直，脉上下行，微弦。转筋入腹者，鸡屎白散主之。（十九·3）"

转筋的发病部位，一般多见于下肢。《医宗金鉴》曰："臂同背，古通用。臂脚直，谓足背强直不能屈伸，是转筋之证也。"严重时，其痉挛可从下肢牵引小腹部作痛，称为"转筋入腹"。湿热阻滞经脉所致者，可用鸡屎白散治之，鸡屎白性寒下气，通利二便，《别录》谓其治转筋，利小便。《素问·腹中论》用鸡屎醴治臌胀，通利大小便，甚验。鸡屎白虽微寒无毒，然泻下之力颇峻，用者识之。

病案选录

案一： 臌胀。曾治一人，30 余岁，肚腹如抱瓮，一身悉肿，小水不利，脉沉而濡弱，治疗数月不愈。最后不得已，以鸡矢醴酒（用羯鸡矢 1 斤，晒干炒香，再用无灰酒 3 碗，煎至 1 碗半，滤汁，五更空心温服。服后停五六小时，行黑水秽物，隔日再服 1 次，如前法）连服 2 剂，便秽物很多，肿消小水利，能饮食矣。王修善治臌胀小便不利，仿《素问》治法，用鸡矢醴酒，取其通利二便，消除胀满。但本方乃治标之剂，绝非治本之图，正如《素问·标本病传论》所说："中满者治其标……小大不利治其标。"

王修善. 王修善临证笔记[M]. 太原：山西人民出版社，1978.

案二： 破伤风。我院中医师任化天老先生，将 30 年来应用鸡屎白治愈破伤风数十例之验方介绍出来，并在临床上加以应用，取得较为满意之效果。如患者任某，男，20 岁。因伐木时被树枝刺破左手指，二三日后伤口愈合，但突然发热，口噤，牙关紧闭，阵发性全身痉挛，角弓反张，面呈苦笑状。急予鸡屎白三钱为末，烧酒冲服，汗出后，诸症悉减，数日而愈。

曲垣瑞. 鸡矢白治疗破伤风的观察[J]. 中医杂志，1962，（10）：23.

六、风寒袭络证

风寒袭络证，又称风寒犯头证、风寒入络证，是指风寒中络证之初起阶段。临床以突发头面部掣痛，或口眼㖞斜，眼睑轻度闭合不全，或左或右，头面部有受风寒史，同时兼具风寒中络相关征象等为特征的证候。其病机为风寒之邪侵犯头部，经脉凝滞、气血不通。临床以头痛连及项背，恶寒遇风则痛增，苔薄白，脉浮紧等为常见症状。本证在《金匮要略》中主要见于头风病风寒犯头证。临床可见于偏头痛、口眼㖞斜等中医内科疾病。

主症　偏头痛，兼口眼㖞斜。

病机　风寒犯头、经络凝滞。

治法　温经散寒、引邪外出。

方药　头风摩散。

大附子一枚，炮　盐等分

上二味为散，沐了，以方寸匕，已摩疾上，令药力行。

应用　头风病中，以风寒犯头、经络阻滞为病机，临床以恶寒、偏头痛或兼口眼㖞斜为主症。在《金匮要略》中，本证属于头风病风寒犯头证，以恶寒、偏头痛等为特点。方用头风摩散外用，温经散寒、祛风止痛。如"头风摩散方（五·头风摩散方）"。用时先用温水沐洗，再用散药摩其患处。

病案选录

案一：头痛畏风。简侯曾用此方治一头痛畏风，由冬日出外，头不着帽，归家身冷而发作者。予此方摩二三次即已。

武简侯. 经方随证应用法[M]. 北京：中医古籍出版社，2007.

案二：偏瘫。王某，男，56 岁。中风后偏瘫二年余，经治疗后肢体功能恢复，但左侧头皮经常麻木，曾用补气活血通络方无效，改为头风摩散外用：附子 30g，青盐 30g，共研极细末。嘱剪短头发。先用热水浴头或毛巾热敷局部，然后置药于手心，在患部反复搓摩，5 分钟后，局部肌肤有热辣疼痛感，继续搓摩少顷，辣痛消失，仅感局部发热。共用 3 次，头皮麻木疼痛消失，未再发作。

侯恒太. 头风摩散外用治肌肤顽麻疼痛[J]. 河南中医，1988，（2）：20.

第四节　络脉瘀阻证

络脉瘀阻证是由于素体营卫气血不足又外感风邪诱发，阳气不足、阴血滞涩所致。临床以局部肌肤麻木不仁、脉尺中小紧为主要表现。见于《金匮要略》中血痹病重证。在现代临床中见于血痹、痿证、痉病、厥证、产后身痛等中医内、妇、骨伤科疾病。

主症　局部肌肤麻木不仁或兼有酸痛感，脉涩。

病机　阳气不足、阴血凝滞。

治法　益气通阳、和营行痹。

方药　黄芪桂枝五物汤。

黄芪三两　芍药三两　桂枝三两　生姜六两　大枣十二枚

上五味，以水六升，煮取二升，温服七合，日三服。一方有人参。

应用　血痹病是一种以肌肤麻木不仁为主要临床表现的病证，其病机在于营卫不足，气血阴阳俱弱，由于外受风寒邪气而使阳气痹阻，血行不畅所以被称为血痹，该病的脉象以虚涩微紧或浮大无力为主。

络脉瘀滞证中，以阳气不足、阴血滞涩为病机，临床以局部肌肤麻木不仁，脉涩为主症。在《金匮要略》中，本证属于血痹病血痹重证，以局部肌肤麻木不仁为特点。方用黄芪桂枝五物汤以益气通阳、和营行痹。如"血痹，阴阳俱微，寸口关上微，尺中小紧，外证身体不仁，如风痹状，黄芪桂枝五物汤主之。（六·2）"

临床本证亦可采用针药并行法，疗效更佳。若风邪偏重者，加防风、防己以祛风通络；兼血瘀者，可加桃仁、红花以活血通络；用于产后或月经之后，可加当归、川芎、鸡血藤以养血通络。

病案选录

案一：血痹。金某，男，42岁。码头工人，劳累出汗，卧出感受风邪，初则上肢肩部沉重，酸痛，不以为意，近二日来，上肢麻木、怕冷、酸痛，右上肢抬举困难，患者面色㿠白，舌淡白而润，脉沉。证属血痹，以黄芪桂枝五物汤加味。黄芪24g，桂枝9g，白芍9g，生姜5片，制附子9g，大枣7枚，方5剂。服药后上肢疼痛麻木大减，续方5剂，患者已愈，未再复诊。经云："卧出而风吹之，血凝于肤者为痹。"案为体劳而汗出，正气已虚，风邪侵袭，故见肌肉麻木，若风邪较重，也可发生疼痛，故《金匮要略》记载："如风痹状。"本案加附子配桂枝温通血脉，祛寒止痛，药证相符，疗效显著。

姜春华，戴克敏. 姜春华经方发挥与应用[M]. 2版. 北京：中国中医药出版社，2012.

案二：血痹。李某，男，49岁。一年多前，患者开始发现四肢感觉逐渐迟钝，慢慢发展为肌肤麻木不仁，肢体强直，屈伸不利，行步不稳，头重脚轻如踏棉花，伴见腰痛、腹部拘紧如有束带。经CT检查，发现C2～C6椎管狭窄，确诊为脊髓型颈椎病，建议用手术治疗。由于患者有所顾虑而转请中医治疗。舌苔白略腻，脉来涩迟。辨为气虚血滞，"血痹"之证。生黄芪40g，桂枝10g，白芍10g，生姜15g，大枣12枚。上方服二剂后，各种症状均有减轻。原方加大剂量，改黄芪为50g，桂枝12g，加牛膝10g，又进六剂后，患者两腿已能行走，不用他人搀扶而来就诊。在上方基础上加木瓜10g，另开泽泻15g，白术10g，以利水湿之邪，二方交替服用共约四十余剂，上述症状全部消退，恢复正常工作。半年后来信致谢，病情一直没有复发。

刘渡舟. 经方临证指南[M]. 天津：天津科学技术出版社，1993.

案三：产后血痹。郭某某，女性，33岁，北京某厂干部。于1973年6月间，因难产使用产钳，女婴虽取下无恙，但出血达1800mL之多，当时昏迷，在血流不止的情况下，产院用冰袋敷镇止血，6h，血始止住。极端贫血，血色素3g，需要输血，一时不易找到同血型的供血者，只输了400mL，以后自觉周身麻痹不遂，医治未效，在弥月内于6月28日即勉强支持来求诊治。患者脉现虚弱小紧，面色㿠白，舌质淡，是产后重型血虚现象，中医诊为"血痹"，以黄芪桂枝五物汤补卫和营以治之。处方：生黄芪30g，桂枝尖9g，白芍9g，大枣4枚（擘），生姜18g，水煎温服。7月2日二诊：上方服3剂，脉虚小紧象渐去，汗出，周身麻痹已去，惟余左胁及手仍麻，恐出汗多伤津，用玉屏风散加白芍、大枣作汤剂，以和营养阴。处方：生黄芪24g，白术30g，防风9g，杭白芍9g，大枣4枚擘。水煎温服。7月13日三诊：服上方10剂，汗出止，胁痛愈，右脉有力，左偏小，食指与小指作麻兼微痛，左臂亦痛，是心血仍虚而运行稍滞，用三痹汤治之。本方养血补气之药多于祛风散邪，宜于气虚血少而有麻痹之证者。处方：生黄芪 18g，川续断 6g，大独活 6g，大秦艽 6g，防风 6g，辽细辛 3g，川当归 9g，川芎 6g，熟地黄 9g，酒炒白芍 9g，桂枝 9g，云茯苓 9g，杜仲炭 9g，川牛膝 9g，台党参 9g，炙甘草 6g，水煎温服。7 月 26 日四诊：上方 10 剂，周身觉有力，食指痛愈。唯左脉仍弱，血虚宜补，予人参养荣丸。8 月 1 日五诊：左右脉渐趋平衡而仍弱，小指与无名指作痛。按小指内侧，是手少阴心经脉所终，无名指是手少阳三焦经脉所起，三焦与心包络相表里。从经脉寻求，很明显是心经虚弱，气血难以充周经脉所致，投予生脉散作汤用，以养心气。处方：党参 9g，麦门冬 9g，五味子 9g，水煎服。9 月 3 日六诊：上方服 2 周，小指与无名指疼痛消失，所患产后病症已基本痊愈，唯脉仍现虚象，嘱常服人参养荣丸以善后。

中医研究院. 岳美中医案集[M]. 北京：人民卫生出版社，1978.

第五节　太阳经伤证

太阳经伤证，是由于足太阳经脉受伤、经气不行、筋脉失养所致的一种病证。临床以足背僵硬、活动不利为主要表现。本证见于《金匮要略》中趺蹶病。在现代临床中主要见于太阳经经脉循行部位因经脉损伤、经气不利所致的病证。

主症　足背僵硬，活动不利，只能前行，不能后退。

病机　足太阳经脉损伤、经气不利。

治法　调经理气、舒缓筋脉。

方药　外治：刺腨法。

刺腨

腨即小腿肚，一般选用承山穴为主穴，以针刺八分至一寸为度。

应用　太阳经伤证，以足太阳经脉受损，经气不利，筋脉失养为病机，临床以足背僵硬，活动不利，腿部神经功能障碍等为主要表现。在《金匮要略》中本证属于趺蹶病，以"能前不能却"为特点。治疗用外治法，刺腨，即针刺小腿肚，取承山穴。如"病趺蹶，其人但能前，不能却，刺腨入二寸，此太阳经伤也。（十九·1）"

病案选录

案：趺蹶。何某某，男，61 岁。患者 20 多天前无明显诱因下出现左足背屈困难，伴左小腿外侧麻木，症状呈持续性，曾在外院行腰椎间盘 CT 检查无殊，口服药物（弥可保片等）效果欠佳。现为求进一步治疗，拟"腓总神经麻痹"收住入院。患者入院即刻血糖 24.00mmol/L，有"高血压"病史 2 年。体格检查：体温 37.8℃，血压 119/84mmHg，呼吸 21 次/分，脉搏 116次/分。左足背屈肌力 4 级，余肢体肌力 5 级，左小腿外侧痛觉减退。苔薄，脉弦细。辅助检查：胸部 CT 平扫：右肺下叶背段小结节。彩超：双侧甲状腺多发结节；双侧颈动脉内膜毛糙伴右侧斑块形成；脂肪肝，胆囊壁结晶，胆囊息肉；右肾钙化灶；前列腺增大。血常规：白细胞 12.3×10^9/L，中性粒细胞 10.6×10^9/L，C 反应蛋白 34.56mg/L；生化：尿素氮 10.09mmol/L，钠 129.8mmol/L，氯 93.5mmol/L，钙 2.05mmol/L；白蛋白 32.1g/L，总胆固醇 2.57mmol/L，低密度脂蛋白胆固醇 1.05mmo/L；空腹葡萄糖 12.49mmol/L，餐后 2h 血糖 26.11mmol/L，糖化血红蛋白 15.5%；肌电图结论：左下肢腓总神经损伤，运动、感觉纤维均受累，以轴索性损害为主，损害部位可能在腓骨小头下 4～6cm 处。患者入院后拒绝服用中药，予以门冬胰岛素及甘精胰岛素强化降糖，维生素 B1 口服及腺苷钴胺针肌注治疗。入院第 2 天予以行针灸治疗，主要穴位为承山及阿是穴。自述下午扎针后，傍晚足背可稍上抬。治疗 1 周后，足下垂明显好转出院。

朱观祥.《金匮要略》"趺蹶"病初探[J]. 浙江中医杂志，2020，55（2）：150.

第十三章

血 证 类

　　血证类是指因各种原因伤血耗血，或邪入血分，血气瘀滞，兼夹寒凝、动风、血热、伤阴、化燥、腐肉、积聚等诸伤所引起的一类证候。以血液不循常道，或上溢于口鼻诸窍，或下泄于前后二阴，或渗出于肌肤为临床特点，多见于脉络损伤或血液妄行引起血液溢出脉外者。血证多由风、热、燥、火等外邪侵袭、损伤脉络或情志、饮食、劳作、久病所致火热内生或气虚失摄，使血溢脉外而成。血证类以火热熏灼、迫血妄行或气虚不摄、血溢脉外为基本病机，同时久病入络，血脉瘀阻，血不循经，也可出血。临床多以窍道皮肤出血，或肌肤甲错，月经不调，舌红，或紫暗，或淡白，伴见瘀斑瘀点，脉滑数或细涩为基本表现。根据《伤寒论》和《金匮要略》的基本内容以及引起血证的病邪属性，将血证类分为血热证、瘀血证、血虚证三类证候，兼有其他证候但以血证为主者亦归于本章论述。血证类证候主要见于《伤寒论》太阳病、阳明病、少阳病、少阴病等疾病，亦可见于《金匮要略》产后病、妊娠病、杂病等疾病中。后世将血证归于气血疾病，包括鼻衄、咳血、吐血、便血、尿血、斑疹等病，证候分为血寒证、血热证、血虚证、血燥证、血瘀证等类型，实源于此。

第一节　血　热　证

　　血热证，指因火热炽盛、热迫血分，致血热内蕴、壅滞肌腠、灼伤血络、迫血妄行、内扰脏腑、化燥伤阴等的一类证候。临床以出血、疮疖与实热症状，舌红，脉数为基本表现。本证多见于《伤寒论》中太阳中风热入血分、阳明病热入血分、少阳证值经水来临时热入血分，《金匮要略》中热毒入血，阴阳毒发斑发疹，狐蝨病湿热酿脓，湿热便血之近血，胃热迫血热盛吐衄等。根据本证临床不同的表现，将血热证分为热毒入血证、湿热酿脓证、胃热迫血证、热入血室证四大类。

一、热毒入血证

　　热毒入血证，由于感染特殊毒气，湿热火毒内蕴，邪毒不能外泄，深入营血所致。临床以壮热烦渴，神昏谵语，斑疹紫暗，或出血色暗红，舌绛脉数为主症。本证在《金匮要略》中见于阴阳毒病。在现代临床主要见于感受疫毒等原因引起的烂喉痧、红蝴蝶疮、紫斑病等中医内科或温病等疾病。

主症　面赤斑斑如锦纹，咽喉痛，唾脓血。或面目青，身痛如被杖，咽喉痛。

病机　感受疫毒、热毒壅盛、瘀血凝滞。

治法　清热解毒、活血散瘀。

方药　升麻鳖甲汤；升麻鳖甲汤去雄黄蜀椒汤。

升麻鳖甲汤

升麻二两　当归一两　鳖甲手指大一片　甘草二两　蜀椒一两　雄黄半两

上六味，以水四升，煮取一升，顿服之，老少再服取汗。

升麻鳖甲汤去雄黄、蜀椒汤

升麻二两　鳖甲手指大一片　当归一两　甘草二两

应用

1. 阳毒。以热毒壅盛于血分为基本病机，临床以面赤斑斑如锦纹，咽喉痛，唾脓血为主要症状。现于面部，其红斑状如锦纹，灼伤咽喉则咽喉痛，热盛肉腐则成脓，则吐脓血。本证在《金匮要略》中为阳毒发病。如"阳毒之为病，面赤斑斑为锦文，咽喉痛，唾脓血，五日可治，七日不可治，升麻鳖甲汤主之。（三·14）"

2. 阴毒。以疫毒侵犯血脉，瘀血凝滞为基本病机，临床以面目青、身痛如被杖、咽喉痛为主要症状。瘀血凝滞，阻塞不通，现于面部则面色青；经脉阻滞，血流不畅，则身体疼痛；疫毒壅结咽喉，则咽喉痛。本证在《金匮要略》中为阴毒发病。如"阴毒之为病，面目青，身痛如被杖，咽喉痛，五日可治，七日不可治，升麻鳖甲汤去蜀椒雄黄主之。（三·15）"

无论是阴毒和阳毒都有面色改变和咽喉肿痛的症状，但是阳毒比较明显，阴毒比较隐晦，关于阴毒要去蜀椒雄黄之热药，历代医家存在争议，但此处阴毒与阳毒之阴阳并非寒热之义，而是部位深浅之义，如阳毒为疫毒入于阳络，阴毒入于阴络，升麻鳖甲汤去雄黄和蜀椒主要是疫毒已入阴络，灼伤阴液，因此要防止阴血的进一步损伤，而阳毒位于阳络，用雄黄和蜀椒以阳从阳，欲其速散，体现因势利导之妙。

病案选录

案一：阳毒。曾治一男患者王某，就诊前两天突然发热，周身酸痛，继而全身发斑，面赤，咽喉痛，唾脓血，曾用青霉素无效，求余诊治。查其颜面红赤，语音嘶哑，咽肿痛而赤，漫赤便秘，舌红绛苔黄少津，脉浮洪而有力。此正如仲景所谓："阳毒之为病，面赤斑斑如锦纹，咽喉痛，唾脓血……升麻鳖甲汤主之。"投升麻 10g，鳖甲 25g，当归 10g，甘草 10g，花椒 5g，雄黄（研）2.5g。3 剂。患者服药后微汗出，咽痛大减，3 剂服尽，斑疹渐退，面赤减轻。于原方加玄参 10g，桔梗 10g 以助药力，再投 3 剂后，患者舌脉正常，余症皆除。

夏洪生. 北方医话[M]. 北京：北京科学技术出版社，1988.

案二：急性红斑狼疮。顾某，女，43 岁，患亚急性红斑狼疮两个月，证见发热不退，经用激素（强的松）治疗，发热虽然减轻，但面色红斑未退，形如蝴蝶状，面红似锦纹，胸背上肢亦有红斑常现，下肢及面目有轻度肿，周身关节酸痛，有时咽喉疼痛，小便较少，脉细数，舌红苔白，病属热邪在血分未尽，肾虚不能化气行水，治当清热解毒，补肾利水。方拟升麻鳖甲汤加减：升麻 15g，生鳖甲（先煎）20g，当归 6g，丹皮 10g，熟地 20g，附子 3g，牛膝 12g，车前子 10g，露蜂房 6g，蛇蜕 5g，土茯苓 20g。上方加减连服 20 余剂，面部旧斑渐消，新斑未见，浮肿消退，尿蛋白转阴，热毒渐退，肾虚渐复，原方去车前子、丹皮，加雄黄（研冲）1g。再服 20 剂，症状基本消失，病情稳定，嘱常服原方以防反复。说明：本例先用激素治疗，后用中医治疗两月，激素慢慢减量，最后减服强的松一片，四月后停用。

张谷才. 从金匮要略来谈阴阳毒[J]. 广西中医药，1981，（6）：13.

二、湿热酿脓证

　　湿热酿脓证，是由于湿热交织，蓄热不解，湿毒不化，血败肉腐成脓所致。临床以脉数，无热微烦，默默但欲卧，汗出，目赤如鸠眼，目四眦黑为主症。本证在《金匮要略》中见于狐蜮病酿脓证，吐衄下血之湿热便血证。本证在现代临床主要见于渗出性皮肤病，如湿疮、漆疮、黄水疮，以及痔疮、肛裂等中医外科疾病。

　　主症　无热微烦，默默但欲卧，汗出，脉数，目赤如鸠眼，目四眦黑；下血鲜红或有黏液，大便不畅，苔黄腻、脉数。

　　病机　蓄热不解、湿毒不化、腐肉酿脓或迫血下行。

　　治法　清利湿热、行瘀排脓。

　　方药　赤小豆当归散。

　　赤小豆三升　当归三两

　　上二味，杵为散，浆水服方寸匕，日三服。

　　应用

　　1. 狐蜮酿脓证。以里热炽盛，蓄热不解，湿毒不化，腐肉酿脓为病机，临床以脉数，无热微烦，默默但欲卧，汗出，目赤如鸠眼，目四眦黑为主症。本证在《金匮要略》中称为狐蜮病。如"病者脉数，无热微烦，默默但欲卧，汗出，初得之三四日，目赤如鸠眼，七八日，目四眦黑。若能食者，脓已成也，赤小豆当归散主之。（三·13）"

　　2. 湿热便血证。以湿热蓄于大肠，灼伤阴络，迫血下行为病机，临床以下血，便血在先，大便在后，下血鲜红或有黏液，大便不畅，苔黄腻，脉数为主症。在《金匮要略》为吐衄下血之湿热便血证。如"下血，先血后便，此近血也，赤小豆当归散主之。（十六·16）"

病案选录

　　案一：内痔便血。王左，内痔便血又发，气虚不能摄血，血渗大肠，兼湿热内蕴所致，拟益气养阴而化湿热。赤豆一两，当归二钱，党参一钱五分，荆芥炭八分，炙黄芪二钱，大白芍一钱五分，侧柏炭一钱五分，炙甘草六分，生地炭三钱，槐花炭（包）三钱。

丁甘仁. 丁甘仁医案[M]. 北京：人民卫生出版社，2007.

　　案二：赤白带下。谌某某，女，51 岁，工人。1986 年 6 月 12 日就诊。阴道流赤白黏液 2 年，服完带汤、丹栀逍遥散、内补丸等方，带下时多时少。近月病情加重，赤多白少，稠黏气臭，每日换纸 2 次，小腹疼痛，不可重按，小便短黄，舌质红、苔黄滑厚，脉滑数。证属湿热化毒，下蕴胞宫。治宜清热利湿，活血解毒。用赤小豆当归散加味：赤小豆、金银花、败酱草各 20g，当归、苡仁、贯众、冬瓜仁各 12g。服 10 剂，阴道仅有少量赤白黏液流出，小腹痛止。然头晕，心慌，体倦，纳差，以原方去贯众，加党参、炒山楂各 9g 以补脾健胃，继进 10 剂，带止体健。按语：本案为湿热蕴毒，损伤冲任，带脉失约，而致带下。用赤小豆当归散加苡仁、冬瓜仁，清利湿热；金银花、败酱草、贯众清热解毒。后以原方加条参补脾益气，山楂健胃消积调理而瘥。

刘文娥，彭巍. 彭述宪医案[M]. 北京：人民卫生出版社，2016.

鉴别 赤小豆当归散与黄土汤虽均表现为下血，其病机亦有明显差别：赤小豆当归散证的病机为湿热蕴肠，迫血下行之下血，症见下血鲜红或有黏液，大便不畅，苔黄腻，脉数，治以清热利湿，活血止血。黄土汤主治脾气虚寒、脾不摄血之下血，症见下血暗紫稀薄，便溏腹痛，面色无华，神疲懒言，手足不温，舌淡脉细，治疗宜用温脾摄血之法。二者区别见表 13-1。

表 13-1 赤小豆当归散与黄土汤鉴别

	赤小豆当归散	黄土汤
病证	下血鲜红或有黏液，大便不畅，苔黄腻，脉数	下血暗紫稀薄，便溏腹痛，面色无华，神疲懒言，手足不温，舌淡脉细
病机	湿热蓄肠、迫血下行	脾气虚寒、脾不摄血
治法	清热利湿、活血止血	温脾摄血
药物	赤小豆三升、当归三两	甘草、干地黄、白术、炮附子、阿胶、黄芩各三两，黄土半斤
用法	上二味，杵为散，浆水服方寸匕，日三服	上七味，以水八升，煮取三升，分温二服

三、胃热迫血证

胃热迫血证，是由于胃热炽盛、内迫血分、迫血妄行，致阳络受损、血溢脉外而出现的证候。临床以吐血、衄血、舌红绛、脉洪数为主症。本证在《金匮要略》中见于吐衄下血之热盛吐衄证。本证在现代临床主要见于吐血、衄血、便血、尿血、斑疹、狂证等以胃火炽盛为主的中医内科疾病。

主症 心烦不安，吐血，衄血，舌红绛，脉洪数。

病机 胃火炽盛、迫血妄行。

治法 清热泻火、解毒止血。

方药 泻心汤。

大黄二两 黄连一两 黄芩一两

上三味，以水三升，煮取一升，顿服之。

本方煎煮顿服，苦寒直折其火，意在泄心胃之火，快速起效。

应用 热盛吐衄证。以心胃火邪亢盛，迫血妄行为基本病机，临床以心烦不安，吐血、衄血、舌红绛，脉洪数为主要症状，同时可伴见面赤，溲赤，口渴，便干等症。本证在《金匮要略》中见于吐衄下血之热盛吐衄证。如"心气不足，吐血，衄血，泻心汤主之。（十六·17）"

病案选录

案一：晕眩。 王某，男，41 岁。患高血压病多年，久服复方降压片、降压灵等药，血压一直未能控制，近日因生气而血压上升至 190/130mmHg。自述：头目晕眩，如坐舟车，而且心烦急躁特甚，有时彻夜不眠，且口渴欲凉饮，舌红苔黄糙老，脉弦滑数而有力。病情加重后曾多方服药未效。索取前方观之，尽为平肝、息风、潜阳之剂。思之良久，断为阳亢火盛动风之证，乃处大黄黄连泻心汤：大黄9g，黄连9g，黄芩9g，水煎煮令服3剂。服后大便溏泻，但心烦减轻，且能入睡。继服2剂，诸证皆轻，血压降至150/110mmHg。

按语： 高血压眩晕，多属阳亢风动之候，今人常以平肝潜阳息风法治之，虽能奏效一时，但终不能获其痊愈。刘老认为，心主血属火，肝藏血属木，心火盛则肝火旺，肝火旺则阳亢而风动。治疗与其平肝息风，莫如清泻血中之火热，火热得清，则阳平风灭。故对阳亢风动之眩晕证，但见阳盛化热之症状，即用本方每取卓效。

陈明，张印生. 伤寒名医验案精选[M]. 北京：学苑出版社，1998.

案二：咯血。 张某，男，55 岁，建筑工人。患者平素体健，于盛夏时，在烈日下劳动饱受暑热，忽患咯血。每日约咯出 40～50mL，血色鲜红，本单位医生用中药凉血之品、西药止血之剂，治疗数日，咳血量无减少反而增多。当时诊断，患者仅有渴、头晕之兼症。脉实大，舌质赤，其他未见异常。遂投以泻心汤。大黄12g，黄芩15g，黄连5g。服2剂后，咯血减去大半，再服2剂痊愈。

赵明锐. 经方发挥[M]. 北京：人民卫生出版社，2009.

案三：狂证。 杨某，男，38 岁。因与家人争吵，气恼之后，精神异常烦躁，坐立不安，怒目向人，握拳欲击，六七日不眠，反欲奔跑为快。切其脉洪大有力，舌苔厚黄，口味臭秽喷人，问其家人，大便已7日未解。辨为心胃火盛，阳亢热实。当泻心胃之实火。大黄10g，黄连10g，黄芩10g。连服几剂，患者狂热未减，大便未下。病重药轻，将大黄剂量增至15g。服后大便泻下较多，患者顿觉神疲思睡，寐而打鼾，两日后始醒，狂证如失。按语：火热阳狂，大便秘结，"泻心"而愈。若出现腹胀痛者，可改用大、小承气汤。

刘渡舟. 伤寒论临证指要[M]. 北京：学苑出版社，2002.

鉴别　泻心汤与柏叶汤二方均可治疗吐血。柏叶汤治中气虚寒，血不归经所致之虚寒吐血，症见吐血淡红或紫暗，面白无华或萎黄，舌淡，脉微弱或虚数无力，治以温中散寒止血，方中取柏叶之清肃，折其逆上之热而又能收敛止血，干姜、艾叶温阳守中，使阳气振奋而能止血。泻心汤治心火亢盛，扰乱心神，迫血妄行的实热吐血，症见心烦不安，吐血鲜红，面赤口渴，大便秘结，舌红，脉数有力，治以清热泻火止血，方中取大黄、黄连、黄芩苦寒清泄，直折其热，使火降则血亦自止。二者区别见表13-2。

表 13-2　泻心汤与柏叶汤鉴别

	泻心汤	柏叶汤
病证	心烦不安，吐血衄血，量多，色鲜红，来势急，面红而渴，神烦便秘，舌红苔黄，脉洪数	吐血淡红或紫暗，面白无华或萎黄，舌淡，脉微弱或虚数无力
病机	心火亢盛、迫血妄行	中气虚寒、血不归经
治法	清热泻火、解毒止血	温中散寒止血

续表

	泻心汤	柏叶汤
药物	大黄二两、黄连一两、黄芩一两	柏叶、干姜各三两、艾三把、马通汁一升
用法	上三味，以水三升，煮取一升，顿服之	上三味，以水五升，取马通汁一升，合煮取一升，分温再服

四、热入血室证

热入血室证，是由于妇女在月经期间感受外邪，邪热与血互相搏结于血室所致。临床以月经失调，肝胆不利，心神不宁为主症。本证在《伤寒论》中见于妇人中风伤寒，在《金匮要略》中见于妇人杂病脉证并治篇热入血室证。在现代临床主要见于月经失调等中医妇科疾病。

主症　寒热发作有时，如疟状，谵语，胸胁下满如结胸状，少腹满，脉迟。

病机　血热互结。

治法　和解少阳、活血行瘀。

方药　小柴胡汤。

柴胡半斤　黄芩三两　人参三两　半夏半升　甘草，炙三两　生姜，切三两　大枣，擘，十二枚

上七味，以水一斗二升，煮取六升，去滓，再煎取三升。温服一升，日三服。

小柴胡汤既可清解少阳风热之邪，又可疏解少阳胆热之气，但清解血分之热较弱。故对热入血室证的治疗，《伤寒全生集》用小柴胡汤加味，更切合临床实际。特录如下，以供临床参考应用。"妇人热入血室，经水适断适来着，寒热似虐，本方加红花、生地、当归、桂枝、丹皮，水姜煎，少待半时许，又服一盏，以接药力和之。"方药组成：芍药、柴胡、黄芩、人参、半夏、甘草、红花、生地、当归、桂枝、丹皮、生姜。后世名陶氏小柴胡汤。

应用

1. 妇人患中风七八日，往来寒热，发作有时，适值经期，经行中断为主要症状，乃因外邪乘行经之虚而侵入血室，邪热与血互结所致，证见寒热如疟的少阳证，如"妇人中风七八日，往来寒热，发作有时，经水适断，此为热入血室。其血必结，故使如疟状，发作有时，小柴胡汤主之。(二十二·1)"

2. 妇人患伤寒发热时，适值经期，邪热乘虚侵入血室，扰及血分，血属阴，故白昼神志清楚，夜幕则谵语，精神错乱，此证不属于阳明腑实证，又非热入心包，而是热入血室，血分热盛所致。如"妇人伤寒发热，经水适来，昼日明了，暮则谵语，如见鬼状者，此为热入血室，治之无犯胃气及上二焦，必自愈。(二十二·2)"

3. 妇人患太阳中风，有发热恶寒，适值经水来临，历时七八日后，表热虽除，但仍有脉迟，胸胁满，如结胸状，谵语等症，此为表证已罢，邪热乘虚陷于血室，结为瘀热，如"妇人中风，发热恶寒，经水适来，得七八日，热除脉迟，身凉和，胸胁满，如结胸状，谵语者，此为热入血室也，当刺期门，随其实而取之。(二十二·3)"

4. 妇人患阳明病，虽不值经期，但阳明里热炽盛，热邪亦可迫入血室。使前阴下血，阳明热盛，心神不宁，故烦躁谵语，肝与冲脉上行，里热熏蒸，故但头汗出，如"阳明病，下血

谵语者，此为热入血室，但头汗出，当刺期门，随其实而泻之，濈然汗出者愈。（二十二·4）"

病案选录

案一： 内伤发热。刘某，女，32 岁。下午高热，39℃，白细胞 $2×10^9$/L，血小板少，脾肿大，面黄，血压 94/60mmHg，心率 94 次/分，下肢有紫斑，舌质淡，脉弱。柴胡 15g，黄芩 9g，青蒿 15g，鸡血藤 30g，羊蹄根 30g，黄芪 9g，丹皮 9g，服药 5 剂，体温降至 37℃，白细胞 $2.5×10^9$/L，血小板 $56×10^9$/L，但头痛便秘，上方加瓜蒌仁 9g，花生衣 3g，野山参 1.5g，望江南 15g，续服 5 剂后，大便通，头痛解，白细胞增至 $3×10^9$/L，血小板 $80×10^9$/L，下肢紫斑减，续服 10 剂后，白细胞增至 $4×10^9$/L，血小板 $120×10^9$/L，紫斑全退，痊愈。按本例高热，取小柴胡汤柴胡、黄芩相须为用，再辅以青蒿退热。扶正加鸡血藤、羊蹄根、花生衣有增加白细胞及血小板作用，但必须与参、芪扶正固本药同用，效果方显著。

姜春华，戴克敏. 姜春华经方发挥与应用[M]. 2 版. 北京：中国中医药出版社，2012.

案二： 胸痹。王某，男，55 岁。患心胸痛半年多，经某医院诊断为心肌梗死。从开始发病的 3 个月内，曾 2 次猝然发作，剧烈心痛而致昏厥，经及时救治，方获缓解。此后心胸不断轻微作痛，多在夜间发作，日夜约十余次，疼痛时间持续 1 分钟左右。遇吸冷气以及气候酷寒时容易引起发作。治以小柴胡汤加当归、川芎、附子。服 5 剂后自觉疼痛明显减少，又服 5 剂疼痛更加减轻，一日一夜最多疼 2～3 次，而且刹那即过。服 20 剂后，痛已减十之八九，有时竟一二日不发作一次。后宗此方配制丸药继续服用，半年之间疼痛基本上未发作，此后病情一直稳定。

按语： 本例患者，患心肌梗死，曾 2 然发作而致昏迷，而平素逢吸冷气或气候酷寒即能引起心胸痛的发作，其心胸之阳衰寒甚可想而知。寒凝则血瘀，所以此病之本为阳虚，为血瘀。小柴胡汤加当归、川芎以解郁活血化瘀，既无破血耗血之虞，又能扶正培本，加附子温心之阳，以散寒邪。因而此方即使多服、久服，亦无任何副作用。本例患者连服半年之久，情况一直良好。

赵明锐. 经方发挥[M]. 北京：人民卫生出版社，2009.

第二节 血 瘀 证

血瘀证，因血液运行不畅，壅滞于体内，或者离经之血不能及时吸收、消散，停滞于体内，引起脏腑功能失调所致。临床以身体刺痛，部位固定不移，痛处拒按，入夜加重为基本表现。也可以伴有面色黧黑，肌肤甲错，口唇青紫，舌质紫暗、有瘀点瘀斑等症状。本证在《伤寒论》太阳病中称为太阳蓄血证，本证在《金匮要略》中为瘀血内阻。根据发病时的不同特点的临床表现，将血瘀证分为下焦瘀热证、瘀血内阻证、血水并结证、干血证、瘀血痰结证、气滞血瘀证、瘀阻肝络证、气血瘀阻证、经脉创伤证九大类。

一、下焦瘀热证

下焦瘀热证，是由于太阳病不解，恶寒发热头痛等表证未除，热结膀胱，邪气不能从外解而化热入里，与血结于下焦所致。临床以发狂，小便自利，舌质紫暗有瘀斑为主症。本证在《伤寒论》太阳病中称为太阳蓄血证，在《金匮要略》中称为妇人杂病脉证并治月经病之瘀结成实证。本证在现代临床主要见于狂证、腹痛、血证、肠痈、月经病等中医内、外、妇科疾病。

主症　少腹急结，小便自利，其人如狂，或发热，以午后或夜间为甚，舌红苔黄或有瘀斑，脉沉涩。

病机　血热互结于下焦。

治法　泻下瘀热。

方药　桃核承气汤。

桃仁五十个　大黄四两　桂枝二两　甘草二两　芒硝二两

上五味，以水七升，煮取二升半，去滓，内芒硝，更上火，微沸下火，先食温服五合，日三服，当微利。

主症　少腹硬满、其人如狂，小便自利，脉沉涩或沉结，舌质紫或有瘀斑。

病机　瘀热互结下焦。

治法　破血逐瘀、泻热除实。

方药　抵当汤。

水蛭，熬　虻虫各30个，去翅足，熬　桃仁20个，去皮尖　大黄三两，酒洗

上四味，以水五升，煮取三升，去滓，温服一升，不下更服。

主症　少腹满，小便自利，或有发热，舌紫暗，脉沉涩或沉结。

病机　瘀热内结、病势较缓。

治法　泻热逐瘀、峻药缓图。

方药　抵当丸。

水蛭，熬　虻虫各30个，去翅足，熬　桃仁20个，去皮尖　大黄三两，酒洗

上四味，捣分四丸，以水一升，煮一丸，取七合服之，晬时当下血，若不下者，更服。

应用

1. 热结膀胱。以血热结于下焦为基本病机，临床以少腹急结，小便自利，其人如狂，或发热，以午后或夜间为甚，舌红苔黄或有瘀斑，脉沉涩为主要症状。邪气不能从外解而化热入里，热在血分，扰乱心神躁动不安，如狂非狂。血热初结，血结不坚不深，病症尚浅。本证在《伤寒论》太阳病中称为太阳蓄血证。如"太阳病不解，热结膀胱，其人如狂，血自下。下者愈，其外不解者，尚未可攻，当先解其外，外解已，但少腹急结者，乃可攻之，宜桃核承气汤。（106）"

2. 瘀热互结。以瘀热互结下焦为基本病机，临床以少腹硬满，其人如狂，小便自利，脉沉涩或沉结，舌质紫或有瘀斑为主要症状。属于蓄血的急重证，治疗应以表里同治，用以破瘀结，泻血热的抵当汤。本证在《伤寒论》太阳病中称为太阳蓄血证。如"太阳病六七日，表证仍在，脉微而沉，反不结胸，其人发狂者，以热在下焦，少腹当硬满，小便自利者，下血乃愈，所以然者，以太阳随经，瘀热在里故也，抵当汤主之。（124）""太阳病身黄，脉沉结，少腹硬，小便不利，为无血也。小便自利，其人如狂者，血证谛也，抵当汤主之。（125）"

3. 瘀血阻滞经水不利下，以瘀热互结下焦为基本病机，临床上还可见少腹硬满、结痛拒按、小便自利、舌青暗或有瘀点、脉沉涩等症状，治以抵当汤破血逐瘀。在《金匮要略》中称为月经病瘀结成实证。如"妇人经水不利下，抵当汤主之。（二十二·14）"

4. 血热互结于下焦，病势较缓，临床以少腹满、小便自利、或有发热、舌紫暗、脉沉涩或沉结为主要症状。治疗宜攻逐瘀热，峻药缓图的抵当丸。本证在《伤寒论》太阳病中称为太阳蓄血证，如"伤寒有热，少腹满，应小便不利，今反利者，为有血也，当下之，不可余药，宜抵当丸。（126）"

病案选录

案一： 下焦蓄血。杨某男，51 岁。腹部胀满，大便秘结，数日一行，若大便行，则血随之而下，其人健忘，舌见瘀紫，脉弦。必有蓄血之证，投以桃核承气汤，桃仁 9g，生大黄 9g（后下），桂枝 6g，芒硝 6g（冲），炙甘草 6g，方 3 剂。按本例为下焦蓄血之证，当以大黄配芒硝荡实以通地道。桃仁配桂枝破血逐瘀，加甘草调和诸药。药后患者果大便畅通，不再下血，健忘之症有显著好转。

姜春华，戴克敏. 姜春华经方发挥与应用[M]. 2 版. 北京：中国中医药出版社，2012.

案二： 瘾疹。刘某，40 多岁。患瘾疹 2 个多月，疹子既多且大，布满周身，疹形突起而鲜红，搔破后流出鲜血，痛痒难忍，日轻夜重，睡眠颇为所扰，痛苦万状。曾用中西药治疗，2 个月来症状毫无改善，笔者给予桃核承气汤加当归、川芎，3 剂而愈。按语：瘾疹属于瘀血类型的，临床上并不少见，在治疗方面如以消风、凉血、祛湿以及止痒之法，取效较难。本例患者皮肤科医生曾用过不少药品，连续治疗 2 个月之久，病情有加无减，服桃核承气汤仅 3 剂就痊愈了。桃核承气汤一方，临床医生很少用来治疗皮肤病，其原因是认为此方只限于攻里之剂，忽视了它的全面功能，因而使这个有效的方剂不能发挥它应有的作用，非常遗憾。用本方治疗皮肤病，也可加丹皮、当归、川芎，以加强其活血化瘀作用，效果更好。

赵明锐. 经方发挥[M]. 北京：人民卫生出版社，2009.

案三： 腹痛。师曰：常熟鹿苑钱钦伯之妻，经停九月，腹中结块疼痛，自知非孕。医子三棱、莪术多剂，未应。当延陈葆厚先生诊。先生曰：三棱、莪术仅能治血结之初起者，及其已结，则力不胜矣。吾有药能治之。顾药有反应，受者幸勿骂我也。主人诺。当予抵当丸三钱，开水送下。入夜，病者在床上反复爬行，腹痛不堪，果大骂医者不已。天将旦，随大便下污物甚多，其色黄白红夹杂不一，痛乃大除。次日复诊，陈先生诘曰："昨夜骂我否？主人不能隐，具以情告"。乃子加味四物汤调理而愈。

曹颖甫. 经方实验录[M]. 福州：福建科学技术出版社，2004.

鉴别　桃核承气汤证、抵当汤证、抵当丸证可概括为"蓄血三方证"。三者病机均为热与血结于下焦，但有轻重缓急之别。就蓄血证热与瘀结的病机而言，桃核承气汤证为热重于瘀，血热初结，治疗宜先解表后攻里，泻热逐瘀；抵当汤证，瘀重于热，病势较急，即使表里同病，也急当治里，破血逐瘀；抵当丸证，瘀热俱轻，病势较缓，故取攻逐瘀热，峻药缓图之法。三者区别见表 13-3。

表 13-3　桃核承气汤、抵当汤、抵当丸鉴别

	桃核承气汤	抵当汤	抵当丸
病证	少腹急结，小便自利，其人如狂，或发热，以午后或夜间为甚，舌红苔黄或有瘀斑，脉沉涩	少腹硬满，其人如狂。小便自利，脉沉涩或沉结，舌质紫或有瘀斑	少腹满，小便自利，或有发热，舌紫暗，脉沉涩或沉结
病机	血热互结与下焦	瘀热互结下焦	瘀热内结、病势较缓
治法	泻下瘀热	破血逐瘀、泻热除实	泻热逐瘀、峻药缓图
药物	桃仁五十个、大黄四两、桂枝二两、甘草二两、芒硝二两	水蛭、虻虫各 30 个，桃仁 20 个，大黄三两	水蛭、虻虫各 30 个，桃仁 20 个，大黄三两
用法	以水七升，煮取二升半，去滓，内芒硝，更上火，微沸下火，先食温服五合，日三服，当微利	以水五升，煮取三升，去滓，温服一升，不下更服	上四味，捣分四丸，以水一升，煮一丸，取七合服之，晬时当下血，若不下者，更服

二、瘀血内阻证

瘀血内阻证，是由于年老气血运行迟缓，或产后气血虚弱，劳倦过度，或情志所伤，或胞宫内败血停滞所致。临床以产后抑郁寡欢，或表情迟钝，言语不利，舌质有瘀斑，脉涩为主症。在《金匮要略》中可见于妇人杂病脉证并治之月经病瘀血内阻证，妇人妊娠病脉证并治之癥病。在现代临床主要见于癥瘕、乳癖、不孕、产后郁证、月经病等中医妇科疾病。

主症　经水不利，少腹硬满。

病机　瘀血内阻。

治法　行血祛瘀。

方药　土瓜根散。

土瓜根　芍药　桂枝　䗪虫各三两

上四味，杵为散，酒服方寸匕，日三服。

应用　月经病瘀血内阻证。以瘀血内阻为病机，临床可见经行不畅，少腹满痛，或一月两潮，月经量少，色紫有块，舌质紫暗，脉涩等症状。因此本方可用于瘀血内阻而致的月经不调。本证可见于《金匮要略》妇人杂病脉证并治月经病之瘀血内阻。如："带下，经水不利，少腹满痛，经一月再见者，土瓜根散主之。（二十二·10）"

主症　癥瘕积聚，血瘀经闭，经行不利，行经腹痛。

病机　血瘀内阻、血不归经。

治法　活血、化瘀、消癥。

方药　桂枝茯苓丸。

桂枝　茯苓　牡丹，去心　桃仁，去皮尖　芍药各等分

上五味，末之，炼蜜和丸，如兔屎大，每日食前服一丸。不知，加至三丸。

应用　癥病。本证以血瘀内阻，血不归经为基本病机，临床可见小腹胀满疼痛，漏下不止等症状。本方体现了治血兼治水的特点"血不利则为水"。癥病瘀积既久，阻碍津液代谢，常可继发水湿停聚，因此治疗时不仅要活血化瘀，还要利水渗湿，其中桃仁，茯苓就是体现。本

方治疗漏下不止时应注意剂量,最好使用丸剂,不仅能缓消癥块,又能避免量大力猛,导致崩漏。本方可见于《金匮要略》的妇人妊娠病脉证并治癥病中。如"妇人宿有癥病,经断未及三月,而得漏下不止,胎动在其上者,为癥痼害,妊娠六月动者,前三月经水利时,胎也,下血者,后断三月,衃也。所以血不止者,其癥不去故也,当下其癥,桂枝茯苓丸主之。(二十·2)"

病案选录

案一: 子宫肌瘤。张某,45 岁。半年前发现腹部有一肿块渐增,并伴有腹痛,月经不调,白带多等症。近来肿块日益增大,约有 8cm×8cm×10cm 大小,经妇科检查,确证为子宫肌瘤,建放议手术治疗。患者拟到大医院手术,因床位过紧,故先试以中药治疗。以桂枝茯苓丸合当归芍药散制丸药一付,服用一月。服完后到妇科检查,肿块缩小到 3cm×3cm×5cm,已无手术必要。又照前方继服二付药,时肿块消失,诸症皆愈。

赵明锐. 经方发挥[M]. 北京:人民卫生出版社,2009.

案二: 子宫肌瘤。秦某女,27 岁。月经常衍期,经来量少,腹痛拒按,色紫黑成块,有血块排出后痛即缓解,舌质紫苔薄,脉沉涩。证属癥痼积聚,瘀血阻滞。治拟活血化瘀,用桂枝茯苓丸加减。桂枝 9g,丹皮 9g,大黄 6g,桃仁 6g,芍药 24g,甘草 6g,香附 9g。方 5 剂。药后经果正常。按桂枝与大黄同用,可治月经衍期;桃仁与桂枝、丹皮同用能活血化瘀;芍药与甘草、香附同用又治经行腹痛。

姜春华,戴克敏. 姜春华经方发挥与应用[M]. 2 版. 北京:中国中医药出版社,2012.

案三: 月经病。某女,54 岁。症见每日几乎都有少量的经血,妇科诊为更年期月经过多症、腹满便秘。脉见左关浮,两尺沉取有力,苔白,舌下静脉瘀滞。两腹直肌拘挛,左脐及少腹左右有动悸和压痛。后颈、两肩、右背、左腰、小腿后等肌肉发硬。拇指及小指肚有红斑,手掌干燥。血、尿等检查无异常。治疗方法是每日早晚各服土瓜根蜜丸 20 粒,连续服用 14 天后便秘缓解,大便一日一行,腹胀未作,经血停止。

渡边武. 土瓜根散的临床应用[J]. 日本东洋医学杂志.1985,35(4):7.

鉴别 土瓜根散与抵当汤均可治疗妇女经病及其引起的少腹疼痛。土瓜根散治血瘀内阻,月经不调导致的月经不调,少腹满痛,治宜活血行瘀通经;抵当汤主治瘀结成实,经闭不行导致的闭经,少腹硬满疼痛拒按,治宜攻瘀迫血通经。见表 13-4。

表 13-4 土瓜根散与抵当汤鉴别

	土瓜根散	抵当汤
病证	月经不调,少腹满痛	经闭不行,少腹硬满结痛拒按
病机	血瘀内阻,月经不调	瘀结成实、经闭不行
治法	活血行瘀通经	攻瘀破血通经
药物	土瓜根、芍药、桂枝、䗪虫各三两	水蛭、虻虫各30个,桃仁20个,大黄三两
用法	上四味,杵为散,酒服方寸七,日三服	上四味,为末,以水五升,煮取三升,去滓,温服一升,不下更服

三、血水并结证

血水并结证，是由于血与水互结所致。临床以产后小便微难而口不渴，少腹胀满，伴产后恶露量少或平素经闭为主症。本证在《金匮要略》妇人杂病脉证并治中称为水血并结血室之月经病。本证在现代临床主要见于臌胀、癃闭、月经不调、产后恶露不尽等中医内、妇科疾病。

主症　少腹胀满、小便难、口不渴。

病机　血水并结。

治法　破血逐水。

方药　大黄甘遂汤方。

大黄四两　甘遂二两　阿胶二两

上三味，以水三升，煮取一升，顿服之，其血当下。

应用　月经病血水互结血室。本证以水血俱结血室为基本病机，临床可见少腹胀满，甚则突起如敦状，小便微难，或伴产后恶露量少或平素经闭等瘀血内阻症状。其小便微难与口不渴为蓄血与蓄水的鉴别，因为蓄血当小便自利，蓄水当口渴小便不利。当用大黄甘遂汤破血逐瘀。本证可在《金匮要略》妇人杂病脉证并治中可见。如："妇人少腹满如敦状，小便微难而不渴，生后者，此为水与血俱在血室也，大黄甘遂汤主之。（二十二·13）"

四、干血证

干血证是因多种原因所致经络气血运行受阻，瘀血内生，停留于体内形成的证候。瘀血内阻，影响新血生成，临床证候虚实并见，症状多端。临床以身体消瘦、腹满或痛、肌肤不荣为基本表现。本证在《金匮要略》中由劳伤所致者，见于虚劳干血证，血结腹中者见于经水不利、产妇腹痛等病证。干血证主要包括干血内结证和干血阻络证两大类。干血内结证是因产后恶露不尽，瘀血内阻胞宫所致。临床以少腹刺痛拒按，痛处固定不移，按之有块，舌紫暗或有瘀点瘀斑，脉沉涩为主症。见于《金匮要略》妇人产后病瘀血内结之产后腹痛病中。在现代临床主要见于产后腹痛，恶露不下，闭经，腹痛，异位妊娠等属瘀血内结的中医妇科疾病。干血阻络证是因瘀血内停，阻滞气机，脾失健运所致。临床以身体极度消瘦，腹满不能食，肌肤粗糙如鳞甲状，两目黯黑为主症。在《金匮要略》血痹虚劳篇称为虚劳干血证。在现代临床主要见于良性肿瘤、臌胀、腹痛等有瘀血征象的中医内、妇科疾病。

（一）干血内结证

主症　少腹疼痛拒按，痛处固定不移，按之有块，舌紫暗有瘀斑，脉沉涩。

病机　瘀血内结。

治法　破血逐瘀。

方药　下瘀血汤。

大黄二两　桃仁二十枚　䗪虫二十枚，熬，去足

上三味，末之，炼蜜和为四丸，以酒一升，煎一丸，取八合，顿服之，新血下如豚肝。

应用 瘀血内结之产后腹痛。本证以产后恶露不尽，瘀血凝结胞宫为主要病机，临床以少腹刺痛拒按，痛处固定不移，按之有块，舌紫暗或有瘀点瘀斑，脉沉涩为主要症状。方可选用下瘀血汤破血逐瘀，当然本方也可以治疗瘀血内结而至的经水不利之症。本方可见于《金匮要略》妇人产后病脉证并治产后腹痛。如"师曰：产妇腹痛，法当以枳实芍药散，假令不愈者，此为腹中有干血着脐下，宜下瘀血汤主之；亦主经水不利。（二十一·6）"

病案选录

案一： 慢性肝炎。蔡某男，47岁。患慢性肝炎已三年，SGPT持续在100U以上，服中西药，SGPT均不下降。现脐下痛，肝区刺痛。舌紫暗苔白厚，脉细弦。治拟活血化瘀。桃仁9g，制大黄9g，䗪虫6g，桂枝9g，丹皮9g，赤芍9g，田基黄30g，九香虫4.5克，服上方14剂后，SGPT下降至50U以下，续方14剂，以资巩固。按：本例为慢肝，血瘀症状明显，用下瘀血汤及桂枝茯苓丸加减。九香虫为治疗肝痛的有效药物，田基黄清利湿热。药后痛减，SGPT显著下降。

姜春华，戴克敏. 姜春华经方发挥与应用[M]. 2版. 北京：中国中医药出版社，2012.

案二： 痛经。周某，女18岁，未婚。2009-08-22初诊。月经初潮后因在经期做剧烈体育运动引发痛经，行经时小腹剧痛，喜温，喜按，伴冷汗出，恶心呕吐，腰酸，头晕，每次经来当日需服布洛芬缓释胶囊方能缓解，经量少，有血块而色黯，常有乳房胀痛，便秘，舌黯红，苔白，脉细数。西医诊断：原发性痛经。辨证为瘀阻胞中，肝气郁滞。治宜活血化瘀，理气调经。处方：酒炒大黄5g，土鳖虫6g，桃仁10g，川芎15g，当归20g，白芍药20g，五灵脂15g，荔枝核25g，乌药15g，蒺藜20g，川楝子、郁金各10g，甘草6g。7剂，日1剂，水煎服。二诊：经来腹痛明显缓解，已能忍受，不需服止痛药，乳胀已消，上方加川续断20g，菟丝子20g，连服15剂。三诊：经来腹痛止，改服妇科调经片善后，随访未再发。

赖海燕，宋曦. 下瘀血汤治疗妇科疾病临证举隅[J]. 河北中医，2012，34（1）：54-55.

案三： 盆腔炎。韩某，女，35岁，已婚。2009-10-12初诊。下腹部疼痛5个月，持续性隐痛、胀痛。每遇经期或房事后则加重，伴胸胁窜痛、乳房及腰部胀痛、月经周期延长，月经量偏多，色黯有血块，带下量多、黄白相兼、无异味。B超检查：盆腔炎性包块，大小约28cm×2.5cm。经抗炎治疗无效，转中医诊治。诊见：面色萎黄，时有胸胁窜痛，纳食欠佳，大便不畅。其右下腹疼痛拒按。舌质黯有瘀点，苔薄白，脉沉弦。平素性情抑郁，稍有不舒则引发腹痛加重。患者2年内人工流产3次。西医诊断：慢性盆腔炎。辨证属瘀血内结少腹，肝经气血阻滞。治宜活血破瘀，疏肝理气。方用下瘀血汤加减。处方大黄、桃仁、土鳖虫各10g，柴胡10g，白芍药15g，枳实15g，甘草6g，香附15g，郁金15g，蒲黄、五灵脂各15g，莪术10g。7剂。日1剂水煎服。复诊：腹痛减轻，大便通畅。守上方继服14剂。三诊：阴道排出大量黯黑色血块，随后诸症悉除，月经亦转正常，腹痛未再复发。

赖海燕，宋曦. 下瘀血汤治疗妇科疾病临证举隅[J]. 河北中医，2012，34（1）：54-55.

（二）干血阻络证

主症 身体消瘦，腹满不能食，肌肤甲错，两目黯黑。

病机 瘀血内阻、脾失健运。

治法 祛瘀生新、缓中补虚。

方药 大黄䗪虫丸。

大黄十分 黄芩二两 甘草三两 桃仁一升 杏仁一升 芍药四两 干地黄十两 干漆一两 水蛭百枚 蛴螬一升 䗪虫一升 虻虫一升

上十二味。末之，炼蜜和丸小豆大，酒饮服五丸，日三服。

应用 虚劳干血证。劳伤日久不愈，身体极度消瘦，正气虚极，不能推动血脉正常运行，从而产生瘀血，瘀血日久成为"干血"。以瘀血内停，阻滞气机，脾失健运为主要病机，临床以腹满不能饮食，瘀血不去，新血不生，肌肤失养，血不上行，两目暗黑为主要症状，此外也可见到舌有瘀斑瘀点，脉涩等症。本证当用大黄䗪虫丸祛瘀生新。本证在《金匮要略》血痹虚劳病脉证并治中出现。如"五劳虚极羸瘦，腹满不能饮食，食伤、忧伤、饮伤、房室伤、饥伤、劳伤、经络营卫气伤，内有干血，肌肤甲错，两目黯黑。（六·18）"

病案选录

案一： 肝硬化。丁某，女，31 岁。肝脾肿大，据西医检查肝质地中等，肋下三指，面色灰滞，形体消瘦，精神萎靡，少寐，言语音低，行动气短，舌胖有齿印，并舌两侧见有瘀斑，脉弦细。辨证为气虚兼有瘀血。拟以补中益气及活血化瘀并进党参 9g，黄芪 16g，当归 9g，柴胡 9g，升麻 9g，丹参 9g，酸枣仁 9g，炙甘草 6g，方 7 剂，另大黄䗪虫丸每次 3g，每日 2 次，连服 7 日。按本案属于肝脾肿大有肝硬化趋向，舌有瘀斑，原拟用下瘀血汤加减，但患者正气虚衰，恐不任攻逐，故另拟补中益气汤加减扶正，同时服大黄䗪虫丸活血祛瘀，缓中补虚。药后，病人反映元气好，睡眠佳，续方 14 剂图治。

姜春华，戴克敏. 姜春华经方发挥与应用[M]. 2 版. 北京：中国中医药出版社，2012.

案二： 闭经。周某，女，22 岁，未婚，长春卷烟厂工人，1996 年 10 月初诊。患者有月经愆期史，量少，色暗，时有瘀血块，有痛经史。1995 年春天，无明显诱因，出现闭经，至今一年又七个月未来潮，现周身乏力，口燥不欲饮水，胸腹胀满，少腹隐痛，痛连腰背，日渐消瘦，纳少，久治未效而来诊。临床所见：患者面色暗红，皮肤干燥，少腹胀痛拒按，双下肢如鱼鳞状，大便燥结，舌质暗红，有瘀斑，舌苔薄黄，脉沉涩。病属虚劳干血之闭经，治宜缓中补虚，祛瘀生新，方用大黄䗪虫丸，每日 3 次，每次两丸，患者服药 4 日后月经来潮，经行 6 日，血色暗红有块，量中等，说明瘀血得去，新血得生。经后继服逍遥汤，以调经血，经后22 天，又以上法服大黄䗪虫丸一周，经血复来如故，次月经行届时而下，终获痊愈。

高鹏翔，徐丹，高鹏武. 大黄䗪虫丸治疗闭经 118 例的临床观察[J]. 贵阳中医学院学报，2006，28（1）：22.

五、瘀血痰结证

瘀血痰结证，是因疟病未愈或未得根治，迁延时久，反复发作，正气渐衰，疟邪夹血依痰，结成癥瘕，居于胁下所致。临床以癥块积于胁下，推之不移，腹痛，肌肉消瘦，饮食减少，时有寒热，女子经闭为主症。本证在《金匮要略》疟病篇称为疟母证。本证在现代临床主要见于疟母以及胁痛、黄疸、臌胀、痞块等痰瘀内结病证。

主症 胁下结块，触之有形，按之压痛，或胁肋胀痛，舌质紫暗、有瘀斑，脉涩。

病机 邪气入里、夹血与痰、结于胁下。

治法　行气化瘀、除痰消癥。

方药　鳖甲煎丸。

鳖甲十二分，炙　乌扇三分，烧　黄芩三分　柴胡六分　鼠妇三分，熬　干姜三分　大黄三分　芍药五分　桂枝三分　葶苈子一分，熬　石韦三分，去毛　厚朴三分　牡丹皮五分，去心　瞿麦二分　凌霄花三分　半夏一分　人参一分　土鳖虫五分，熬　阿胶三分，炙　蜂房四分，炙　硝石十二分　蜣螂六分，熬　桃仁二分

上二十三味为末，取煅灶下灰一斗，清酒一斛五斗，浸灰，候酒尽一半，着鳖甲于中，煮令泛烂如胶漆，绞取汁，内诸药，煎为丸，如梧子大，空心服七丸，日三服。

应用　疟母证。疟疾未愈或未得到根治，迁延日久，反复发作，致正气衰弱。疟邪夹血与痰，结成癥瘕，居于胁下，而成疟母。以癥瘕积聚为主要病机，临床以胁下结块，触之有形，按之压痛，或胁肋胀痛，舌质紫暗、有瘀斑，脉涩为主要症状。治以鳖甲煎丸寒热并用，攻补兼施，理气化痰，利湿解毒，祛瘀消癥。本证见于《金匮要略》疟病脉证并治疟母中。如"病疟，以月一日发，当以十五日愈，设不差，当月尽解；如其不差，当云何？师曰：此结为癥瘕，名曰疟母，急治之，宜鳖甲煎丸。（四·2）"

病案选录

案一：疟母。 王某，男，47 岁，绍兴柯桥人，1971 年 9 月 24 日初诊。年前患疟疾，反复发作，寒多热少，为时已久，胁下痞硬，当地医院诊为疟久引起脾脏肿大。神色欠健，面亦不华，宜益气而散疟母。党参 12g，制首乌 15g，当归 9g，鸡血藤 9g，酒炒常山 6g，生黄花 9g，川朴 4.5g，草果 6g，煨生姜 2 片，鳖甲煎丸 9g（分吞）。5 剂。服后，又转方服 10 剂，体力有所恢复，以后即单吞服鳖甲煎丸以解脾肿。

何任. 金匮要略新解[M]. 杭州：浙江科学技术出版社，1981.

案二：癥瘕。 王某，男，71 岁，教授。患者因"胰头肿物待查"于 1995 年 3 月 1 日收住入院，诉曾于 1994 年 9 月自感上腹部胀痛，同时伴见身黄，目黄、食欲不振，且日渐消瘦，精神萎靡，做腹部"B 超"检查结果显示：胰头部见一 2cm×3cm 大小的肿物；胆囊结石。经治疗效果不佳。后于 1994 年 10 月 27 日转北京某医院行剖腹探查术，术中可见：胰头部有一 3cm×4cm 大小的肿物，质地中等硬度与肝动脉不易分离，胰头处有一淋巴结肿（后病理报告为慢性淋巴结炎），胰腺肿物呈囊实性，穿刺抽吸胰腺肿物组织（后病理报告仅为血性液）。因肿物位于胰腺内，不能切除深部肿物标本，而行胆总管及十二指肠侧支吻合，切开胆总管取出一枚 0.6cm 大小的结石，术后认为：出现黄疸是由总胆管内结石造成，而胰腺肿物问题因手术切除困难，取病理活检，其病理报告为胰腺组织腺泡增生活跃，不能明确其性质，建议定期复查，保守治疗。并于 1994 年 12 月 14 日出院。患者目前自感上腹部胀痛，食欲尚可，周身乏力，体重较前下降，精神欠佳，舌质暗苔薄白，脉沉细，作胰腺彩超显示：胰头部可见一 3.8cm×4cm 大小的肿物，证属老年体虚，气血两亏，癖血痰湿互结，聚于腹部，诊为癥瘕，治以活血化瘀，软坚散结，化痰通络，方以鳖甲煎丸加减。药物：鳖甲 120g，射干 120g，黄芩 120g，柴胡 120g，干姜 60g，大黄 60g，赤芍 120g，桂枝 100g，葶苈子 100g，石韦 100g，川朴 100g，丹皮 60g，瞿麦 60g，紫薇 60g，半夏 60g，红参 60g，䗪虫 60g，阿胶 60g，蜂房 60g，桃仁 100g，三棱 100g，莪术 100g。用法：研末炼蜜为丸，每丸重 9g，1 日 3 次，服药

期间畅情志，忌恼怒。患者连续服药 7 个月，自感体重增加，饮食转佳，精神较好，腹部无任何自觉不适症状。于 9 月份作腹部（肝、胆、胰、脾）彩超显示：未见异常，与既往检查对照，胰头部肿物消失。

刘渡舟. 经方临证指南[M]. 天津：天津科学技术出版社，1993.

鉴别　大黄䗪虫丸与鳖甲煎丸皆可治疗瘀血，且都含有虫类药。大黄䗪虫丸以瘀血内阻，脾失健运为基本病机，临床以身体消瘦，腹满不能食，肌肤甲错甲，两目黯黑为主要症状，治以祛瘀生新，缓中补虚；鳖甲煎丸以癥瘕积聚为主要病机，临床以胁下结块，触之有形，按之压痛，或胁肋胀痛，舌质紫暗，有瘀斑，脉涩为主要症状，治以行气化瘀，除痰消癥。二者区别见表 13-5。

表 13-5　大黄䗪虫丸与鳖甲煎丸鉴别

	大黄䗪虫丸	鳖甲煎丸
病证	身体消瘦，腹满不能食，肌肤甲错，两目黯黑	胁下结块，触之有形，按之压痛，或胁肋胀痛，舌质紫暗，有瘀斑，脉涩
病机	瘀血内阻、脾失健运	邪气入里、夹血与痰、结于胁下
治法	祛瘀生新、缓中补虚	行气化瘀、除痰消癥
药物	大黄十分、黄芩二两、甘草三两、桃仁一升、杏仁一升、芍药四两、干地黄十两、干漆一两、水蛭百枚、蛴螬一升、䗪虫一升、虻虫一升	炙鳖甲十二分、乌扇三分、黄芩三分、柴胡六分、鼠妇三分、干姜三分、大黄三分、芍药五分、桂枝三分、葶苈子一分、石韦三分、厚朴三分、牡丹皮五分、瞿麦二分、凌霄花三分、半夏一分、人参一分、土鳖虫五分、阿胶三分、蜂房四分、硝石十二分、蜣螂六分、桃仁二分
用法	上十二味，末之，炼蜜和丸小豆大，酒饮服五丸，日三服	上二十三味为末，取煅灶下灰一斗，清酒一斛五斗，浸灰，候酒尽一半，着鳖甲于中，煮令泛烂如胶漆，绞取汁，内诸药，煎为丸，如梧子大，空心服七丸，日三服

六、气滞血瘀证

气滞血瘀证，是由情志不舒，或外邪侵袭引起肝气久郁不解所致。临床以胸胁胀闷，走窜疼痛，急躁易怒，胁下癥块，刺痛拒按，妇女可见月经闭止，或痛经，经色紫暗有块为主症。在《金匮要略》妇人杂病脉证并治篇见于产后腹痛之气血瘀滞证。本证在现代临床主要见于产后腹痛等中医妇科疾病，以及气血瘀滞引起的腹痛。

主症　腹痛，心烦胸满不得卧。

病机　气血瘀滞。

治法　行气散结、活血止痛。

方药　枳实芍药散。

枳实，烧令黑，勿太过　芍药等分

上二味，杵为散，服方寸匕，日三服，并主痈脓，以麦粥下之。

应用　气血瘀滞之产后腹痛。以气滞血瘀为病机，且气滞大于血瘀，临床可见腹痛，烦满不得卧等里实证，产后恶露不尽等症状。当选枳实芍药散行气散结，活血止痛。本证见于《金匮要略》妇人产后病脉证并治产后腹痛。如"产后腹痛，烦满不得卧，枳实芍药散主之。（二十一·5）"

主症　外感风邪，腹中刺痛，产后血晕。

病机　风血相搏、气滞血凝。

治法　温通气血。

方药　红蓝花酒方。

红蓝花一两

上一味，以酒一大升，煎减半，顿服一半，未止，再取。

应用　风血相搏之腹痛。以风血相搏，气滞血凝为病机，临床上以外感风邪，腹中刺痛，产后血晕为主要症状。本证见于《金匮要略》妇人杂病脉证并治腹痛。如"妇人六十二种风，及腹中血气刺痛，红蓝花酒主之。（二十二·16）"

病案选录

案一：产后腹痛。吴某，24 岁。因产后腹痛，经服去瘀生新药而愈。继因深夜贪凉，致皮肤浮肿，气息喘急。余意腹痛虽愈，究是瘀血未净，为今病皮肤肿胀之远因，是荣血瘀滞于内，得加外寒滞其卫气，且产后腹痛，病程已久，元气必亏。治应行血而勿伤正，补虚而莫助邪。用《金匮》枳实芍药散，以枳实行气滞，芍药行血滞，大麦粥补养正气，可算面面周到。服完后，肿消喘定，凤疾皆除。

按语：此病所以水肿，实血不利则为水也，血瘀不通则水液也因之不畅，而为水肿。用枳实芍药散活静脉血运，血运畅通则水自消也。

湖南省中医药研究所. 湖南中医医案选辑 1[M]. 1 版. 长沙：湖南人民出版社，1960.

案二：啼泣症。新中国成立前，妇人从人不良，常受打骂，哭泣入睡，因而患此疾者不甚罕见。症状为哭后，时而抽噎，余悲不止，夜眠往往因抽噎而配，昼则发作频频不能自禁，本人苦之，他人厌之。余诊之，概从肝郁论治，肝木火炽，反来刑金，肺之志为悲，悲不能胜怒，故抽噎啼泣不止。以《金匮要略》枳实芍药散改为汤剂，枳实、芍药各 50g，轻则 3 剂，重则 5 剂，无一不愈。

夏洪生. 北方医话[M]. 北京：北京科学技术出版社，1988.

鉴别　红蓝花酒与当归芍药散方皆可治疗腹痛，红蓝花酒是以风血相搏，气滞血凝为病机，主要治疗腹中刺痛，治以温通气血为主；当归芍药散，是以肝脾失调，气滞血瘀湿阻为病机，用于治疗腹痛，小便不利，腹胀微满，四肢头面微肿，治以养血调肝，渗湿健脾为主。二者区别见表 13-6。

表 13-6　红蓝花酒与当归芍药散鉴别

	红蓝花酒	当归芍药散
病证	腹中刺痛	腹痛，小便不利，腹微胀满，四肢头面微肿
病机	风血相搏、气滞血凝	肝脾失调、气滞血瘀湿阻
治法	温通气血	养血调肝、渗湿健脾
药物	红蓝花一两	当归三两、芍药一斤、茯苓四两、白术四两、泽泻半斤、芎䓖半斤
用法	以酒一大升，煎减半，顿服一半，未止，再取。	杵为散，取方寸匕，酒和，日三服。

七、瘀阻肝络证

瘀阻肝络证，是由于情志不舒，肝气郁滞，或肝脏有病，影响肝主疏泄的功能，妨碍血液的运行所形成瘀血，或跌打损伤，恶血阻滞脉络所形成瘀血，瘀血形成之后，阻滞肝经脉络所致。临床以胁痛如刺，固定不移，久痛不愈等为主症。本证在《金匮要略》五脏风寒积聚病篇称为肝着。本证在现代临床主要见于胁痛，胃痛，胸痹等。

主症　胸胁痞满或胀痛、刺痛，喜热饮或揉按，捶打胸部。

病机　肝经气血郁滞、着而不行。

治法　行气活血、通阳散结。

方药　旋覆花汤。

旋覆花三两　葱十四茎　新绛少许

上三味，以水三升，煮取一升，顿服之。

应用　肝着。本证以肝经气血郁滞，着而不行为病机，临床以胸胁痞满或胀痛、刺痛，喜热饮或揉按，捶打胸部为主要症状。本病初起，病在气分，若得热饮或者用手揉按会使气机舒畅，促使气血运行而使症状缓解，但病入血分，由于经脉瘀滞，虽得揉按或者喜热饮，捶打胸部但症状不可缓解。当选用旋覆花汤行气活血，通阳散结。本证见于《金匮要略》五脏风寒积聚病脉证并治肝着病。如"肝着，其人常欲蹈其胸上，先未苦时，但欲饮热，旋覆花汤主之。（十一·7）"

病案选录

案一：肝着。白某，男，27岁。左胁疼痛以夜间发作为主，伴见心下痞，嗳气，患疾已2年，自称每每以手自击其胁可使疼痛减缓。舌质绛而苔白，脉弦缓。此证名为"肝着"，非旋覆花汤不能治。旋覆花10g，红花6g，桃仁6g，青葱管10g，紫降香6g，片姜黄10g，当归尾10g，柏子仁10g，服药三剂，胁痛若失。其大便不爽，上方加糖瓜蒌30g。旋覆花汤由旋覆花，葱白，新绛三物组成，功能疏肝利肺，下气散结，活血化瘀。主治肝失疏泄，气血郁滞而着于肝络所致的"肝着"证。"肝着"的证候特点是胸胁痞闷或胀痛不休，而其临床辨证的着眼处则是"其人常欲蹈其胸上"。本案即是抓住这特点加以施治。新绛药店不售，因此常以红花、茜草等代替。本案加降香行气以助旋覆花之力，加红花，桃仁，当归尾，片姜黄活血化瘀以代新绛之用，加柏子仁养血柔肝以缓肝之急。合而观之，似比旋覆花汤为重。

刘渡舟. 经方临证指南[M]. 天津：天津科学技术出版社，1993.

案二：肝着。刘某，女，24岁。素来情怀抑郁不舒，患右胁胀痛，满有两年之久，迭经医治，屡用逍遥、越鞠等疏肝解郁之药而不效。近几日胁痛频发，势如针刺不移动，以手击其痛处能使疼痛减缓。兼见呕吐痰涎，而又欲热饮，饮后转时心胸为之宽许。舌质暗，苔薄白，脉来细弦。刘老诊为"肝着"之证。投旋覆花汤加味。处方：旋覆花（包煎）10g，茜草12g，青葱管10g，合欢皮12g，柏子仁10g，丝瓜络10g，当归10g，紫降香10g，红花10g。服药三剂，疼痛不发。

刘渡舟. 经方临证指南[M]. 天津：天津科学技术出版社，1993.

八、气血瘀阻证

气血瘀阻证，是因肝脾失调，气血瘀滞湿阻所致。临床以面唇少华，头昏，目眩，爪甲不荣，肢体麻木，腹中拘急疼痛，或绵绵作痛，或月经量少，色淡甚至闭经，纳少体倦，白带量多，小便不利或泄泻等为主症。本证在《金匮要略》见于妇人妊娠病篇肝脾失调所导致的腹痛以及妇人杂病篇肝脾失调所导致的腹痛等病证中。本证在现代临床主要应用于痛经，胎漏，子痈，崩漏等中医妇科疾病。

主症 腹痛，小便不利，腹微胀满，四肢头面微肿。

病机 肝脾失调、气滞血瘀湿阻。

治法 养血调肝、渗湿健脾。

方药 当归芍药散。

当归三两 芍药一斤 茯苓四两 白术四两 泽泻半斤 芎藭半斤，一作三两

上六味，杵为散，取方寸匕，酒和，日三服。

应用 腹痛。脾主运化水湿，肝藏血主疏泄，妊娠病时，阴血下注胞宫以养胎，故肝血相对不足，肝失调畅而气滞血瘀，肝木克土，脾失健运，水湿内生。故本证以肝脾失调，气血瘀滞湿阻为基本病机，其临床可表现腹痛，小便不利，腹微胀满，四肢头面微肿等症状。当选当归芍药散调肝养血，健脾利湿。本证见于《金匮要略》妇人妊娠病脉证并治和妇人杂病脉证并治。如"妇人怀娠，腹中绞痛，当归芍药散主之。（二十·5）""妇人腹中诸疾痛，当归芍药散主之。（二十二·17）"

病案选录

案一：痛经。 夏某，女，32岁。痛经数年，经来少腹疼痛，难以忍受，甚则晕厥。纳差，面目虚浮，足跗浮肿，舌淡苔薄白，脉缓。拟以养血调肝，健脾利湿，投以当归芍药散加味。当归9g，芍药15g，茯苓9g，白术9g，泽泻15g，川芎6g，香附9g，甘草5g，方7剂，药后痛经止。按：本例痛经、浮肿等，辨证属于气滞血瘀，脾虚湿胜。用当归芍药散以养血调肝，健脾利湿。方中当归、白芍与川芎养血调肝。术、苓与泽泻相配，健脾利湿。用香附配伍芍药、甘草，治疗痛经，加大芍药剂量以弛缓平滑肌，故对痉挛性痛经有效。

姜春华，戴克敏. 姜春华经方发挥与应用[M]. 2版. 北京：中国中医药出版社，2012.

案二：腹痛。 宋某，女，26岁。怀孕7个月，时感腹中拘急，绵绵作痛，食欲不振，双下肢浮肿已月余，按之凹陷不起，舌淡苔白润，脉弦滑。系妊娠肝脾不和的腹痛证，用当归芍药散：当归9g，芍药24g，川芎6g，茯苓15g，泽泻15g，白术12g。5剂后腹痛消失，双下肢浮肿渐退，继服3剂，诸症悉除。足月顺产1子。

李翠萍，马文侠.《金匮》方治疗妇科肝病举隅[J]. 国医论坛，1987，（4）：38.

鉴别 当归生姜羊肉汤、枳实芍药散、下瘀血汤、当归芍药散皆可治疗腹痛，而他们又有所区别。当归生姜羊肉汤治疗腹痛，以血虚里寒为基本病机，临床上以腹痛，喜温喜按为主要症状，治以养血补虚，温中散寒；枳实芍药散治疗腹痛，以气血瘀滞为基本病机，临床上以腹痛，烦满不得卧为主要症状，治以行气散结，活血止痛；下瘀血汤治疗腹痛，以瘀血内结为基

本病机，临床上以腹痛拒按或有硬块为主要症状，治以破血逐瘀；当归芍药散治疗腹痛，以肝脾失调，气滞血瘀湿阻为基本病机，用于治疗腹痛，小便不利，腹胀微满，四肢头面微肿，治以养血调肝，渗湿健脾为主。四者区别见表13-7。

表13-7　当归生姜羊肉汤、枳实芍药散、下瘀血汤、当归芍药散鉴别

	当归生姜羊肉汤	枳实芍药散	下瘀血汤	当归芍药散
病证	腹痛，喜温喜按，痛及胁肋，筋脉拘急。	腹痛，烦满不得卧	腹痛拒按，或有硬块	腹痛，小便不利，腹微胀满，四肢头面微肿
病机	血虚里寒	气血郁滞	瘀血内结	肝脾失调、气滞血瘀湿阻
治法	养血补虚、温中散寒	行气散结、活血止痛	破血逐瘀	养血调肝、渗湿健脾
药物	当归三两、生姜五两、羊肉一斤	枳实，烧令黑，勿太过；芍药等分	大黄二两；桃仁二十枚；䗪虫二十枚，熬，去足	当归三两；芍药一斤；茯苓四两；白术四两；泽泻半斤；芎劳半斤，一作三两
用法	以水八升，煮取三升，温服七合，日三服。若寒多者，加生姜成一斤；痛多而呕者，加橘皮二两，白术一两。加生姜者，亦加水五升，煮取三升二合，服之	杵为散，服方寸匕，日三服，并主痈脓，以麦粥下之	上三味，末之，炼蜜和为四丸，以酒一升，煎一丸，取八合，顿服之，新血下如豚肝	杵为散，取方寸匕，酒和，日三服

九、经脉创伤证

经脉创伤证，是因刀斧等金属利器损伤或跌打所致。临床以外有出血，内有瘀血为主症。本证在《金匮要略》疮痈肠痈浸淫病脉证并治篇中称为金疮出血证。本证在现代临床主要见于跌打损伤，枪伤刀伤等中医外科疾病。

主症　肌肤经脉创伤。

病机　营卫不畅、气血瘀滞。

治法　止血通脉、续断敛伤、疏利血气。

方药　王不留行散。

王不留行十分，八月八日采　蒴藋细叶十分，七月七日来　桑东南根，白皮十分，三月三日采　甘草十八分　川椒三分，除目及闭口者，汗　黄芩二分　干姜二分　芍药　厚朴各二分

上九味，桑根皮以上三味烧灰存性，勿令灰过，各别杵筛，合治之为散，服方寸匕。小疮即粉之，大疮但服之，产后亦可服。如风寒，桑东根勿取之。三物皆阴干百日。

应用　金疮出血证。以营卫不畅、气血瘀滞为基本病机，临床以肌肤经脉创伤为主要症状。本证在《金匮要略》疮痈肠痈浸淫病脉证并治篇中称为金疮出血证。如"病金创，王不留行散主之。"

第三节 血 虚 证

血虚证，多因先天不足，或后天失养，脾胃虚弱，生化乏源；或各种急慢性出血；或思虑过度，暗耗阴血；或瘀血阻络，新血不生等所致。临床以心悸多梦，手足发麻，头晕眼花，妇女经血量少色淡、衍期，甚或闭经为主要表现，也可以伴有面色淡白或萎黄，口唇、眼睑、爪甲色淡，舌淡脉细等症状。根据《伤寒论》和《金匮要略》的基本内容以及引起血虚的病邪属性，将血虚证分为血虚下血证、血虚寒证、血虚寒兼证以及血虚湿热证四个证型。本证在《伤寒论》厥阴病中见于厥阴寒证，在《金匮要略》中见于妇人妊娠病、妇人杂病。

一、血虚下血证

血虚下血证，是因冲任虚损，不能约束经血或冲任虚而不固，胎失所系所致。临床以淋漓漏下或半产后下血不止，或妊娠下血，腹中疼痛为主症。本证在《金匮要略》见于妇人妊娠病脉证并治篇胞阻病证中。本证在现代临床主要见于崩漏，产后恶露不尽，胎漏，胎动不安，滑胎等中医妇科疾病。

主症 经血非时而下，腹痛，血色浅淡或黯淡，头晕目眩，神疲肢倦，舌淡，脉细。

病机 冲任脉虚、血虚兼寒。

治法 调补冲任、固经安胎。

方药 胶艾汤。

阿胶二两 艾叶三两 甘草二两 当归三两 芍药四两 干地黄四两 芎劳二两

上七味，以水五升，清酒三升，合煮，取三升，去滓，内胶，令消尽，温服一升，日三服，不差，更作。

应用 妊娠胞阻证。以冲任脉虚，血虚兼寒为基本病机，证属于冲任虚寒胞阻之证，临床以经血非时而下，腹痛，血色浅淡或黯淡，头晕目眩，神疲肢倦，舌淡，脉细为主要症状。本证在《金匮要略》中称为妇人妊娠病脉证并治篇胞阻证。如"师曰，妇人有漏下者，有半产后因续下血都不绝者，有妊娠下血者。假令妊娠腹中痛，为胞阻，胶艾汤主之。（二十·4）"

病案选录

案一：经期延长。吴某，女，27岁。面色苍白，月经45日始来，来时腹痛，十日淋漓未尽，量不多。畏寒，舌淡苔白腻，脉弱。此系冲任不调，用胶艾汤加味补而固之。川芎 3g，阿胶 9g，当归 9g，艾叶 9g，熟地 9g，肉桂 3g，侧柏叶 9g，白芍 12g，方 5 剂，药后诸症改善，月经趋于正常。按：本例月经推迟，虚寒腹痛，辨证属于冲任不调引起经水淋漓不尽。方用胶艾汤加减：以当归、熟地、白芍和阿胶补血养血；辅以肉桂温经；艾叶及侧柏叶止血；川芎活血行气；合而用之，则冲任得充，胞宫得养，诸症自除。

姜春华，戴克敏. 姜春华经方发挥与应用[M]. 2 版. 北京：中国中医药出版社，2012.

案二：崩漏。于某，女，40岁。1993年1月29日初诊。患者素来月经量多，近月余淋漓不断。某医院诊为"功能性子宫出血"。经色鲜红，质稀，头晕乏力，腰酸腿沉，口渴，口苦，便干，舌体胖大，边有齿痕，苔白，脉沉，按之无力。此证属于气血两虚夹有虚热。古人云：冲为血海，任主胞胎。今冲任不固，阴血不能内守，而成漏经。治当养血止血，益气养阴调经，方用《金匮》之胶艾汤加味：阿胶珠（烊化）12g，炒艾叶炭10g，川芎10g，当归15g，白芍15g，生地20g，麦冬20g，太子参18g，炙甘草10g。服7剂而血量大减，仍口苦腰酸，大便两日一行，于上方中加火麻仁12g，又服7剂，诸症皆安。

刘渡舟. 经方临证指南[M]. 天津：天津科学技术出版社，1993.

二、血虚寒证

血虚寒证，因先天不足；或后天失养，脾胃虚弱，生化乏源；或各种急慢性出血；或思虑过度，暗耗阴血；或瘀血阻络，新血不生等兼有寒邪侵犯血脉；或阴寒内盛，凝滞脉络所致。临床以月经后期，量少，色淡红，质清稀，小腹隐痛，喜暖喜按，腰酸无力，小便清长，大便稀溏，舌淡，苔白，脉沉迟或细弱为主症。本证在《金匮要略》妇人杂病脉证并治篇称为月经病之冲任虚寒证，腹满寒疝宿食病篇称为寒疝之血虚内寒证。本证在现代临床主要见于寒疝，月经不调，崩漏，产后恶露不尽等中医内、妇科疾病。

主症　月经不调，崩漏。

病机　冲任虚寒、瘀血郁热。

治法　温补冲任、养血止血。

方药　胶姜汤（原方未见，可用妊娠病中胶艾汤）。

应用　月经病冲任虚寒证。以冲任虚寒，瘀血郁热为基本病机，临床以月经不调，崩漏为主症。在《金匮要略》中见于冲任虚寒，妇人陷经的证治。如"妇人陷经，漏下黑不解，胶姜汤主之。（二十·12）"

主症　腹痛喜温喜按，痛及胁肋，筋脉拘急。

病机　血虚里寒。

治法　养血补虚、温中散寒。

方药　当归生姜羊肉汤。

当归三两　生姜五两　羊肉一斤

上三味，以水八升，煮取三升，温服七合，日三服。若寒多者，加生姜成一斤；痛多而呕者，加橘皮二两，白术一两。加生姜者，亦加水五升，煮取三升二合，服之。

应用

1. 寒疝。以肝血虚生寒，肝脉失于气血温煦和濡养为基本病机，临床上以腹中痛引及胁肋，并伴筋脉拘急，其痛多轻缓，且喜温喜按为主症。在《金匮要略》中见于血虚内寒的寒疝病。如"寒疝腹中痛，及胁痛里急者，当归生姜羊肉汤主之。（十·18）"

2. 产后腹痛。以血虚内寒为基本病机，临床上也是以腹中疼痛为主症，在《金匮要略》可以见于血虚内寒的产后腹痛。如"产后腹中疞痛，当归生姜羊肉汤主之；并治腹中寒疝虚劳不足。（二十一·4）"

以上两病的基本病机相似，异病同治，用当归生姜羊肉汤养血补虚，温中散寒。同时当归生姜羊肉汤现在多用于阳虚血寒痛经，月经后期量少，不孕症及阳虚有寒的脘腹疼痛等。

主症　手足厥寒，脉细欲绝，或见四肢关节疼痛，身痛腰痛，或见月经延期，量少色暗，痛经等。

病机　血虚寒凝、血脉不畅。

治法　养血通脉、温经散寒。

方药　当归四逆汤。

当归三两　桂枝三两，去皮　芍药三两　细辛三两　甘草二两，炙　通草二两　大枣二十五枚，擘，一法十二枚

上七味，以水八升，煮取三升，去滓，温服一升，日三服。

应用　血虚寒厥证。以血虚寒凝，血脉不畅为基本病机，临床上以手足厥寒，脉细欲绝，或见四肢关节疼痛，身痛腰痛，或见月经延期，量少色暗，痛经等为主症。在《伤寒论》中见于厥阴寒证之当归四逆汤证。如"手足厥寒，脉细欲绝者，当归四逆汤主之。（351）"

病案选录

案一：寒疝。周某内人，冬日产后，少腹微痛。诸医称为儿枕之患，去之药屡投屡重，乃至手不可触，痛甚则呕，二便紧急，欲解不畅，且更引腰胁俱痛，势颇迫切。急延二医相商，咸议当用峻攻，庶几通则不痛，余曰：形羸气馁，何用攻击？乃临产胎下，寒入阴中，攻触作痛，故亦拒按，与中寒腹痛无异。然表里俱虚，脉象浮大，法当托里散邪，但气短不续，表药既不可用，而腹痛拒按，补剂亦难遽投。信仲景寒疝例，与当归生姜羊肉汤，因兼呕吐，略加陈皮、葱白，一服微汗而愈。

谢映庐. 谢映庐得心集医案[M]. 北京：学苑出版社，2011.

案二：厥症。道光四年，闽都闽府宋公，其三媳妇产后三月余，夜半腹痛发热，经血暴下鲜红，次下黑块，继有血水，崩下不止，有三四盆许，不省人事，牙关紧闭，挽余诊之，时将五鼓矣。其脉似有似无，身冷面青，气微肢厥。余曰：血脱当益阳气，用四逆汤加赤石脂一两，煎汤灌之，不差。又用阿胶、艾叶各四钱，干姜、附子各三钱，亦不差。沉思良久，方悟前方用干姜守而不走，不能导血归经也，乃用生姜一两，阿胶五钱，大枣四枚，服半时许，腹中微响，四肢、头面有微汗，身渐温，须臾苏醒。自道身中疼痛，余令先与米汤一杯，又进前方，血崩立止，脉复厥回。大约胶姜汤，即生姜、阿胶二味也。盖阿胶养血平肝，祛瘀生新，生姜散寒升气，亦陷者举之，郁者散之，伤者补之育之之义也。

陈修园. 金匮方歌括[M]. 上海：上海科学技术出版社，1963.

案三：痛经。刘某某，女，18 岁，学生，1995 年 12 月 8 日诊。主诉，自 13 岁初潮于今，每次月经来临时均小腹疼痛，历 2~4 天。刻诊：小腹疼痛，喜温怕冷，手足不温，时有头晕目眩、面色不荣，舌淡，苔白，脉沉。又问其月经状况：经量少而色深红，经期延后。辨证：寒凝血虚。治当温经散寒，养血活血。处方以当归四逆汤加味：当归 12g，桂枝 9g，白芍 9g，细辛 6g，通草 6g，大枣 25 枚，乌药 10g，小茴香 10g，甘草 6g，5 剂，每日 1 剂，水煎服。分早中晚服。药用 1 剂，疼痛缓解，继服 2 剂，手足转温，5 剂服完，一切正常，追访一年，未再痛经。

王付，石昕昕. 仲景方临床应用指导[M]. 北京：人民卫生出版社，2001.

三、血虚寒兼证

血虚寒兼血瘀证，因冲任虚寒，或因半产，瘀血停留于少腹所致。临床以少腹里急，腹满；或伴有刺痛，结块；或见暮而发热，手掌烦热，唇口干燥为主症。本证在《金匮要略》妇人杂病脉证并治篇中称为冲任虚寒夹瘀之月经病。本证在现代临床主要见于月经病、不孕症、胎动不安等中医妇科疾病。

主症　腹满痛，崩漏不止，手掌烦热，唇口干燥。

病机　冲任虚寒、瘀血内阻。

治法　温养气血、活血祛瘀、滋阴清热。

方药　温经汤。

吴茱萸三两　当归二两　川芎二两　芍药二两　人参二两　桂枝二两　阿胶二两　生姜二两　牡丹皮二两，去心　甘草二两　半夏半斤　麦门冬一升，去心

上十二味，以水一斗，煮取三升，分温三服，亦主妇人少腹寒，久不受胎，兼取崩中去血，或月水来过多，及至期不来。

应用　月经病冲任虚寒夹瘀证。本证以冲任虚寒，瘀血内阻为主要病机，为冲任虚寒，瘀血停留于少腹不去所致。临床上以腹满痛，崩漏不止，手掌烦热，唇口干燥为主要症状。瘀血不去，故见少腹里急腹满，或伴有刺痛，有块拒按等症，冲脉本虚，加之漏血数十日阴气一伤再伤，以至阴虚生内热，故见暮则发热，手掌烦热。瘀血不去则新血不生，津液无以上润，故见唇口干燥。用温经汤温养气血，活血化瘀，兼以滋阴清热，本条"病下利数十日不止"之下利，亦有注家认为是大便下利，如尤在泾说："此为瘀血作利，不必治利，但去其瘀而利自止。"可供参考。本证见于《金匮要略》妇人杂病脉证并治冲任虚寒夹瘀的月经病。如"问曰：妇人年五十，所病下利数十日不止，暮即发热，少腹里急，腹满，手掌烦热，唇口干燥，何也？师曰：此病属带下。何以故？曾经半产，瘀血在少腹不去，何以知之？其证唇口干燥，故知之。当以温经汤主之。（二十二·9）"

病案选录

案一： 月经病。卢某某，女，40岁。月经淋漓不绝，偶停而又复来，血中多夹瘀块。少腹冷痛，腰腿酸楚。或发寒热，两颧潮红，手心热，唇口干燥。脉沉弦无力、舌苔白而略腻，寒凝血海，冲任阴阳失调，先以温经汤暖胞宫，散寒邪，和气血。吴茱萸6g，川芎10g，当归10g，白芍10g，党参10g，桂枝10g，半夏10g，生姜10g，丹皮10g，阿胶10g，麦冬18g，炙甘草10g，服六剂后，经淋已止，少腹冷痛减轻，但带下仍多。此脾湿下注，谷精流失，改服当归芍药散调养肝脾，六剂而带下止。

刘渡舟. 经方临证指南[M]. 天津：天津科学技术出版社，1993.

案二： 经量过多。李某，女，32岁，已婚。1998年6月23日初诊。自述行经第7日经水尚未彻底干净即洗冷水澡。浴后经量逐渐增多。次日血量明显增加，以致行走不便，自服云南白药，肌注安络血、黄体酮等均无效。症见月经量多，色暗红，质稀，无血块。妇科检查子宫、附件未见异常。刻诊：素感心烦口渴，心悸怯冷，舌质淡红、苔白，脉沉细弱。辨证属冲任受寒，瘀血阻滞，血不归经。以温经汤加味，处方：桂枝6g，吴茱萸10g，川芎10g，当归炭15g，

白芍 10g，丹皮 10g，生姜 6g，半夏 10，麦冬 10g，党参 10g，阿胶 6g，炙草 6g，升麻炭 10g，三七参 3g，蒲黄炭 10g，生地炭 10g，熟地炭 10g。服 1 剂后，血量明显减少。3 剂尽服，月经停止。随访 2 月，月经正常。

王彩清. 温经汤在妇科病中的临床应用体会[J]. 四川中医，2008，26（6）：82-83.

四、血虚湿热证

血虚湿热证，因肝血不足，脾运不健，酿湿蕴热所致。临床以妊娠下血，或腹痛，或曾经半产，并伴有神疲肢倦，口干口苦，纳少，面黄肌瘦，大便或结或溏为主症。本证在《金匮要略》妇人妊娠病脉证并治篇称为血虚湿热之胎动不安。本证在现代临床主要见于胎动不安、先兆流产等中医妇科疾病。

主症　胎动下坠，妊娠下血，腹痛，神疲肢倦，口干口苦，纳少，面黄形瘦，大便或溏或结，舌尖微红，苔薄黄，脉细滑。

病机　肝脾不足、血虚湿热。

治法　养血健脾、清热除湿、祛病安胎。

方药　当归散。

当归　黄芩　芍药　川芎各一斤　白术半斤

上五味，杵为散，酒饮服方寸匕，日再服。妊娠常服即易产，胎无疾苦。产后百病悉主之。

应用　胎动不安之血虚湿热证。肝血足则胎则养，脾运健则气血充。若肝血不足，脾运不健，酿湿蕴热，则胞胎失养，甚至可导致胎动不安。因此其基本病机可归纳为肝脾不足，血虚湿热，临床可见胎动下坠或妊娠下血，或腹痛，或曾经半产，并伴神疲倦怠，口苦口干，纳少，面黄形瘦，大便或结或溏，舌尖微红或舌薄黄，脉细滑等主要症状。可选用当归散养血健脾，清热除湿，祛病安胎。此方见于《金匮要略》妇人妊娠病脉证并治血虚湿热之胎动不安。如"妇人妊娠，宜常服当归散主之。（二十·9）"

病案选录

案一：先兆流产。汪某，女，30 岁，工人，1983 年 9 月 10 日初诊。结婚 3 年内流产 5 次，既往流产时间为孕 60～70 天之间，末次流产日期 1983 年 2 月 16 日。来诊时已停经 42 天，尿妊娠试验阳性，因恐惧紧张而来本院，要求用中药保胎。症见头昏乏力，心悸口干，纳差，苔薄黄，脉弦滑。予当归、白术、黄芩、川断、麦冬各 10g，白芍、茯苓、太子参、阿胶各 12g，桑寄生、菟丝子各 15g，川芎 5g。每周服 3 剂，至 3 个月时停药。于 1984 年 5 月顺产一女婴。

赵荣胜. 中药防治习惯性流产 11 例[J]. 湖北中医杂志，1985，（6）：21.

案二：先兆流产。朱某，25 岁，护士，1975 年 4 月 26 日初诊。患者孕七月，因夜班劳累，于三天前出现阴道少量流血，妇科以"先兆流产"收住院，经西药治疗罔效，特邀中医会诊。刻诊：阴道出血量较前稍增多，血色鲜红，面赤唇红，口渴咽燥，心烦不安，舌红，苔薄黄燥，脉滑稍数。辨证：热扰冲任，胎漏不止。立法：清热养血安胎。处方：全当归 10g，白芍 20g，川芎 10g，黄芩 15g，炒白术 10g，水煎服。服 1 剂药后，出血即止，服完两剂，诸证全消。

出院休息10天后正常上班，至妊娠足月顺产一女婴。按语：本案"胎漏"乃缘患者孕后阴血聚以养胎，加之劳累耗及阴血，使机体阳热偏盛，热扰冲任，胞络受损而致。此时血虚不守为本，热扰漏下为标。投以当归散并重用一味黄芩苦寒坚阴专清邪热。如此不止血而出血自止，胎元得宁，故获显效。

韩奕.《金匮》妇科方治验举隅[J]. 北京中医杂志，1991，（5）：50.

鉴别　当归散、当归四逆汤、温经汤、当归芍药散四方均由当归、芍药加减而成，均可以养血调经，临床均可以见到腹痛、痛经、月经不调等，然当归散证见神疲肢倦、面黄肌瘦、大便溏薄、口干口苦、舌尖微红、苔薄黄、脉细滑，因此配伍白术以益气健脾，黄芩清热除湿；当归四逆汤还可见到手足厥寒、脉微欲绝等血虚寒厥之象，因此配伍桂枝、细辛、通草温通经脉；温经汤可见经血色暗而有块、宫冷不孕或者手掌发热、唇口干燥等表现，因此配伍川芎以化瘀，桂枝以散寒，丹皮以清热；而当归芍药散可见四肢头面微肿等水湿内停之象，因此配伍茯苓、泽泻、白术健脾利水除湿。四者区别见表13-8。

表13-8　当归散、当归四逆汤、温经汤、当归芍药散鉴别

	当归散	当归四逆汤	温经汤	当归芍药散
病证	胎动下坠、妊娠下血、腹痛、神疲肢倦、口干口苦、纳少、面黄形瘦 大便或溏或结、舌尖微红、苔薄黄、脉细滑	手足厥寒、脉细欲绝。或见四肢关节疼痛、身痛腰痛、或见月经延期、量少色暗、痛经等	腹满痛、崩漏不止、手掌烦热、唇口干燥	腹痛，小便不利，腹微胀满，四肢头面微肿
病机	肝脾不足、血虚湿热	血虚寒凝、血脉不畅	冲任虚寒、瘀血内阻	肝脾失调、气滞血瘀湿阻
治法	养血健脾、清热除湿、祛病安胎	养血通脉、温经散寒	温养气血、活血祛瘀、滋阴清热	养血调肝、渗湿健脾
药物	当归、黄芩、芍药、川芎各一斤，白术半斤	当归三两、桂枝三两、芍药三两、细辛三两、炙甘草二两、通草二两、大枣二十五枚	吴茱萸三两、当归二两、川芎二两、芍药二两、人参二两、桂枝二两、阿胶二两、生姜二两、牡丹皮二两、甘草二两、半夏半斤、麦门冬一升	当归三两、芍药一斤、茯苓四两、白术四两、泽泻半斤、芎䓖半斤
用法	上五味，杵为散，酒饮服方寸匕，日再服。妊娠常服即易产，胎无疾苦。产后百病悉主之	上七味，以水八升，煮取三升，去滓，温服一升，日三服	上十二味，以水一斗，煮取三升，分温三服，亦主妇人少腹寒，久不受胎，兼取崩中去血，或月水来过多，及至期不来	上六味，杵为散，取方寸匕，酒和，日三服

第十四章

其 他 证 类

《伤寒杂病论》有其系统而完善的辨证治疗体系，主要表现在以脏腑辨证论治内伤杂病，以六经辨证论治外感热病。《伤寒论》中主要以六经分病辨证，以六经病证统摄诸病。《金匮要略》多从八纲、脏腑经络论述杂病证治。本书主要以脏腑证类分章，以经络、气血辨证相互补充。除此之外，原著中尚有许多证候，难以归于具体脏腑，故单列一章，为其他证类。本章所述其他证类是指由于湿、热、痰、瘀等致病因素侵袭人体，邪正交争，导致人体脏腑阴阳气血功能失调所引起的一类证候。本类证候多，病机复杂，主症表现不一，多属疑难杂症。根据《伤寒论》和《金匮要略》的基本内容以及引起病证的病邪属性，将其他证类分为咽证类、湿证类、疟热证、风痰证、痰阻证、胎气上逆证五大类，其他证类证候主要见于《伤寒论》少阴病和《金匮要略》肺痿肺痈咳嗽上气、妇人杂病、百合狐惑阴阳毒、疟病、妇人妊娠病等疾病。本章所述主要反映《伤寒论》《金匮要略》中相关疾病的辨证论治方法，对拓展临床思路，提高综合分析能力和诊治疑难病症的能力有一定作用。

第一节 咽 证 类

咽证类是由于邪袭少阴，客于咽喉，或少阴水火不济，失于濡养，导致咽部疼痛、干燥，喉咽不利，咽中生疮，咽烂等为主症的一类证候。由于少阴经脉循咽喉，系舌本，凡邪袭少阴，客于咽喉，或少阴水火不济，失于濡养，皆可致咽喉疼痛，故《伤寒论》以经脉循行为依据，将咽痛证皆归于少阴篇而名之曰"少阴病"。根据病机，将少阴咽痛分为虚热、客热、痰热火毒郁结、客寒以及少阴虚阳浮越五种证型论治。在《金匮要略》中见于肺痈脓溃、痰凝气滞于咽等病证。又因咽喉连于肺胃，为肺胃之系属，又是诸经行聚之所，故不论感受外邪，还是内伤脏腑，病变常反映于咽喉，故现代临床一般从病机上将咽证类分为风、火、痰、虚四种类型。咽证类疾病多见于五官科如乳蛾、喉痹、喉痛以及梅核气等病证。本节据《伤寒论》《金匮要略》基本内容将咽证类分为邪热阻咽、痰火阻咽、寒痰阻咽、气郁痰凝四大类。

一、邪热阻咽证

邪热阻咽证是由于外感邪热客于少阴经脉，经气不利，导致咽部红肿疼痛，喉咽不利，甚则咽中生疮的证候，本证多见于《伤寒论》少阴客热咽痛和《金匮要略》肺痈脓溃等病证，现代临床主要见于乳蛾、喉痹、喉痈、口疮、烂喉丹痧、肺痈等病证。

主症　咽部轻度红肿疼痛，一般不伴全身症状。

病机　少阴客热、循经上扰。

治法　清热解毒、开肺利咽。

方药　甘草汤；《千金》甘草汤；桔梗汤。

甘草汤

甘草二两。

上一味，以水三升，煮取一升半，去滓。温服七合，日二服。

《千金》甘草汤

甘草二两

上一味，以水三升，煮减半，分温三服。

桔梗汤

桔梗一两　甘草二两。

上二味，以水三升，煮取一升，去滓。温分再服。

应用

1. 风热咽痛。以少阴客热，循经上扰为病机，以咽部轻度红肿疼痛为主症，一般不伴全身症状，本证在《伤寒论》见于少阴客热咽痛，方用治疗风热咽痛的基础方甘草汤、桔梗汤，病之初起，邪热轻浅，仅见咽喉轻微红肿疼痛，用甘草汤清热解毒而止咽痛，若服甘草汤而咽痛不除，是肺气不宣而客热不解，用桔梗汤清热解毒，开肺利咽。如"少阴病二三日，咽痛，与甘草汤。不差，与桔梗汤。（311）"

2. 肺痈脓溃。以热毒壅肺，肺气不利，正邪相争，热盛肉腐成脓，痈溃外泄为病机，以咳嗽胸满，振寒脉数，咽干不渴，时出浊唾腥臭为主症，治以肺痈脓溃之主方桔梗汤排脓解毒，临床上常与《千金》苇茎汤合用，如再加鱼腥草、败酱草、金银花、蒲公英等清热解毒排脓药物，疗效更好，现临床常用本方加味治疗乳蛾、喉痈、烂喉丹痧、肺痈等痰多者。本证在《金匮要略》中见于肺痈脓溃。如"咳而胸满，振寒脉数，咽干不喝，时出浊唾腥臭，久久吐脓如米粥者，为肺痈，桔梗汤主之。（七·12）"

病案选录

案一：咽痛。周某，女，10岁。连续发高热三天未退，体温40.5℃，注射青霉素及内服四环素热度未见下降，咽喉疼痛，喉部红，充血，并见滤泡，至五官科医院检查为急性咽喉炎，注射红霉素，体温未见下降，以桔梗甘草汤加减：桔梗9g，生甘草6g，蒲公英15g，板蓝根15g，柴胡15g，黄芩9g，山豆根15g，炒谷、麦芽各9g，方3剂，当晚服药一剂后，体温下降至38.6℃，但发现有腹泻，分析可能为药味苦寒，加生姜5片以矫正药性。第二日服药第二剂后头出汗，体温从38.6℃下降到37.6℃，喉头红肿面积缩小，仅剩中间一块。三剂药尽，体温下降至37.2℃，咽喉不痛，红肿全消。

姜春华，戴克敏. 姜春华经方发挥与应用[M]. 2版. 北京：中国中医药出版社，2012.

案二：肺痈。闽侯雪峰林某，患咳嗽，胸中隐隐作痛，经过中西医调治，均不见效。后延余往诊，见其咳痰盈盆，滑如米粥，腥臭难闻，按其右寸脉象滑数，舌苔微绛，查其所服中药，大约清痰降火，大同小异而已。余再三考虑，药尚对症，何以并不见效？必系用量太轻。余照《金匮》甘桔汤加味施以重剂。处方：甘草120g，桔梗60g，法半夏18g，白及粉15g，蜜紫菀9g。是日下午服药1剂，至夜半已觉胸中痛减，嗽稀痰少。次日早晨复诊，患者自谓病已减轻大半，余复按其两寸脉微数，舌中部微现白苔。患者曰："我服药多次，未见药量如是之多，见效亦未得如是之效，请问其故？"余谓前医轻描淡写，药品驳杂，故难以见效。予以甘桔汤分量减半，白及粉9g，法半夏、紫菀仍旧，连服二三剂而愈。

林盛进. 经方直解[M]. 北京：中国中医药出版社，2010.

案三： 胃痉挛。22岁男子，食深川名产蛤仔饭后，发生腹痛，心下部剧痛，翻滚不安。附近内科医师因诊其脉沉伏，遂告以心脏衰弱，病情危笃，注射吗啡痛未止，再注射疼痛尤为剧烈，彻夜叫喊，闷乱不止。夜间注射吗啡亦无效。翌日正午出诊，脉沉伏而迟，舌苔黄，口臭，心下坚如石，在床上辗转反侧，呻吟不已。遂与中药大承气汤及紫丸，症状更为加剧，灌肠亦未排便，疑为肠梗阻。仔细考虑之后，甚为紧急，诊为甘草汤证。急以甘草8g加水270mL，煎取180mL，劝患者喝两口后，呻吟立止，呕吐亦停。继咽两口闷乱消失，再喝两口痛除，数分钟后安宁入眠。腹硬缓解，患者昏昏沉睡。之后，用小建中汤因排便和矢气而痊愈。

林盛进. 经方直解[M]. 北京：中国中医药出版社，2010.

鉴别 甘草汤与桔梗汤主治病证均与邪热客于咽部有关，二方均可用于少阴客热咽痛的治疗，方中甘草生用，凉而泻火，清热解毒，能消痈肿而利咽喉，但甘草汤证较轻，咽痛不重，轻度红肿，故只用生甘草清热解毒，若服后咽痛不除，属客热咽痛之重者，再加桔梗开肺利咽，咽痛则愈，后世易名甘桔汤，通治咽喉口舌诸病，因此成为治疗咽喉疼痛之基本方。二者区别如表14-1。

表14-1　甘草汤与桔梗汤鉴别

	甘草汤	桔梗汤
病证	咽痛不重，轻度红肿，一般不伴全身症状	咽燥烦渴，小便黄，身热，舌红苔黄，脉数
病机	少阴客热咽痛轻证	少阴客热咽痛重证
治法	清热解毒	开肺利咽
药物	甘草二两	桔梗一两、甘草二两
用法	煮取一升半，去滓，温服七合，日二服	煮取一升，去滓，温分再服

二、痰火阻咽证

痰火阻咽证是由于邪热与痰浊阻闭咽喉所致，临床表现为咽部损伤，局部肿胀或溃烂，痰热闭阻，波及会厌，局部肿胀，使声门不利，则不能语言，声不出，本证在《伤寒论》见于少阴病咽中生疮的证治。本证在现代临床主要见于口腔溃疡、咽喉部红肿溃烂的乳蛾、喉痹、失音、喉痈、噎嗝等疾病。

主症 声哑咽痛，红肿溃烂，有阻塞感，甚或不能语言。

病机 痰热壅阻、咽喉不利。

治法　清热涤痰、敛疮消肿。

方药　苦酒汤。

半夏洗，破如枣核，十四枚　鸡子一枚，去黄，内上苦酒，着鸡子壳中。

上二味，内半夏着苦酒中，以鸡子壳置刀环中，安火上，令三沸，去滓。少少含咽之。不差，更作三剂。

本方服法，用"少少含咽之"，可使药物直接作用于病所，以加强药物的局部治疗作用，从而提高临床疗效。

应用　痰火互结，阻闭咽喉的咽伤破溃证。临床表现以咽部糜烂，声音嘶哑，语言不出为主症，本证在《伤寒论》见于少阴病咽中生疮的证治，治以苦酒汤清热涤痰，敛疮消肿，现代多用于治疗口疮、乳蛾、喉痹、喉痈、失音、噎嗝等病证，辨证属于痰热壅阻咽喉者。如"少阴病，咽中伤，生疮，不能语言，声不出者，苦酒汤主之。（312）"

病案选录

案一： 声带水肿。王某，男，16岁，该患者为晋剧演员，就诊前2个月突然失音，语声全无，曾经喉科诊断为声带水肿，肌注青霉素、链霉素，以及服用清热消肿利咽之中药6剂，无疗效。经用本方一剂以后，声音豁然嘹亮，共服3剂痊愈，以后概未复发。

赵明锐. 经方发挥[M]. 北京：人民卫生出版社，2009.

案二： 失音。范某，男，52岁，陕西省咸阳市农民，1992年3月18日以"声音嘶哑，咽中不适月余"就诊。自诉春节前夕患感冒，又常于田间呼喊，组织村民冬灌，而渐声音嘶哑。现感冒已愈，唯感咽中不适，声音嘶哑，不能言语。查其咽后壁暗红，舌红，脉细数。患者年过半百，感受外邪，酿生痰浊，复因冬灌高喊损伤肺肾，使少阴阴液亏耗，咽喉失调。治宜涤痰散结，滋阴润喉。方用苦酒汤：清半夏3g，鸡子（去黄）1枚，苦酒适量。用法：先以苦酒浸泡半夏，后装入鸡蛋壳内，制一带把铁环，置鸡蛋壳于铁环上，火沸三次，去渣含服。共用6剂，咽中无不适，发音清晰不哑。停药观察半年，未见得发。

林盛进. 经方直解[M]. 北京：中国中医药出版社，2010.

鉴别　苦酒汤和桔梗汤均可治疗热性咽痛，但桔梗汤证纯属热邪客于少阴经脉所致，故咽喉肿痛等热象明显，而苦酒汤证除感受邪热外，更有痰火郁结于少阴之经，痰热壅阻咽喉，以咽中生疮等为主症。二者区别如表14-2。

表14-2　苦酒汤与桔梗汤鉴别

	苦酒汤	桔梗汤
病证	咽部溃烂，声嘶或声不出，咳黄痰，苔黄腻，脉滑数	咽燥烦渴，小便黄，身热，舌红苔黄，脉数
病机	痰热壅阻、咽喉不利	少阴客热咽痛重证
治法	清热涤痰、敛疮消肿	开肺利咽
药物	半夏十四枚，鸡子一枚	桔梗一两，甘草二两
用法	三沸去滓，少少含咽，不差，更作三剂	煮取一升，去滓，温分再服

三、寒痰阻咽证

寒痰阻咽证是由于寒邪客于咽喉，邪气闭郁，痰湿阻滞所致，因属寒邪痰湿客阻咽喉，故咽部一般不见红肿，同时可伴见恶寒，痰涎多，气逆欲呕，舌淡苔润等，在《伤寒论》中见于少阴客寒咽痛的证治，现代临床主要见于咽痛、喉痹、音哑等咽喉病证。

主症 咽中痛，无红肿，可伴有恶寒，痰涎多，气逆欲呕，舌淡苔润等。

病机 寒客咽喉、痰湿凝聚。

治法 散寒通咽、涤痰开结。

方药 半夏散及汤。

半夏，洗 桂枝，去皮 甘草，炙

上三味等分，各别捣筛已，合治之。白饮和服方寸匕，日三服。若不能散服者，以水一升，煎七沸，内散两方寸匕，更煮三沸，下火，令小冷，少少咽之。半夏有毒，不当散服。

本方除散剂外，可用煮散之法以作汤剂，且少少咽之，旨在使药物直接作用于咽部，以加强局部治疗作用，从而提高临床疗效。

应用 少阴客寒咽痛。以寒客咽喉，痰湿凝聚为病机，以咽痛无红肿，可伴有恶寒、痰涎多、气逆欲呕、舌淡苔润等为主症，治以半夏散及汤通阳散寒，涤痰开结，本方服法为少少含咽，或频频含咽、徐徐咽下等，旨在使药力持久作用于患处，治喉痹初期出现咽喉肿痛者，如红肿甚，可加射干，现代临床多用于治疗咽痛、喉痹、噎嗝等，本证见于《伤寒论》少阴客寒咽痛证治。如"少阴病，咽中痛，半夏散及汤主之。（313）"

病案选录

案一： 少阴咽痛。王某某，男，43岁，工人。1980年2月3日初诊。患咽痛三年，加剧七天。患者于1978年患过急性咽喉炎，经西药治疗后，咽喉疼痛有所减轻，但未能根治，致成慢性咽喉炎。最近七天来因感冒、咳嗽、咽痛加重，曾用过青霉素、链霉素、四环素等，及中药清热解毒、养阴润肺、清利咽喉等方未效，反见纳呆脘痞，畏寒乏力，口干渴而不欲饮，察其咽喉，色紫暗，咽后壁有数个淋巴滤泡增生，自觉吞咽困难，痰多胸闷，腰疲背痛，小便清长，大便稀溏，舌质淡，苔白而润，脉沉细。钡剂透视检查排除食道占位病变。四诊合参，显系风寒外束，失于宣散，苦寒早投，阴柔过用，致寒邪内闭，客于少阴，上逆而成少阴咽痛之证，治宜辛温散邪，拟仲景《伤寒论》半夏散及汤加减。处方：制半夏、桂枝、炙甘草、桔梗，熟附子各10g，细辛3g，二剂，2月5日二诊，咽痛减轻，痰多胸闷，咽喉梗塞感已除，大便转实。效不更方，原方加千层纸5g，玄参10g，拒阴固阳以利咽喉，二剂。2月7日三诊，诸证消除，唯咽后壁淋巴滤泡增生仍存，虑其平素腰疲背痛，慢性咽喉炎是由精气虚不能上承所致。嘱服金匮肾气丸，早晚各一丸，连服一个月，以巩固疗效。后咽后壁淋巴滤泡增生消失，咽痛不作，数年痼疾痊愈。

李培生. 伤寒论[M]. 北京：人民卫生出版社，1987.

案二： 寒凝咽痛。向某，男，27岁。初感风热，咽部红肿，经某医院诊断为咽炎，经服抗生素及清热解毒寒凉药数十剂未愈，延成慢性咽喉炎。现咽喉疼痛，但无红肿，音低，身倦无力，舌淡苔白，脉弱。证属少阴咽痛，用半夏散及汤合桔梗甘草汤。桂枝 9g，半夏 12g，甘草 6g，桔梗 9g，方 7 剂，药后而愈。

姜春华，戴克敏. 姜春华经方发挥与应用[M]. 2 版. 北京：中国中医药出版社，2012.

四、气郁痰凝证

气郁痰凝证多由情志不畅，气郁生痰，痰气交阻，上逆于咽喉之间所致，临床以情志抑郁，咽部不适、异物感，咽部黏膜肿胀，苔腻，脉弦滑等为主症，本证在《伤寒论》见于妇人杂病痰凝气滞于咽中的证治，本证在现代临床见于梅核气以及痰凝气滞而致的咳喘、胸痹、郁证、呕吐、胃脘痛等疾病，多见于妇女，男子亦可见。

主症　咽中如有物阻，咯吐不出，吞咽不下，胸膈满闷，或咳或吐，舌苔白润或白腻，脉弦缓或弦滑。

病机　气机阻滞、痰浊凝聚咽喉。

治法　行气散结、降逆化痰。

方药　半夏厚朴汤。

半夏一升　厚朴三两　茯苓四两　生姜五两　干苏叶二两

上五味，以水七升，煮取四升，分温四服，日三夜一服。

应用　梅核气。痰凝气滞于咽中，以气机阻滞，痰浊凝聚咽喉为病机，以咽中有物梗塞，咯之不出，吞之不下，但饮食吞咽一般无碍，还可伴有胸闷叹息等为主症，治以半夏厚朴汤解郁化痰，顺气降逆，临床上本病患者常精神抑郁，并伴有胸闷、喜叹息等肝郁气滞之症，可合逍遥散加减，或加入香附、陈皮、郁金等理气之品，也可加化痰药，如瓜蒌仁、杏仁、海浮石等以提高疗效，本证在《金匮要略》中见于妇人杂病痰凝气滞于咽中，现代临床见于咳喘、胸痹、郁证、呕吐、胃脘痛等病机属痰凝气滞者。如"妇人咽中如有炙脔，半夏厚朴汤主之。半夏厚朴汤方《千金》作胸满，心下坚，咽中占占，如有炙肉，吐之不出，吞之不下。（二十二·5）"

病案选录

案一：梅核气。胡某，男，38 岁，1980 年 4 月 7 日初诊。主诉胸脘胀闷，咽中如异物梗阻，腹胀纳少 1 月余。患者心胸狭窄，善忧思疑虑，因发生口角，遂发此疾。整日心情焦虑，恐患癌症，在县医院作食管造影未发现异常，经多方治疗不效，特来求治。察其面色萎黄，脘胀嗳气，腹闷纳少，倦怠乏力，咽中如异物梗阻，头晕寐差，大便溏薄，舌淡、苔白滑，脉缓，诊为梅核气，证属肝郁脾虚，痰气阻喉，治宜疏肝健脾，和胃化痰，降逆散结。方用半夏厚朴汤：半夏 10g，川朴 10g，生姜 10g，云苓 15g，苏梗 5g，枳壳 12g，炙甘草 6g，加郁金、秫米。18 剂诸恙悉除，随访 2 年来未复发。

王阶，张允岭，何庆勇. 经方名医实践录[M]. 北京：科学技术文献出版社，2009.

案二：瘿瘤。徐某，女，45 岁，干部。1992 年 12 月 2 日初诊。患右甲状腺腺瘤三年余。初 2cm 大小，服西药多时未效，逐年增大，隐痛。1992 年 10 月 14 日 B 超检查：右甲状腺腺瘤，4.8cm×4.2cm 大小。建议手术而不从，要求中医治疗。诊时，右颈肿大明显，按之活动，质中。自谓腺瘤每随情绪波动而增大、缩小，纳食、二便正常，苔薄、脉涩。此情志不畅，气滞痰凝，积而成疾。治法：行气开郁，化痰散结。半夏厚朴汤加味：姜半夏 9g，厚朴 9g，茯苓 15g，生姜 6g，苏梗 9g，黄药子 9g，夏枯草 15g，昆布 15g，桃仁 12g，上方连服 28 剂，隐痛除，腺瘤已缩小。续予原方服用 3 月余，腺瘤消失。B 超复查：右甲状腺腺体大小基本正常。

王阶，张允岭，何庆勇. 经方名医实践录[M]. 北京：科学技术文献出版社，2009.

案三：癫证。 石杨氏，女，71 岁。于 1980 年 10 月 28 日就诊。患精神病已 4 年余，曾用氯丙嗪、安定、泰尔登等药治疗，未见明显好转。近 1 月来，症状加重，精神时而紧张，时而抑郁，多言恐惧，言语不避亲疏，善悲欲哭，四处奔走，口中常喃喃自语，尤以夜间为甚。清晨及上午多神情呆滞，常蜷缩于阴暗处，口中流涎。伴咳嗽痰多，痰色清稀，饮食欠佳。察其面色萎黄，营养稍差，舌质淡，苔白腻，脉弦缓。脉证互参，显系气机郁结，肺胃宣降失常，痰涎凝聚，加之气滞痰凝，脾虚不能化湿，痰湿交阻，袭扰神明。方用半夏厚朴汤加减：半夏 10g，厚朴 10g，茯苓 12g，生姜 6g，苏叶 8g，橘红 9g，胆南星 12g，水煎服，3 剂。服后精神症状大为减轻，已能正常答话，流涎无几，咳嗽减轻，食欲亦增。唯夜间仍有乱语，少寐。嘱再服原方 3 剂，神志清楚，已能做轻活，随访半年未复发。

何任，张志民，连建伟. 金匮方百家医案评议[M]. 杭州：浙江科学技术出版社，1991.

案四：郁证。 童某某，女，36 岁，农民。1972 年 8 月 31 日初诊。患者口苦纳少，腹胀难忍，夜不安寐。病起 2 月有余，系丧女悲伤太过面容。脉弦细，苔薄白，治宜调畅气机，然必控制七情，否则单凭草木之品难以奏功。处方：制半夏 9g，制厚朴 6g，白茯苓 12g，老苏梗 9g，广郁金 9g，沉香曲 12g，川芎 6g，黑山栀 9g，制香附 9g，佛手片 6g，绿萼梅 6g，合欢花 9g，萱草花 6g。3 剂。9 月 3 日复诊：经投半夏厚朴汤加味，纳食有增，腹胀见减，夜寐稍安，药已中病。脉弦细，苔薄白，再进原意可也。处方：前方去川芎、合欢花、萱草花，加北秫米 30g（包煎）。3 剂。服药后郁结得舒，诸证向愈。

何任，张志民，连建伟. 金匮方百家医案评议[M]. 杭州：浙江科学技术出版社，1991.

鉴别　半夏厚朴汤与半夏散及汤均可治疗咽部疾病，但半夏厚朴汤主治痰气阻结于咽喉，以咽中有物，吞之不下，吐之不出为特点，治疗以顺气化痰利咽为主，半夏散及汤主治寒气相结于咽部，以咽痛，局部红肿不明显为特点，治疗以通阳化痰，散寒开结为主。二者区别如表 14-3。

表 14-3　半夏厚朴汤与半夏散及汤鉴别

	半夏厚朴汤	半夏散及汤
病证	咽部不适、异物感、胸膈满闷，或咳或吐，舌苔白润或白腻，脉弦缓或弦滑	咽中痛，无红肿，可伴有恶寒，痰涎多，气逆欲呕，舌淡苔润
病机	气机阻滞、痰浊凝聚咽喉	寒客咽喉、痰湿凝聚
治法	行气散结、降逆化痰	散寒通咽、涤痰开结
药物	半夏一升、厚朴三两、茯苓四两、生姜五两、干苏叶二两	半夏、桂枝、炙甘草各等分
用法	煮取四升，分温四服，日三夜一服	白饮和服方寸匕，日三服，不能散服者待小冷，少少含咽

第二节　湿　证　类

湿证类是由于感受外界湿邪，或体内水液运化失常而形成湿浊，阻遏气机与清阳，临床以身体困重，肢体酸痛，腹胀腹泻，纳呆，苔滑脉濡等为主要表现的证候，现代临床多将湿证分为外湿和内湿两大类，外湿又包括湿邪伤表的表湿证和湿犯经络的湿痹证，内湿多由脾失健运，湿阻气机所致。本证在《金匮要略》多见于妇人杂病和狐惑病，在现代临床多见于白带、白浊、湿疹、疮疡流水、黄疸、肿胀、泄泻、痰饮、呕吐、痹痛、淋闭等疾病，本节根据《金匮要略》基本内容将湿证分为湿热带下证和寒湿带下证两大类。

一、湿热带下证

湿热带下证是由于湿热蕴结于下焦，湿热之邪侵及肠道、膀胱、子宫、阴部、下肢等处所致，临床以大便腥臭溏烂，或带下黄臭，或阴部湿疹、瘙痒，或下肢生疮、溃烂流水等为主症，在《金匮要略》中见于妇人杂病湿热带下、前阴蚀疮，狐惑病前后二阴蚀烂，现代临床常见于泄泻、痢疾、淋证、尿血、便血、遗精、带下、疝气、消渴、癃闭、痹病、湿温等疾病。

主症　身重疲乏，咽干，小便色黄或赤，大便泻下急迫，粪色黄褐而臭，阴囊红肿痒痛，遗精，带下，舌红苔腻。

病机　湿热下注。

治法　清热利湿。

方药　矾石丸；狼牙汤；雄黄熏方；苦参汤。

矾石丸

矾石三分，烧　杏仁一分

上二味，末之，炼蜜和丸枣核大，内脏中，剧者再内之。

狼牙汤

狼牙三两

上一味，以水四升，煮取半升，以绵缠箸如茧，浸汤沥阴中，日四遍。

雄黄熏方

雄黄

上一味为末，筒瓦二枚合之，烧，向肛熏之。《脉经》云：病人或从呼吸上蚀其咽，或从下焦蚀其肛，蚀上为蛾，蚀下为狐，狐惑病者，猪苓散主之。

苦参汤

苦参一升，以水一斗，煎取七升，去滓，熏洗，日三服。

应用

1. 湿热带下。病机为瘀血内阻，久积而化湿热，进而腐化为白带，治以矾石丸清热祛腐，解毒杀虫，矾石丸为坐药，纳入阴中，祛除湿热以止白带，临床一般还须内服消瘀通经之剂，以治其本。本证在《金匮要略》见于妇人带下证，如"妇人经水闭不利，脏坚癖不止，中有干血，下白物，矾石丸主之。（二十二·5）"

2. 前阴蚀疮。由于湿热下注，前阴发生疮疡，糜烂痒痛，并有带浊淋沥，治以狼牙汤除湿杀虫、止痒痛，狼牙草究系何物，尚无定论，《医宗金鉴》《金匮要略浅注》均以狼毒代之，但狼毒有毒，宜慎之，临床可用蛇床子、苦参、龙胆草、黄柏、地肤子、明矾等煎汤外洗治疗阴疮。本证在《金匮要略》见于妇人前阴蚀疮，如"少阴脉滑而数者，阴中即生疮，阴中蚀疮烂者，狼牙汤洗之。（二十二·21）"

3. 狐蜮病前后二阴蚀烂。以湿热内蕴为病机，临床表现以前后阴蚀烂、口咽干燥为主症，治以雄黄熏方、苦参汤熏洗解毒、燥湿、杀虫，前阴蚀烂者，可用甘草泻心汤内服，配苦参汤熏洗前阴病处；后阴蚀烂者，可用甘草泻心汤内服，配雄黄熏洗后阴病处，苦参汤和雄黄熏洗方分别是虫毒腐蚀前阴、后阴的外治方，临床要配合甘草泻心汤内服，内外合治，收效明显。本证在《金匮要略》见于狐蜮病前后二阴蚀烂证治，现代临床苦参汤还可治疗妇女因湿热蕴毒所致的带下及外阴瘙痒症。如"狐蜮之为病，状如伤寒，默默欲眠，目不得闭，卧起不安，蚀于喉为蜮，蚀于阴为狐，不欲饮食，恶闻食臭，其面目乍赤、乍黑、乍白……蚀于肛者，雄黄熏之。（三·12）""蚀于下部则咽干，苦参汤洗之。（三·11）"

病案选录

案一： 外阴瘙痒。梁某，女，35 岁。患白带下注 3 年之久，近一年来加重，并发外阴瘙痒难忍，经妇科检查，诊断为"滴虫性阴道炎"。经用"灭滴灵"等治疗 2 个疗程，效果不明显。后用苦参汤熏，每晚 1h，兼服清热利湿之中药，两周后，带净痒止。又经妇科数次检查，阴道未见滴虫，而且炎症也愈。

林盛进. 经方直解[M]. 北京：中国中医药出版社，2010.

案二： 狐蜮。焦某某，女，41 岁，干部。1962 年 6 月初诊。患者于 20 年前因在狱中居处潮湿得病，发冷发烧，关节疼痛，目赤，视物不清，皮肤起有大小不等之硬斑，口腔、前阴、肛门均见溃疡。20 年来，时轻时重，缠绵不愈。近来月经先期，色紫有块，有黄白带，五心烦热，失眠，咽干、声嗄，手足指趾硬斑，日久已呈角化。肛门周围及直肠溃疡严重，不能正坐，口腔黏膜及舌面也有溃疡，满舌白如粉霜，大便干结，小溲短黄，脉滑。诊断为狐蜮病，即予治蜮丸、甘草泻心汤加减内服，苦参煎水熏洗前阴，并以雄黄粉熏肛。肛门熏后，见有蕈状物突出肛外，奇痒难忍，用苦参汤洗涤后，渐即收回。服药期间，大便排出大量恶臭黏液，阴道也有大量带状浊液排出，病情日有起色，四肢角化硬斑亦渐消失。治疗 4 个月后，诸证消失，经停药观察 1 年余，未见复发。

何任，张志民，连建伟. 金匮方百家医案评议[M]. 杭州：浙江科学技术出版社，1991.

鉴别　矾石丸、狼牙汤、雄黄熏方、苦参汤主治病证均与湿热蕴结下焦有关，均可用于湿热下注证的治疗，但矾石丸偏重瘀血内阻，久积化湿热所致的湿热带下证，狼牙汤用于湿热下注，前阴发生疮疡的前阴蚀疮证，苦参汤和雄黄熏洗方分别是虫毒腐蚀前阴、后阴的外治方。四者区别如表 14-4。

表 14-4　矾石丸、狼牙汤、雄黄熏方、苦参汤鉴别

	矾石丸	狼牙汤	雄黄熏方	苦参汤
病证	妇人经水不利，脏坚癖不止，中有干血，下白物	带下臭秽、阴中生疮，或阴部瘙痒	肛门瘙痒或溃疡，不热不红，或轻微发红，口不渴，舌淡，苔薄，脉沉	阴部瘙痒或溃疡，口干溃疡伴渗出物，或疼痛，带下黄浊，舌红苔黄，脉滑
病机	瘀血内阻、久积而化湿热	湿热下注、前阴蚀疮	狐蝱病后前阴蚀烂	狐蝱病前阴蚀烂
治法	清热祛腐、解毒杀虫	除湿杀虫、止痒痛	杀虫解毒燥湿	燥湿泄浊、清热解毒
药物	矾石三分、杏仁一分	狼牙三两	雄黄一味为末	苦参一升
用法	内阴中，剧者再内之	煮取半升，以绵缠箸如茧，浸汤沥阴中，每日四次	筒瓦二枚合之，烧，向肛熏之	煎取七升，去滓，熏洗，日三服

二、寒湿带下证

寒湿带下证是由于阴寒湿浊之邪凝着下焦所致，以带下量多，色白清冷，质稀薄，腰脊酸冷，尿频清长或夜尿多，便清溏，舌苔薄白，脉沉迟等为主症，在《金匮要略》中见于妇人杂病寒湿带下证，现代临床主要见于中医外科湿疹及中医妇科带下病。

主症　带下清稀，腰酸重坠，阴中瘙痒，自觉阴中冷。

病机　寒湿浊之邪凝着下焦。

治法　暖宫除湿、止痒杀虫。

方药　蛇床子散。

蛇床子仁

上一味，末之，以白粉少许，和令相得，如枣大，绵裹内之，自然温。

应用　寒湿带下证。以寒湿浊之邪凝着下焦为病机，以带下清稀、腰酸重坠、阴中瘙痒、自觉阴中冷为主症，治以蛇床子散暖宫除湿、止痒杀虫，蛇床子散为坐药，直温其受邪之处，以助阳暖宫，逐阴中寒湿，杀虫止痒，方中白粉，一说为米粉，可作为外用药的赋形剂；另一说为铅粉，功专杀虫。蛇床子散多作洗剂外用，《医宗金鉴·妇科心法》主张内服桂附地黄丸，外用蛇床子、吴茱萸、干姜等分为末，绵裹纳入阴中，有效。本证在《金匮要略》中见于妇人杂病寒湿带下证。如"蛇床子散方，温阴中坐药（二十二·20）。"

▎病案选录

案一：交感阴痛。一宠妾，年30余，凡交感则觉阴中隐痛，甚则出血，按其脉两尺沉迟而涩，用补血散寒之剂不愈，因思药与病对，服而不效，恐未适至其所也。偶检《千金方》，用蛇床子散，绵裹纳其中，两次遂愈。

何任，张志民，连建伟. 金匮方百家医案评议[M]. 杭州：浙江科学技术出版社，1991.

案二：阴痒。昔年予治一妇历节风，愈后，自言阴痒不可忍，自用明矾泡水洗之，洗时稍定，少顷，痒如故。予以此方（编者按：即蛇床子散方）授之，2日而瘥。盖以蛇床子燥湿合铅粉之杀虫，湿去虫死，其痒乃止。但予实变法用之，使之煎汤坐盆中洗之，然后扑以铅粉。此可知仲师立方之旨在燥湿杀虫，而不在祛寒矣！

何任，张志民，连建伟. 金匮方百家医案评议[M]. 杭州：浙江科学技术出版社，1991.

第三节　疳　热　证

疳热证是由于脾胃虚弱，阳浮于外，气不归原，故生内热所致，临床多见于小儿疳积所致发热，表现以低热缠绵，食少乏力，形体羸弱，毛发焦枯，肚大青筋，面黄肌瘦等为主症，本证在《金匮要略》中见于妇人杂病篇疳热生虫证，在现代临床中，疳证相当于营养不良，分为疳气证、疳积证、干疳证，由于本病起病缓慢，病程较长，迁延难愈，严重影响小儿生长发育，甚至导致阴竭阳脱，卒然而亡，故前人视为恶候，列为儿科四大要证之一。

疳热生虫证

疳热生虫证是由于小儿饮食不节或喂养不当，脾胃受损，运化失职，湿热内生，疳热生虫，临床以小儿牙齿虫蚀，牙齿黄或黑，牙龈糜烂或肿或痛为主症，本证在《金匮要略》中见于疳热生虫证，在现代临床主要见于小儿牙龈糜烂、牙齿蛀蚀、牙周炎、口疮等病症。

主症　牙齿虫蚀，牙齿黄或黑、牙龈糜烂或肿或痛。

病机　脾胃受损、疳热生虫。

治法　行气活血、消肿杀虫。

方药　小儿疳虫蚀齿方（疑非仲景方）。

雄黄　葶苈

上二味，末之，取腊月猪脂，熔以槐枝绵裹头四五枚，占药烙之。

应用　疳热生虫证。以脾胃受损，疳热生虫为病机，以小儿牙齿虫蚀，牙齿黄或黑，牙龈糜烂或肿或痛为主症，治以小儿疳虫蚀齿方行气活血，消肿杀虫，小儿疳虫蚀齿方治儿童龋齿，用槐枝绵裹头，点药烙之的治法，有待研究。见于《金匮要略》中"小儿疳虫蚀齿方（疑非仲景方）。（二十二·23）"

第四节　风　痰　证

风痰证，又称风痰流注证，是由于外风夹痰为患，或肝风痰浊内扰所致，以咳吐泡沫痰涎，胸闷，眩晕，头目胀痛；或喉中痰鸣，肢体麻木，口眼㖞斜，苔白腻，脉弦滑等为常见症的证候。现代风痰证，一是指痰扰肝经的病证，又名肝经风痰；二是指素有痰疾，因感受风邪或风热怫郁而发的病证。本证在《金匮要略》中见于风痰阻络证，在现代临床见于痹证、风痛、中风等疾病。

风痰阻络证

风痰阻络证，又称风痰瘀阻证，由于风痰瘀阻经络，气血运行不利所致，临床以口眼㖞斜，舌强语謇或失语，半身不遂，肢体麻木，苔滑腻，舌暗紫，脉弦滑为主症，在《金匮要略》中见于手指臂肿胀的证治，现代临床多见于中风恢复期。

主症　手指臂部关节肿胀，并作振颤，全身肌肉抽动。

病机　风痰阻络、气血运行不利。

治法　涌吐风痰。

方药　藜芦甘草汤。

方佚。

应用　手指臂肿胀。以风痰阻络，气血运行不利为病机，以手指臂部关节肿胀，并作振颤，全身肌肉抽动为主症，治以藜芦甘草汤涌吐风痰，本证在《金匮要略》中见于手指臂肿胀的证治，藜芦甘草汤方未见，仅从两药的功效推测，藜芦能涌吐胸膈间风痰，甘草和胃，涌吐邪去，则诸症自愈。从主药藜芦的功效看，本方为涌吐风痰之剂。后世的导痰汤（胆南星、枳实、半夏、陈皮、茯苓、生姜、大枣）、指迷茯苓丸（半夏、茯苓、风化朴硝、姜汁）均可谓由此化裁而来。临床对类风湿性关节炎等，常配以祛风痰药物治疗，有较好疗效。"病人常以手指臂肿动，此人身体𥆧𥆧者，藜芦甘草汤主之。（十九·2）"

病案选录

案：中风。我朝荆和王妃刘氏，年七十，病中风，不省人事，牙关紧闭。群医束手。先考太医吏目月池翁诊视，药不能入自午至子，不获已，打去一齿，浓煎藜芦汤灌之。少顷，噫气一声遂吐痰而苏，调理而安。

何任，张志民，连建伟. 金匮方百家医案评议[M]. 杭州：浙江科学技术出版社，1991.

第五节　痰　阻　证

痰阻证，又称痰浊阻滞证，是由于痰浊中阻，上蒙清窍，经络阻塞，筋脉失养所致，以寒热时作，定时而发，或项背强急，四肢抽搐，头痛昏蒙，神识呆滞，苔白腻，脉滑或弦数为主症，在《金匮要略》中见于疟病、痉病等疾病。

痰阻阳郁证

痰阻阳郁证是由于有形之痰，或无形之痰内留五脏六腑，外至经络肌肤，阻碍气机，郁闭阳气，临床常见的有痰阻胸中、胸阳失旷和痰滞经络、阳郁不达两种证型。痰阻胸中则胸中寒冷，或背寒冷如掌大；痰滞经络则肢体或局部麻木、冷痛或肿胀，两者都常伴形体肥丰，胸闷痰多，苔腻脉滑等症。本证在《金匮要略》中见于疟病，现代临床中可见于疟疾、胸痹、眩晕、耳鸣、耳聋、腹泻等病机属痰浊内阻，阳气不升者。

主症　寒战较甚，无热或微热，面色淡白，每日定时发作，脉沉迟。

病机　素体元阳亏虚、邪伏少阴。

治法　祛痰通阳截疟。

方药　蜀漆散；牡蛎汤。

蜀漆散

蜀漆，烧，去腥　云母，烧二日夜　龙骨等分

上三味，作为散，未发前以浆水服半钱。温疟加蜀漆半分，临发时服一钱匕。（一方云母作云实）

牡蛎汤

牡蛎四两，熬　麻黄，去节，四两　甘草二两　蜀漆三两

上四味，以水八升，先煮蜀漆、麻黄，去上沫，得六升内诸药，煮取二升，温服一升，若吐，则勿更服。

应用　牡疟。疟病寒多热少，由于素体痰盛，阳气被痰浊阴邪所阻，留于阴分，不能达于肌表，以寒战较甚，无热或微热，面色淡白，每日定时发作，脉沉迟为主症，治用蜀漆散祛痰通阳截疟，方中常山往往有致吐的副作用，可用酒蒸或姜汁炒，也可适当配伍姜半夏、陈皮和胃止呕，方后服法指明"未发前服"，对治疗疟病有实用价值，一般应在疟疾发作前1~2h服药，过早过迟都会影响截疟的效果。本证在《金匮要略》中见于牡疟。如"疟多寒者，名曰牡疟，蜀漆散主之。（四·5）""牡蛎汤，治牡疟。（四·附《外台秘要》）"

病案选录

案：牡疟。徐师母，寒多热少，此名牡疟。舌淡白，脉沉迟，痰阻阳位所致，下血亦是阳陷也。秽浊蹯踞于中，正气散失于外，变端多矣。其根在寒湿，方拟蜀漆散。炒蜀漆9g，生龙骨9g，淡附子3g，生姜6g，茯苓9g。

何任，张志民，连建伟. 金匮方百家医案评议[M]. 杭州：浙江科学技术出版社，1991.

鉴别　蜀漆散与牡蛎汤均可治疗痰浊内阻，阳气不升所致的疟病。但蜀漆散功效为祛痰截疟、扶正助阳，治疗寒多热少，发作有时，头项腰脊痛，无汗，脉弦滑之疟疾；牡蛎汤偏重散结通阳、截疟软坚，治疗恶寒重，发热无汗，发作有时，胁下硬满，脉弦紧而浮之牝疟。二者区别如表14-5。

表14-5　蜀漆散与牡蛎汤鉴别

	蜀漆散	牡蛎汤
病证	寒多热少，发作有时，头项腰脊痛，无汗，脉弦滑	恶寒重，发热无汗，发作有时，胁下硬满，脉弦紧而浮
病机	痰浊内阻、阳气不升	痰浊内阻、阳气不升
治法	祛痰截疟、扶正助阳	散结通阳、截疟软坚
药物	蜀漆、云母、龙骨等分	牡蛎、麻黄各四两，甘草二两，蜀漆三两
用法	未发前以浆水服半钱，温疟加蜀漆半分，临发时服一钱匕	煮取三升，温服一升，若吐，则勿更服

第六节　胎气上逆证

胎气上逆证是由于妊娠期中，血气失和，以致胎气上逆，气机不利，壅塞胸腹，导致胸闷腹胀，痞塞不舒，呼吸不畅，食后更甚，坐卧不安，甚至胸胁胀满疼痛，呼吸迫促，烦躁不安，苔薄黄，脉弦滑为主症的证候，故名为子悬，现代常见分型有肝气犯脾和肺胃积热。本证在《金匮要略》中见于妇人妊娠病。

主症　妊娠早期不能食，口渴但饮水不多，或恶心呕吐，神疲体倦，舌淡红，苔薄白润，脉象无明显异常。

病机　阴阳失调、气上冲逆。

治法　调阴阳、和脾胃、平冲逆。

方药　桂枝汤。

桂枝三两，去皮　芍药三两　甘草二两，炙　生姜三两　大枣十二枚

上五味，㕮咀，以水七升，微火煮取三升，去滓，适寒温服一升，服已，须臾啜稀粥一升，以助药力，温覆令一时许，遍身漐漐微似有汗者益佳，不可令如水淋漓。若一服汗出病差，停后服。

应用　妊娠恶阻。以营卫不和，阴阳失调，气上冲逆为病机。以妊娠早期不能食，口渴但饮水不多，或恶心呕吐，神疲体倦，舌淡红、苔薄白润，脉象无明显异常为主症，治以桂枝汤调和阴阳，平冲降逆，本方除可治妊娠恶阻外，还可用于妊娠外感风寒、滑胎、妊娠背冷、妊娠癥闭、乳汁自溢、妊娠汗多等，其病机总与营卫阴阳失调有关。对妊娠恶阻较重者，可加陈皮、砂仁、白蔻、竹茹；气虚者，可加党参、黄芪、白术；滑胎兼血虚者，加当归、阿胶、熟地；肾虚不固者，加杜仲、菟丝子、桑寄生。本证在《金匮要略》中见于阴阳失调的恶阻轻证。如"妇人得平脉，阴脉小弱，其人渴，不能食，无寒热，名妊娠，桂枝汤主之。于法六十日当有此证，设有医治逆者，却一月，加吐下者，则绝之。（二十·1）"

病案选录

案一：妊娠恶阻。洛某，女，29岁。妊娠3个月，反应颇重，数十日来呕吐不食，水谷难入，少腹下动气上冲脘部，肢体消瘦，精神疲乏，困卧于床。治以桂枝汤加减：桂枝12g，白芍12g，炙甘草10g，半夏10g，陈皮10g，白术10g，生姜6g，大枣10枚，用伏龙肝水煎服，2剂后痊愈。桂枝汤不是泛治妊娠反应的方剂。桂枝汤治疗此病的主要作用是改善胃肠中之过分的虚寒状态，使胃气稍复，呕逆好转，即能少进饮食，谷气渐旺，诸症即能随之改善。

赵明锐. 经方发挥[M]. 北京：人民卫生出版社，2009.

案二：脑疽。一二八之前，闸北有一老妇。其子服务于邮局。妇患脑疽病，周围蔓延，其径近尺许。启其所盖膏药，则热气蒸蒸上冒。头项不能转侧。余与余鸿孙先生会诊之，三日不见大效。四日诊时，天色已晚，见病者伏被中，不肯出。询其故，侍者曰，每日此时恶寒发热汗出。余乃悟此为啬啬恶寒，翕翕发热之桂枝汤证。即用桂枝五分，芍药一钱，加姜草枣轻剂投之。次日，病大减。遂逐日增加药量，至桂枝三钱，芍药五钱，余三味亦如之，不曾加他药。数日后，竟告痊愈云。

何任，张志民，连建伟. 金匮方百家医案评议[M]. 杭州：浙江科学技术出版社，1991.

案三：目盲。廖某某，男，20岁，初患眼病，红肿疼痛，经西医治疗，红肿疼痛消退，但逐渐弱视失明，而外观反目圆睁，毫无异态，身无不适，经久不愈。初诊时，虑其病久未愈，必肝气郁结所致，以逍遥散数剂，不效。再诊时，据述原住院1年多，中西药不效，病遂日增。查所服方药，均以"因目为火户"作依据，多系清热泻火之类。分析其初病时，目虽红肿疼痛，尚能视物如常。肿痛消失，反而失明，愈治而视力愈弱，此必苦寒阴柔过剂，损伤中气，以致营卫紊乱，精血不能上营于目，故目盲不能视物。此医药不当，非目病所致。拟调和营卫法，处以桂枝汤全方：桂枝10g，白芍10g，大枣18g，生姜10g，甘草10g。嘱服6剂。复诊时据云：服上方3剂后，目有光感，6剂服完，视物较清楚。仍守上方，继服6剂，半月后再诊，已能写字看书报。1年后随访，未见复发。

何任，张志民，连建伟. 金匮方百家医案评议[M]. 杭州：浙江科学技术出版社，1991.

方 剂 索 引